내일부터 도움이 되는

치매의 간단진단과 치료

내일부터 도움이 되는
치매의 간단진단과 치료

지은이 히라카와 와타루(平川亘)
옮긴이 주승현

1판 1쇄 인쇄 2020. 07. 05
1판 1쇄 발행 2020. 07. 10

발행처_물고기숲 · 발행인_임민수 · 등록번호_제406-2012-000004호 · 등록일자_2012. 01. 03. · 주소_(우10906) 경기도 파주시 와석순환로 61, 708-601 · 전화_031)943-2090 · 팩시밀리 _031)943-2091

값은 뒤표지에 있습니다. · ISBN 978-89-98038-54-0 · 카카오톡 ID_fishwood · 카카오스토리_http://story.kakao.com/fishwood · 이메일_ fishwoodbook@naver.com · 블로그_http://blog.naver.com/fishwoodbook · 물고기숲은 독자 여러분의 의견에 귀 기울여 좋은 책을 만들겠습니다.

내일부터 도움이 되는

치매의 간단진단과 치료

히라카와 와타루 지음 | 주승현 옮김

물고기숲

추천사

이 책은 치매 진료에 상당히 도움이 되는 획기적이고 실전적인 책이다. 저자는 풍부한 치매 진료경험을 살려서 Donepezil, Galanthamine, Rivastigmine, Memantine을 잘 감별하여 쓴다. 정말로 명쾌하게 각 증례에 맞는 약을 선택할 수 있도록 제시하고 있다. 게다가 미묘하고 적절하게 약물을 조제한다. 증례에 따라, 유형에 따라, 혹은 단계에 따라 항치매제에 이 정도로 최선의 효과를 올리는 적정량이 있다는 것이 놀라울 따름이다. 그것이 단순한 느낌으로 쓰여 있는 것이 아니라, 견고한 데이터로 뒷받침해 주는 점이 대단하다. 어려운 이야기는 전혀 없고, 환자를 조금이라도 호전시키는 것에 집중되어 있다. 그리고 항치매제로 아직 인가된 것은 아니지만, 최근 화제가 되는 Cilostazol에 대해서도 저자의 연구 결과에 따른 사용법이 쓰여 있다. 일차진료의사에게 이것보다 더 쉬운 책은 없을 것이다.

또한 환자와 가족, 간병과 간호를 하는 분들에게도 분명히 상당한 참고가 될 것이다. 이 책을 읽은 치매 환자의 가족에게 과연 지금 받고 있는 치료가 최선인지 날선 질문을 받게 될 것 같다. 전문의도 읽어보면 좋으리라 생각한다.

2017년 3월 준텐도(順天堂)대학 대학원
객원교수 다비라 다케시(田平武)

저자 서문

이 책은 치매 전문서적은 아닙니다. 이 책만으로 치매에 대한 모든 것을 이해할 수는 없습니다. 그러나 치매에 대해 대략적인 것은 이해할 수 있고, 고령자의 치매라면 90% 정도까지 환자를 좋아지게 할 수는 있습니다.

저는 신경외과의사입니다. 치매 전문가는 아닙니다. 하지만 신경외과수술을 하고 뇌졸중인 응급환자를 진찰하면서 외래에서는 치매 환자를 오랜 기간 진료해 왔습니다. 현재도 하루에 몇 십 명이나 되는 치매 환자를 치료하고 있습니다.

저는 치매를 '진단'만 하는 의사가 아니라, 한 명 한 명의 치매 환자를 진료하는 과정 중에 시행착오를 겪으면서 열심히 '치료'하는 의사입니다. 진단은 간단해도 된다고 봅니다. 결국은 환자가 좋아지면 됩니다.

지금 병원에서 근무한 지 18년이 되었습니다. 같은 병원에서 오랜 기간 치매 환자를 진찰하면서 알게 된 것이 있습니다. 확실히 치매치료는 간단하지 않다는 것입니다. 처음에는 가벼운 건망뿐이던 환자가 서서히 치매가 악화되고, 마지막에는 누워 지내게 될 때도 많습니다. 저는 이와 같은 환자가 어떻게든 악화되지 않도록 처방에 각별히 신경 썼습니다. 가령 누워 지내게 되어도 마지막까지 입으로 음식을 먹을 수 있도록 각고의 노력을 기울였습니다. 올바른 치매치료제로 치료하면 악화를 1년 늦추는 정도가 아니라, 몇 년이라도 좋은 상태로 유지할 수 있습니다. 그것은 어려운 일이 아닙니다.

뇌를 젊어지게 할 수는 없지만, 건망은 있더라도 가족 등의 간병인이 간병하기 쉬운 상태로 천수를 다 누릴 때까지 유지하는 것은 가능합니다. 이 책의 중심이 되는 치매치료는 제가 치매 전문서적으로 배운 지식만은 아닙니다. 수많은 치매 환자의 진료를 통해 얻은 경험을 바탕으로 한 지식이 대부분입니다. 치매 경과를 처음부터 마지막까지 진찰하다 보면, 가이드라인이나 치료지침에는 쓰여 있지 않은 것이 보입니다.

이 진료 경험 하나 하나가 귀중한 것이며, 많은 것을 환자에게서 배웠습니다. 저만의 독자적인 방식이겠지만, 그러나 비과학적이지는 않습니다.

저는 모든 환자에게 개정 하세가와식 간이지능평가척도와 같은 치매 검사를 하며 모든 것을 기록합니다. 이 진료 경험은 데이터화하여 연구결과로 학회에도 발표하고 있습니다. 이 책에는 그 데이터를 바탕으로 한 치료방법도 쓰여 있습니다.

치매를 전문으로 하는 선생님께는 꾸지람을 들을 수도 있겠지만, 저는 '이 책의 내용만으로 대부분의 치매 환자를 진료할 수 있고 좋아지게 할 수 있다'라고 봅니다.

치매를 전문으로 하는 선생님에게는 이 책이 필요하지 않을 수도 있습니다. 하지만 앞으로 치매를 진료하려는 선생님, 일차진료를 전문으로 하는 선생님은 꼭 읽어 보셨으면 합니다.

일본은 치매 800만 명 시대가 곧 다가올 것입니다. 일차진료의사는 물론이고, 당뇨병이나 순환기 전문의, 소화기외과의사, 정형외과의사뿐 아니라 치매와는 인연이 없는 대학병원 근무의사까지 앞으로는 모두 치매를 진찰하게 될 것입니다.

이 책의 제목은 '간단진단과 치료'라고 되어 있습니다. 세상에 나와 있는 어떤 책에도 뒤지지 않을 만큼 가장 간단한 치매 진단과 치료를 목표로 이 책을 집필했습니다. '간단'이라는 것은 '이 정도의 간단함으로도 치매는 치료할 수 있습니다. 환자를 좋아지게 할 수 있습니다'라는 의미입니다. 언뜻 보기에 어렵게 느껴지는 것이 치매 진료이지만, '이 정도의 지식'만으로도 충분합니다. 간단하다고 해서 적당하다는 뜻은 아닙니다. 더 실질적으로 도움이 되는 내용이라 생각합니다.

또한 치매의 진단과 치료에 가장 간단한 책이니, 간병 업무를 하는 분이나 치매 환자의 가족도 읽어보시기를 바랍니다.

이 책의 후반부에는 급성기 병동에서 늘 문제가 되는 '섬망'과 자리보전하여 누워 지내기, 그리고 의식장애 치료도 소개되어 있습니다. 연하기능이 악화되어 먹지 못하게 된 환자의 치료방법도 다루고 있습니다. 따라서 대학병원이나 구급병원 등 급성기 병동에 있는 선생님, 재택진료를 전문으로 하는 선생님도 꼭 읽어보셨으면 합니다.

진단방법과 치료방법 모두 심플합니다. CT와 MRI, 뇌혈류검사 얘기도 거의 나오지 않습니다. 전문용어는 줄이고, 치매에 대한 기초적이고 전문적인 얘기는 최소화했습니다.

어려운 얘기는 전혀 나오지 않지만, 이 책을 읽으면 눈앞의 환자를 좋아지게 할 수 있습니다. 이 책은 그런 책입니다.

2017년 3월

히라카와 와타루(平川亘)

역자 서문

"치매 고령자와 가장 가까이에 있는 의사는 일차진료 의사인데 치매가 전문이 아닌 의사입니다. 그리고 급성기 병동 의사입니다. 이러한 선생님들의 치매치료에 대한 이해를 심화할 때 모든 치매 환자, 고령 환자가 도움을 받을 수 있습니다……."

"이 책의 치료법은 가이드라인을 따르지 않고, 허가외 사용은 언뜻 보면 비상식적이라고 생각될지 모릅니다. 또한 영상진단이 없는 치매 진단은 부족하게 느낄 수 있습니다. 그러나 실제 임상에서는 이 책이 많은 선생님들에게 도움이 되리라 믿습니다……."

저자의 이 말씀은 이 책을 저술한 의도를 가장 잘 드러내는 말이 아닐까 싶습니다.

저자는 "경험", "삶의 질", "소량투여", "장기적 경과"라는 말을 본문에서 계속 언급합니다. 게다가 아예 본인 스스로 "치매 비전문가"라고까지 말합니다.

하지만 가장 중요한 것은 환자의 임상증상임을 강조하며, 수치화된 치매 점수와 질환 자체만 보지 않고 환자와 가족, 그리고 그들의 삶의 질, 궁극적으로 지향해야 할 목표를 늘 함께 살피는 모습이 상당히 돋보입니다.

가이드라인이나 대규모 임상시험 결과와 다른 임상적인 결론을 제시한 부분이 있더라도, 이 책이 환자와 가족의 행복이라는 대명제를 전제로 일관하며, 환자에 대한 세심한 관찰과 투약, 가족에 대한 배려와 궁극적인 치료 목적에 대한 고민, 끊임없는 피드백으로 이루어진 성과라는 것을 고려한다면, (저자가 누차 언급하는) "치매 비전문가"의 "경험"일지라도 독자 여러분께서 읽으시면서 공감하고 받아들일 부분이 많으리라 생각합니다.

2020년 5월

주승현

차례

차례

column

부록 삽지

이 책에서 자주 쓰이는 약어 일람

ATD	Alzheimer-type dementia	알츠하이머형 치매
BPSD	behavioral and psychological symptoms of dementia	치매의 행동심리증상
DLB	dementia with Lewy bodies	레비소체치매
FTD	frontotemporal dementia	전두측두엽치매
HDS-R	Hasegawa's dementia scale-revised	개정 하세가와식 간이지능평가척도
MCI	mild cognitive impairment	경도인지장애
MMSE	mini-mental state examination	간이정신상태검사
PD	Parkinson's disease	파킨슨병
PDD	Parkinson's disease with dementia	치매를 동반한 파킨슨병
SD	semantic dementia	의미치매
SD-NFT	senile dementia of the neurofibrillary tangle type	신경원섬유매듭형 노년치매
VD	vascular dementia	혈관치매

I장

치매의 임상 간단진단

1 치매의 유형

1 치매의 유형은 네 가지만 파악하면 된다

치매에는 수많은 종류가 있지만, 이 책에서는 네 가지 유형만 살펴보도록 하겠습니다. 알츠하이머형 치매(ATD)와 혈관치매(VD), 레비소체치매(DLB), 그리고 픽병으로 유명한 전두측두엽치매(FTD)입니다(그림1). 치매 전문가가 아니라면 이 네 가지 유형만 알면 된다고 봅니다. 이것만으로 95%의 치매 환자를 치료할 수 있습니다.

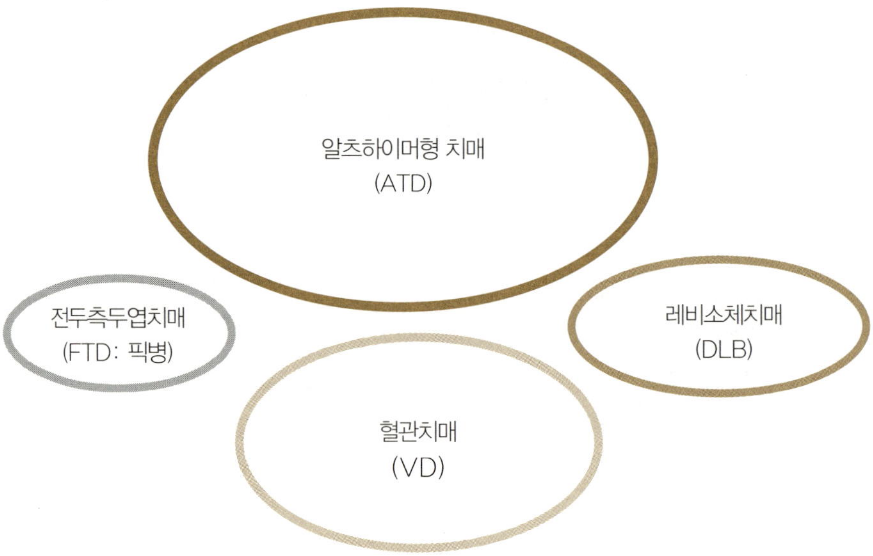

[그림1] 치매의 분류
원의 크기는 빈도를 나타낸다.

이 중에서 가장 많은 것이 ATD입니다. ATD와 VD의 합병을 혼합치매(mixed dementia)라고 하는데, 혼합치매도 ATD라고 생각합니다. 뒤에서 설명하겠지만, ATD와 VD의 구별은 간단하지 않습니다. 고령자에서는 두 가지가 병존하는 경우가 많습니다.

두 번째로 많은 것이 VD, 세 번째가 DLB, 그리고 FTD입니다.

최근에는 DLB를 ATD 다음인 두 번째로 많은 치매라고 보는 의견도 있습니다. 그러나 DLB에는 ATD와 같은 증상이 나타날 때가 있습니다. 말하자면 알츠하이머의 얼굴을 한 '숨겨진 DLB'입니다. 이를 포함하면 DLB의 수는 많아지지만, 순수한 DLB는 그렇게 많지 않다고 봅니다(그림2).

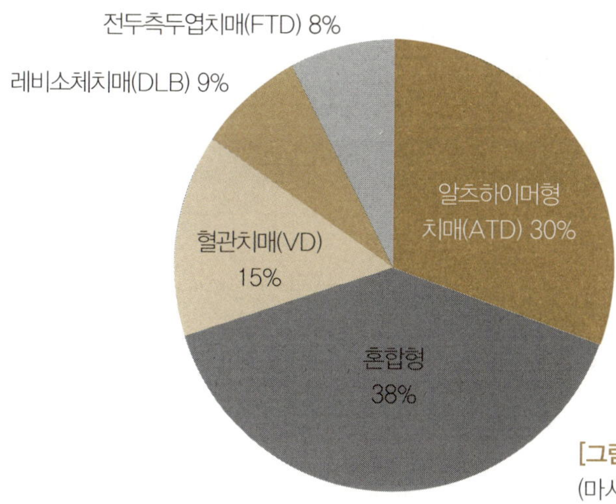

[그림2] 치매 환자의 유형별 내역
(마시히로카이 이케부쿠로병원, 2012년)

❷ CT나 MRI가 필수는 아니다

증상으로 치료를 시작한다

현재 치매 진료에서는 CT나 MRI 같은 영상검사가 필수인 것처럼 말합니다. 대뇌피질과 해마의 위축 등이 진단 근거가 될 때도 많지만, 저는 영상진단이 필수는 아니라고 봅니다. CT를 보고 해마가 뇌의 어디에 있는지 몰라도 진단은 가능합니다.

저는 대학병원에서 근무할 때 직접 MRI를 가동하여 뇌 연구를 했습니다. 지금까지 몇 만 증례의 영상진단을 했습니다. 말하자면 CT와 MRI 전문가인데, 그래도 영상만으로 치매 진단은 할 수 없습니다. 영상검사는 진단의 참고밖에 되지 않습니다. 치매 진단에서 가장 중요한 것은 환자의 '임상증상'입니다(그림3).

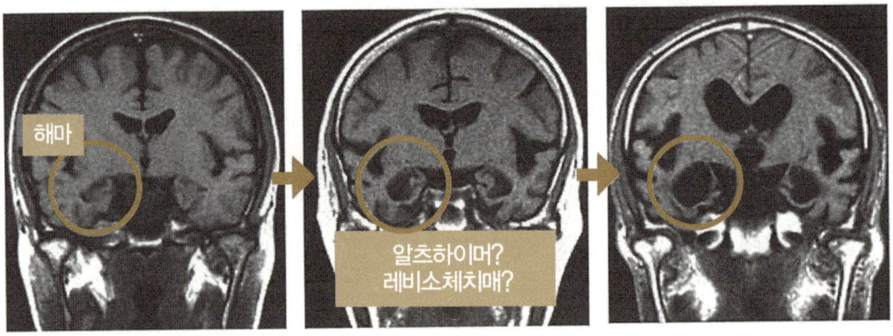

MRI(sagittal view)

CT나 MRI로는 진단할 수 없다

〈필자의 생각〉

알츠하이머형 치매(ATD)에서는 병기가 진행함에 따라 해마가 서서히 위축되지만, 해마가 위축되더라도 레비소체치매(DLB) 같은 다른 치매인 경우가 있다.
치매 진단은 증상을 첫 번째로 삼아야 하며, 영상은 어디까지나 참고 정도다.

[그림3] 치매의 영상진단

CT나 MRI에 해마 위축이 거의 없더라도 ATD인 경우가 있습니다. CT나 MRI에 뚜렷한 해마 위축이 있고 ATD처럼 보이는 소견이라도 임상적으로는 DLB인 경우도 있습니다.

CT나 MRI로 DLB를 ATD로 오진해서 치료하면 환자를 호전시키기는커녕 오히려 악화시킬 때도 있습니다.

MRI를 사용한 진단에 '조기 알츠하이머형 치매 진단지원시스템(VSRAD)'이 있지만 참고 정도로 삼아야 합니다. 뇌혈류검사도 마찬가지입니다. 과도하게 믿으면 안 됩니다.

영상은 어디까지나 참고 정도입니다. 뇌경색이나 만성경막하혈종, 정상압수두증 등을 배제하는 데는 도움이 되지만, 연구는 어찌되었든 실질적인 치매 진단에 CT나 MRI가 필수라고는 생각하지 않습니다. 그러므로 CT나 MRI가 없는 일차진료의사라도 환자의 증상만으로 치매라고 진단하여 치료를 시작해도 됩니다.

치매 진단에 필요한 것은 CT나 MRI로 알 수 있는 뇌의 '해부'보다 뇌의 '활동'(그림4)입니다. 치매 진단에서는 간단한 뇌의 활동을 이해하면 충분합니다.

뇌의 인지능력이란 고차뇌기능이라고도 합니다. 고차뇌기능이란 기억과 학습, 사고, 판단 등의 인지와 정동(情動)을 포함한 정신활동기능의 총칭입니다. ATD와 같은 뇌의 퇴행병(degenerative disease)이나 뇌졸중, 뇌 외상 등으로 뇌기능이 장애를 받은 경우에 고차뇌기능장애가 생깁니다.

대뇌에는 우성대뇌반구(dominant hemisphere)와 비우성대뇌반구(nondominant hemisphere)가 있습니다. 일반적으로는 좌측 대뇌가 우성대뇌반구입니다.

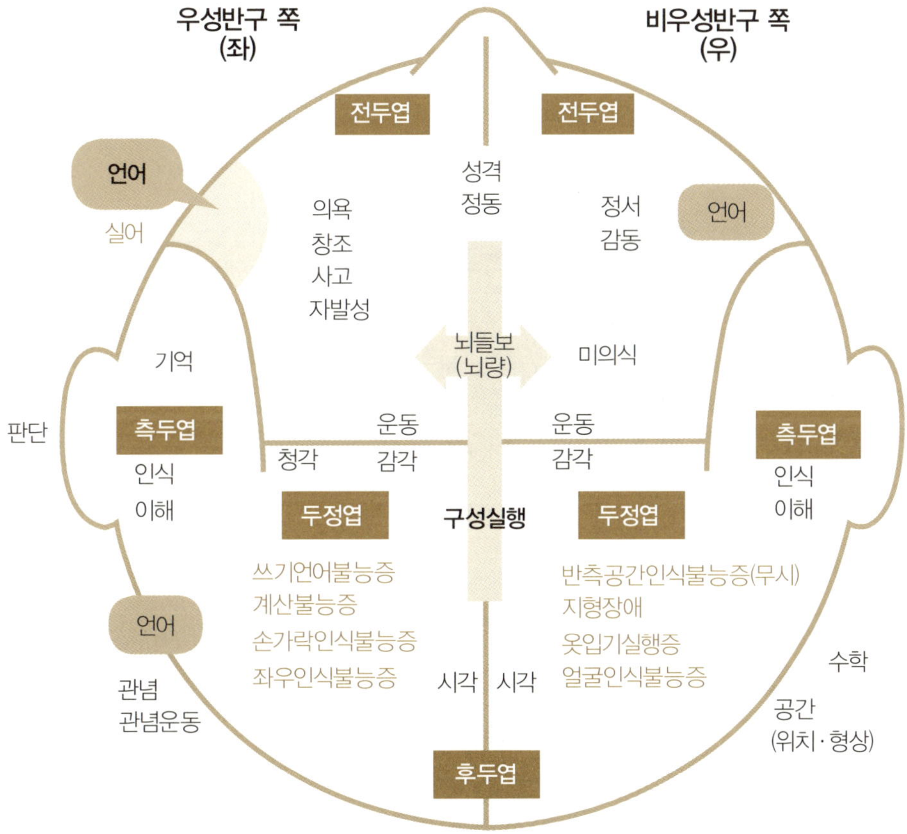

[그림4] 뇌의 기능(고차뇌기능): 머리를 위에서 본 이미지
별색 글자는 장애를 받은 경우의 증상이다.

① 전두엽

전두엽의 활동은 한마디로 말하면 문제를 해결하고 계획을 세워 행동을 하는 능력입니다. 전두엽이 장애를 받으면 흐리멍덩하여 집중력, 의욕, 자발성이 없어지고 또 주위에 관심이 없어지기도 합니다.

우성반구 쪽인 좌측 전두엽이 장애를 받으면 언어장애(실어)가 생기거나 창조능력이 저하되기도 합니다. 좌측 전두엽이 광범위하게 장애를 받으면 의식장애가 됩니다.

또 전두엽장애에서는 감정조절을 할 수 없게 되고, 상황에 적합한 행동을 할 수 없게 되기도 합니다.

치매에 관련된 전두엽장애는 [표1]과 같습니다.

[표1] 치매에 관련된 전두엽장애

장애받은 전두엽 부위	증상
내측면	각성과 의욕장애가 나타난다
바닥면(안와면)	유치해지고 충동적이 되며, 공격적(이른바 잘 격앙됨), 비도덕적이 된다(이른바 '탈억제(disinhibition)' 증상)
후외방(배외측) 전전두엽	작업기억(working memory)이라 하여, 극히 최근에 획득한 정보를 조작할 수 없게 된다

② 측두엽

측두엽이 장애를 받으면 소리와 형태의 기억이 장애를 받을 때가 있습니다. 좌측 측두엽이 장애를 받으면 기억뿐만 아니라 언어 이해능력도 저하되는데, 시간과 장소, 사람이 누구인지 모르는 장애(지남력장애)도 생깁니다.

③ 두정엽

두정엽이 장애를 받으면 계산을 할 수 없게 되고(계산불능증, acalculia), 글자를 쓰지 못하게 되거나(쓰기언어불능증, agraphia) 좌우를 알지 못하게 되기도 합니다. 옷을 올바로 입지 못하게 되는 옷입기실행증(dressing apraxia)도 두정엽이 장애를 받게 되면 나타나는 증상입니다. 기타 두정엽장애에서는 공간인지장애, 길을 헷갈리는 장애(지형장애, topographical disorder) 가 생깁니다. 치매 검사에서 유명한 시계그리기를 못하게 되는 것도 주로 두정엽의 기능저하가 원인입니다.

3 혈관치매일까? 알츠하이머형 치매일까?

알츠하이머형 치매(ATD)와 레비소체치매(DLB), 전두측두엽치매(FTD)는 '대뇌피질'의 퇴행병입니다. 이에 비해 혈관치매(VD)는 피질의 백질을 포함한 '대뇌 전체' 질환입니다. 대뇌피질이란 귤로 말하면 껍질 부분이고, 백질이란 열매 부분입니다.

이 껍질 부분(피질)에 기능부전이 생기는 것이 ATD를 비롯한 퇴행병입니다. 이에 비해 VD는 껍질과 열매 전체의 장애라고 할 수 있습니다.

대뇌는 부위에 따라 역할이 다르기 때문에, 뇌경색 등으로 장애를 받은 부위에 따라 다양한 증상이 나타납니다. 정확하게는 치매가 아니라 고차뇌기능장애라고 하는 쪽이 좋을 때도 있습니다.

좁은 의미의 VD는 뇌경색이 있는 것이 필수지만, 저는 대뇌피질의 변성보다 동맥경화 같은 허혈로 인한 대뇌의 기능저하가 원인이라 생각되는 경우에는 VD라고 생각해도 무방하다고 봅니다. 이런 경우에 대뇌피질(껍질 부분)뿐만 아니라 대뇌의 백질(열매 부분)도 포함하여 뇌 전체가 위축됩니다.

각 치매의 차이에 대해서는 뒤에 설명하겠습니다.

4 뇌의 장애부위와 유형

1) 알츠하이머형 치매에서 장애를 받는 부위 (그림5)

ATD는 대뇌피질의 측두엽과 두정엽이 변성되고 위축됩니다. 측두엽은 기억중추입니다. 측두엽 내측에 해마가 있습니다. 두정엽은 지리감각과 입체감각(시공간 인지)의 중추입니다. ATD 환자가 기억력이 나빠지거나 길을 헷갈리게 되는 것은 측두엽과 두정엽의 활동이 떨어지기 때문입니다.

2) 레비소체치매에서 장애를 받는 부위 (그림6)

DLB에 나타나는 뇌 위축은 일정하지 않습니다. 대뇌의 뒤 절반에서 위축되는 경우도 있고, 앞 절반(전두엽 쪽)에서 위축되는 경우도 있습니다. 마치 ATD처럼 측두엽 위축이 두드러진 경우도 있습니다.

DLB란 대뇌와 뇌의 중심 부분에 있는 기저핵(basal ganglia)과 뇌간의 신경핵이 '레

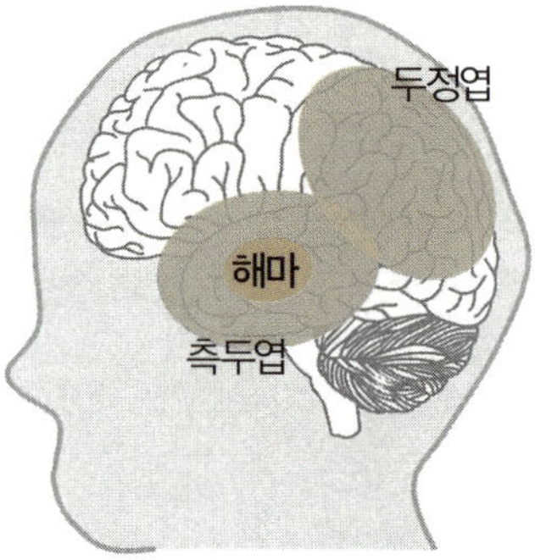

[그림5] 장애를 받는 부위(측두엽, 두정엽): 알츠하이머형 치매

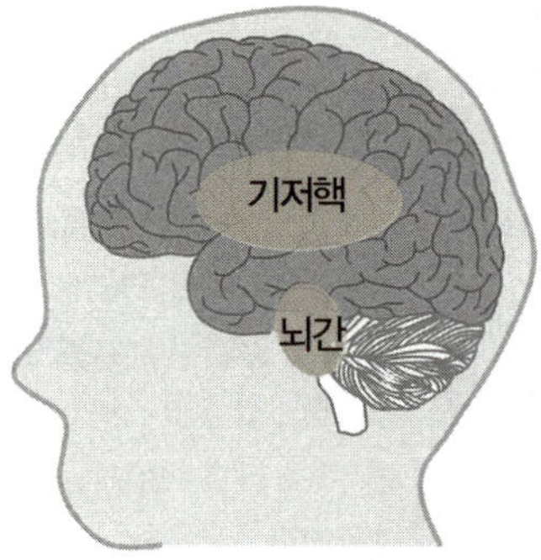

[그림6] 장애를 받는 부위(뇌 변성은 일정하지 않다): 레비소체치매

비소체'라는 물질의 침범을 받는 질환입니다. 이 레비소체가 뇌간에만 침범하는 병이 파킨슨병(PD)이고, 주로 대뇌를 침범하는 것이 DLB입니다. 따라서 DLB와 PD는 형제가 됩니다.

동일한 레비소체질환이므로 PD에서 DLB로 이행하는 경우도 있습니다.

PD 환자가 나이를 먹으면 치매에 걸리는 경우도 있고, PD라고 생각했던 환자가 사실은 DLB인 경우도 있습니다. 고령인 DLB 환자에게는 PD 증상이 함께 나타나는 경우가 많으며, 이 두 가지 경우에는 이행형이 상당히 많은 것 같습니다.

3) 전두측두엽치매(픽병)에서 장애를 받는 부위 (그림7)

대표적인 전두측두엽퇴행(frontotemporal lobar degeneration: FTLD)이 전두측두엽치매(FTD)이며, 옛날부터 픽병이라 했습니다. FTD(픽병)의 경우 주로 전두엽과 측두엽이 위축되고 장애를 받습니다. 전두엽은 성격, 정동, 판단의 중추이기 때문에 픽병 환자는 화를 잘 내게 되거나, 나쁜 짓을 하거나, 말하면 안 될 말을 하거나, 비도덕적인 언행을 보이게 됩니다.

또한 전두엽의 좌측면에는 언어중추(브로커 영역)가 있는데, 이곳이 장애를 받으면 말을 잘 못하게 되는 경우도 있습니다(운동실어증).

ATD라도 전두엽이 함께 장애를 받으면 화를 잘 내게 되거나, 시아버지 · 시어머니라면 며느리에게 욕설을 퍼붓기도 하는 등 마치 픽병과 유사한 증상을 보일 때도 있

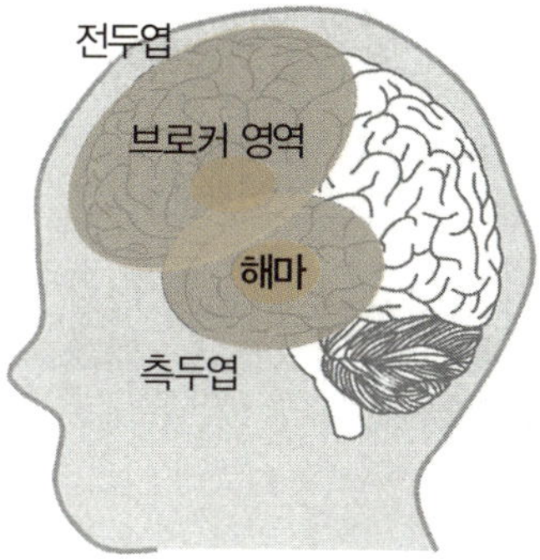

[그림7] 장애를 받는 부위(전두엽, 측두엽): 전두측두엽치매(픽병)

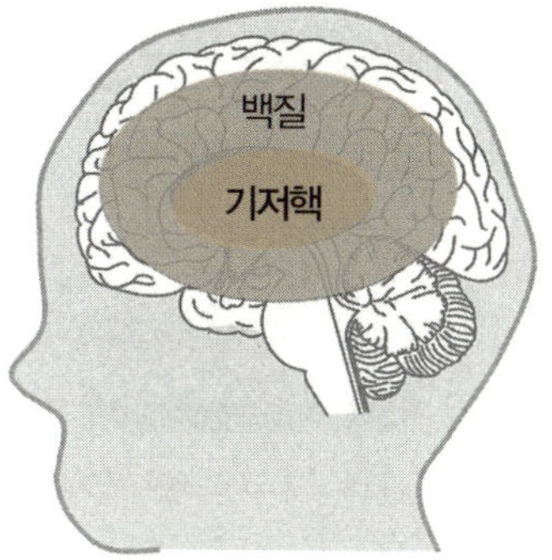

[그림8] 장장애를 받는 부위(피질 · 백질을 포함한 뇌의 일부분 혹은 뇌 전체, 기저핵): 혈관치매

습니다*.

* 이와 같은 경우, 전두엽형 ATD(frontal AD)나 ATD의 FTD variant(아형)라고 부르기도 합니다.

4) 혈관치매에서 장애를 받는 부위 (그림8)

혈관치매(VD)는 피질 · 백질을 포함한 뇌 일부분 혹은 뇌 전체의 기능저하라고 할 수 있습니다.

대뇌의 껍질 부분(피질)에는 가는 혈관이 많이 있습니다. 뇌의 표면과 피질 부분은 약간의 손상을 받는 것만으로도 대출혈이 발생하게 됩니다.

이에 비해 뇌의 열매 부분(백질)에는 혈관이 별로 없습니다. 수술할 때 메스로 잘라도 거의 피가 나지 않는 부분이 백질입니다.

대뇌피질에는 많은 신경세포가 있습니다. 가장 중요한 것이 대뇌피질입니다. 이에 비해 대뇌백질은 피질을 지원하는 기반입니다. 백질이 중요하지 않다고 하지는 않지만, 혈관이 풍부한 피질은 뇌에서 상당히 중요한 부위입니다.

또한 대뇌 깊은 곳에는 기저핵이라는 부위가 있는데, 이곳은 시상(thalamus)과 피각(putamen)이라고 하는 부위로 구성되어 있습니다. 기저핵은 피질과 마찬가지로 뇌에서 중요한 부위이며, 신경 연결의 중계점이 됩니다. 피질과 같은 정도로 혈류도 풍부합니다. 이곳은 뇌경색 호발 부위이며, 장애를 받은 부위에 따라 치매에 걸리거나 운동장애가 생기기도 합니다.

즉 VD는 백질과 기저핵을 포함한 대뇌가 허혈로 인해 어느 정도 광범위하게 장애를 받고 기능이 저하되었을 때 발생합니다. 허혈의 원인은 대부분이 동맥경화이기 때문에, 고령이 될수록 VD에 걸릴 가능성이 높아집니다.

◎

이처럼 치매는 유형에 따라 장애를 받는 부위가 다른데, 고령이 되면 정도의 차이가 있고 뇌혈관의 동맥경화로 인해 VD에 걸리기 때문에, 고령자에게는 ATD와 VD가 합병(병존)해 있는 경우가 드물지 않습니다.

2 고령자의 치매를 파악하는 법

1 고령자의 치매는 모두 혼합형(병존형)이다

1) 신경의 퇴행으로 시작되는 알츠하이머형 치매, 동맥경화로 시작되는 혈관치매

알츠하이머형 치매(ATD)는 35세 정도부터 신경퇴행(neurodegeneration)이 시작된다고 합니다. 이에 비해 혈관치매(VD)는 40세가 지난 무렵부터 동맥경화를 원인으로 시작됩니다. ATD의 퇴행은 서서히 진행되지만, VD는 뇌허혈 발작을 계기로 단계적으로 악화됩니다. ATD와 VD 모두 어느 정도까지는 증상이 생기지 않지만, 어느 일정 기준선을 넘으면 발생합니다.

레비소체치매(DLB)는 나이가 많지 않은 사람에게도 나타나지만, 대부분 80세를 넘은 고령자에서 볼 수 있습니다.

전두측두엽치매(FTD: 픽병)는 나이가 많지 않은 사람들도 많이 발생하는 치매입니다. 이를 이해하기 위해 [그림1]을 봐주십시오. 가로축은 시간(나이)입니다.

치매란 나이를 먹을수록 여러 유형이 병존하게 됩니다. 혼합치매란 정확하게는 ATD와 VD의 합병을 말하는데, 치매는 고령이 될수록 혼합형(병존형)이 된다고 할 수 있습니다. 여기서 말하는 VD는 뇌허혈(뇌혈류 저하)이라고 바꿔 말할 수 있는데, 넓은 의미에서는 뇌혈류 저하로 인한 뇌기능 저하, 인지기능 약화는 모두 VD라고 생각하면 이해하기 쉽습니다. 이 책에서는 이러한 생각이 기본이 됩니다.

ATD이면서 노화와 함께 VD가 합병됩니다. ATD와 VD가 병존한 상태에서 ATD 증상이 전면적으로 드러나는 경우도 있고, ATD이면서 치매인 것을 알지 못한 채 반복되는 뇌허혈 발작으로 인해 VD의 치매 증상이 뚜렷해지는 경우도 있습니다.

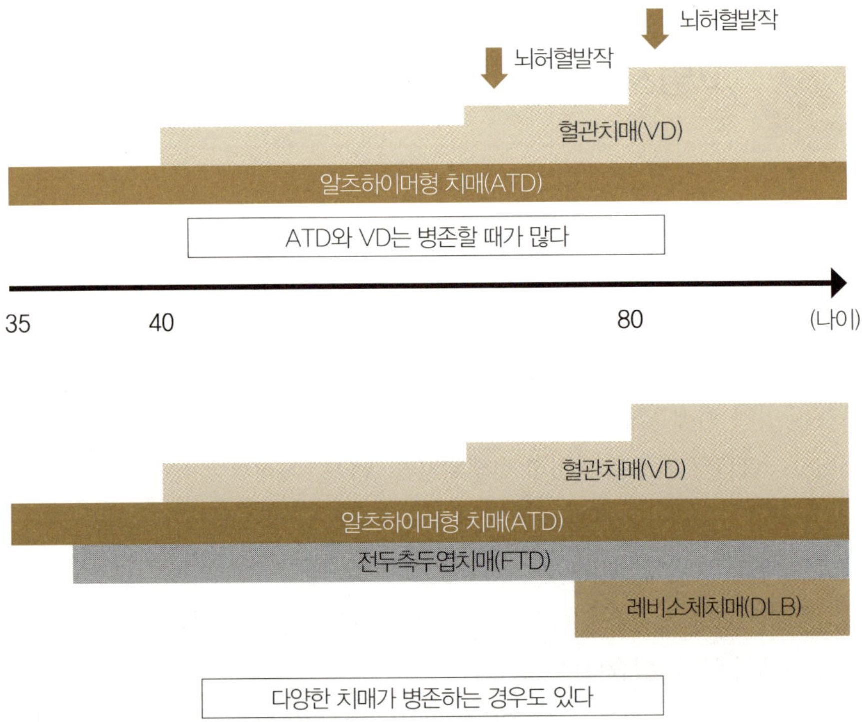

[그림1] 고령자의 치매는 병존한다: 네 가지 유형의 발병 시기와 시간축 이미지

또한 더 나이를 먹으면 ATD와 VD가 병존한 상태에서 DLB가 추가로 합병되는 경우도 있습니다. ATD와 VD이면서 환시 등의 증상으로 발생하는 경우도 있습니다.

따라서 고령자 치매 유형 진단은 어떤 질환이 전면에 드러나 있는지 아는 것이 중요합니다. 영상진단에서 ATD 소견을 보이면서도 임상적으로는 DLB인 경우가 있는 것은 이 때문입니다.

2) 고령자의 치매 발병 이미지

고령자의 치매 발병 이미지는 [그림2]와 같습니다. ATD와 VD, DLB가 각각 병존하고, 발병 기준선에 도달한 유형의 치매부터 발병합니다. [그림3~5]를 예로 설명하겠습니다.

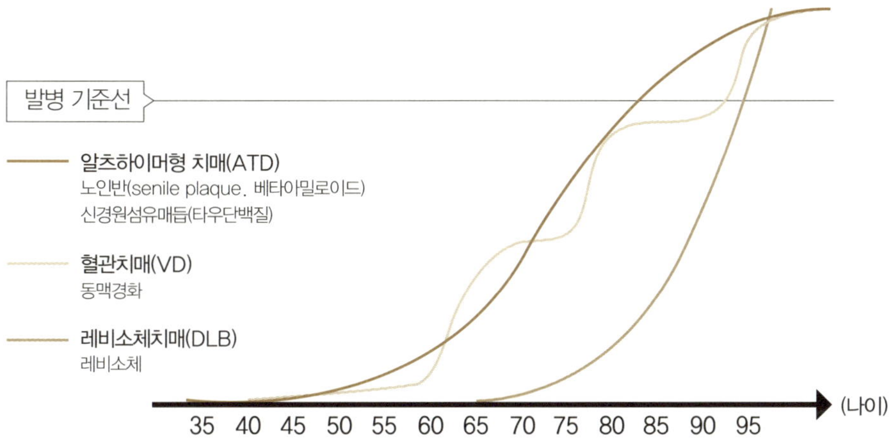

[그림2] 고령자의 치매 발병 이미지
발병 기준선에 도달한 치매부터 발병한다.

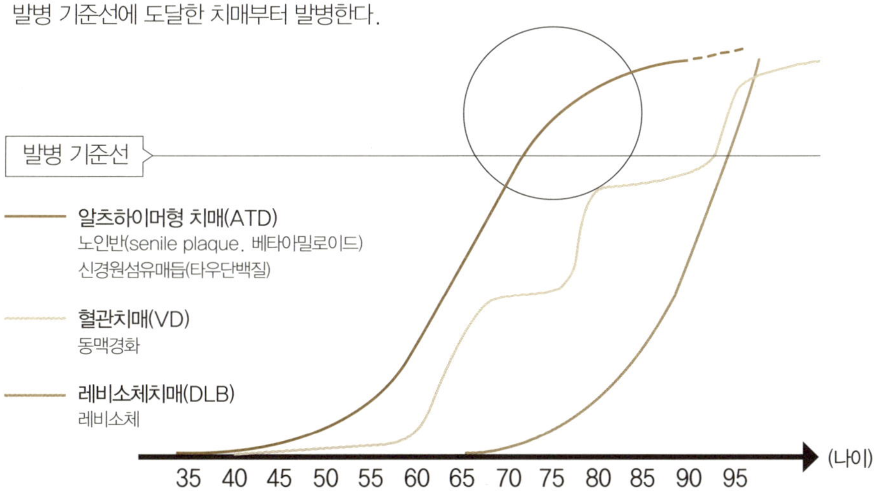

[그림3] 알츠하이머형 치매에서 발병하는 패턴
70세가 넘어서면서 ATD 발병, 그 후 VD와 DLB가 합병되는 패턴.

① 알츠하이머형 치매에서 발병하는 패턴

[그림3]은 ATD에서 발병하는 패턴입니다. DLB, VD에 걸리는 것보다 빨리 ATD로 발병하는 패턴을 보여주고 있습니다. ATD 아래에는 VD와 DLB가 숨어 있습니다. ATD에서도 병이 진행하여 전두엽의 활동이 저하되면 화를 잘 내거나 흥분하는 등 전두측두엽치매(FTD: 픽병)와 같은 증상이 생길 때가 있습니다.

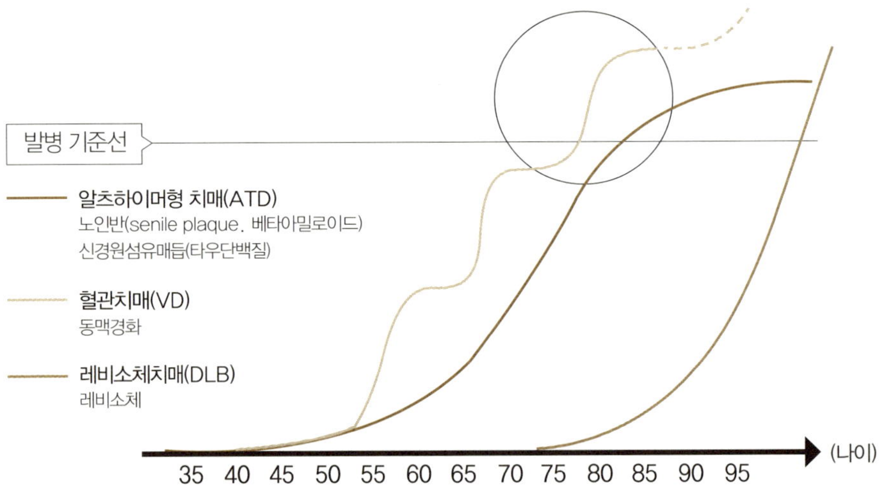

[그림4] **혈관치매로 발병하는 패턴**
75세가 넘은 뒤 VD 발병. 그 후 80세가 넘을 무렵부터 ATD도 합병되는 패턴.

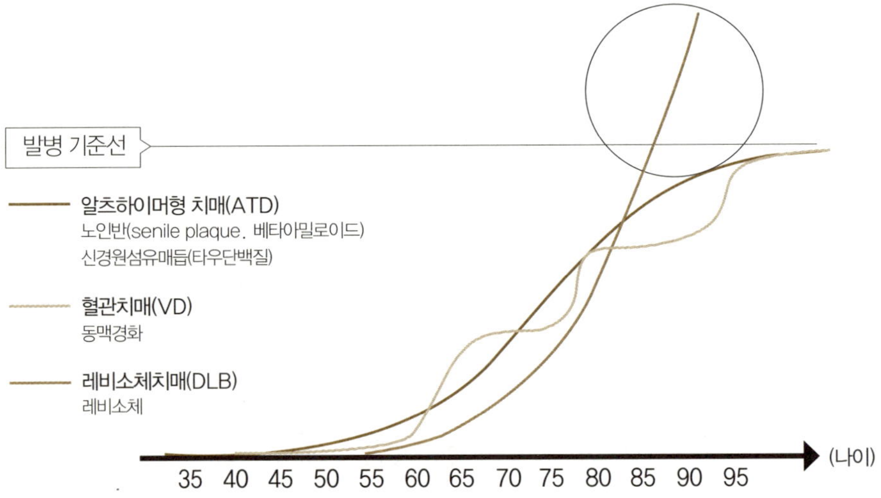

[그림5] **레비소체치매로 발병하는 패턴**
85세 무렵에 DLB로 발병하는 패턴. 그 아래에는 ATD와 VD도 숨어 있다.

② 혈관치매로 발병하는 패턴

만약 ATD에 걸리는 것보다 뇌의 동맥경화가 빠르고, 앞서 VD에 걸리는 경우에는 [그림4]와 같이 됩니다. 이런 경우에 VD로 발병했지만, 그 아래에는 ATD와 DLB가 숨어 있습니다.

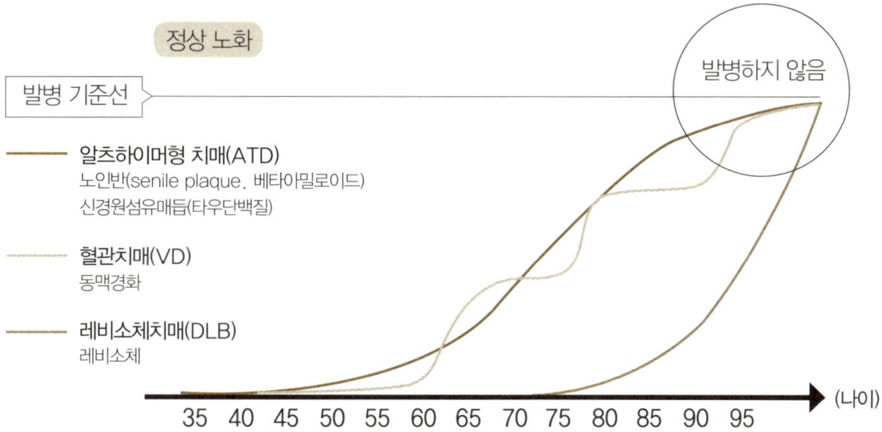

[그림6] 정상 노화 이미지

생존 중에 치매가 발병하지 않는 패턴. 정상 노화가 된다.

③ 레비소체치매로 발병하는 패턴

또 ATD나 VD보다 먼저 DLB가 발병하는 이미지가 [그림5]입니다.

DLB로 발병했지만, 그보다 이전에 가벼운 ATD가 있었는지 모릅니다.

④ 정상 노화의 이미지

정상 노화(normal aging)란 이러한 치매가 발병 기준선을 넘지 않은 상태라고 할 수 있습니다(그림6).

⑤ 고령자의 치매는 혼합형이 많다

고령자, 특히 80세 이상인 고령자에서는 모든 치매가 병존(혼합)해 있을 가능성이 있습니다(그림7). FTD(frontotemporal dementia)는 이름 그대로 전두엽과 측두엽이 장애를 받는 질환인데, 다른 유형의 치매에서도 고령이 되면 전두엽이 장애를 받거나 기능이 저하되어서 FTD와 같은 증상이 나타날 때가 있습니다. 순수한 FTD(픽병)는 나이가 많지 않은 연령에서 발병하지만, 고령자에서도 '마치 픽병 같은' 픽병 병존형 치매를 많이 볼 수 있습니다.

이처럼 고령자의 치매는 기본적으로 모든 것이 혼합형이며, 두 가지 혹은 세 가지, 네 가지 치매가 병존한다고 할 수 있습니다.

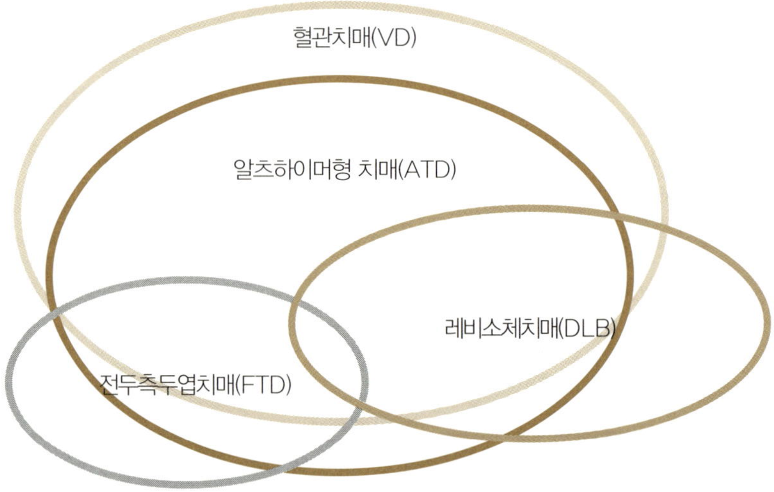

[그림7] **고령자의 치매는 혼합형이 많다**
고령자에서는 모든 유형의 치매가 병존해 있을 가능성이 있다.

② 치매의 픽병 합병

치매에 관한 전두엽의 기능

치매에 관계되는 전두엽의 작용을 이해하기 쉽게 보여준 것이 [그림8]입니다.

'전두엽의 외측(후외방 전전두엽)'에는 실행기능과 주의제어에 관한 중추가 있습니다. 또한 '전두엽 바닥면, 외측 안와피질(전두엽 안와부)'에는 반응억제에 관한 중추가, '전두엽의 내측이 되는 미간 깊숙한 곳(전대상회, 앞띠이랑, anterior cingulate gyrus)'에는 정동과 의욕에 대한 중추가 있습니다.

① 실행기능 · 주의제어

실행기능(수행기능)장애(disturbances in executive function)란 행동을 진행시키지 못하게 되는 증상입니다. 간단한 예로는 텔레비전의 리모컨을 조작하지 못하게 되는 것 등이 있습니다. 요리를 못하게 되는 것도 실행기능장애입니다. 주의제어가 장애를 받으면 작업 실수가 증가합니다.

② 반응억제

전두엽의 안와부가 장애를 받으면 인격이 변하고 충동적이 되며, 단순하고 갑작스럽게 반응하게 됩니다. 감정이 조절되지 않는 '탈억제' 상태로 될 때가 있습니다.

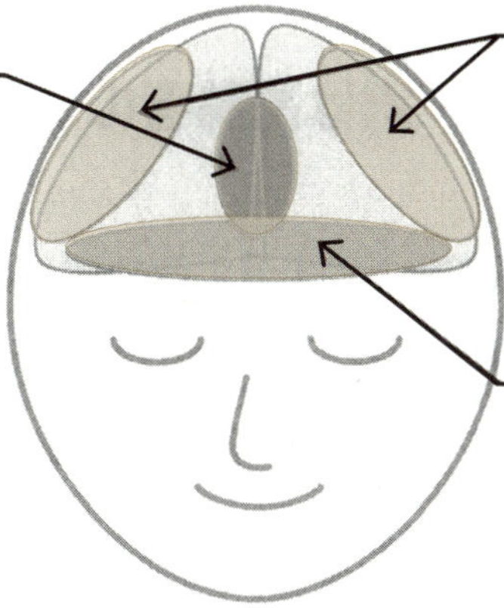

[그림8] 전두엽의 기능

③ 정동·의욕

또한 대뇌의 내측면, 전대상회가 장애를 받으면 무기력 상태가 되고 감정이 없어지며 의욕이 없어집니다. 중증이 되면 무운동함구증(akinetic mutism)이 되고, 각성해 있는데도 움직이지 않게 되며 이야기를 안 하게 됩니다.

◎

전두측두엽퇴행(frontotemporal lobar degeneration: FTLD)에서는 장애·기능저하 부위에 따라 이러한 증상이 다양한 조합으로 나타나는데, ATD에서도 증상이 진행되고 전두엽의 기능이 저하되면 화를 잘 내고 흥분하는 등 전두측두엽치매(FTD: 픽병)와 같은 증상이 나타날 때가 있습니다. 이것이 ATD의 frontal variant(frontal variant of Alzheimer's Disease: FvAD)입니다. 마찬가지로 레비소체치매(DLB)에도 frontal variant가 있으며, 이것이 진행되면 DLB인지 FTD(픽병)인지 알 수 없게 될 때가 있습니다.

나이가 많지 않은 사람이라면 정확한 유형을 진단할 수 있습니다. 그러나 75세 이상의 치매 환자에서는 유형을 진단하기 곤란할 때가 많습니다.

치료를 전제로 말하면, 고령자의 치매 진단이라는 것은 대략적으로 구별할 수 있으면 됩니다. 병리학적 유형진단과 임상진단이 달라도 상관없습니다. 중요한 것은 지금 어떤 유형의 치매가 전면에 나타나고 어떤 증상을 조절하면 좋을지 아는 것입니다(4페이지 [그림3] '치매의 영상진단' 참조).

3 조기발현 알츠하이머병은 고령자 치매와는 구별한다

치매에는 조기발현치매(young/early onset dementia)와 고령자 치매가 있습니다. 조기발현치매란 65세 미만의 치매로, 잘 알려져 있는 것이 조기발현 알츠하이머병입니다. 조기발현 알츠하이머병은 유전성인 경우가 많고 진행이 빠른 것이 특징입니다.

이 조기발현 알츠하이머병과 고령자의 알츠하이머형 치매(ATD)는 별개라고 생각됩니다.

고령자의 ATD는 뇌에서 유해물질인 베타아밀로이드의 침착뿐만 아니라 뇌동맥경화로 인한 뇌혈류 저하 등 다양한 뇌내 환경의 악화를 원인으로 합니다. 뇌의 기능적 장애와 뇌경색 등 기질적 장애가 병존하는 경우도 있습니다. [그림9]와 같은 이미지입니다.

조기발현 알츠하이머병은 말하자면 순수한 ATD입니다. Donepezil(Aricept®)과 같은 치매치료제는 그다지 효과가 없습니다. 이에 비해 고령자의 ATD는 복합적인 원인에 의한 ATD이며 치매치료제에 반응할 때가 많습니다.

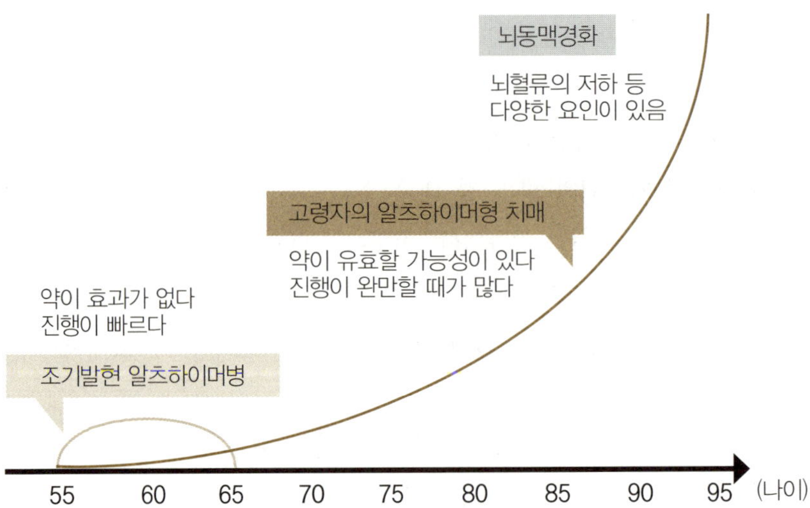

[그림9] 조기발현 알츠하이머병과 고령자의 알츠하이머형 치매의 차이

조기발현 알츠하이머병은 치료가 어렵지만, 다행히 우리가 진찰하는 ATD 환자는 대부분 고령자입니다. 우리 병원에서는 95% 이상이 고령인 ATD입니다. 즉 대부분 좋게 만들 수 있는(치료한다는 의미는 아니지만, 증상의 악화를 어느 정도 억제할 수는 있는) ATD라는 것입니다. 게다가 진행이 느린 경우가 적지 않고, 특별히 치료를 하지 않아도 건망 정도의 추이를 보일 때도 있습니다.

4 치매치료에서는 '증상 조절'이 '치매치료'와 같은 뜻

치매치료현장에서 중요한 것은 '지금 눈앞에 있는 환자를 어떻게 하면 좋게 만들까'입니다. 유형 진단에 구애받지 않고 지금 곤란한 증상을 어떻게 조절할까 하는 것이 실질적인 치매치료에서는 가장 중요하다고 생각합니다.

뇌의 퇴행질환인 치매는 근본적인 치료를 할 수는 없습니다. 뇌를 젊어지게 할 수는 없고 노화를 이길 수도 없습니다. 그러나 증상을 좋아지게 할 수는 있습니다.

설령 기억력이 다소 쇠퇴하더라도 환자를 건강하게 만들고, 흥분과 망상을 없애며 환자와 가족 · 간병인을 행복하게 만들 수 있습니다. 저는 이것을 '치매를 치료한다'와 동의어라고 생각합니다.

column

치매와 신약 개발

현재 알츠하이머형 치매(ATD)는 노인반(베타아밀로이드)이 원인이라는 가설을 바탕으로 치매 신약연구가 이루어지고 있는데, 저는 고령자 ATD의 원인은 베타아밀로이드뿐만 아니라 다른 것도 있다고 생각합니다. 어쩌면 베타아밀로이드는 현상의 일부이며, 고령자의 ATD에서는 주요 원인이 아닐 수도 있습니다. 조기발현 알츠하이머병이 진짜 알츠하이머병이며, 고령자의 ATD는 대부분 진짜 알츠하이머는 아닌 것 같습니다.

80세 이상에서는 고령자 타우병증(신경원섬유매듭형 노년치매senile dementia of the neurofibrillary tangle type, 은친화입자치매argyrophilic grain dementia: AGD 등)이라는 베타아밀로이드의 축적과는 다른 기전에 의한 치매도 숨어 있습니다. 뇌혈관의 동맥경화, 뇌허혈도 실제로는 지금까지 발견된 것 이상으로 치매와 관련되어 있을지 모릅니다.

따라서 신약 개발은 베타아밀로이드와는 거리를 두고, 좀 더 다른 접근으로 고려하지 않으면 어렵지 않을까 생각됩니다.

3 실전! 치매의 임상 간단진단

간단

1 [첫 번째 단계] 우선은 전두측두엽치매와 레비소체치매부터

'임상 간단진단'은 두 단계로 나뉩니다. 첫 번째 단계는 ATD와 DLB 및 FTD(픽병)을 구별하고, 두 번째 단계는 ATD와 VD를 구별하는 수순입니다(그림1).

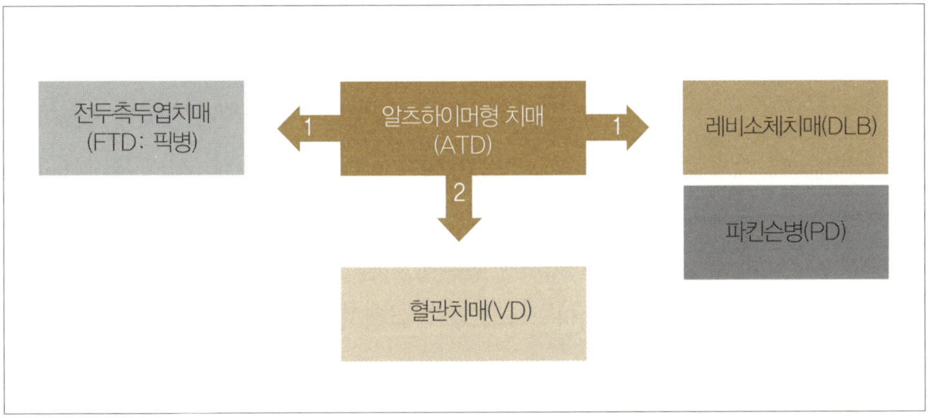

[그림1] 임상 간단진단
첫 번째 단계는 알츠하이머형 치매와 레비소체치매·전두측두엽치매를 구별하고, 두 번째 단계는 알츠하이머형 치매와 혈관치매를 구별한다.

1) 레비소체치매와 전두측두엽치매(픽병)는 증상으로 감별한다

임상 간단진단의 수순에서 첫 번째 단계는 우선 DLB와 FTD(픽병)을 선별하는 것입니다.

이 두 가지는 환자의 증상으로 감별해야 합니다. 또한 치매 환자를 치료할 때 가장 중요한 포인트가 여기에 있다고 할 수 있습니다.

픽병은 간단하게 말하면 기력이 있고 화를 잘 내며 잘 흥분하는 치매입니다. 순수한 픽병은 65세 미만의 나이가 많지 않은 사람에게 나타납니다.

이에 비해 DLB는 허약하고 기력이 없으며 보행은 종종걸음으로 걷고(파킨슨처럼),

의자에 앉으면 몸이 기울어지는 환자입니다.

이 두 가지 치매를 처음에 감별해야 하는 이유는 ATD, VD와 치료방법이 전혀 다르기 때문입니다.

① 전두측두엽치매(픽병)에 콜린에스테라제 억제제는 원칙적으로 금지

치매치료제로 유명한 콜린에스테라제 억제제(cholinesterase inhibitor)인 Donepezil (Aricept®)을 예로 들어 설명하겠습니다.

콜린에스테라제 억제제는 뇌 안에 부족한 아세틸콜린(Ach)을 늘리는 약제입니다. 뇌내 Ach이 줄어들면 뇌기능이 저하되고, 기억중추인 해마의 Ach이 줄어들면 기억력이 저하된다고 합니다. Aricept®와 같은 콜린에스테라제 억제제는 뇌내 Ach을 늘려서 효과를 발휘합니다.

픽병에는 Aricept®를 처방하면 안 됩니다. 픽병에 Aricept®를 처방하면 화를 잘 내는 성격이 화를 더 잘 내게 되고 흥분하게 됩니다. 왜냐면 픽병에서는 뇌내 Ach이 그다지 저하되어 있지 않고, 쉽게 Ach 과잉상태가 되기 때문입니다. 픽병 환자는 원래 전두엽 기능의 균형이 망가져 있습니다. Aricept®에 의해 전두엽이 바람직하지 않은 방향으로 활성화되어서 화를 잘 내거나 흥분하는 증상이 더 악화됩니다(그림2). 만약에 콜린에스테라제 억제제를 쓴다면 극소량이 적정하지만, 조절이 매우 어렵기 때문에 상당히 익숙한 의사가 아니면 사용하기 곤란합니다.

치매=ATD라고 진단을 하여 픽병인데도 Aricept®가 처방되는 증례가 많이 있습니다. 치매이기 때문에 기억력이 저하된다는 이유로 안이하게 Aricept®를 처방하면 안 됩니다. 더 흥분하게 되고, 폭언이나 폭력이 나타나며 비도덕적인 행동도 악화됩니다. 원래 픽병은 도둑질을 하는 것으로 유명한데, Aricept® 투여로 인해 더 악화되는 경우도 있습니다.

② 레비소체치매에 콜린에스테라제 억제제의 사용은 신중하게

DLB는 약제과민성이 특징입니다(그림3). 가령 감기약의 과도한 효과로 인해 자리에 눕거나, 더 나아가 움직이지 못하게 되는 경우도 있습니다. 특히 고령인 DLB 환자에게 Aricept®를 처방하면 약 효과가 과도하여 움직이지 못하게 되고 식사조차 못하게 될 때가 있습니다.

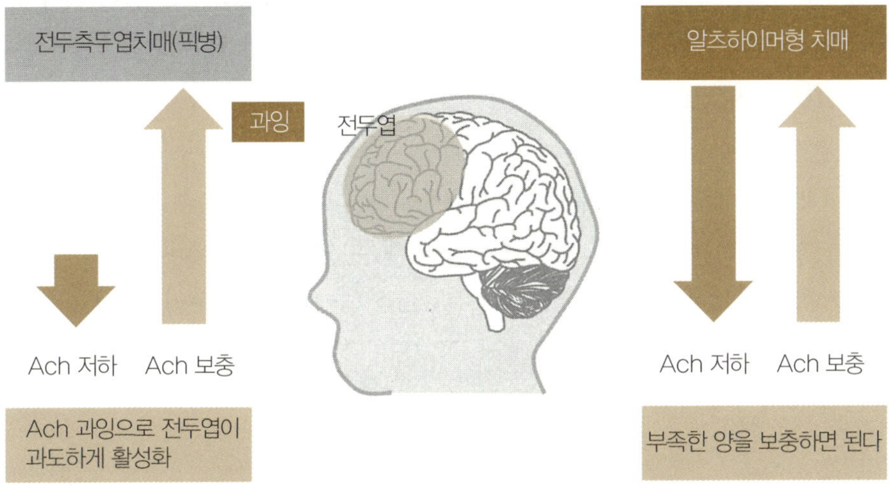

[그림2] 전두측두엽치매(픽병)에 콜린에스테라제 억제제는 원칙적으로 금지
Ach: 아세틸콜린

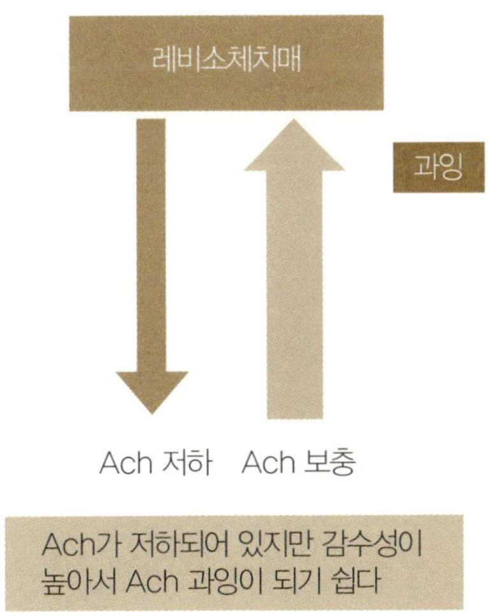

[그림3] 레비소체치매는 약제과민성이 있다
Ach: 아세틸콜린

레비소체치매(DLB)인 경우, 콜린에스테라제 억제제는 상당히 소량으로 시작하여 신중하게 증량하지 않으면 상태가 악화되기 쉽습니다. 구토와 같은 소화기 증상뿐이라면 그런대로 괜찮지만, 걸을 수 없게 되거나 흡인(aspiration)을 하게 되는 경우가 있습니다. 또 넘어져서 골절되거나 구토를 해서 폐렴에 걸리면 생명의 위험에도 노출됩니다. DLB에는 절대 상용량(첨부문서에 규정된 치료량: 규정량)으로 콜린에스테라제 억제제를 처방하면 안 됩니다. 2014년에 DLB에 적응이 되었던 Aricept®이지만, 치료시험은 65세 미만의 나이가 많지 않고 건강한 DLB 증례에 이루어집니다. 이에 비해 우리가 진료하는 DLB는 거의 고령자 DLB입니다. 65세 미만인 나이가 많지 않은 사람의 DLB와 고령자의 DLB는 별개입니다.

◎

이와 같은 이유로 픽병과 DLB에는 가볍게 치매치료제를 처방하면 안 됩니다. 결코 적지 않은 치매이기 때문에 이 두 가지는 처음에 감별해야 합니다.

픽병과 DLB의 진단은 영상검사로 할 수는 없습니다. 증상으로 진단해야 합니다. 영상진단은 통계학적 연구에서 각 유형의 경향을 파악할 수 있지만, 실제 임상에서는 환자의 증상을 상회하는 정보가 영상진단에는 없습니다.

2) 전두측두엽치매(픽병)의 증상 (표1)

① 화를 잘 냄, 흥분, 폭언

전두측두엽치매(FTD: 픽병) 환자는 화를 잘 내고, 잘 흥분하며, 폭언과 폭력을 휘두르는 등의 증상을 자주 보입니다. 느닷없이 성낼(격분할) 때도 있습니다(그림4).

[표1] 전두측두엽치매(픽병)의 증상

증상	
1. 화를 잘 냄(갑자기 화를 냄), 흥분, 폭언 2. 도둑질, 도벽(비도덕적인 행동) 3. 거만함, 방만, 제멋대로임 4. 상동행동 5. 치료거부(복약하지 않기 등) 6. 생활에서 단정치 못함(목욕하지 않기, 양치질 안 하기, 정리하지 않기), 수집벽, 민폐를 끼치는 행동 7. 단것을 좋아함, 과식, 이식증 8. 일반적인 이야기가 통하지 않음	→ 콜린에스테라제 억제제로 화를 잘 내는 증상과 흥분이 악화

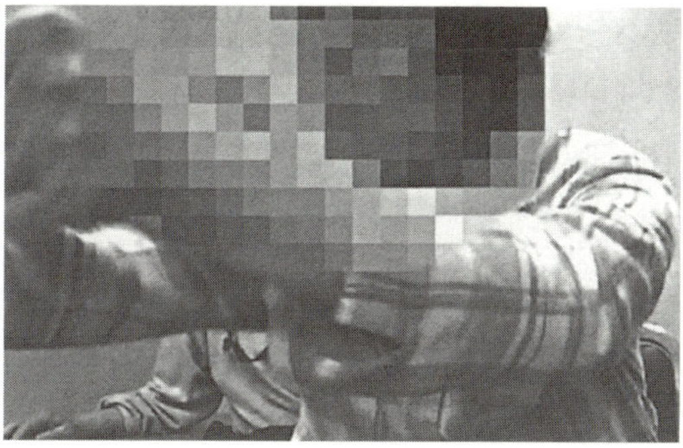

[그림4] 전두측두엽치매(픽병)의 증상
72세 여성. 주먹을 내밀고 갑자기 화를 내는 픽병 증례.

② 비도덕적인 행동

비도덕적인 행동을 할 때가 있고, 도둑질로 붙잡히는 것도 알려져 있습니다. 다른 사람이 보고 있는데도 진열대에서 빵을 훔치는 등 빤히 들여다보이는 도둑질을 하거나 손가방 등을 이용하여 감시카메라가 안 보이는 곳에서 상품을 잘 감추는 교묘한 도둑질을 하는 환자도 있습니다. 감시원에게 붙잡혀도 그다지 주눅드는 모습은 없습니다.

쓰레기를 버리는 날이 아닌 날에 살금살금 쓰레기를 내놓는 할머니도 있고, 이웃집에 쓰레기를 버리는 할머니도 있습니다. 간병시설에서는 음식을 훔쳐 먹는 난감한 환자도 있습니다.

③ 거만함, 방만, 제멋대로임

거만하고 방만함이 있으며 제멋대로입니다. 간단하게 말해서 버릇이 없습니다. 남의 시선을 신경 쓰지 않고 큰소리로 얘기하거나 갑자기 노래를 부를 때도 있습니다. 또한 아이처럼 떠들어댈 때도 있습니다.

④ 상동행동

매일 같은 시간에 같은 코스로 산보를 하는 등 동일한 행동(상동행동, stereotyped behavior)을 반복할 때도 있습니다.

⑤ 치료거부

진찰실에서는 책상 위에 있는 물건을 멋대로 건드리거나 갑자기 진찰실을 떠날 때도 있습니다. 대기 시간이 길면 돌아가고, 약을 처방해도 좀처럼 복용하지 않습니다.

⑥ 생활에서 단정치 못함(목욕하지 않기, 양치질 안 하기, 정리하지 않기), 수집벽, 민폐를 끼치는 행동

그 밖에 전두엽기능장애 증상으로 목욕하지 않기, 양치질 안 하기, 정리하지 않기 같은 생활 속에서 단정치 못한 행동을 보이거나 수집벽 등의 증상이 있습니다. 일례로 쓰레기 천지인 거주자가 유명한데, 쓰레기를 집안에 모아두거나 쓰지 않는 물건을 쌓아두는 등(그림5) 인근에 민폐가 되는 행동을 하는 고령자에게도 이 FTD(픽병)가 많이 있다고 생각됩니다.

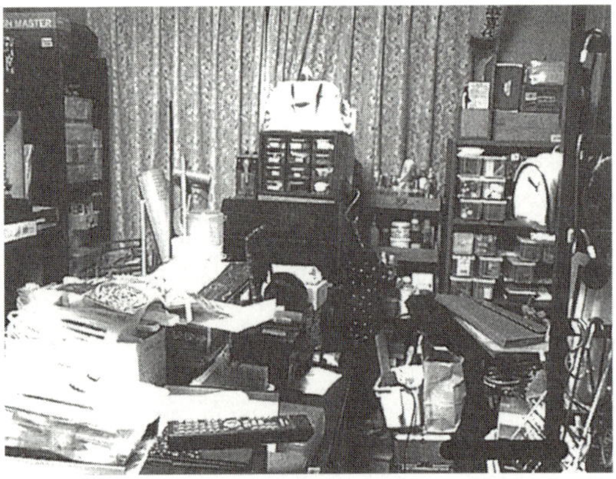

전두엽이 장애를 받으면 정리를 안 하게 되고, 쓰지 않는 물품을 쌓아두게 되며, 방이 어질러져 있어도 아무렇지 않다. 이는 전두측두엽치매(픽병)뿐만 아니라 알츠하이머형 치매와 같은 다른 치매에서도 전두엽이 장애를 받으면 나타난다. 깨끗한 것을 좋아했는데 어지러뜨리게 되면 치매의 초기 증상일 수 있다.

[그림5] 전두측두엽치매(픽병)의 증상: 방안이 쓰레기 천지인 상태

⑦ 단것을 좋아함, 과식, 이식

또한 단것을 좋아하고, 과식, 비누 등을 먹으려 하는 이식증(pica)과 같은 비정상적인 섭식행동도 있습니다.

이러한 전두엽 증상은 다른 치매(FTD 유형의 ATD 등)에서도 질환이 진행되어 전두엽이 장애를 받은 경우에 나타납니다. 단것을 좋아하는 것은 전두엽이 장애를 받은 경우의 특징적인 증상으로, 팥빵이나 찐빵처럼 팥소가 들어 있는 것, 아이스크림, 엿 등을 먹고 싶어 합니다. 또한 단 청량음료를 다량으로 섭취할 때도 있습니다.

⑧ 초기에는 두드러지지도 않고 병식(病識)도 없다

픽병에서는 초기에 건망이 두드러지지 않습니다. 그 때문에 초기에는 치매로 진단받지 못할 때도 있습니다. 또한 ATD와 같이 시계그리기검사(45페이지)에 실패하는 경우도 적기 때문에, 운전면허를 갱신할 때 적성시험을 통과하는 일이 많습니다. 픽병은 ATD처럼 길을 잃거나 운전을 잘 못하게 되는 일은 적지만, 신호를 무시하거나 일시정지를 하지 않거나 앞차와의 간격을 너무 좁히거나 교통질서를 지키지 않을 때가 많으므로 사고를 일으킬 위험이 상당히 높은 것이 문제입니다.

픽병에서는 ATD 이상(以上)으로 병식(insight)이 없습니다. 이 때문에 익숙해지지 않으면 치료가 곤란합니다.

3) 전두측두엽치매(픽병) 이외의 전두측두엽퇴행

전두측두엽퇴행(FTLD)에는 전두측두엽치매(FTD: 픽병) 외에 의미치매(semantic dementia: SD)와 진행비유창실어증(progressive nonfluent aphasia: PNFA)이라는 치매가 있습니다(그림6).

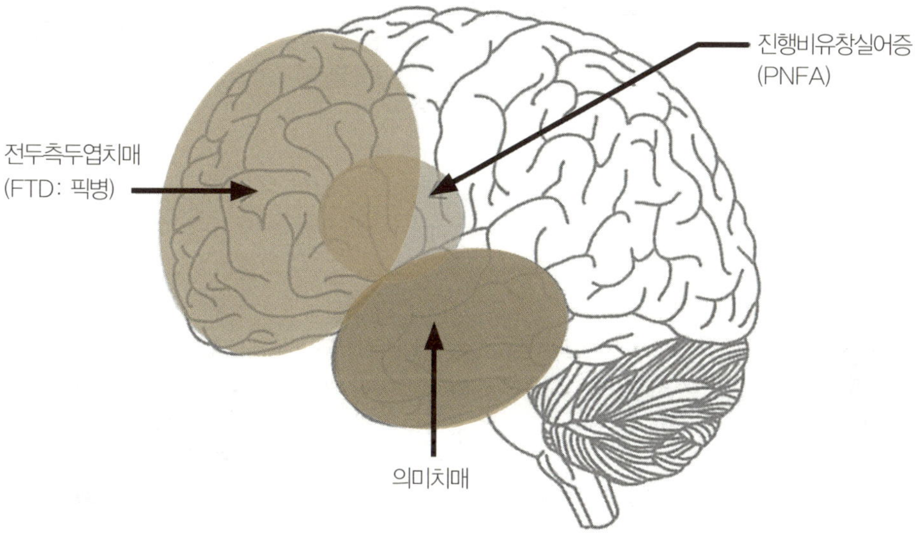

[그림6] 전두측두엽퇴행에서 주로 장애를 받는 부위
전두측두엽퇴행에는 FTD(픽병) 외에 의미치매(SD)와 진행비유창실어증(PNFA)이라는 치매가 있다.

SD는 말의 의미를 이해하지 못하게 되는 치매입니다. 또한 PNFA는 말이 나오지 않는 실어증 유형의 치매입니다. 이는 건망이 시작되는 것처럼 보여서 ATD로 잘못 진단할 때도 있습니다.

그러나 치료를 전제로 하면 그다지 어렵게 생각할 것은 없고, FTD(픽병)만 놓치지 않으면 큰 실수는 없습니다.

중요한 포인트는, 픽병에는 Donepezil(Aricept®)을 처방하지 않는 것뿐입니다.

4) 레비소체치매의 증상 (표2)

레비소체치매(DLB) 환자는 자주 보아서 익숙해지면 진찰실에 들어오는 모습만으로 대략 진단할 수 있게 됩니다. 고령으로 종종걸음이며 허약하고, 의자에 앉으면 몸이 기울어집니다(그림7). [표2]와 같은 증상이 두드러집니다.

[표2] 레비소체치매의 증상

증상	
1. 허약(보기에 허약하다) 2. 몸통이 기울어짐 3. 보행장애(파킨슨유사 운동장애) 근경직(경축) 4. 환시 5. 한밤중에 큰소리, 잠꼬대(렘수면행동장애) 6. 우울 증상(또는 우울증 기왕력) 7. '어느새인가 저혈압', 실신(의식소실발작) 기왕력 8. 약제과민성	→ 콜린에스테라제 억제제의 과도한 효과로 악화

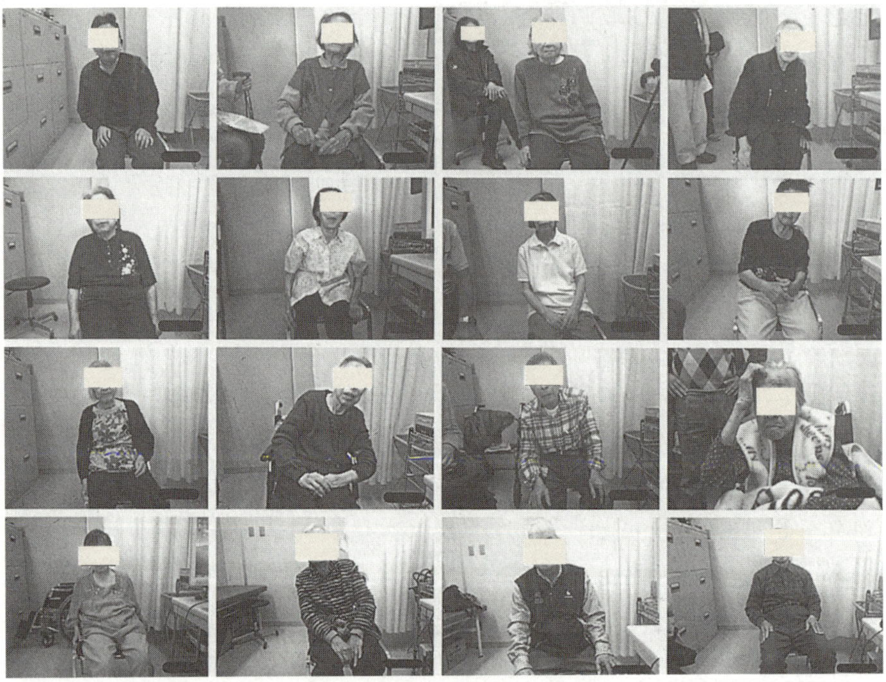

[그림7] 진찰실에서 레비소체치매 환자의 모습

고령이고 허약하며, 흐리멍덩하거나 몸이 옆으로 기울어진 것이 특징.

① **허약**

DLB는 허약한 것이 특징입니다. 파킨슨병(PD)과 유사하게 종종걸음으로 걷거나 흐리멍덩할 때도 있습니다.

② **몸통이 기울어짐**

[그림7]을 보면 알 수 있듯이, 고령으로 중등도 이상인 경우에 대부분의 환자가 뚜렷하게 몸이 옆으로 기울어져 있습니다. 몸이 옆으로 기울어지는 것은 뇌내 아세틸콜린(Ach)이 저하되거나 Ach과 도파민의 불균형이 원인인 것 같습니다.

③ **보행장애(파킨슨유사 운동장애) · 근경직 (경축)**

파킨슨병 증상이 있는 경우도 있고 뚜렷하지 않은 경우도 있습니다. 또한 PD에서 특징적인 진전(떨림)은 원칙적으로 적은 것이 특징입니다.

진전보다 중요한 포인트는 근육의 뻣뻣해짐[근경직(근경축)]입니다. 이는 PD 증상이지만, 의사가 환자의 손목을 잡고 천천히 앞뒤로 움직이면 톱니바퀴처럼 딱딱한 저항감(톱니바퀴현상, cogwheel rigidity/phenomenon)이 있습니다(그림8). 환자가 자각하지 못하는 경우가 많은데, 이 근경직 때문에 움직임이 딱딱해지고 걸을 때 팔 흔들림이 불량해집니다. 이 근경직이 DLB 진단에는 상당히 중요합니다.

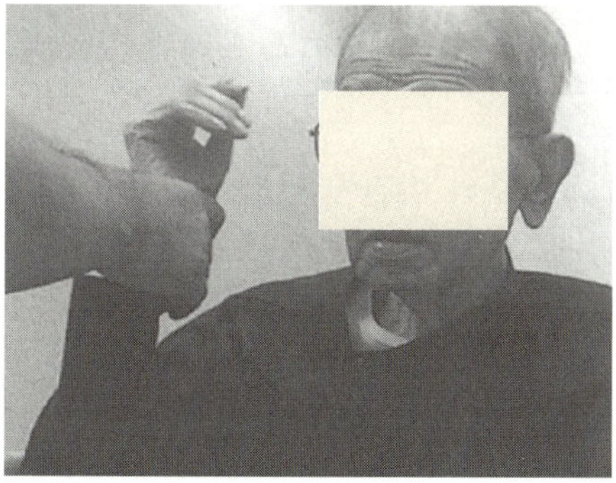

근경직(경축)이란 근육긴장이 항진된 상태로 파킨슨병 증상의 한 가지다. 톱니바퀴현상이란 근경직 때문에 진찰을 할 때 환자의 팔을 팔꿈치 쪽에서 구부리거나 펼 때 마치 톱니바퀴를 회전시키듯 딱딱하게 간헐적으로 저항을 느끼는 것으로, 수동적으로 나타나는 소견이며 환자가 자각하는 일은 없다. 파킨슨병의 유사질환인 레비소체치매에서도 자주 나타나는 중요한 소견.

[그림8] 톱니바퀴현상

④ **환시**

DLB의 특징은 환시입니다. 순수한 DLB에서 환시는 70% 정도에서 나타납니다. 커튼 주름이나 벽의 얼룩을 보고 사람이나 동물이 있다고 느끼는 '착각'도 있지만, 대부분은 구체적인 것이 눈앞에 보이는 생생한 환시입니다(그림9).

알츠하이머형 치매(ATD)에서도 이따금 환시가 나타나지만, 레비소체치매(DLB)의 환시는 집안에 아이가 있는 등 매우 사실적인 환시인 것이 특징입니다. 보이는 것은 대체로 사람이며, 특히 아이가 많고 그 외에는 동물이거나 곤충일 때가 많은 것 같습니다. 사람인 경우에 한 명이나 두 명일 때가 많고, 다섯 명이나 열 명으로 수가 늘어나면 아이인 경우가 많은 것 같습니다. 50명 정도 방안에 있다고 하는 80세 여성 환자의 증례에서는 손님방에서 장롱 위, 벽장 안에도 몇 십 명이나 되는 아기가 있다고 했습니다. 환시로 많은 사람이 보일 경우, 약 효과가 있으면 사람 수가 줄어들어서 스무 명에서 네다섯 명이 되고, 마지막에는 없어지는 증례가 많은 것 같습니다.

동물인 경우에는 고양이나 개와 같이 친근한 동물일 때가 많고, 또 벌레인 경우에는 5cm 정도의 검은 벌레이거나 거미 같은 작은 벌레인 것 같습니다. 벌레 색깔은 검은색부터 갈색, 흰색 등 다양하지만 대부분은 어두운 색 같습니다. 환시는 환자 본인이 호소하지 않아도 방바닥 위에 있는 벌레를 잡는 동작, 옷에 붙은 벌레나 실밥을 따려는 동작으로 주위사람들이 알게 될 때도 있습니다.

또한 환청과 '몸에 벌레가 붙어 있다', '뱀이 휘감겨 있다'라는 체감각환각(cenesthetic hallucination)을 보일 때도 있습니다.

DLB인 경우에 신경계에 작용하는 약물인 Amantadine(Symmetrel®)을 복용하여 환시가 쉽게 나타날 때가 많은데, 이런 경우에는 천장의 모양을 보고 '벌레가 있다'라는 환자가 많은 것 같습니다.

환시가 나타나는 시간은 저녁에 어두워질 무렵부터 야간에 많으며, 새벽이 되면 '돌아간다'라고 표현하듯이 나타나지 않게 되기도 합니다.

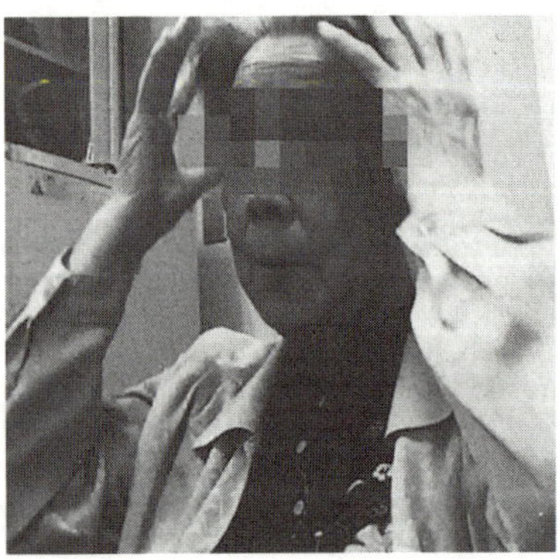

80세 여성. '매일 밤이 되면 벽장 깊숙이 뚫린 구멍에서 머리에 스타킹을 뒤집어 쓴 남자가 방에 들어온다'라는 환시를 말하고 있다.

[그림9] 레비소체치매 증례: 환시

⑤ 한밤중에 큰소리, 잠꼬대

'렘수면행동장애(REM sleep behavior disorder)'라고 하는 증상으로, 한밤중에 큰 소리와 잠꼬대 등을 보일 때도 있습니다.

DLB 초기에는 이 잠꼬대가 아주 많으며, 환시는 없어도 잠꼬대만으로 DLB라고 진단할 수 있을 때가 있습니다.

⑥ 우울 증상

우울 증상 또한 특징으로, 이전에 우울증 기왕력이 있거나 이미 항우울제를 처방받고 있는 경우도 있습니다.

일반적으로 기력이 없는 것이 DLB의 특징인데, 표정이 어둡고 멀거니 있을 때와 그렇지 않을 때가 뚜렷한 환자도 있습니다. 이 증상의 변동성도 DLB의 특징이며, 개정 하세가와식 간이지능평가척도 등의 기억검사를 해도 점수가 좋을 때와 나쁠 때의 차이가 클 때가 있습니다. 이는 의식중추인 뇌간 망상체(reticular formation)의 기능저하가 관계된 것이 아닐까 싶습니다.

⑦ '어느 새인가 저혈압', 실신

레비소체가 뇌간과 척수를 침범하면 자율신경이 장애를 받기 때문에, 질환이 진행되면 혈압이 내려갑니다. 이전에는 고혈압으로 혈압약을 복용했는데, 어느새인가 수축기혈압(최고혈압)이 100mmHg 이하가 될 때도 있습니다('어느새인가 저혈압').

저혈압 발작은 일어설 때뿐만 아니라 앉은 자세에서도 생깁니다. 갑작스러운 혈압저하는 실신의 원인이 됩니다. 식사와 목욕, 용변을 본 이후에 저혈압이 되어 실신을 해서 응급이송되는 경우도 있습니다.

노인요양시설 등에서 실신으로 응급이송되어 오는 환자들의 경우 뇌경색, 일과성허혈발작(transient ischemic attack)이 의심되는 경우가 많습니다. 물론 CT나 MRI에서 뇌에 이상은 없지만, 사실 DLB인 경우가 드물지 않습니다.

구급병원의 의사가 DLB에 대한 지식이 있으면 바로 알 수 있을 것 같지만, 대부분은 '아무 이상 없습니다'라며 귀가시킬 때가 많은 것 같습니다.

⑧ 약제과민성

DLB 환자는 약제에 대한 감수성이 높아서, 감기약의 과도한 효과로 움직이지 못하게 될 때가 있습니다(약제과민성).

'임상 간단진단'의 첫 번째 단계에서 우선 FTD(픽병)와 DLB를 감별한다는 것도 이 약제과민성이 있기 때문이며, 보험에 허가되어 있다고 하여 Donepezil(Aricept®)을 안이하게 처방하면 약의 과도한 효과로 상태가 안 좋아지고 최악의 경우에는 움직이지 못하게 되며 흡인이 생겨서 사망에 이를 때가 있습니다. 이는 급성 콜린중독입니다.

저는 지금까지 다른 의사에게 처방받은 Aricept®로 움직이지 못하게 되어 넘어지고 골절되거나 폐렴에 걸려 입원한 DLB 환자를 몇 십 명이나 진찰했습니다. 보통 나이가 많지 않고 건강한 DLB 환자라면 상용량(규정량)인 Aricept®를 사용 가능할 때가 있지만, 고령인 DLB 환자는 상용량(규정량)의 Aricept®를 사용할 수 있는 경우는 드뭅니다.

Aricept®뿐만 아니라 다른 콜린에스테라제 억제제에도 마찬가지며, DLB에 대한 치매치료제 사용은 매우 신중해야 합니다.

◎

지금까지 해설한 치매의 '임상 간단진단'의 첫 번째 단계는 [그림10]과 같습니다.

첫 번째 단계는 증상으로 DLB와 FTD(픽병)를 감별해야 하며 안이하게 콜린에스테라제 억제제를 투여하지 않는 것의 의미를 이해할 수 있지 않았나 싶습니다.

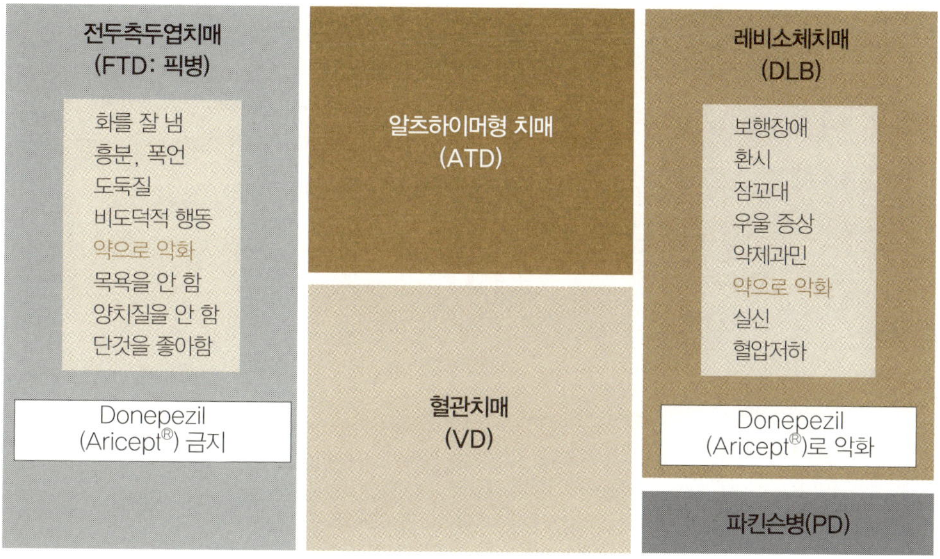
전두측두엽치매
(FTD: 픽병)
화를 잘 냄
흥분, 폭언
도둑질
비도덕적 행동
약으로 악화
목욕을 안 함
양치질을 안 함
단것을 좋아함
Donepezil
(Aricept®) 금지
알츠하이머형 치매
(ATD)
혈관치매
(VD)
레비소체치매
(DLB)
보행장애
환시
잠꼬대
우울 증상
약제과민
약으로 악화
실신
혈압저하
Donepezil
(Aricept®)로 악화
파킨슨병(PD)

[그림10] '임상 간단진단'의 첫 번째 단계
레비소체치매와 전두측두엽치매를 증상으로 감별하고, 안이한 콜린에스테라제 억제제 투여를 삼간다.

간단

❷ [두 번째 단계] 임상 알츠하이머 진단

1) 임상 알츠하이머 진단의 전제가 되는 개념

전두측두엽치매(FTD: 픽병), DLB를 임상증상으로 배제했다면 다음은 임상 알츠하이머 진단입니다. ATD와 VD를 감별합니다.

앞서 말했지만, '임상 간단진단'에서는 조기발현 알츠하이머병과 고령자의 ATD는 별개라고 생각합니다(그림11).

우리가 자주 보는 ATD는 대부분이 고령자로, 고령자의 ATD는 기저에 동맥경화(뇌혈류 저하)가 있습니다. 과거에 가벼운 뇌졸중이나 머리 타박 등의 기왕력이 있는 경우도 있으며, 그런 경우에 뇌척수강으로 미량의 혈액이 들어옵니다. 이 혈액(적혈구)도 뇌에 손상을 줍니다. ATD는 나이를 먹을수록 늘어난다고 하는데, 이러한 다양한 요인이 합쳐서 생기는 것이 고령자의 ATD입니다.

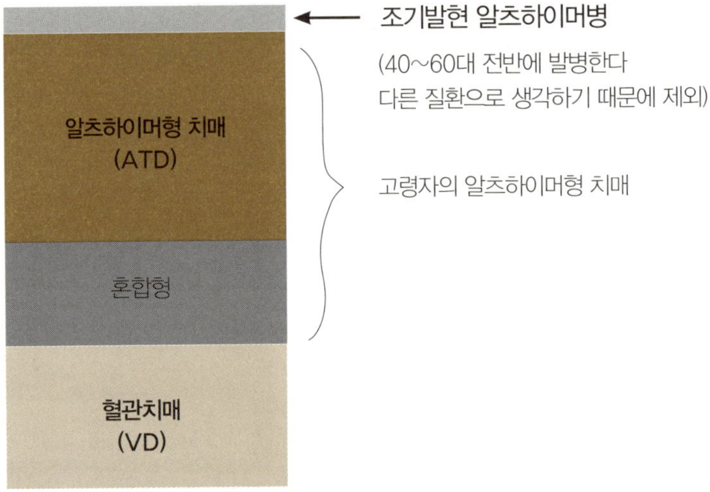

[그림11] 조기발현 알츠하이머병은 고령자의 알츠하이머형 치매와 구별된다

아래는 주로 후기고령자(75세 이상)의 ATD를 대상으로 한 개념입니다.

2) 알츠하이머형 치매와 혈관치매의 증상

① 알츠하이머형 치매의 증상

▶ 기억장애

ATD는 기억장애가 주로 나타납니다. 특징으로는 길을 잘 잃고, 활기를 띠는 경우가 많습니다. 초발 증상으로는 건망이 많고, 물건 둔 곳을 잊어버리거나 물건 치운 곳을 잊어버리는 일을 많이 볼 수 있습니다.

▶ 돌아보기현상

질문을 해서 이해하지 못하면 바로 가족 쪽을 보는 것도 진찰실에서의 특징입니다 [돌아보기현상 head turning sign] (그림12).

▶ 변명, 얼버무림

변명과 얼버무림이 많은 것도 특징으로, 질문에 대답할 수 없으면 적당히 변명을 합니다.

건망이 있고 지금까지 할 수 있었던 것을 못하게 되는(실행장애) 등의 생활장애가 있고, 이 돌아보기현상과 변명이 있다면 대부분 ATD입니다.

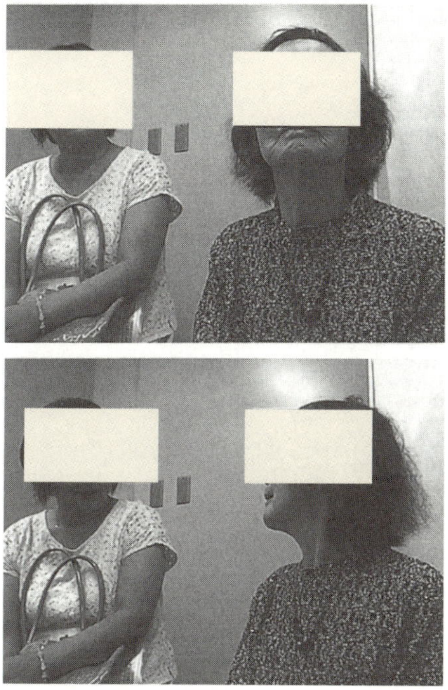

알츠하이머형 치매 환자는 질문에 대답하지 못하면 '별로 신경 쓰지 않아서'라는 식으로 얼버무리며 변명을 하거나, 가족 등 동반자 쪽을 돌아볼 때가 많다.
이 '돌아보기현상'은 알츠하이머형 치매의 특징적인 징후.
다만 기타 치매에서도 알츠하이머형 치매가 합병되어 있는 경우에는 돌아보기현상을 보일 때가 있으므로 주의가 필요.

[그림12] 돌아보기현상

② 혈관치매의 증상

VD는 언뜻 보면 평범해 보일 때도 있고, 경미한 경우에는 기억도 잘 보존되어 있습니다.

▶ '변덕스러운' 증상

증상이 좋을 때와 나쁠 때에 기복이 있어서, 옛날에는 '변덕스러운 치매'라고 했습니다.

▶ 의욕상실, 음울함, 감정실금

의욕이 없어지거나 음울할 때가 많고, 때때로 바로 우는 등 감정실금(emotionalin continence)을 보일 때가 있습니다.

▶ 야간배회, 주야역전

밤이 되면 "이상한" 것을 하기 시작할 때가 많고, 야간배회와 주야역전이 많은 것도 VD의 특징입니다. 밤이 되면 뇌혈류가 저하되기 때문이라고도 하는데, 밤에는 조용해지기 때문에 불안이 심해지는 것도 원인인 것 같습니다. 이에 비해 ATD인 경우에는 밤에 배회하는 일이 거의 없습니다. ATD에서 밤중에 배회하는 고령자는 VD의 합병이거나, 뇌혈류 저하가 기저에 있는 경우가 많습니다.

◎

또한 VD인 경우에는 질문에 대답하지 못해도 가족 쪽을 돌아보는 일도 없고 변명하는 일도 없습니다. 그 대신에 질문에 대답하지 못하면 난감한 표정을 짓습니다.

이상과 같이 대체로 임상증상에 차이가 있는 ATD와 VD이지만, 실제로는 이 두 가지를 감별하기가 간단하지는 않습니다. 고령자에서는 혼합형(병존형)이 많기 때문입니다.

3) 알츠하이머형 치매와 혈관치매는 구별하지 않아도 된다

전문가와는 의견이 다를지 모르지만, 저는 ATD와 VD는 엄밀하게 구별하지 않아도 된다고 생각합니다. 그것은 치료에 그다지 차이가 없기 때문입니다(그림13).

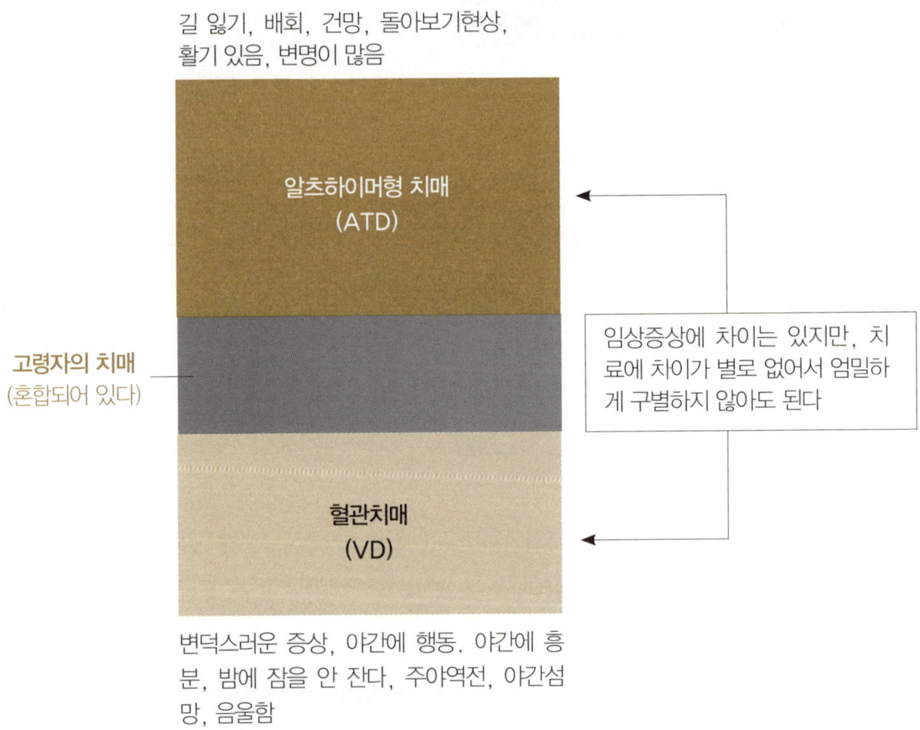
길 잃기, 배회, 건망, 돌아보기현상,
활기 있음, 변명이 많음
알츠하이머형 치매
(ATD)
고령자의 치매
(혼합되어 있다)
임상증상에 차이는 있지만, 치료에 차이가 별로 없어서 엄밀하게 구별하지 않아도 된다
혈관치매
(VD)
변덕스러운 증상, 야간에 행동. 야간에 흥분, 밤에 잠을 안 잔다, 주야역전, 야간섬망, 음울함

[그림13] 알츠하이머형 치매와 혈관치매는 엄밀하게 구별할 필요는 없다

① 알츠하이머 요소의 대소(大小)로 판단한다

고령자에서는 나이를 먹을수록 뇌내 아세틸콜린(Ach)이 많든 적든 저하됩니다. ATD는 Ach이 일정 수준 이상으로 저하되고 인지기능이 저하되어 있는데, VD에서도 고령자는 Ach이 어느 정도 감소되어 있습니다.

영상진단에서 뇌경색 소견만을 보고 VD로 진단하는 것은 좋지 않다고 봅니다. 작은 뇌경색이 무수하게 있어도 임상적으로 ATD인 경우는 자주 있습니다.

두 가지 치료의 차이는 없기 때문에, 알츠하이머 요소가 얼마나 큰지 작은지만 알면 됩니다.

예외는 있는데, 알츠하이머 요소가 큰 것은 Ach 저하가 큰 것을 의미합니다. 또한 알츠하이머 요소가 작은 것은 Ach 저하가 작은 것을 의미합니다. 알츠하이머 요소가 작은 것은 정상 노화거나 VD이거나 ATD라도 아직 경미한 수준이라는 대략적인 기준이 됩니다(그림14).

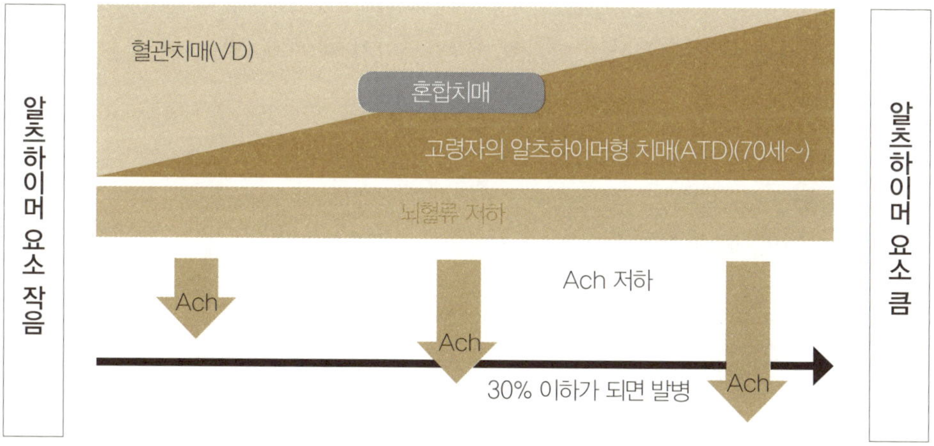

[그림14] 고령자의 알츠하이머형 치매에서 알츠하이머 요소
Ach: 아세틸콜린

아세틸콜린(Ach)의 저하가 크면 Ach을 늘리는 콜린에스테라제 억제제, 즉 치매치료제의 효과를 기대할 수 있습니다. 또한 Ach의 저하가 작으면 치매치료제의 효과가 많지 않아도 된다고 생각합니다. 조금 보충하고 조금 좋아진다, 100점이 아니라 60점, 즉 조금의 효과가 있는 것으로도 충분하다고 생각합니다.

그러면 이 알츠하이머 요소의 크고 작음을 어떻게 검사할까요?

외래에서는 뇌내 Ach 양을 검사할 수는 없습니다. 그러나 일차진료의사가 실제 임상에서 할 수 있는, 사실 간단한 방법으로 예측할 수 있습니다. 저는 바쁜 외래에서는 이것만으로 충분하다고 봅니다.

4) 간단 임상 알츠하이머 진단검사: 손가락모방검사와 시계그리기검사

간단 임상 알츠하이머 진단방법은 [그림15]와 같습니다. 알츠하이머형 치매(ATD)는 기억중추인 측두엽과 시공간인지중추인 두정엽이 장애를 받는 치매입니다. 손가락모방검사와 시계그리기검사 모두 ATD의 특징인 두정엽 기능을 주로 보는 검사입니다.

환자에게 저항이 없는 검사는 손가락모방검사이기 때문에, 저는 우선 손가락모방검사부터 합니다.

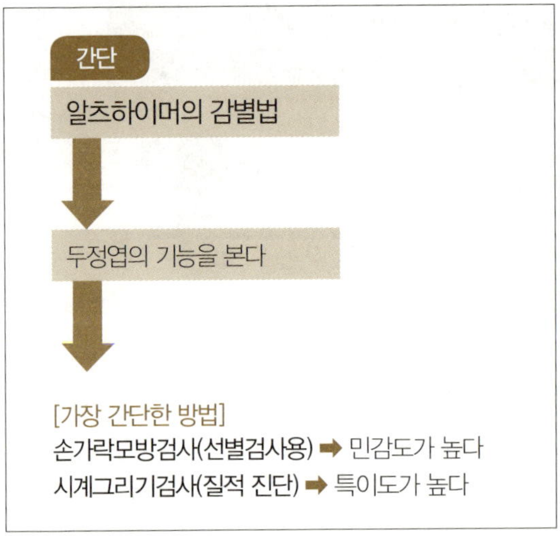

[그림15] 간단 임상 알츠하이머 진단

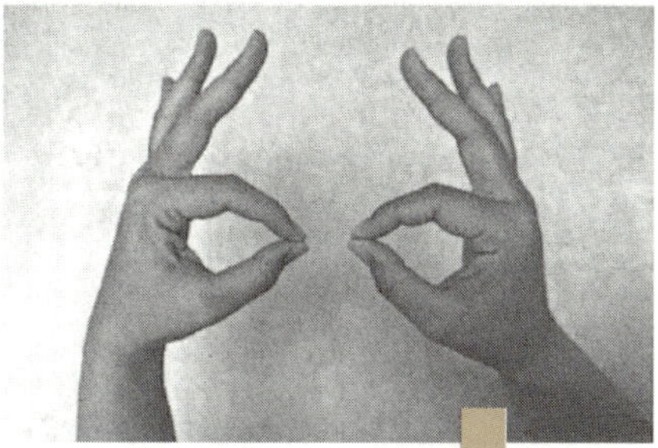

OK 모양

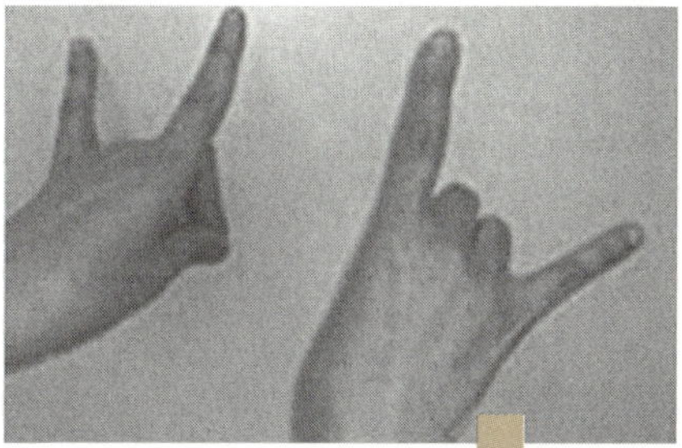

손가락으로 여우를 만듭니다

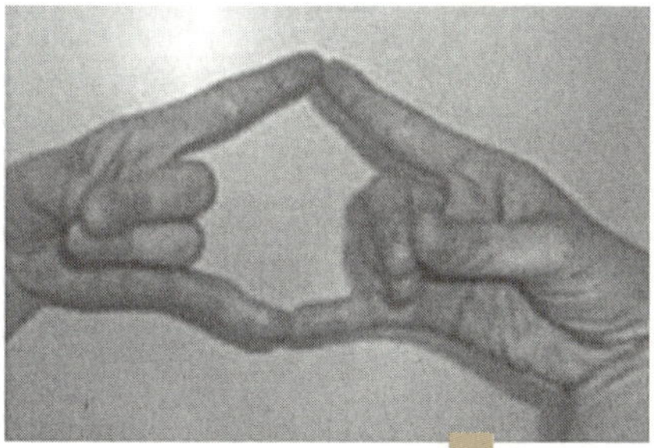

여우 귀를 합칩니다

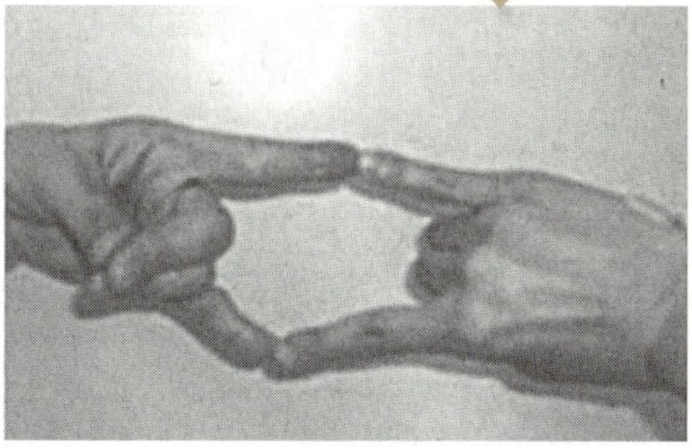

오른손을 180도 회전시켜 귀를 합칩니다

[그림16] OK-여우검사 방법
민감도가 높아서 선별검사에 적합하다. 고령자가 이것을 할 수 있으면 알츠하이머형 치매가 아니다.

① 선별검사〈1〉: 손가락모방검사 [OK-여우검사]

[OK-여우검사 방법](그림16)

① 환자와 마주 앉습니다.

② '제 흉내를 내 주세요'라고 말하고, 양손을 내밀어 엄지손가락과 집게손가락으로 원을 만들어 보여줍니다. OK 모양입니다.

③ 다음에 OK 모양에서 여우 모양을 만듭니다. 집게손가락과 새끼손가락을 세우고 엄지손가락과 가운뎃손가락, 약손가락을 합해 "여우" 모양으로 만듭니다. 다만 이때, 환자에게 '여우'라고 말하면 안 됩니다. '제 흉내를 내 주세요'라고만 말합니다. 이후에는 설명하지 않고 말없이 흉내를 내게 합니다.

④ 다음으로 양손의 여우 귀를 합칩니다.

⑤ 그 후 손을 원상태로 만들어 이번에는 여우 귀를 반대로 교차하여 합칩니다. 오른손을 180도 회전시켜 여우의 귀를 합칩니다.

[OK-여우검사의 진단]

우선 OK 모양은 대부분의 사람이 할 수 있다고 봅니다. 그런데 이 OK 모양에서 여우로 만드는 단계 중에 집게손가락과 엄지손가락이 달라붙게 하거나 집게손가락과 가운뎃손가락이 달라붙게 하여 여우 모양을 만들지 못하면(그림17) 일단 100% ATD입니다(그림18). OK 모양조차 할 수 없으면 중증 ATD이거나 중증 레비소체치매(DLB)와 의미치매(SD)로 질문의 의미를 이해하지 못하거나, 뇌경색 등으로 인한 중증 고차뇌기능장애가 있는 환자입니다.

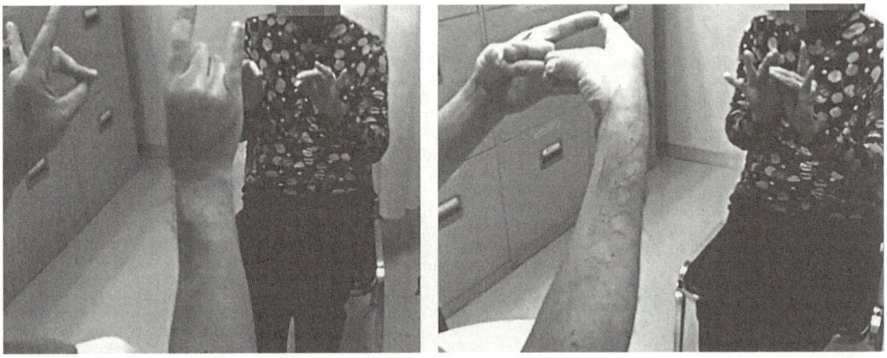

[그림17] OK-여우검사에서 알츠하이머형 치매 증례①
82세 여성, 여우 모방을 못하고 집게손가락과 가운데손가락이 붙어 있다(좌).
아무리 모방을 해도 동일한 모양(여우)을 만들지 못한다(우).

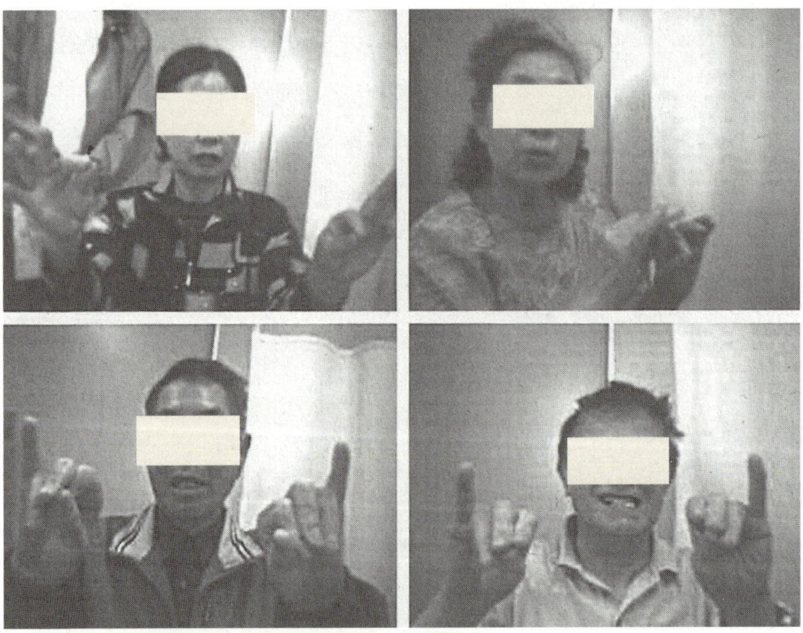

[그림18] OK-여우검사에서 알츠하이머형 치매 증례②
두정엽 기능의 저하가 뚜렷하며, 100% 알츠하이머형 치매라고 진단.

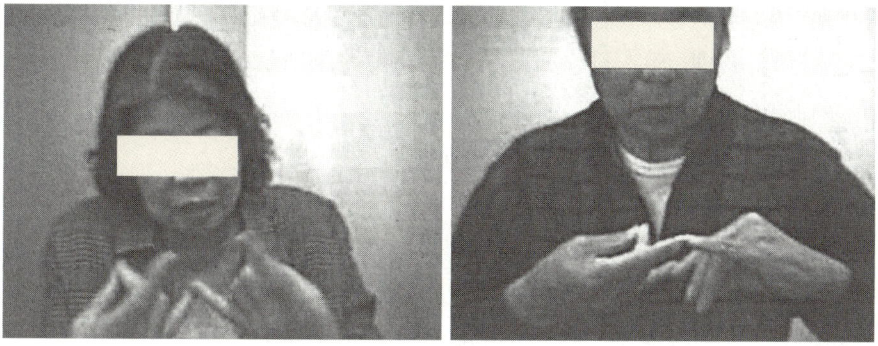

[그림19] OK-여우검사에서 알츠하이머형 치매 증례③
두정엽 기능의 저하가 있고, 80% 알츠하이머형 치매라고 진단.

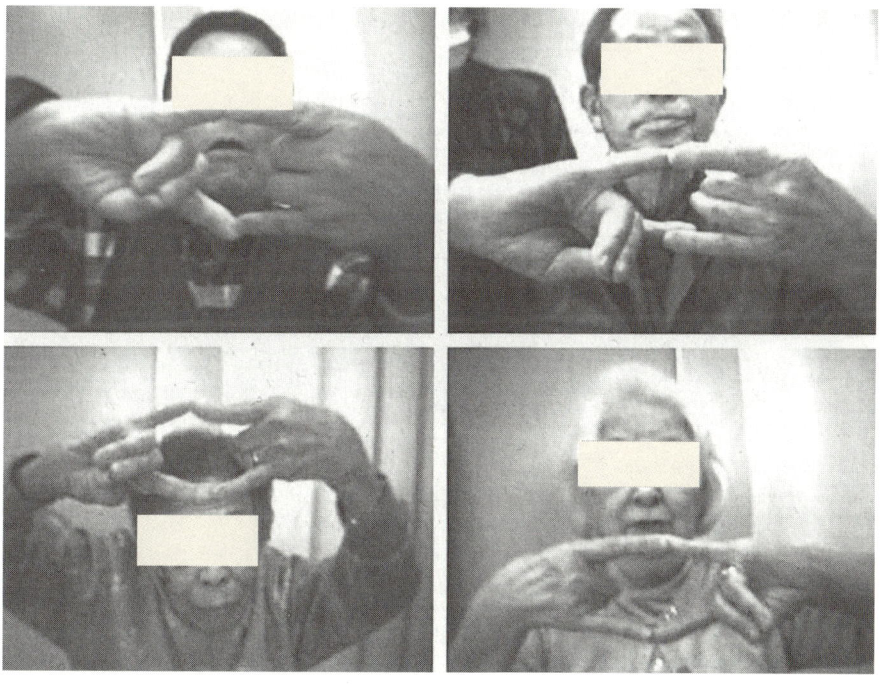

[그림20] OK-여우검사에서 여우 귀를 반대로 교차해서 합치지 못하는 증례
위쪽 두 명의 남성은 혈관치매, 아래쪽 두 명의 여성은 정상 노화. 알츠하이머 요소는 작으며 두정엽 기능의 저하는 없다고 진단.

여우는 만들 수 있어도 귀와 귀를 합치지 못하는 경우도 ATD일 가능성이 높아집니다. 여우 귀를 교차해서 합치지 못하는 환자가 증가하는데, 귀 부분을 교차하여 합치지 못하면 ATD일 가능성이 있습니다(그림19).

고령자에서 이 일련의 손가락 모방을 전부 할 수 있으면 ATD가 아직 극히 경증이거나 다른 유형의 치매, 혹은 정상 노화일 가능성이 높습니다(그림20).

② 선별검사〈2〉: 손가락모방검사[비둘기검사]

[비둘기검사를 하는 법]

다음으로 손가락모방검사 중 한 가지인 '비둘기검사'입니다.

비둘기검사는 OK-여우검사보다 어렵고 시공간 인지가 서툰 여성에게는 어려운 모방입니다. '지도를 읽는 것이 서툰 여성'일 경우, 나이가 많지 않아도 이 '비둘기' 모방을 못 하는 경우가 있습니다. 비둘기 모방검사에서는 ATD 조기부터 이상이 나타납니다.

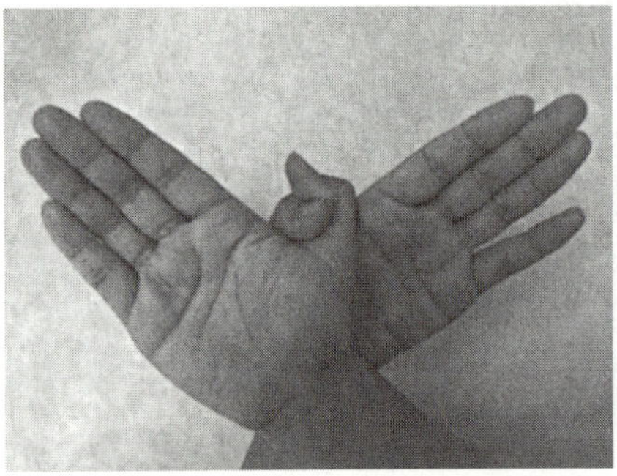

손을 엇걸어서 비둘기 모양을 만든다

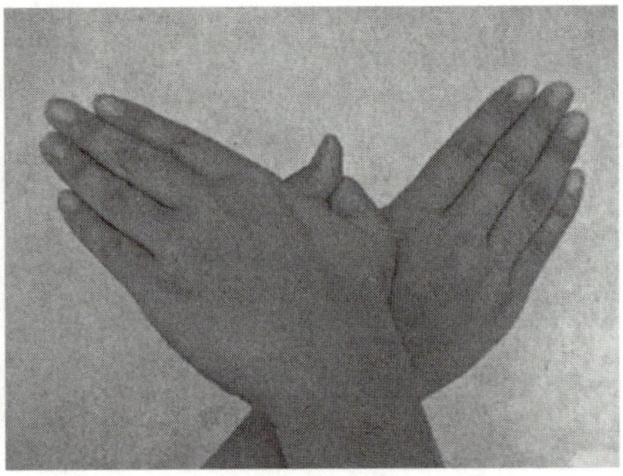

환자의 시점에서 본 모습
(환자가 검사자에게 보여줘야 할 모습)

[그림21] 손가락모방검사 '비둘기검사'
비둘기 모방은 알츠하이머 요소가 있으면 전혀 하지 못한다. 나이가 많지 않은 여성이라도 못할 때가 있고, 고령자에서는 정상인 환자라도 어렵다. 이 검사로 알츠하이머형 치매로 진단하는 것은 기억장애와 생활장애가 있는 것이 전제.

검사 방법은 간단합니다. 양손을 꺼내어 펼치고, [그림21]과 같은 비둘기를 만들어 보이고 이를 모방하게 합니다.

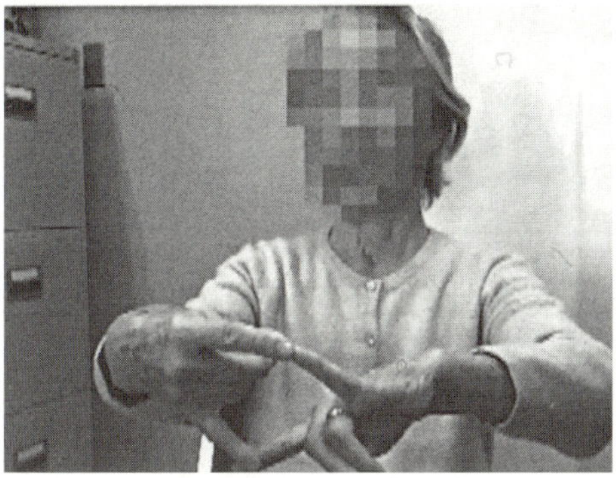

치료 후 여우를 만든 뒤 귀 교차를 할 수 있게 된 증례

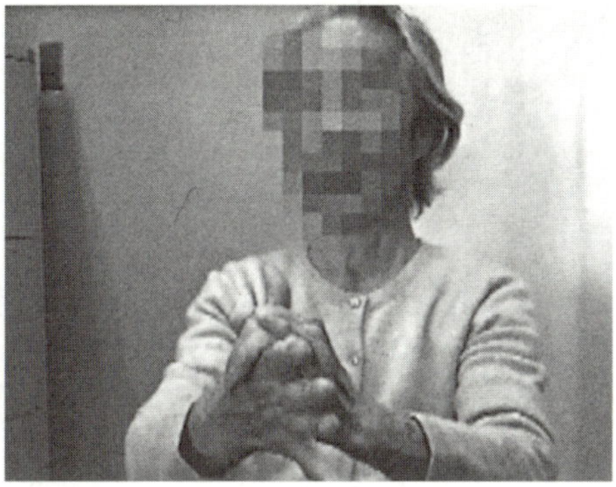

여우 귀 교차는 할 수 있지만 비둘기 모방은 어려워서 못한다

[그림22] OK-여우검사는 할 수 있지만, 비둘기검사는 할 수 없는 증례
91세 여성, 알츠하이머형 치매(혼합치매). 알츠하이머 요소가 있고, OK-여우검사를 할 수 있어도 비둘기검사는 못한다.

[비둘기검사의 진단]

여러 가지 실패 패턴이 있는데, 중증 ATD에서는 전혀 하지 못하고 경증 ATD에서는 손바닥 방향이 반대가 되어 검사자 쪽을 향할 때가 많은 것 같습니다.

또한 중등도 이상의 ATD와 DLB인 경우에는 손을 거는 방법이 이상해질 때가 많은 것 같습니다(그림22).

손가락모방검사는 민감도가 높고 ATD 선별검사에 적합한 검사입니다. 다만 기억장애와 생활장애, 특히 수행기능장애(실행기능장애) 등의 치매 증상이 있는 것이 전제이며, 이것을 못 한다고 해서 바로 치매는 아닙니다. 그러나 매우 유용합니다.

검사는 간단합니다. 10초면 알 수 있습니다. 게다가 특수한 장치도 필요 없습니다. 일차진료의사도 한정된 진찰시간에 간단하게 할 수 있습니다.

◎

손가락모방과 알츠하이머 요소의 관련은 [그림23]과 같습니다. 뇌내 아세틸콜린(Ach)이 감소하고 알츠하이머 요소가 커질수록 손가락 모방은 서투르게 됩니다.

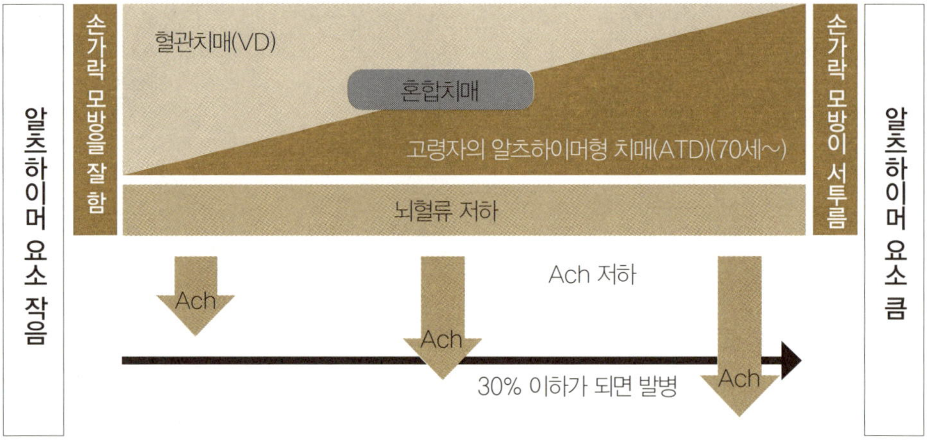

[그림23] 손가락모방과 알츠하이머 요소의 관련
알츠하이머 요소가 커질수록 손가락 모방은 서투르게 된다.
Ach: 아세틸콜린

[손가락모방검사의 평가·기록]

손가락모방검사의 평가는 '할 수 있다/할 수 없다', 또는 '어렵다'만 평가해도 상관없습니다. '할 수 있다/할 수 없다', 혹은 '조금 이상 있음'을 ○X로 기록해도 됩니다. 손가락모방검사의 결과는 [표3]과 같이 간단하게 기록하면 됩니다.

알츠하이머 요소가 없는, 가령 FTD와 VD인 경우에 기억장애가 있더라도 이 손가락모방검사는 원활하게 할 수 있는 경우가 많은 것 같습니다.

손가락모방을 완벽하게 할 수 있으면 다음에 나올 시계그리기검사는 생략하지만, 만약에 손가락모방을 할 수 없으면 검사를 합니다.

[표3] 손가락모방검사의 간단 평가

검사	환자 상태	판정	알츠하이머 요소
OK-여우검사	집게손가락이 붙음	X	100%
	여우 가능, 여우 귀 교차만 못함	△	80%
	모두 가능	○	별로 없음
비둘기검사	할 수 없다	X	있음
	할 수 있다	○	없음

③ 질적 진단: 시계그리기검사

시계그리기검사(clock drawing test: CDT)는 현재 고령자 운전면허를 갱신할 때에도 쓰이는 유명한 검사입니다. 주로 시공간인지(두정엽 기능)를 보는 검사인데, 두정엽의 기능저하뿐만 아니라 전두엽의 기능저하 상태도 검사할 수 있습니다. 임상 알츠하이머 진단에서도 선별검사로 유용하지만, 선별검사뿐만 아니라 알츠하이머의 질적 진단이 가능한 검사입니다.

검사 방법은 여러 가지가 있지만, 저는 다음과 같은 방법으로 합니다. 세 장의 종이와 필기구(연필이나 볼펜)를 씁니다(그림24).

[시계그리기검사 첫 번째 종이]

환자에게 새하얀 종이(용지 크기는 A4이든 A5이든 상관없습니다)를 주고 '이 종이에 원을 그린 다음 시계 그림을 그려보세요'라고 말합니다. 여기서 주목할 것은 원의 크기입니다. 따라서 원의 크기를 지시하면 안 됩니다. 그리는 위치도 지시하지 않습니다. 하얀 종이의 좋아하는 위치에 자유롭게 원을 그리게 합니다.

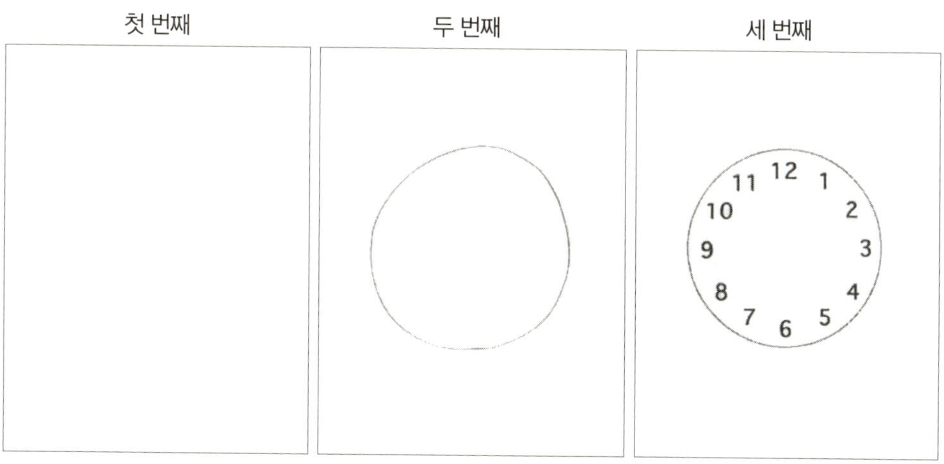

환자에게 하얀 종이에 좋아하는 크기의 원을 그리게 하고, 여기에 시계 그림을 그리게 한다.

검사하는 사람이 첫 장에 그린 원보다 큰 원을 그리고, 그 안에 숫자를 넣게 한다.

검사하는 사람이 시계를 그리고, 환자에게 10시 10분을 가리키는 바늘을 그리게 한다.

[그림24] 시계그리기검사

[첫 번째 종이의 진단]

원을 작게 그리는 것은 두정엽의 기능이 저하되어 있다는 증거입니다. 즉 알츠하이머 요소가 크다는 것입니다. 남성에서 직경 3cm 이하, 여성에서는 직경 2.7cm 이하의 원을 그리면 분명히 알츠하이머형 치매(ATD)입니다. 또한 작은 원을 그리는 환자(그림25)는 넓은 공간 구석에 원을 그릴 때도 있습니다. 너무 작은 원을 그리면 시계 숫자가 들어가지 않습니다.

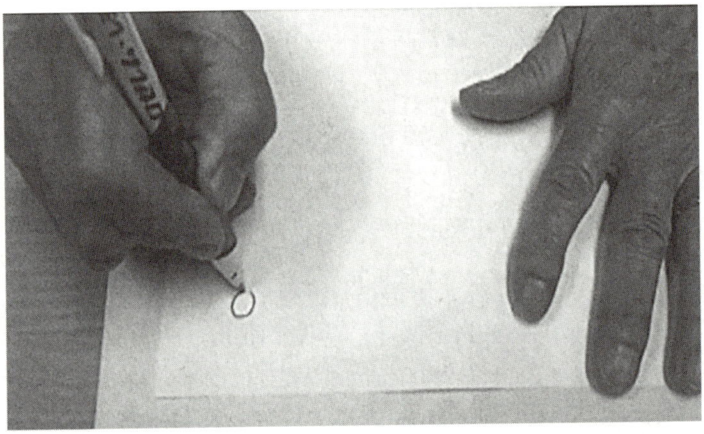

[그림25] 시계그리기검사(첫 번째 종이): 작은 원
91세 여성, 병력 5년 이상인 알츠하이머형 치매. 직경이 겨우 1cm인 원을 그린다.

사실 이 원이 작은 것은 두정엽의 기능저하 상태를 반영하며 병력이 길다는 것을 알 수 있습니다. 원이 작을수록 ATD가 진행되어 있는 것입니다.

절대적인 것은 아니지만, 직경 1cm 정도의 원을 그리면 병력이 대체로 5년 이상인 ATD입니다. [그림26]과 같이 2~3cm인 경우는 병력 2년 이상인 ATD라고 추측할 수 있습니다.

반대로 ATD라도 병력이 짧거나 최근 발병한 ATD인 경우(경증인 경우)에는 작은 원을 그리지 않습니다. 중간 정도의 원이나 큰 원을 그립니다. 따라서 작은 원을 그리면 알츠하이머 요소가 크지만, 큰 원을 그리더라도 ATD가 아니라고 할 수는 없습니다.

추가로 말씀드리자면, 혈관치매(VD)인 경우에는 큰 원을 그릴 때가 많습니다(그림27).

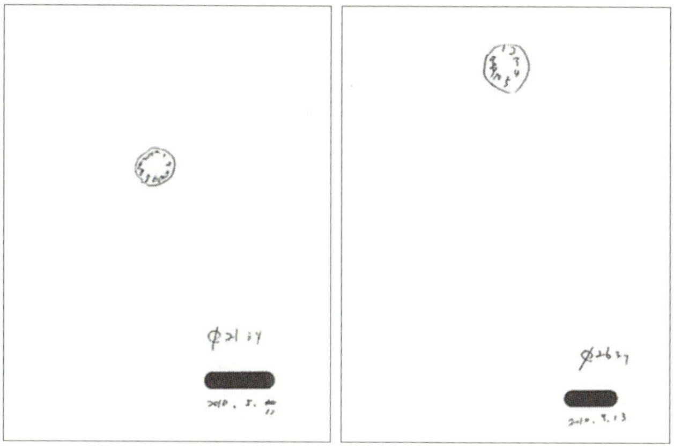

[그림26] 시계그리기검사(첫 번째 종이): 작은 원
원의 직경이 2.1cm(좌측, 74세 남성), 2.6cm(우측 85세 여성)로 작은 원을 그림. 알츠하이머형 치매 증례.

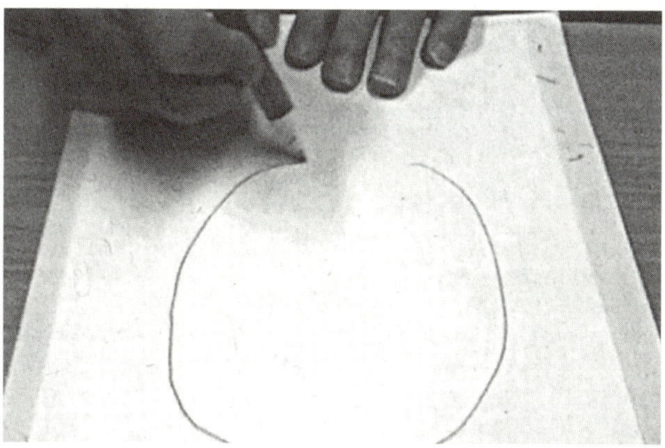

[그림27] 시계그리기검사(첫 번째 종이): 큰 원
88세 여성, 혈관치매. 상당히 큰 원을 그림.

[시계그리기검사 두 번째 종이]

이번에는 하얀 종이에 환자가 첫 번째 종이에 그린 것보다 큰 원을(환자의 눈앞에서) 검사하는 사람이 그립니다. 제 경우에 환자가 직경 3cm 정도의 원을 그린 경우에는 직경 8cm 정도, 비교적 큰 원을 그린 경우에는 종이에 꽉 차는 크기로 원을 그립니다. 환자에게는 그 원에 시계 글자(숫자)를 쓰게 합니다.

[두 번째 종이의 진단]

여기서 주목할 것은 숫자 배치입니다. 두정엽 기능이 저하되고 시공간인지가 악화되면 큰 원의 공간을 잘 인식하지 못하여 안쪽으로 치우치는 숫자 배열이 되거나(그림28) 숫자의 위치가 한쪽으로 치우치기도 합니다(그림29).

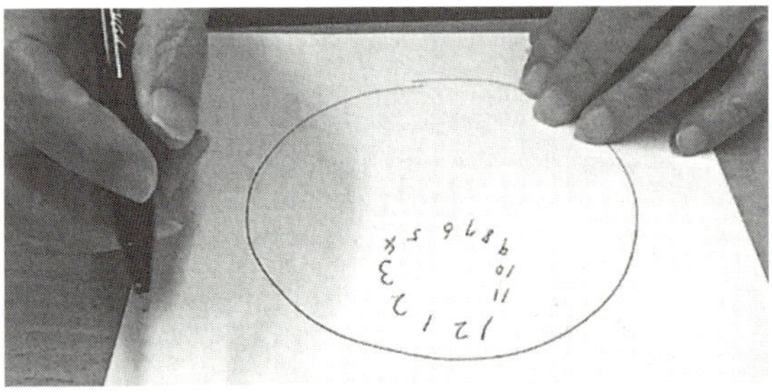

[그림28] 시계그리기검사(두 번째 종이)①
82세 여성. 알츠하이머형 치매. 숫자가 안쪽으로 치우치고 세로로 길게 배치되어 있다.

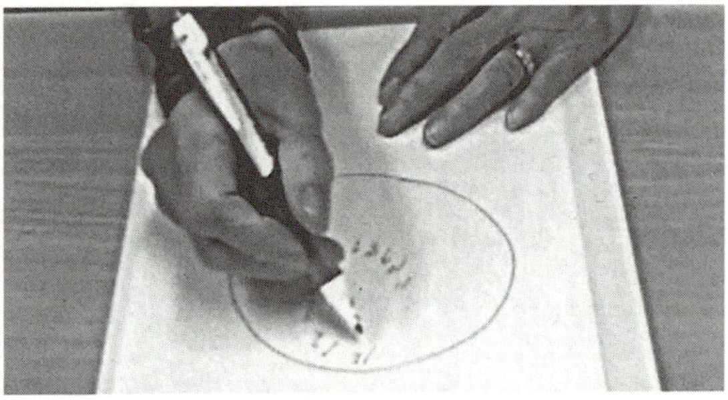

[그림29] 시계그리기검사(두 번째 종이)②
82세 여성, 알츠하이머형 치매. 숫자가 안쪽으로 치우치고 세로로 길게 배치되어 있다. 숫자 편위

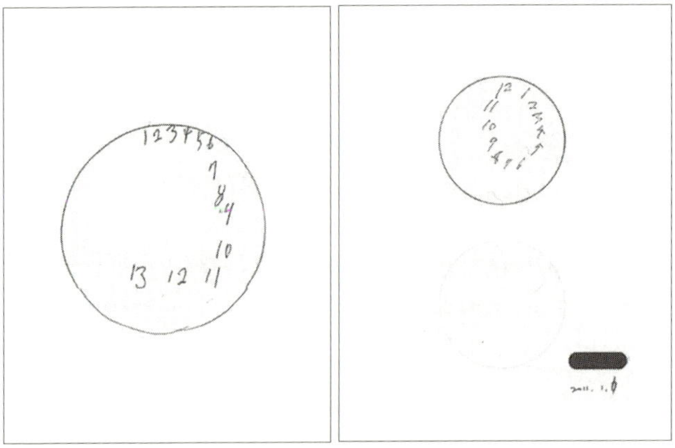

[그림30] 시계그리기검사(두 번째 종이)③
숫자 편위, 12 이상의 숫자가 보인(좌측, 84세 여성). 안쪽으로 치우치고 세로로 긴 숫자 배치(우측, 76세 남성). 알츠하이머형 치매.

12부터 6까지 숫자를 썼는데 기울어진 것을 자각하여 7부터 위쪽으로 그렸더니, 안쪽으로 치우치고 세로로 긴 숫자 배치가 됩니다(그림30 우측). 이는 두정엽의 기능이 저하되어 있다는 증거입니다.

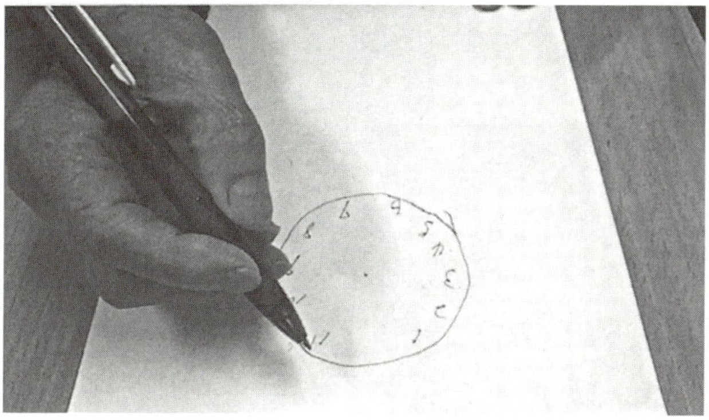

[그림31] 시계그리기검사(두 번째 종이)④
88세 여성, 알츠하이머형 치매. 역회전 시계를 그림.

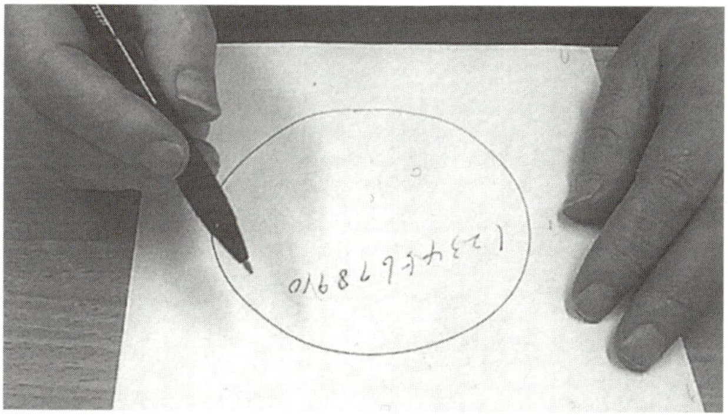

[그림32] 시계그리기검사(두 번째 종이)⑤
80세 남성, 알츠하이머형 치매. 숫자 배열의 이상.

또 숫자 편위뿐만 아니라 숫자가 역회전이 되거나(그림31), 일렬로 쓰거나(그림32), 12시 위치에 1부터 시작하거나, 13, 14와 같이 12 이상의 숫자를 넣어서 이상한 시계 숫자가 되는 경우도 있습니다(그림30 좌측). 이는 두정엽보다 앞에 있는 우성반구 쪽(대부분 좌측) 전두엽의 기능이 저하되어 있기 때문이며, 시계 개념이 일반적인 경우와는 다르기 때문입니다.

이러한 숫자 배열의 이상은 초기 알츠하이머형 치매(ATD)에는 나타나지 않습니다. 따라서 제대로 시계를 그릴 수 있다고 해서 ATD를 배제할 수는 없습니다. 다만 뚜렷한 숫자 이상이 있으면 알츠하이머 요소가 크거나(중등도이거나 중증), 또는 ATD 병력이 길다고 생각합니다.

한편 혈관치매(VD)인 경우에는 일반적인 시계를 그리는 경우가 많습니다(그림33).

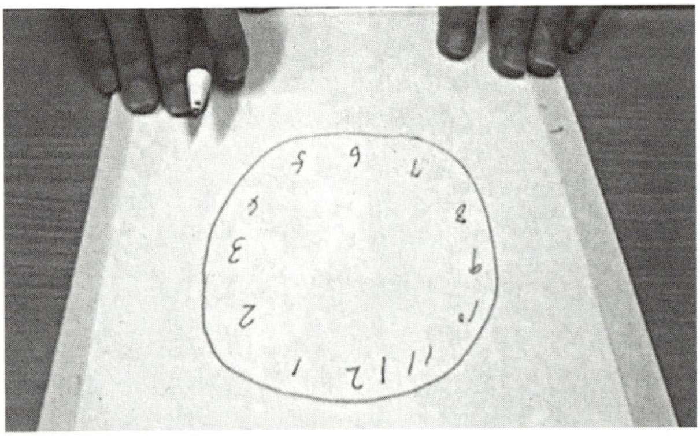

[그림33] 시계그리기검사(두 번째 종이)⑥
88세 여성, 혈관치매. 보통 시계를 그림.

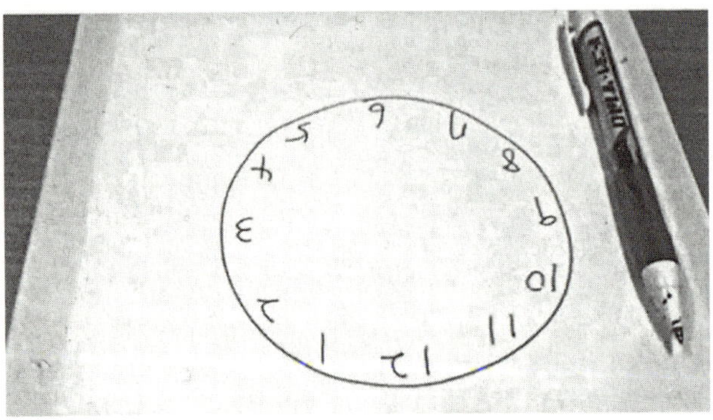

[그림34] 시계그리기검사(세 번째 종이)①
검사하는 사람이 그린 시계에 10시 10분을 표시하는 시곗바늘을 그리게 한다.

[시계그리기검사 세 번째 종이]

이번에는 원과 숫자만 그려진 시계에 시곗바늘을 그리게 합니다. 제가 하는 방법은 '이번에는 제가 시계를 그릴께요'라고 말하며 환자의 눈앞에서 하얀 종이에 '동그

라미를 그릴께요'라고 말하면서 원을 그린 다음, 이번에는 '시계 숫자를 쓸게요'라고 말하면서 12시부터 11시까지 숫자를 넣어서 보여줍니다(그림34). 시계라는 힌트를 주고 시계그림이라는 것을 확인시킵니다. 귀찮으면 미리 인쇄해 두어도 됩니다.

그리고 '그럼 10시 10분을 가리키는 시곗바늘을 그려보세요'라고 부탁합니다.

[세 번째 종이의 진단]

진단 포인트는 우선 시곗바늘 중심을 원 중심에 그릴 수 있는지(둘 수 있는지) 여부입니다. ATD에서 두정엽 기능이 저하되고 시공간 인지가 악화되면 중심이 위로 벗어납니다(그림35, 36).

다음으로 시곗바늘인데, 중등도 이상의 ATD에서는 시곗바늘이 10시 50분, 10시 00분이 되거나, 시곗바늘이 두 개가 아닌 한 개(그림37)이거나 세 개가 되는 등의 이상이 생깁니다.

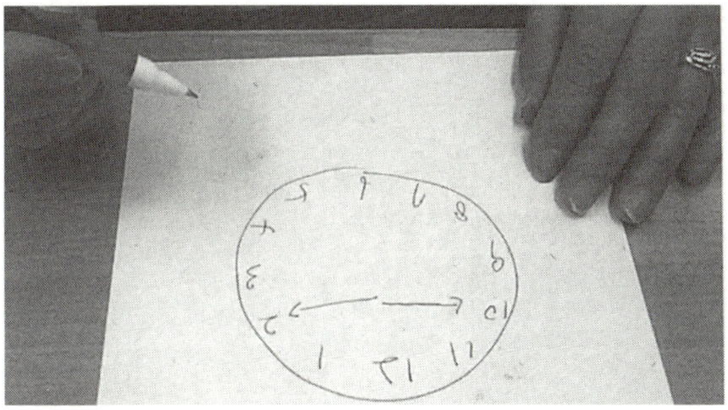

[그림35] 시계그리기검사(세 번째 종이)② 시곗바늘의 이상
87세 여성, 알츠하이머형 치매. 시곗바늘의 중심이 벗어나 있다.

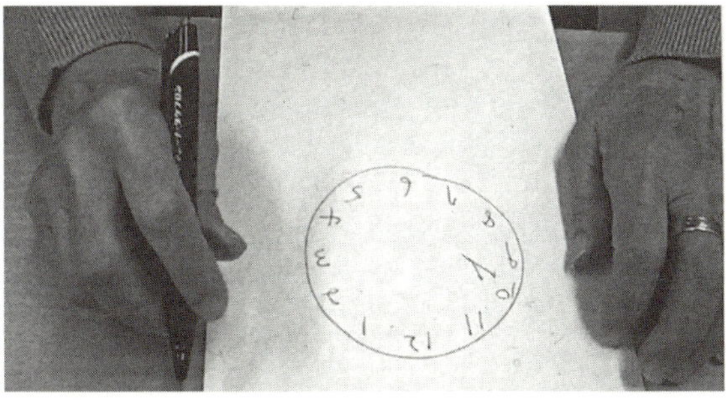

[그림36] 시계그리기검사(세 번째 종이)③: 시곗바늘의 이상
88세 여성, 알츠하이머형 치매. 시곗바늘이 극단적으로 치우쳐 있다.

또한 중증 알츠하이머형 치매(ATD)에서는 시곗바늘을 그리지 못하고(그림38), '10 10'이라고 숫자를 디지털 표기로 쓰거나(그림39 좌측) 숫자에 표시만 하기도 합니다. 더 중증인 경우에는 아무것도 그리지 못할 때도 있습니다. 시계의 개념이 일반적인 경우와 달라진 것입니다.

혈관치매(VD)인 경우에 대부분은 10시 10분인 시계를 그립니다(그림40).

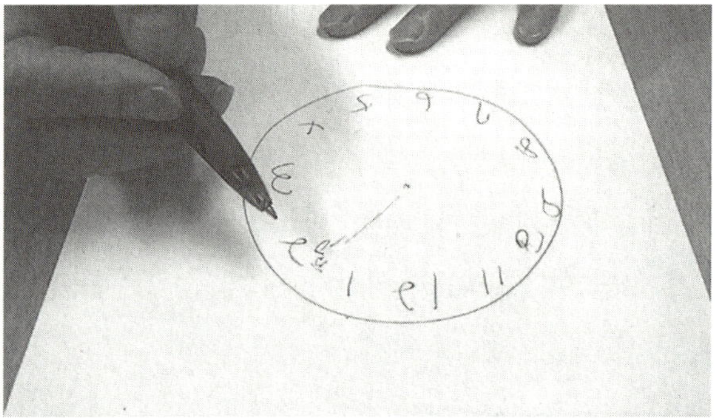

[그림37] 시계그리기검사(세 번째 종이)④: 시곗바늘의 이상
88세 여성, 알츠하이머형 치매. 시곗바늘을 한 개만 그림.

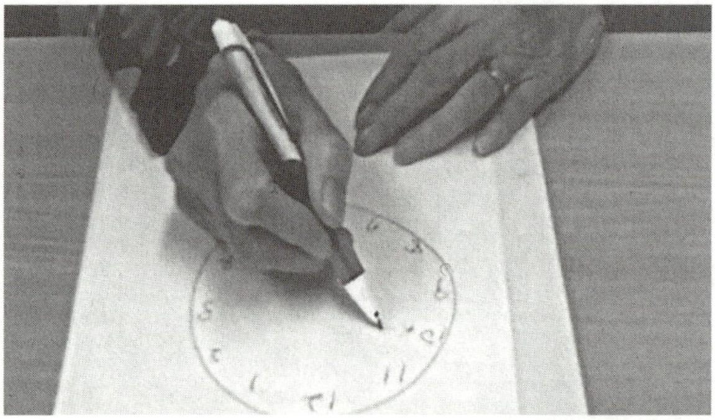

[그림38] 시계그리기검사(세 번째 종이)⑤: 시곗바늘의 이상
83세 여성, 알츠하이머형 치매. 시곗바늘을 그리지 못해 난감해 한다.

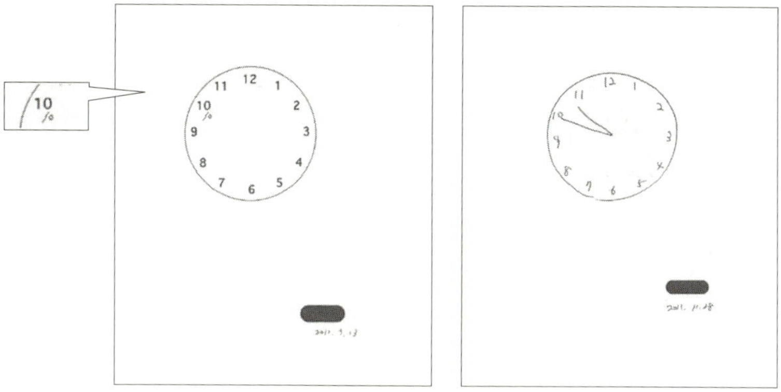

[그림39] 시계그리기검사(세 번째 종이)⑥
10(시) 숫자 밑에 10(분)으로 디지털 표시처럼 기입했다(좌측: 85세 여성).
시곗바늘이 10시 50분으로 되어 있다(우측: 67세 남성). 알츠하이머형 치매.

시계 개념이라는 것은 두정엽보다 약간 앞에 있는 전두엽(대부분 우성반구 쪽인 좌측)에 있습니다. 일반적인 경우와 다른 숫자와 시곗바늘을 그린다는 것은 두정엽뿐만 아니라 전두엽 쪽에도 확대된 퇴행이 있는 ATD라는 것입니다.

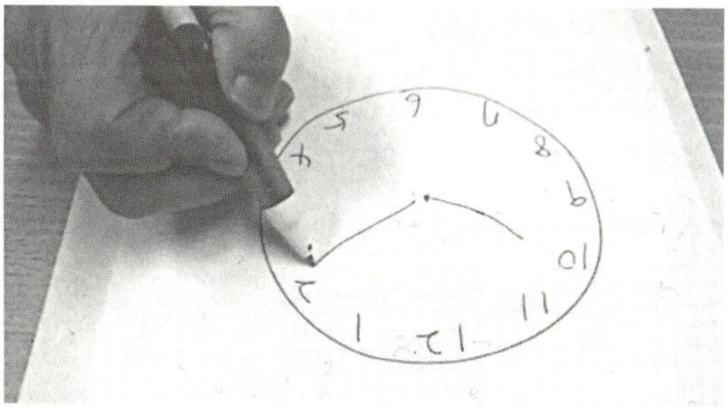

[그림40] 시계그리기검사(세 번째 종이)⑦: 정확히 그린 예
88세 여성, 혈관치매. 점이 원의 중심에 있고 시곗바늘이 10시 10분으로 되어 있다.

중증 레비소체치매(DLB)에서도 시계를 그리지 못할 때가 있습니다. DLB에서는 의식장애를 동반할(각성상태가 악화될) 때가 있고, 그런 경우에는 '시계를 그려라'는 질문의 의미조차 이해하지 못할 때가 있으며, 그런 경우에 시계라는 개념에 이상이 초래되어서 원은 그릴 수 있어도 시계와 전혀 비슷하지 않은 그림을 그릴 때가 있습니다(그림41).

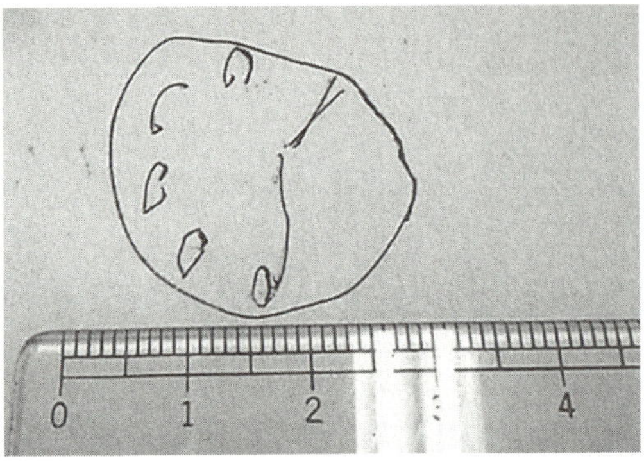

79세 남성, 레비소체치매.
시계를 이상하게 그렸다.

[그림41] 시계그리기검사(세 번째 종이)⑧

[시계그리기검사의 전체 평가]

① 정성 평가가 가능

시계그리기검사는 손가락모방검사와 마찬가지로 알츠하이머 요소의 대략적인 대소(大小)를 보는데 유용하고, 병력의 기간과 중증도를 대략적으로 추정할 수 있는 검사입니다. 엄밀하게 말하면 정량적인 평가가 좋다고 생각되지만, 전문의가 아닌 일차진료의사가 진단을 한다면 '그릴 수 있다/그릴 수 없다'라는 정성 평가(qualitative evaluation)로 괜찮다고 봅니다.

② 병력의 기간과 중증도를 추정할 수 있다

시계 원의 크기로 대략적인 병력의 기간과 중증도를 알 수 있고, 시계의 개념이 이상해져 있으면 두정엽 근처의 전두엽 쪽까지 광범위하게 뇌기능 저하가 생긴 것을 알 수 있는 등, 시계그리기검사는 말하자면 ATD의 질적 진단에 도움이 되는 검사라고 할 수 있습니다.

③ 우울증과의 감별에 유용

치매라고 착각하기 쉬운 '우울증'에서는 대부분 정상적으로 손가락모방을 할 수 있고, 시계그리기는 거의 모든 예에서 정상적인 시계를 그리기 때문에 감별에 유용합니다.

④ 전두측두엽치매(픽병) 환자에게는 무리해서 하지 않아도 된다

전두측두엽치매(FTD: 픽병)인 경우에 손가락모방검사는 하더라도, 이 시계그리기검사는 검사 자체를 거부하는 경우가 많습니다. '왜 이런 것을 해야 하는데!'라며 화를 내는 경우도 있습니다. 픽병 환자는 검사와 치료에 모두 비협조적입니다.

임상증상에서 뚜렷하게 픽병이라 생각될 경우, 손가락모방검사와 시계그리기검사 모두 정상이기 때문에 무리하게 하지 않아도 됩니다.

⑤ 경미한 알츠하이머형 치매에서는 이상을 보이지 않는다

시계그리기검사는 손가락모방검사보다 민감도가 낮아서, 경미한 ATD에서는 이상을 보이지 않고 정상적인 시계를 그립니다. 그러나 시계그리기에 뚜렷한 이상이 있으면 ATD라고 할 수 있습니다. 병력이 얼마 되지 않았고 경미한 ATD에서는 정상인 시계를 그리는 것을 염두에 두면, 시계그리기는 알츠하이머 요소의 추정에 상당히 유용합니다.

⑥ 치료 효과의 판정에 유용

손가락모방검사와 시계그리기검사 모두 치료 후에 개선되는 경우가 흔히 있습니다. 시계그리기의 경우, 작은 원이 큰 원이 되거나 쓰지 못하던 숫자를 쓸 수 있게 될 때가 있습니다. 치료 전에 시계그리기를 하면 치료효과의 판정에도 도움이 됩니다.

⑦ 검사 결과로 콜린에스테라제 억제제의 효과를 예측할 수 있다

시계그리기검사와 알츠하이머 요소, Ach의 관계는 [그림42]와 같습니다. 알츠하이머 요소의 크기를 보는 것의 의의는 유형 진단 외에 치매치료제(콜린에스테라제 억제제)의 효과를 예측하는 대략적인 기준도 된다는 것입니다.

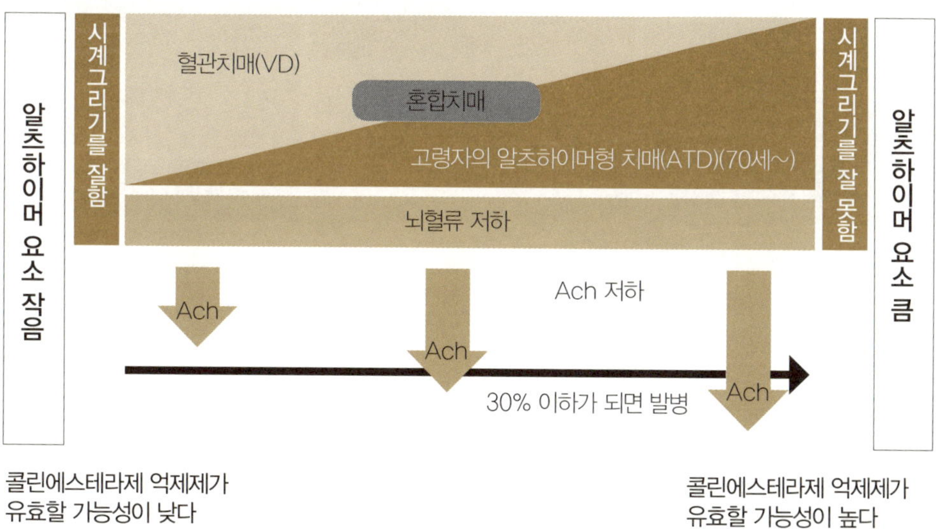

[그림42] 시계그리기검사와 알츠하이머 요소, 아세틸콜린(Ach)의 관계

즉 손가락모방검사와 시계그리기검사가 서툴면 알츠하이머 요소가 크다→뇌내 Ach이 더 저하되어 있다→콜린에스테라제 억제제가 유효할 가능성이 높다는 것입니다.

한편 손가락모방검사와 시계그리기검사를 잘 하면 알츠하이머 요소가 적다→Ach이 그다지 저하되어 있지 않다→콜린에스테라제 억제제는 효과가 잘 나타나지 않는다는 간단한 판단 재료가 된다는 것입니다.

⑧ 다른 유형의 치매와 감별에 유용

간이정신상태검사(MMSE)와 개정 하세가와식 간이지능평가척도(HDS-R)가 20점 이하인 중등도 이상인 치매라고 생각되는 환자에서 이 손가락모방검사와 시계그리기검사를 모두 할 수 있으면 알츠하이머 요소는 없다고 생각해도 됩니다(그림43).

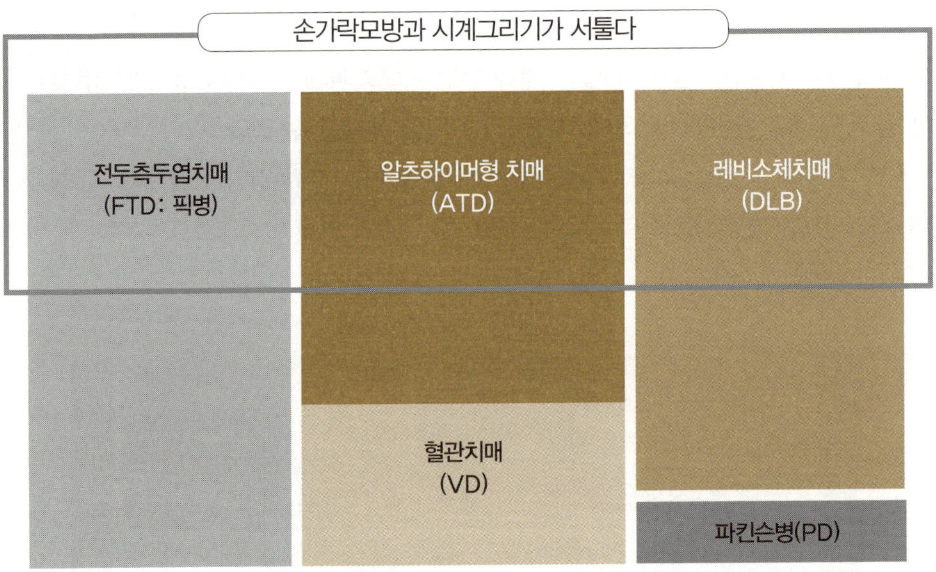

임상 간단진단의 '두 번째 단계'에서 주의해야 할 것은 전두측두엽치매(픽병)와 레비소체치매(DLB)에서도 손가락모방과 시계그리기를 서툴게 하는 증례가 있다는 것이다. 고령자에서는 알츠하이머형 치매가 합병되어 있을 때가 많기 때문이다. 이 때문에 '첫 번째 단계'에서 우선 픽병과 DLB를 배제한다.

[그림43] 손가락모방검사와 시계그리기검사를 서툴게 하는 경우에 생각할 수 있는 유형

저는 다양한 검사를 해 왔는데, 일차진료의사가 일상진료에서 쓰는 것은 손가락모방검사와 시계그리기검사의 정성검사(qualitative test)로 충분하다고 생각합니다.

알츠하이머 요소의 선별검사에는 민감도가 뛰어난 손가락모방검사, 병력의 기간과 중증도의 판별 등 질적 진단에는 시계그리기검사를 적용합니다(표4).

[표4] 알츠하이머 요소와 손가락모방검사, 시계그리기검사

손가락모방검사(OK-여우검사, 비둘기검사)
알츠하이머 요소가 있는지 여부의 진단 선별검사(가려냄)에 유용
시계그리기검사
알츠하이머 요소가 큰지 작은지 진단 정상인 경우에도 알츠하이머형 치매를 배제할 수 없다

두 검사 모두 이상이 있는지 여부(상당히 이상한지, 조금 이상한지, 또는 정상인지)는 알 수 없다.
"고령자의 치매는 모두 혼합형"인 것을 전제로 알츠하이머 요소가 있는지 여부, 또 큰지 작은지 여부만 알면 된다.

3 정말로 치매? 경도인지장애·건망과 감별

1) 건망과 치매

누구나 나이를 먹으면 기억력이 쇠퇴합니다. 대부분의 사람들은 60세를 넘을 무렵부터 건망을 자각하고 판단력도 저하됩니다. 노화에 따른 건망은 자연스러운 것이며 치매가 아닙니다.

① 삽화기억이 장애를 받는 알츠하이머형 치매

ATD를 예로 들면, 증상의 특징은 삽화기억(episodic memory, 사건의 기억)의 장애입니다. 몇 분 전에서 몇 시간 전인 단기기억(즉시기억, immediate memory)~최근기억(recent memory)이 장애를 받는 것이 특징이며, 먹은 것을 잊는 게 아니라 먹었다는 그 자체를 잊는 식으로 삽화 전체를 잊어버리는 기억장애입니다.

한편 몇 개월 전이나 몇 년 전의 오래된 기억(원격기억, remote memory)은 중증이 될 때까지는 비교적 유지됩니다.

② 즉시기억·최근기억부터 장애를 받는 알츠하이머형 치매 (그림44)

ATD의 초기에는 즉시기억·최근기억부터 장애를 받는데, 병기가 진행되면 젊었을 때나 어렸을 때의 일밖에 기억나지 않게 됩니다. 가까운 기억부터 순서대로 잊어버리

기 때문에 지금 살고 있는 집을 '내 집이 아냐'라고 말하고, 옛날에 살았던 생가를 '내 집이야'라고 말하게 되거나, 30세 때 결혼한 자기 아내는 못 알아보지만, 10대 무렵의 기억은 남아 있기도 합니다. 정상 노화로 인한 건망은 힌트를 주면 기억해 낼 때가 많습니다. 그러나 삽화 전체를 잊어버리는 알츠하이머형 치매(ATD)의 기억장애인 경우, 힌트를 주어도 쉽사리 떠올리지 못합니다.

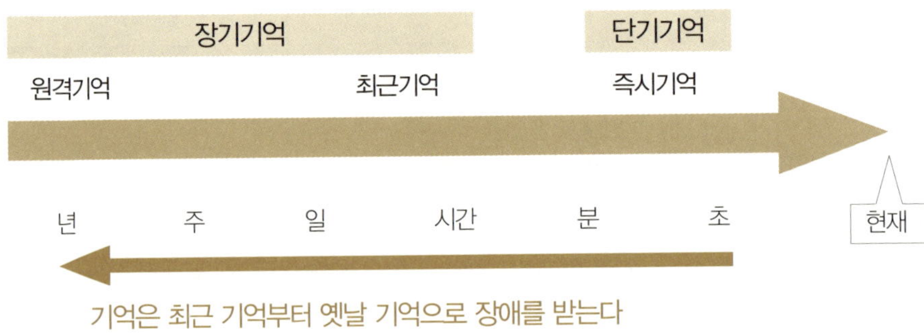

[그림44] 알츠하이머형 치매의 기억장애

③ 수행기능장애가 있는 알츠하이머형 치매

또한 치매, 특히 ATD에서는 수행기능장애가 있는 것도 특징입니다.

수행기능장애란 생활에 필요한 동작을 순위를 세워서 절차대로 할 수 없게 되는 생활장애입니다. 이는 기억력뿐만 아니라 사고능력과 판단능력이 필요한 작업으로, 전두엽에 있는 전전두엽의 기능저하를 반영합니다.

예) 요리 변화로 보는 치매 증상(그림45)

여성인 경우, 요리를 예로 들어 생각하면 이해하기 쉬울 것 같습니다.

요리라는 것은 재료를 사오고, 조리 과정을 생각하며 기억력을 바탕으로 조리하는 상당한 고차원적인 뇌작업입니다.

치매 초기에는 요리의 다양성이 줄어들고 늘 같은 요리를 만들게 되며, 머지않아 조리되어 있는 것을 사오게 되고, 때로는 냄비를 태우며, 마지막에는 전혀 요리를 안 하게 됩니다. 요리는 하더라도 맛이 이상해질 때도 있습니다.

요리의 다양성이 줄어든다. 종류가 감소한다
⬇
지폐로 쇼핑을 한다. 잔돈이 쌓인다
⬇
요리가 귀찮아진다. 조리되어 있는 것을 사온다.
⬇
요리의 맛이 이상해진다
⬇
냄비를 태운다
⬇
전혀 요리를 하지 않는다. 요리를 할 수 없다

[그림45] 요리 변화로 보는 치매 증상

④ 우울증과 치매의 감별

흔히 우울증과 치매의 감별이 중요한데, 우울증인 경우에는 건망을 상당히 염려합니다. 치매 환자는 건망을 자각하지 못하기 때문에 잘못을 지적받아도 부정합니다. 또한 우울증인 경우에는 생활장애가 가벼운 것이 특징입니다. 요리로 냄비를 태우거나 하지 않습니다.

기억력이 악화되면 냉장고에 같은 식재료가 가득 있게 되는데, 수행기능이 불량해지면 요리 자체를 못하게 됩니다. 기억력 저하뿐만 아니라 할 수 있던 것을 못하게 되는 것이 치매입니다.

2) 치매의 초기 진단 체크포인트

치매의 초기 진단 체크포인트에는 다양한 것이 있습니다. 저는 [표5] 항목을 점검합니다.

① 노화로 인한 건망과 치매의 차이

노화로 인한 건망과 치매의 차이(그림46), 특히 ATD와의 차이는 건망의 자각과 수행기능장애의 유무에 있습니다.

노화로 인한 건망인 경우에는 주로 기억력 저하뿐이며, 본인에게 건망에 대한 자각이 있고 수행기능장애는 별로 없습니다.

[표5] 치매의 초기진단 체크포인트

치매 환자는 모두 '할 수 있다'고 대답하기 때문에 가족의 점검 항목이 중요

건망	치매	증상
○	○	조금 전의 일을 잊는다. 같은 것을 묻는다
	○	지금까지 할 수 있던 것을 못하게 된다
	○	옷을 고르지 못하게 된다. 옷차림을 신경 쓰지 않게 된다
	○	뒷정리를 못하게 된다. 쓰레기 천지가 된다
	○	익숙한 곳에서 길을 잃는다
	○	약 복용을 잊는 일이 늘어난다. 약을 잃어버린다
	○	이전보다 화를 잘 내게 된다. 피해망상(persecutory delusion)이 있다
	○	어떤 것에 대한 흥미, 관심이 옅어진다

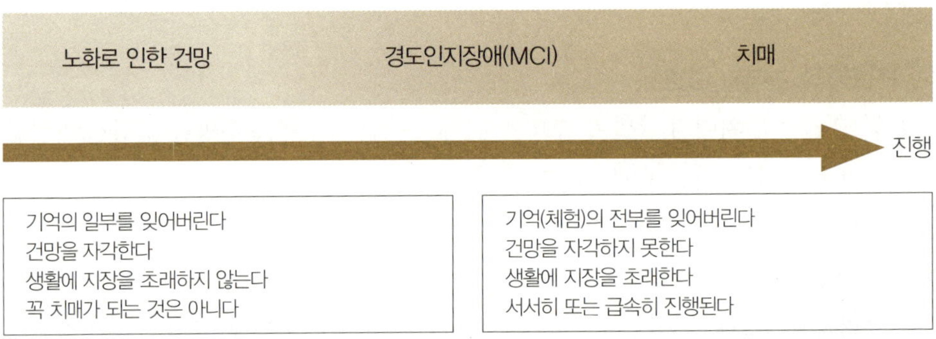

[그림46] 건망과 치매의 차이

치매인지 여부는 기억력의 악화만으로는 판단할 수 없다. 생활에 지장이 생겼는지 여부로 판단한다.

이에 비해 지금까지 할 수 있던 것을 못하게 되는 것이 치매이며, 세탁기와 리모컨을 쓸 수 없게 되거나, 몸가짐을 단정히 하지 못하게 되거나, 길을 잃고 자신의 집을 알지 못하게 되거나 자동차 운전이 서툴러지기도 합니다.

② 병식이 별로 없는 알츠하이머형 치매

또 알츠하이머형 치매(ATD)인 경우 병식이 별로 없는 것도 포인트입니다. 건망에서는 기억력이 악화된 것을 자각하지만, ATD에서는 자각하지 못합니다. ATD 환자는 대부분 본인이 '지금까지 하던 대로 할 수 있다'라고 생각하며, 하지 못하는 것은 '어쩌다가' 그런 것이라 생각합니다.

③ 초기에는 알기 힘든 혈관치매

같은 치매라도 혈관치매(VD)인 경우, 경증에서는 병식이 남아 있는 경우가 많고 '최근 건망의 횟수가 잦고 할 수 없는 게 늘었다'라고 환자 본인이 자각하는 경우가 많습니다.

기억하는 것과 기억하지 못하는 것이 있고, 할 수 있는 것과 못하는 것이 '변덕스러운 상태'라서 언뜻 보면 일반적으로 보입니다. 이 때문에 VD인 경우에 가족은 '아버지는 최근 기억력이 안 좋아졌다'라고 이해하며 치매라고는 전혀 생각하지 못하는 일이 많습니다. 또 이웃사람들에게도 '아버지는 여전히 건강하시네'라는 말을 듣는 등, 초기에는 이상함을 전혀 자각하지 못할 때가 있습니다.

④ 치매 체크포인트에서는 화를 잘 내는 것을 중시한다

이 치매의 초기진단 체크포인트(표5) 중에서 제가 가장 중시하는 것은 '화를 잘 냄'입니다. 사실 치매는 건망과 생활장애보다 화를 잘 내는 것과 같은 행동심리증상(BPSD)으로 발생할 때가 많습니다.

일상적으로 생활하고 연령에 상응하는 건망이라 생각하더라도 유독 화를 잘 내는 것만 두드러질 때도 있습니다.

BPSD에 대해서는 Ⅲ장–6(192쪽)에서 설명하겠지만, 화를 잘 내거나 의심이 심해지면(피해망상) 그것은 치매 징후일 수 있습니다. 이는 본인이 전혀 자각하지 못합니다. 먼저 가족이나 간병인이 자각한다는 점입니다. 따라서 치매의 초기진단 체크포인트는 가족이 확인한 항목을 중요시해야 합니다.

3) 경도인지장애

① 경도인지장애는 치매가 아니다

노화로 인한 건망과 치매 사이에 경도인지장애(MCI)라는 개념이 있다는 것을 아시는 분도 많으리라 봅니다.

기억력이 악화되고 할 수 있었던 것을 못하게 되는 것이 치매인데, 그 직전 단계를 MCI라고 합니다. 말하자면 정상과 비정상의 회색지대(gray zone)인데, 일상생활에는 지장이 없는 것이 MCI의 전제이므로 치매는 아닙니다. 다만 아직 치료를 할 필요는 없는 '치매 전단계'라는 견해도 있습니다.

② 경도인지장애는 치료대상이 된다

근래에는 MCI를 방치하면 반드시 치매에 걸린다는 말도 나와서, 조기 발견과 조기 치료를 권하는 증례도 있습니다.

그러나 MCI가 꼭 치매로 진행하는 것은 아니고, 또 Donepezil(Aricept®) 등의 치매 치료제(콜린에스테라제 억제제)를 조기에 시작하는 것의 유효성에 대해서도 의문의 목소리가 많습니다.

또한 85세 이상의 고령자에서는 알츠하이머형 치매(ATD)가 아니라 신경원섬유매듭형 노년치매(SD-NFT)라고 하여 증상이 별로 진행하지 않은 경미한 치매도 있습니다. 이 SD-NFT와 MCI를 감별하기는 상당히 곤란합니다.

'MCI라고 진단하면 어떻게 할까?'라는 문제에 대해서는 명확한 해답이 없습니다. 제 경우에는 MCI에 콜린에스테라제 억제제를 쓰는 일은 없습니다. 콜린에스테라제 억제제로 오히려 환자의 상태를 악화시킬 때가 있기 때문입니다.

만약에 기억장애가 확실하고 본인과 가족 모두 곤란해 하면 저는 Cilostazol(Pletaal®)을 씁니다. Pletaal®의 치료 효과, 치매의 예방효과에 대해서는 Ⅲ장-5(191쪽)에서 자세히 설명하겠습니다.

4) 기억력검사(개정 하세가와식 간이지능평가척도: HDS-R)

기억력검사로 유명한 것은 간이정신상태검사(MMSE)와 개정 하세가와식 간이지능평가척도[HDS-R(그림47)]가 있는데, 저는 옛날부터 HDS-R를 쓰고 있습니다.

그 이유는, 우선 첫 번째로 MMSE보다 검사 시간이 짧기 때문입니다. 바쁜 외래에서 조금이라도 짧은 것은 큰 장점입니다.

두 번째로 MMSE의 마지막에 있는 그림 형태파악 항목보다 시계그리기검사 쪽이 뛰어나다고 생각하기 때문입니다. 손가락모방 시계그리기검사, 그리고 HDS-R를 조합하는 것이 '임상 간단진단'에서는 최고라고 생각합니다.

HDS-R의 질문항목은 [표6]과 같은 점을 봅니다.

질문1		점수
나이는?	정답이면 1점 (2년까지의 오차는 정답)	0 1
질문2		**점수**
년, 월, 일, 요일	모두 정답이면 4점	0 1 2 3 4
질문3		**점수**
우리가 지금 있는 곳은 어디인가요?	정답이면 2점 선택지 중에서 정답이면 1점	0 1 2
질문4 세 가지 말 기억		**점수**
벚꽃, 고양이, 전철	모두 정답이면 3점	0 1 2 3
질문5 계산		**점수**
100−7은? 거기서 또 7을 빼면?	정답이면 1점 정답이면 2점	0 1 2
질문6 숫자 거꾸로 말하기		**점수**
6−8−2를 거꾸로 말하면? 3−5−2−9를 거꾸로 말하면?	정답이면 1점 이것도 정답이면 2점	0 1 2
질문7		**점수**
질문4에서 기억하게 한 말 (벚꽃, 고양이, 전철)을 한 번 더 힌트: 식물, 동물, 탈 것	힌트 없이 맞히면 각 2점 힌트로 맞히면 1점	0 1 2 3 4 5 6
질문8 다섯가지 물건		**점수**
물품을 보여준 뒤 숨기고, 무엇이었는지 묻는다 안경, 펜, 수첩, 도장, 시계 등		0 1 2 3 4 5
질문9 야채 이름을 10개		**점수**
5개까지 0점, 6개부터 1점 증가, 10개에 5점		0 1 2 3 4 5

레비소체치매에서 점수 저하 (질문5, 질문6)

알츠하이머형 치매에서 점수 저하 (질문7)

[그림47] 개정 하세가와식 간이지능평가척도(HDS−R)의 평가

총 30점 만점이다. 레비소체치매에서는 질문5 '계산'과 질문6 '숫자 거꾸로 말하기'가, 알츠하이머형 치매에서는 질문7 '기억하게 한 말을 한 번 더(최근기억)'의 점수가 저하될 때가 많다. (加藤伸司, 외. 개정 하세가와식 간이평가척도(HDS−R)의 작성. 노년정신의학잡지. 1991;2(11):1339−1347을 바탕으로 작성)

[표6] 개정 하세가와식 간이지능평가척도(HDS-R)의 질문항목

1. **자기 지남력** '연령을 묻는다'
2. **시간 지남력** '년, 월, 일, 요일'
3. **장소 지남력** '여기는 어디?'
4. **작업기억** '세 단어의 직후 재생'
5. **계산** '빼기'
6. **계산** '숫자를 거꾸로 말하기'
7. **최근기억** '세 단어의 지연회상'
8. **비언어적 기억** '다섯 가지 물건의 시각적 기억'
9. **전두엽 기능** '야채 이름 상기하기'

① HDS-R의 점수와 평가

30점 만점인 검사로, 20점 이하는 치매일 가능성이 높다고 합니다.

또한 치매가 확정된 경우에 11~19점이면 중등도, 10점 이하는 중증 치매라고 대략적으로 판정합니다.

② HDS- R에서 알츠하이머형 치매의 특징

질문에 대답할 수 없을 때의 변명(얼버무림), 가족 쪽을 돌아보며 대신 대답해 줄 것을 바라는 행동(돌아보기현상)은 알츠하이머형 치매(ATD)의 특징적인 소견입니다. 다른 점수에 비해 '질문7' 벚꽃 · 고양이 · 전철(지연회상, delayed recall)의 점수가 낮은 것도 ATD의 특징입니다. 또 앞 질문항목의 정답을 이후의 질문에서 답하는 '고집증(perseveration)'도 ATD에서는 많이 나타납니다.

③ HDS-R에서 레비소체치매의 특징

레비소체치매(DLB)의 초기에는 고득점을 얻는 증례가 많지만, HDS-R 중에서 숫자에 관한 질문에 실점이 있는 것이 특징입니다. 중등도 이상에서는 '질문9' 야채 이름 점수가 저하되는데, 그것도 검사할 때마다 점수에 변화가 있는 것이 특징입니다.

④ HDS-R에서 혈관치매의 특징

혈관치매(VD)인 경우에 지연회상에서 ATD보다 점수가 좋고 대답이 늦은 것이 특징입니다. 그리고 병식이 있는 경우가 많으므로, 대답하지 못하는 경우에 미안한 듯하거나 난감해 할 때가 많은 것 같습니다.

⑤ HDS-R에서 전두측두엽치매(픽병)의 특징

또 전두측두엽치매(FTD: 픽병)에서는 '왜 내가 이런 것에 대답해야 해!'라며 화를

낼 때가 많아서 검사 자체가 곤란합니다.

⑥ HDS-R의 단점

HDS-R는 매우 간편한 검사방법이지만 단점도 있습니다. 점수가 높아도 치매를 완전히 배제할 수 없고, 반대로 점수가 낮다고 해서 그 원인이 치매라고 할 수는 없으며, 교육 수준에서 차이가 나는 것 등의 문제가 있습니다.

중요한 것은 기억력 이외의 평가, 임상증상을 포함한 종합적인 판단입니다. HDS-R 검사에서 28점이 나와 정상으로 보이더라도, 일상생활에서 뚜렷한 장애가 있고 시계그리기검사에서 그림을 이상하게 그리면 ATD일 가능성이 높습니다.

⑦ 검사 시 유의점

당연한 것이지만 MMSE와 HDS-R 모두 느닷없이 기분이 상하는 환자가 있습니다. 미리 잡담을 하는 등 조금 친숙해진 뒤 검사를 하는 것이 좋다고 봅니다.

제 경우에는 '손가락모방→시계그리기→HDS-R' 순서로 검사를 하는데, 확실히 정상인 경우에는 손가락모방까지만 합니다. 경증이며 시계그리기는 정상으로 예측될 경우에는 시계그리기를 생략합니다. 그 대신 지금은 정상이라도 2년 뒤에 치매가 걸릴지도 모르고, 앞으로 추적관찰의 참고도 되므로, 증상이 경미하다고 생각되더라도 가급적 HDS-R는 시행하도록 합니다.

또한 HDS-R과 같은 기억력 검사는 검사자(시행하는 사람)가 다르면 점수에 차이가 생깁니다. 이는 어쩔 수 없는 점입니다. 그 때문에 저는 모든 예의 HDS-R를 제가 직접 합니다. 1999년에 Donepezil(Aricept®)이 등장한 뒤 모든 예를 직접 합니다. 지금은 하루 40명 정도가 넘는 치매 환자를 진료하고 있는데, HDS-R 검사는 대체로 6개월에 한 번이라 하더라도 하루에 으레 몇 명 정도는 검사를 합니다. 상당히 힘든 일이지만, 치매 진료에는 최소한 필요한 검사방법이라 생각합니다.

익숙해지면 별로 힘들지 않습니다. 일차진료의사도 시간이 있으면 꼭 직접 HDS-R를 해 보십시오.

5) 치매치료를 시작할 시기

'임상 간단진단'의 수순에서는 일단 증상으로 전두측두엽치매(FTD: 픽병)와 레비소체치매(DLB)를 배제합니다. 다음으로 손가락모방검사와 시계그리기검사로 대략적인 알츠하이머 요소의 크기(알츠하이머의 정도)를 검사합니다. 그리고 가능하면 HDS-R 점수를 참고로 하여 종합적으로 진단합니다.

FTD 또는 DLB일 가능성이 높으면 콜린에스테라제 억제제 사용법이 있으니 주의가 필요합니다. 자세한 내용은 Ⅳ장 '치매의 간단치료(외래편)'에서 설명하겠습니다. 이 두 가지가 아니고 알츠하이머형 치매(ATD)이거나 혈관치매(VD)인 경우라면 병명은 ATD로 해두고 콜린에스테라제 억제제를 소량으로 시작해도 된다고 봅니다.

주의해야 할 것은 HDS-R 점수가 좋아도 치매인 경우가 있다는 점입니다.

HDS-R 점수가 어느 정도 좋아도 손가락모방검사나 시계그리기검사에 이상이 있으면 경미한 ATD일 가능성이 있다고 판단합니다. 다만 일상생활에 뚜렷한 지장이 없거나 특별히 가족과 간병인이 곤란해 하지 않으면 치료는 하지 않습니다.

HDS-R 점수가 양호하고 손가락모방검사와 시계그리기검사 모두 정상인 경우에도 가족이 곤란해 하면 치매치료제(콜린에스테라제 억제제)를 처방합니다. 일상생활의 지장 정도에 따라 증상에 맞는 치료를 합니다. 기억력이 좋아도 화를 잘 내거나 흥분 등이 있으면 억제계 약물(Ⅳ장 참조)을 처방하는 증례가 이에 해당합니다.

어쨌든 치료를 시작하는 것은 뚜렷한 생활장애가 있고, 본인 또는 가족이나 돌보는 사람이 곤란해 하는 경우입니다. 곤란해 하지 않으면 원칙적으로 치료를 시작하지 않습니다.

참고문헌

- 田平 武: かかりつけ医のための認知症診療テキスト実踐と基礎. 診断と治療社, 2014.

정리 치매의 '임상 간단진단'

치매의 '임상 간단진단'을 아래에 정리했습니다.

치료를 위한 진단은 이것만으로 좋습니다. 이것만이라면 CT나 MRI가 없어도 진단할 수 있습니다. 게다가 비용이 들지 않습니다. 무료입니다.

치매의 '임상 간단진단' 수순

① **증상으로 FTD와 DLB 배제**

➡ 다른 유형과는 치료방법이 다르기 때문에, 가능한 한 처음에 감별한다

② **손가락모방검사와 시계그리기검사에서 알츠하이머 요소의 크기 (알츠하이머 정도)를 진단**

➡ ATD와 VD를 감별하지만, 치료 방법에 그다지 차이가 없어서 대략적으로 해도 된다

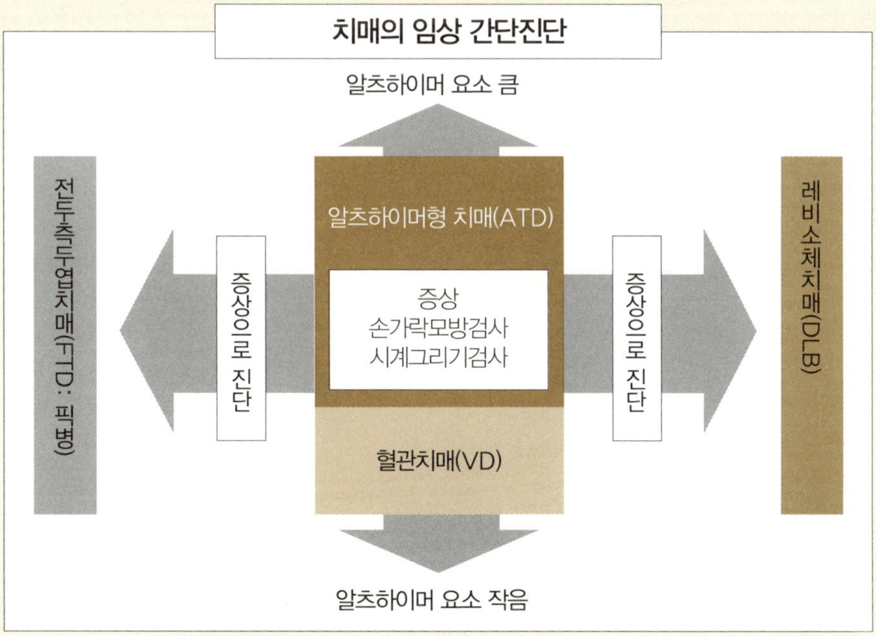

실제로 수많은 치매 환자를 진찰하는 저 역시 '임상 간단진단'만으로 진단하고, CT나 MRI 같은 영상검사는 뇌경색이나 만성 경막하혈종, 수두증이 없는지 등을 참고하는 정도로만 합니다. 해마 위축과 대뇌피질의 위축은 보지만, 어디까지나 확인하는 정도입니다.

감별진단에 가장 중요한 것은 환자의 임상증상입니다. 환자와 간병인으로부터 충분히 정보를 수집하고 환자를 잘 보는(신체 접촉) 것입니다. 대학병원에나 있는 고가의 의료기기를 사용해도 임상증상을 넘어선 정보를 얻을 수는 없습니다. MRI에 해마의 심한 위축이 있더라도 레비소체치매(DLB)인 경우는 사실 많습니다.

실제로 우리 병원에 내원하는 환자를 보면, 대학병원에서 알츠하이머형 치매(ATD)로 진단받았어도 확실히 DLB인 경우가 자주 있습니다. 또한 해마 위축이 전혀 없지만 ATD인 경우도 있습니다. 영상에 속아넘어가는 것입니다.

Ⅱ장

실패하지 않는 치매치료란

치매가 약으로 악화되었다?

1 콜린에스테라제 억제제 등장의 빛과 그림자

episode

제가 치매를 진료한 지 30년 가까이 되었습니다. 예전에는 치매에 대한 약이 없었고 기껏해야 항정신병 약물을 사용하여 초조와 흥분을 억제할 뿐이었습니다. 1999년 치료제인 Donepezil(Aricept®)이 등장했지만, 기대했던 것만큼 효과를 보지 못했고, 오히려 1년이 지났을 무렵에는 그 이전보다 치매가 악화되는 환자가 많아지는 것은 아닐까 싶을 정도였습니다.

어쩌면 Aricept®를 복용하지 않는 쪽이 좋지 않았을까?

Aricept®가 발매된 지 1년이 지난 어느 날, 이런 일이 있었습니다. 90세를 앞둔 할머니가 식사를 하지 못하게 되어 입원했습니다. 당신 내과 주치의는 가족에게 위조루술(gastrostomy)을 권했습니다. 그러나 이미 자리에 누워서 자리보전하고 있고 대화도 할 수 없었습니다. 가족이 위조루술을 망설이는 것도 무리는 아니었습니다. 그 할머니는 Aricept® 5mg을 복용하고 있었는데, 이미 약을 복용하는 의미는 없겠다고 생각하여 저는 Aricept®의 중지를 권유했습니다.

약을 중단했더니 좋아졌다!

약을 중단하고 3일 뒤 믿을 수 없는 광경이 벌어졌습니다.

자리보전하고 계시던 할머니가 일어나서 이야기를 하는 것입니다. 물을 마시게 해 보았더니 잘 마실 수 있었습니다. 그날 저녁에 식사를 드려 보았습니다. 그러자 본인 스스로 일어나서 식사를 드시기 시작했습니다. 이 사건은 충격적이었습니다. 그 후 건강해져 걸어서 자택으로 돌아갔습니다. 몇 개월이나 걷지 못했는데 말입니다. 이미 말기라고 생각했던 치매도 좋아지고, 건망은 있지만 가족과 웃으며 얘기할 수 있는 정도까지 돌아왔습니다.

이후, 우리 병원에 입원하시는 내과와 외과, 정형외과 환자 중에 Aricept®를 복용하고 계신 분들을 자주 관찰하게 되었습니다. 폐렴으로 입원한 분, 식사를 못하게 된 분, 넘어져서 골절된 분 등 고령 환자에게는 흔히 Aricept®가 처방되어 있었습니다.

이와 같은 입원환자에게 과량투여를 한 것이 아닐까 생각되는 경우에는 Aricept®를 중단하거나 절반인 2.5mg으로 감량해 보기로 했습니다. 그러자 Aricept®의 다양한 부작용이 보이기 시작했습니다(그림1).

부작용은 화를 잘 내는 것만이 아니다

고령자에게 Aricept®를 투여하면 '① 떨림(불수의운동)'이 나타날 때가 있습니다. 또 6개월에서 1년이 지나면 '② 다리 힘이 약해지는' 일이 있습니다. 이 부작용은 80세 이상의 고령자에서 상당히 높은 비율로 나타납니다. 원래 다리 힘이 약하고 종종걸음으로 걷는 고령자는 절반 이상 다리 힘이 약해집니다. 비교적 나이가 많지 않은 70대 고령자도 다리 힘이 약해질 때가 있습니다.

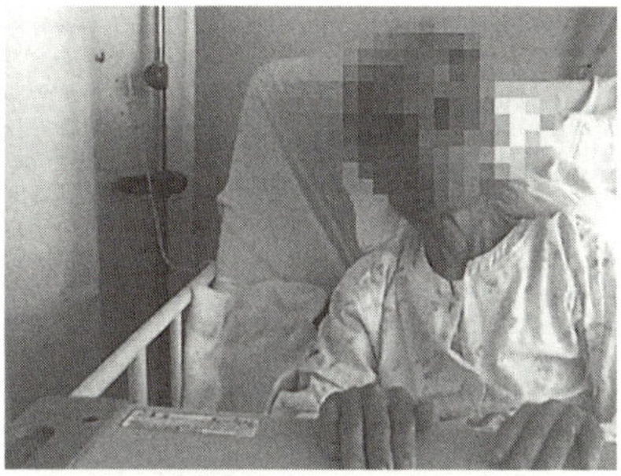

85세 여성, Aricept®를 복용하기 시작한 지 6개월. 식사를 못하게 되어 입원. 웃기는커녕 대화도 할 수 없다.

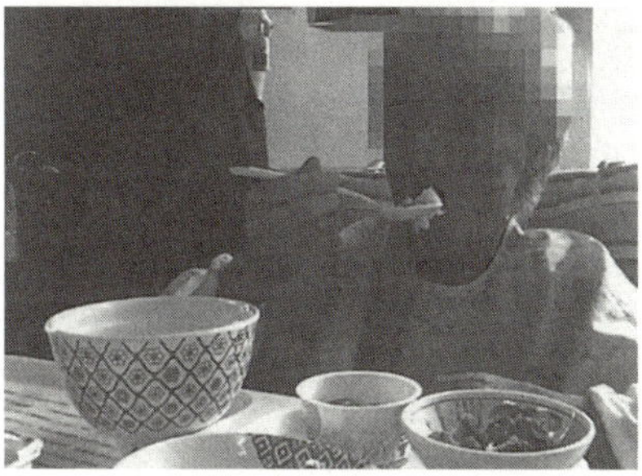

Aricept®를 중단한 것만으로 식사를 할 수 있게 되었다. 식욕이 왕성하고 대화도 할 수 있다.

[그림1] 6개월 간 Aricept® 복용으로 음식 섭취를 못하게 되었지만, Aricept®를 중단한 뒤 음식을 섭취할 수 있게 된 증례

자주 넘어져서 골절로 입원하시는 경우가 있습니다. 또한 고령자에서는 '③ 연하기능이 나빠지는' 경우도 있습니다. 그 때문에 흡인폐렴으로 입원하시는 경우도 있습니다.

레비소체치매(DLB)인 고령 환자의 경우, 거의 틀림없이 다리 힘이 약해집니다. 1개월 만에 걸을 수 없게 되고 흡인으로 폐렴에 걸릴 때도 있습니다. 1년이 지나 다리 힘이 약해져서 걸을 수 없게 되더라도, 연하기능이 악화되더라도, 의사조차 약 때문이라고는 전혀 생각하지 못했습니다. 가족 역시 약 탓이라고는 생각조차 하지 못했습니다. 의사와 가족 모두 나이 탓이라고 생각했습니다.

◎

지금까지 Aricept®를 중지하거나 감량하여 아세틸콜린(Ach) 과잉으로 인한 의식장애가 개선되거나, 그때까지 보이던 보행장애가 좋아지는 것을 허다하게 경험했습니다. 약의 부작용인데도 치매의 악화라고 생각하거나 척추관협착증이나 변형무릎관절증이 보행장애의 원인이라고 오해하는 증례가 상당히 많았습니다.

'화를 잘 내게 되는 일은 드물게 있는 것 같다'라고 말은 하지만, 드문 게 아니라 제 경험으로는 화를 잘 내는 것과 흥분은 적어도 30% 이상에서 볼 수 있었습니다.

그래서 저는 2004년부터 Aricept® 처방에 대해 검토하기 시작했습니다. 시작 용량은 규정인 3mg이 아니라 1.5mg으로, 치료 용량도 규정인 5mg이 아니라 원칙적으로 2.5mg으로 했습니다. 그러자 환자가 확실히 좋아졌습니다. 화를 잘 내는 것과 흥분뿐만 아니라, 1년 뒤, 2년 뒤의 기억력 저하가 뚜렷하게 개선되었습니다. 환자들은 건강해지고 2~3년 뒤에 집에서 함께 가족과 보낼 수 있는 증례가 늘었습니다.

이 사실로 알 수 있듯이 Aricept®는 장기간에 걸쳐 환자를 양호한 상태로 유지할 수 있는 약제입니다. 그러나 사용 방법에 따라 환자의 상태를 좋게도 나쁘게도 하는, 정말로 빛과 그림자 두 가지 측면을 갖고 있는 약입니다.

2 치매치료제로 생긴 부작용

1) 치매치료제가 뇌내 환경·신체기능에 미치는 작용

뇌 안에는 아세틸콜린(Ach) 외에 도파민(DOA)과 세로토닌(Ser) 등 수많은 신경전달물질이 있습니다. 치매치료제인 콜린에스테라제 억제제는 Ach을 증가시켜 효과를 발휘하는 약제인데, Ach을 과도하게 증가시키면 DOA 등 다른 물질이 감소합니다. 이것이 떨림(불수의운동=파킨슨증, parkinsonism)과 보행곤란, 연하기능의 쇠약 등 운동기능 악화의 원인이 됩니다(그림2).

고령자는 이 뇌내 DOA 양이 원래 감소되어 있어서, Ach을 증가시키면 DOA 결핍증(파킨슨증)에 잘 걸리고 불수의운동이 생기거나 걷지 못하게 됩니다. 파킨슨증이 생기면 이번에는 DOA를 늘리는 약, 파킨슨병(PD) 약물이 처방될 때가 있습니다. 그러나 DOA를 늘리면 환각이 나타날 때가 있고, 환각이 생기면 항정신병 약물이 처방됩니다. 고령자의 대부분이 이러한 추가 처방으로 몸이 약해지고 움직일 수 없게 됩니다. 정말로 악몽과 같은 치료입니다.

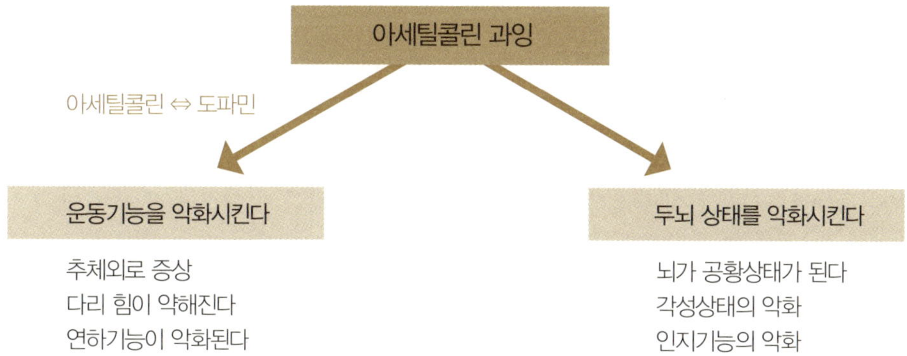

아세틸콜린 과잉
아세틸콜린 ⇔ 도파민
운동기능을 악화시킨다
추체외로 증상
다리 힘이 약해진다
연하기능이 악화된다
두뇌 상태를 악화시킨다
뇌가 공황상태가 된다
각성상태의 악화
인지기능의 악화

[그림2] 뇌내 아세틸콜린의 과잉이 신체기능에 초래하는 영향

2) 치매치료제의 부작용-화를 잘 냄, 흥분, 망상

화를 잘 냄과 흥분, 망상도 많이 경험했습니다. '그런 관점'에서 보면 사실 많은 Donepezil(Aricept®)의 부작용이 보입니다.

원래 화를 잘 내던 환자는 Aricept®를 복용하면 거의 100% 화를 잘 내게 됩니다. 또한 원래 얌전한 환자도 30% 정도는 화를 잘 내게 됩니다. 이는 연령과 관계없습니다. 심한 경우에는 난폭하게 굴어서 가족이 돌보기 곤란해질 때도 있습니다. 할아버지가 할머니에게 폭력을 휘두르게 되거나, 온순한 할머니가 손자와 지금까지 없었던 말싸움을 하기도 합니다.

망상도 생깁니다(그림3). 며느리에게 '내 돈을 멋대로 갖고 갔지!' '저금한 것을 멋대로 꺼냈지!' 같은 폭언을 하거나 피해망상에 빠집니다. 이런 말들을 들은 며느리는 할머니를 돌보지 못하게 되고 집을 나가서 결국에 가정은 붕괴됩니다.

화를 잘 내게 되면 이를 억제하기 위해 항정신병 약물이 필요하게 됩니다. Aricept®의 부작용으로 다리 힘이 빠지고, 항정신병 약물로 쐐기를 박아서 걸을 수 없게 된 환자가 적지 않다고 봅니다.

그러나 이러한 치료는 간단합니다. Aricept®를 감량하면 됩니다. 가장 간단하고 확실한 치매치료입니다. 더하기가 아닌 빼기 치료입니다.

Aricept®를 절반인 2.5mg으로 하는 것만으로 화를 잘 냄과 흥분 모두 거의 개선됩니다. 망상도 없어질 때가 많습니다. 2.5mg으로도 흥분하면 한동안 중지합니다. Aricept®를 감량하면 인지기능이 악화될 것 같지만, 실제로 그런 일은 드뭅니다. 아세틸콜린(Ach)이 과잉 상태이기 때문에 감량해도 딱 알맞은 상태가 될 뿐입니다.

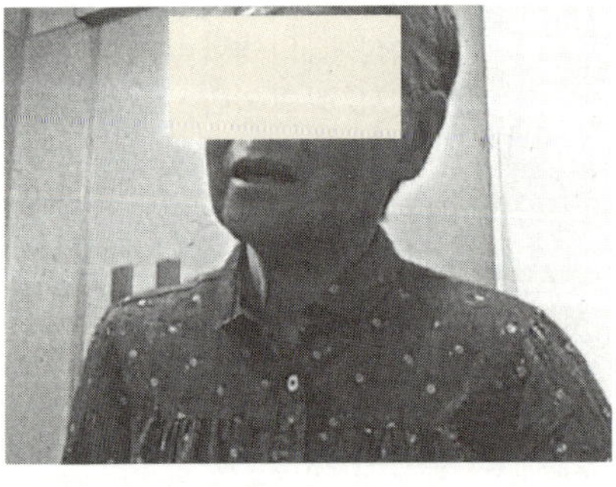

82세 여성, Aricept® 5mg으로 화를 잘 내는 증상이 생겼다. 집에 들어온 낯선 남자 두 명에게 강간당했다는 망상도 생겼다. Aricept®를 감량한 뒤 망상은 없어졌다. 화를 잘 내는 증상도 개선되었다. '옛날의 어머니로 돌아왔어요'라고 딸이 말했다.

[그림3] Aricept® 5mg으로 화를 잘 냄, 피해망상이 생긴 증례

[그림4~6]은 Aricept® 복용 중 부작용 증례입니다. Aricept®를 감량 혹은 중지한 뒤 모두 상태가 좋아졌습니다.

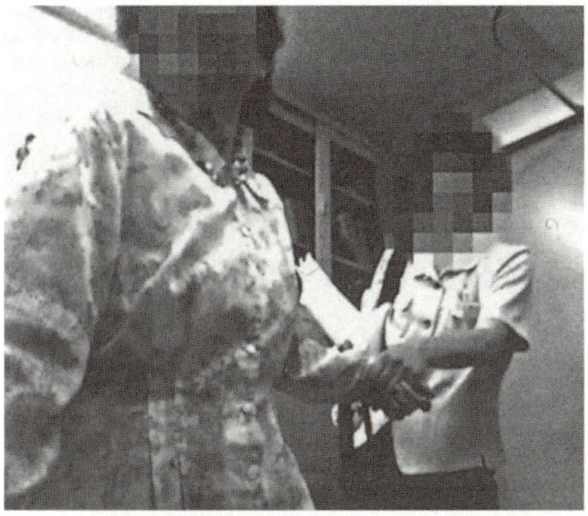

82세 여성, 화를 잘 내고 도둑질 등 비도덕적인 행동을 한다. 돌보는 가족에게는 굉장히 힘든 일이다. '권력자든 황족이든 나하고는 상관없어!'라고 호통을 치며 거만한 태도를 취했다.

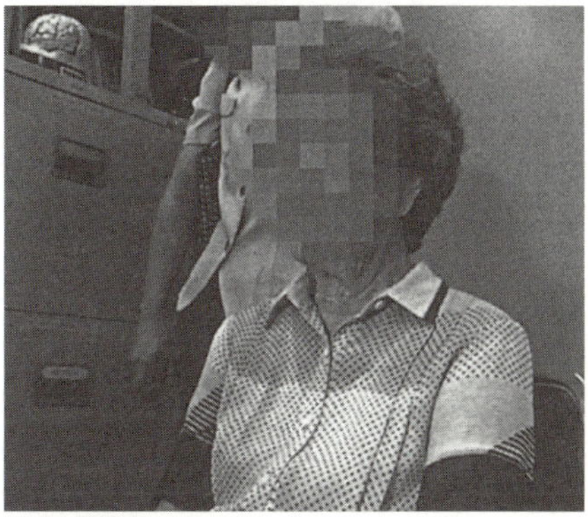

3주 뒤에 Aricept®를 중지한 것만으로 도둑질을 안 하게 되었고, 화를 잘 내던 것도 없어지며 평온해졌다. 게다가 멋쟁이가 되었다. 화장도 잘 한다. 인지기능도 치료 전과 마찬가지로 HDS-R 점수는 22점으로 악화되지 않고 있다.

[그림4] Aricept® 복용 중에 도둑질을 하게 되었지만, 복용을 중지한 뒤 평온해진 증례

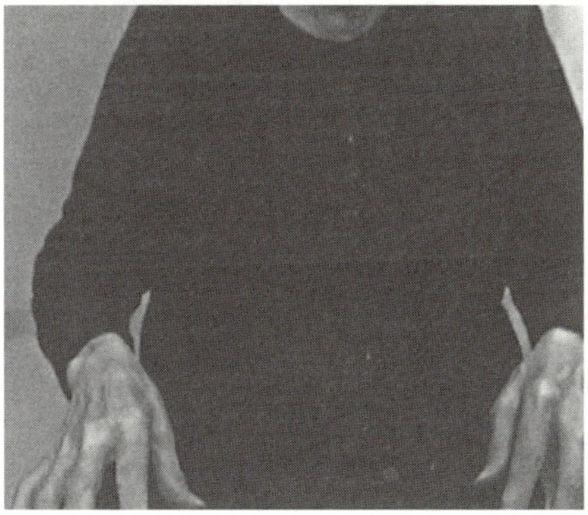

85세 여성, Aricept®를 복용하기 시작한 지 3년이 지났고 최근 손이 떨렸다. 젓가락을 잡기 힘들어졌다고 한다.

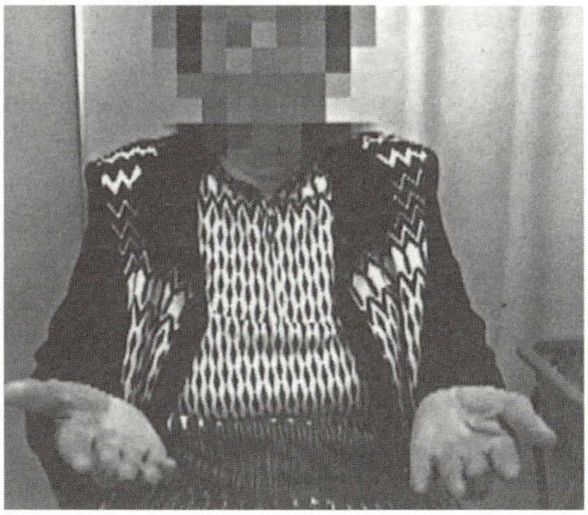

Aricept®를 중지했더니 3일째에 손 떨림이 진정되었다. 5mg에서 2.5mg으로 감량하여 계속 복용.

[그림5] Aricept®를 복용한 지 3년 되었고 불수의운동(손 떨림)이 나타났으며, 복용을 중지한 뒤 3일째에 불수의운동이 진정된 증례

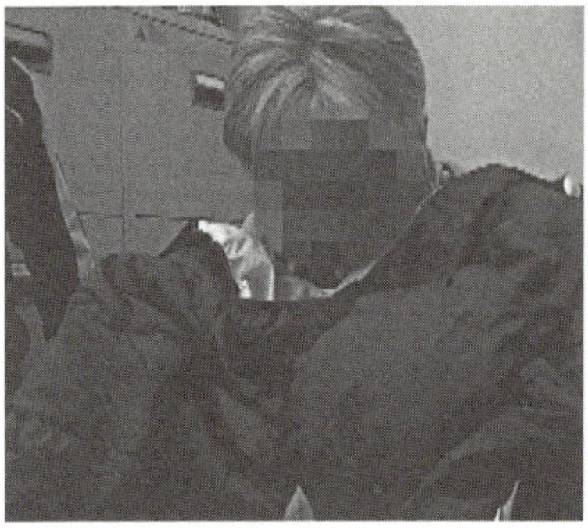

81세 여성, Aricept® 복용 중에 걷지 못하게 되었다. 화장실은 네 손발로 기어서 간다. 식사도 못 한다.

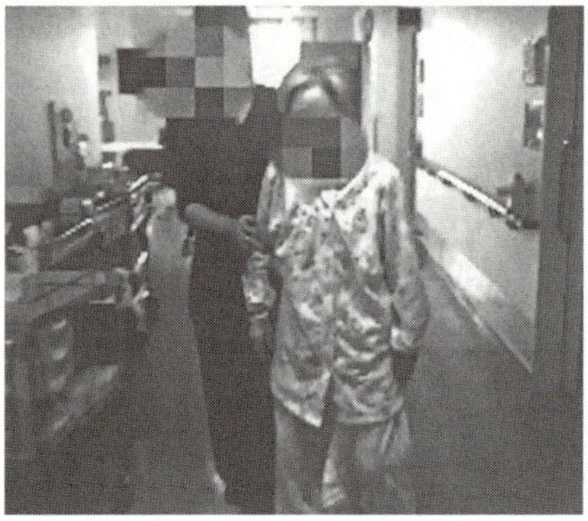

Aricept®를 중지하고 3일째에는 걸을 수 있게 되었다.

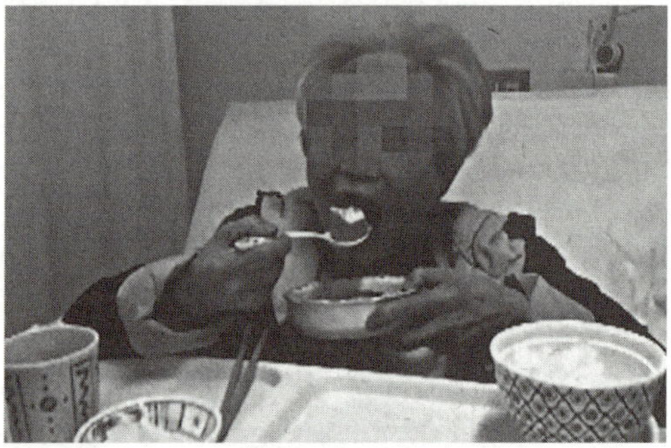

Aricept®를 중지한 것만으로 식욕이 왕성해지고 건강해졌다. 1개월 뒤, HDS-R 점수는 12점에서 18점으로 개선되었다.

[그림6] Aricept® 복용 중에 보행 및 식사섭취가 곤란해졌지만, 복용을 중지한 뒤에 보행이 가능해지고 식욕이 회복된 증례

중증 치매인 경우에는 일단 Aricept®를 중지해 보았으면 합니다. 인지기능장애가 좋아질 때가 있습니다.

또한 보행장애가 있으며 Aricept®가 처방되는 경우에, 일단 약을 절반으로 감량해 보기를 권합니다. 2주면 됩니다. 이렇게 하면 다리 힘이 증가할 때가 있습니다.

인지기능이 악화되지 않을까 하는 걱정은 하지 않아도 됩니다. 2주 정도의 복용 중단이라면 괜찮습니다. 그보다 걸을 수 없게 되는 쪽이 중대한 문제이기 때문입니다.

3 Donepezil 소량투여의 치료효과

1) Donepezil 소량투여의 치료성적

저는 이전부터 자주 개정 하세가와식 간이지능평가척도(HDS-R)로 환자의 데이터를 얻어서, Donepezil(Aricept®)의 상용량(규정량)과 절반 용량으로 투여한 치료 데이터를 비교해 보았습니다. 그랬더니 놀랄 만한 결과를 얻을 수 있었습니다. 놀랍게도 규정량의 절반(2.5mg)으로 치료한 쪽이 압도적으로 결과가 좋았습니다.

소량투여에서는 HDS-R 점수 '+3점 이상 유효'가 4%에서 23%로 증가하고 '-3점 이상 악화'가 50%에서 15%로 감소했습니다(그림7). 상당히 좋아졌습니다.

평가대상은 대부분 1년 이상 치료를 계속할 수 있었던 증례입니다. 1년 이상 치료할 수 있었던 경우는 분명히 절반 용량으로 치료한 쪽의 결과가 좋습니다.

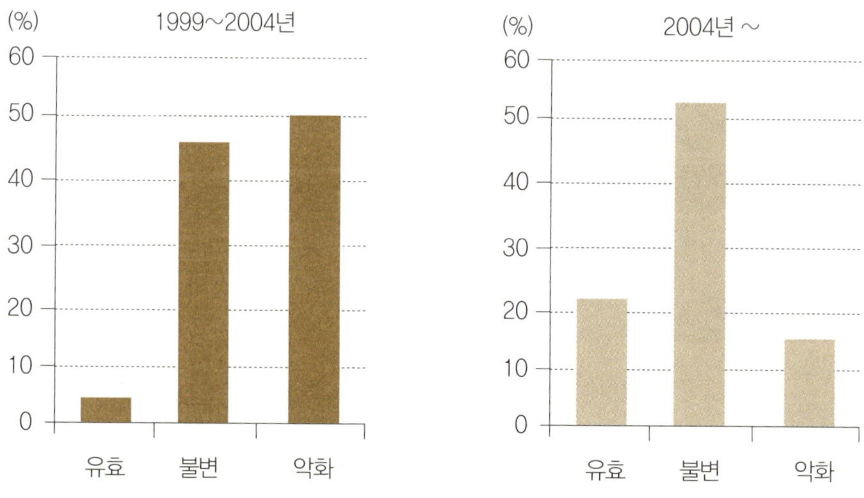

시작 용량 3mg, 유지량 5mg으로 시행.
치료 전후의 평가가 가능했던 58례의 평가

시작 용량 1.5mg, 유지량 2.5mg으로 시행.
치료 전후의 평가가 가능했던 52례의 평가
(2004년부터 소량으로 투여함)

유효: HDS-R +3점 이상의 개선 **악화**: HDS-R -3점 이상의 악화 **불변**: 둘 다 아님

[그림7] Donepezil(Aricept®)의 치료성적: HDS-R의 결과

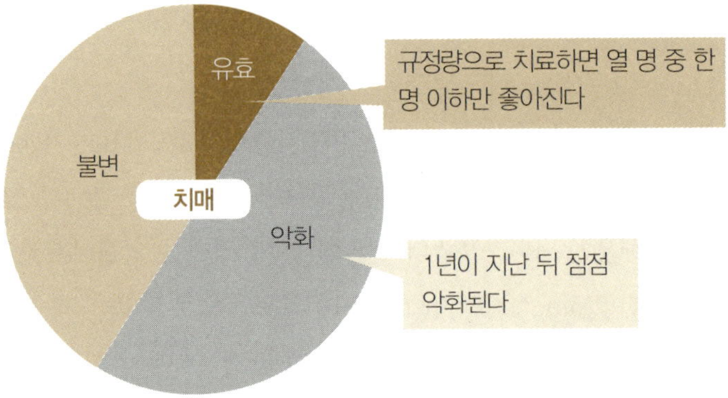

[그림8] Donepezil(Aricept®) 5mg, 10mg(규정량)의 치료 성적 이미지

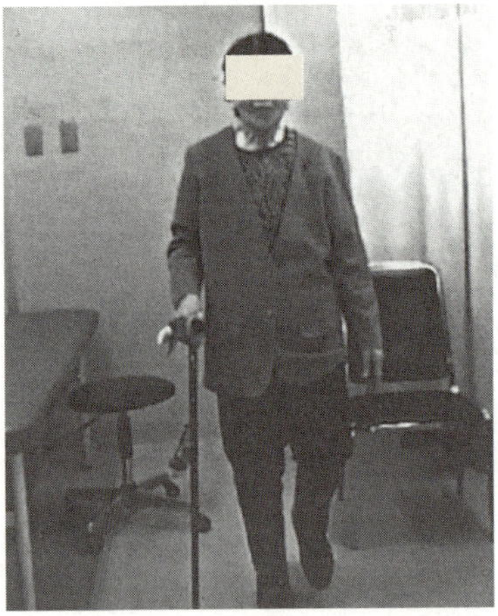

91세 여성, 치료 전에는 혼자서 걸을 수 없는 상태였다. 그러나 10mg에서 5mg으로 감량하여 1개월 뒤에는 혼자서 걸을 수 있게 되었다. 2개월 뒤에는 HDS-R 점수도 17점에서 20점으로 개선되었다.

[그림9] Aricept®를 감량한 뒤 보행이 가능해지고 HDS-R 점수도 개선된 증례

Aricept®를 규정량 5mg으로 치료했을 때에는 1~2년이 경과하면 치매가 악화되거나 몸이 약해져서 다른 병원에 입원하거나 시설에 입소하여 통원하지 못하게 되는 환자가 많았지만(그림8), 원칙적으로 2.5mg으로 감량하여 치료하자 1~2년 동안 건강하게 생활을 유지할 수 있는 고령 환자(그림9)가 늘었습니다. 치매라도 몇 년이나 통원할 수 있게 되었습니다.

지금은 5년 이상 건강한 상태를 유지하는 환자도 많습니다. 건망은 있지만 치매도 그다지 악화되지 않았습니다. 85세 이상인 환자의 경우 기억력 저하가 느린 신경원섬유매듭형 노년치매(SD-NFT) 환자도 있는 것 같은데, 규정의 절반 유지량으로 유효하게 유지되고 있습니다.

2) 고찰–Donepezil 소량투여의 치료성적

Donepezil(Aricept®) 소량투여가 좋다는 보고는 없습니다. 오히려 중증례는 10mg 이어야 한다고도 합니다. 제 연구결과는 대규모 임상시험 결과와는 분명히 다릅니다. 왜 이렇게 되는지 모르지만, 어쩌면 관찰기간과 연령, 체중, 감수성의 차이에 그 원인이 있을지 모릅니다.

① 관찰기간

대부분의 임상시험은 몇 개월에 걸쳐 평가합니다. 길어야 1년 정도 아닐까요? 그러나 환자를 주의 깊게 관찰하며 1~2년 경과된 이후에 평가하면 규정량인 5mg보다 2.5mg 쪽의 성적이 좋습니다. 규정 상용량을 쓰고 과량투여가 된 경우에는 오히려 환자의 치매를 악화시키지 않나 싶습니다.

② 연령

대규모 임상시험은 비교적 나이가 많지 않고 건강한 환자가 대상인 것 같습니다. 이에 비해 우리가 치료하는 환자는 고령자가 많으며, 우리 병원에서는 평균 79세입니다. 절반은 80세 이상이며, 85세 이상의 환자도 많이 있습니다. 70세인 건강한 고령자와 허약한 90세 고령자를 같은 투여량으로 괜찮다고는 도무지 생각할 수 없습니다.

③ 체중

흔히 해외 임상시험 데이터를 제시하는데, 서양의 고령자는 체중 80kg 정도인 사람이 많습니다. 일본인의 경우 40kg 이하인 할머니도 있습니다.

④ 감수성

약의 효능(감수성) 자체도 서양 사람들과 일본인(동양인)이 다르지 않을까 싶습니다. 특히 신경에 관계되는 약인 경우에, 해외 임상시험 투여량 데이터는 일본인이나 동양인에게는 그대로 적용할 수 없지 않나 싶습니다.

◎

Aricept®를 쓸 경우, 특히 80세 이상의 고령자인 경우에는 0.75mg에서 2.5mg 사이에서 치료하면 2~3년 뒤에도 건강하게 가족과 함께 지낼 수 있는 증례가 많습니다. 치매가 낫는 것은 아니지만 악화되지는 않습니다. 무엇보다 행복하게 살고 있습니다.

2.5mg으로 충분하지 않다고 생각되면 그 때는 5mg으로 늘리면 됩니다. 그러나 5mg으로 늘려도 그다지 변화가 없는 것 같다면 2.5mg으로 줄입니다. 좀 적은 듯한 쪽이 좋습니다.

내성이라 해도 될지 모릅니다. 콜린에스테라제 억제제를 과하게 쓰면 점점 효과가 없어집니다. 그리고 증량하면 일시적으로는 좋아지는 것 같지만, 그 후에 전혀 효과가 없게 됩니다.

그리고 과량투여를 계속하면 이번에는 다리 힘이 쇠약해집니다. 70세 환자라도 보행이 곤란해질 때가 있습니다. 몸이 경직되고 동작도 둔해집니다.

쉽게 화를 내는 증상과 흥분이 있다면 더욱 그렇습니다. 화를 잘 내고 날뛰는 할머니보다 다정하고 애교 있는 할머니 쪽이 가족과 간병인에게 좋기 마련입니다.

4 의문이 많은 치매치료제의 증량 규정

1) 현재 치매치료제의 증량 규정

2007년에 Donepezil(Aricept®) 10mg이 등장하였습니다. 그리고 2011년에는 Rivastigmine(Exelon®·Rivastach®)과 Galanthamine(Reminyl®), Memantine(Memary®) 등의 새로운 치매치료제가 등장했습니다. 그러고 나서 상황이 단숨에 악화되었습니다. 치매치료제의 부작용이라고 생각되는 증상을 보이는 환자가 급증한 것입니다.

치매 예비군 400만 명을 포함하면 800만 명인 시대라고 하듯이, 확실히 치매는 증가한 것 같습니다. 그러나 치매 신약이 증가하여 악화된 환자가 단숨에 증가한 것처럼 보이는 것은 단순히 기분 탓일까요?

◎

Aricept® 10mg으로 걷지 못하게 되고 움직이지 못하게 된 환자. Aricept®만이 아닙니다. Exelon®·Rivastach®, Reminyl®에도 같은 부작용이 있습니다. Memary®로도 걸을 수 없게 되고 식사를 못하게 될 때가 있습니다. 모든 치매치료제에 뜻밖의 부작용이 있습니다.

치매치료제의 치료량은 Aricept®가 5mg, 중증인 경우 10mg. Exelon®·Rivastach®가 18mg. Reminyl®은 16mg(8mg+8mg) 혹은 24mg(12mg+12mg). Memary®가 20mg입니다(그림10).

시작 용량은 이보다 적은 양인데, 이는 구역 등의 부작용을 회피하기 위해 마련된 초기 투여량이며, 원칙적으로 치료량까지 증량하는 것이 필요합니다. 이것이 치매치료제의 증량 규정입니다.

Aricept®에는 증상에 따라 적절하게 가감하는 용법 · 용량의 변경이 몇 년 전에 있었지만, 그 정보는 충분하게 주지되어 있지 않습니다. Exelon® ·Rivastach®, Reminyl®, Memary® 모두 원칙적으로 치료량까지 증량하는 것이 필요합니다. 이 증량 규정을 함부로 환자에게 적용하면 많은 문제가 생깁니다.

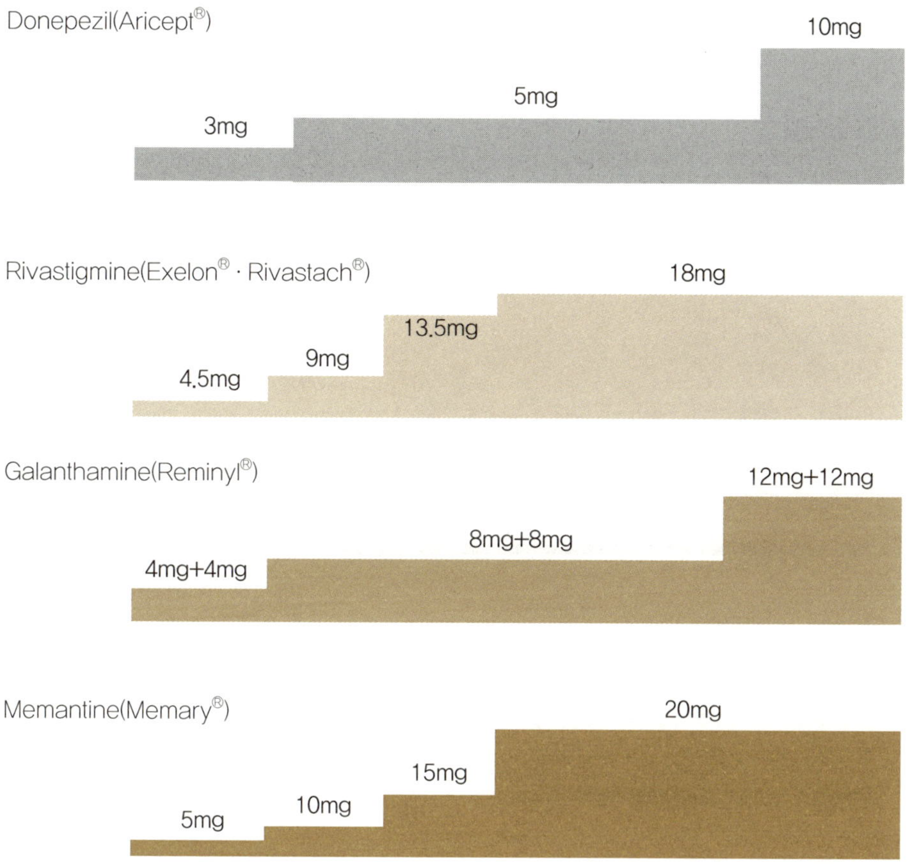

[그림10] 치매치료제의 증량 규정(2017년 3월 시점)

2) 영향이 큰 과잉반응자의 존재

치매치료제의 효과 이미지는 [그림11]과 같습니다.

콜린에스테라제 억제제 등의 치매치료제에는 반응자(responder, 효과를 잘 거두는 환자)와 무반응자(nonresponder, 효과를 잘 거두지 못하는 환자)가 있습니다.

문제는 과잉반응자라고 하여 약의 효과가 너무 잘 나타나는 환자가 많다는 것입니다. 특히 레비소체치매(DLB)인 경우가 많은데, 알츠하이머형 치매(ATD) 중에도 과잉반응자가 있습니다. 이 과잉반응자는 소량의 약으로 현저한 효과가 생기는데, 증량함에 따라 오히려 인지기능이 악화됩니다. 극소량으로 효과가 있는 환자일수록 부작용도 잘 나타납니다.

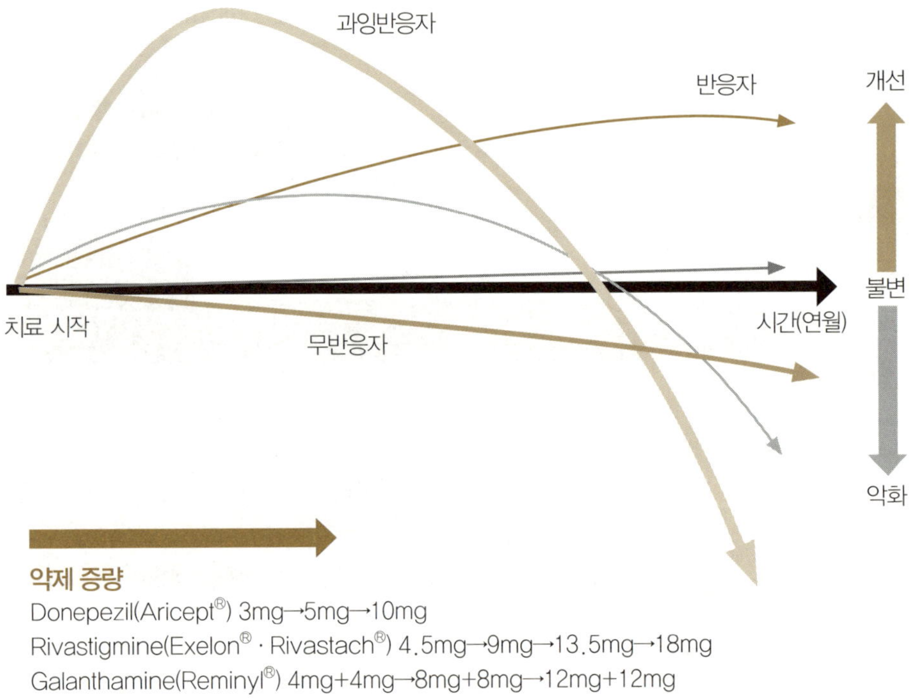

[그림11] 환자의 감수성 차이에 따른 치매치료제의 효과 이미지

5 모든 치매치료제에는 부작용이 있다

Donepezil(Aricept®)의 부작용을 실감한 이후에 환자의 신체 변화를 유심히 관찰하게 되었는데, 이후 여러 가지 것들을 이해하게 되었습니다.

치매치료제(콜린에스테라제 억제제, NMDA수용체길항제)의 작용과 부작용을 일람하겠습니다(표1).

[표1] 치매치료제의 작용과 부작용

	작용		부작용					
	각성 의식↑	기력 기억↑	구역 식욕 저하 설사	화를 잘냄 흥분 망상	보행 장애 불수의 운동	어지 럼증 휘청 거림	졸림	빈뇨 요실금 변실금
Donepezil (Aricept®)	○	○	○	◎	◎	–	–	○
Rivastigmine (Exelon® · Rivastach®)	◎	○	○	△	○	–	△	○
Galanthamine(Reminyl®)	△	○	◎	△	△	△	○	○
Memantine(Memary®)	–	△	–	○	–	◎	◎	–

1) 콜린에스테라제 억제제의 부작용

콜린에스테라제 억제제는 Aricept®, Rivastigmine(Exelon®·Rivastach®), Galanthamine(Reminyl®)입니다. 첨부문서에는 소화기계 부작용 등이 많이 기재되어 있지만, 실제로는 [표1]과 같은 부작용이 있습니다.

① Donepezil의 부작용

Donepezil(Aricept®)은 세 가지 콜린에스테라제 억제제 중에서 특히 화를 잘 냄, 흥분이 나타납니다. 화를 잘 냄과 흥분뿐만 아니라 구역과 설사, 다리 힘이 약해짐, 불수의운동(떨림)과 경직이 나타나거나 연하기능이 안 좋아지기도 합니다. 또한 망상의 악화와 배회도 있습니다.

또한 치매치료제를 복용하는 환자 중에 빈뇨와 요실금으로 고생하는 분이 많은데,

이는 가족 · 간병인에게도 절실한 문제입니다. Aricept® 같은 콜린에스테라제 억제제를 복용 중인 환자에게 빈뇨와 요실금이 생길 경우, 빈뇨치료제인 항콜린제가 처방될 때가 있습니다. 아세틸콜린(Ach)을 늘리는 약을 처방받으면서 항콜린제가 처방되는 것입니다. 말초 콜린수용체에는 거의 작용하지 않는다고 하지만, 사실 콜린에스테라제 억제제를 감량하면 빈뇨와 요실금, 그리고 변실금도 개선되는 일이 자주 있습니다. Aricept®뿐만이 아닙니다. Exelon®·Rivastach®, Reminyl® 등 다른 약도 마찬가지입니다. 변실금 문제는 간병인에게 절실한 문제입니다. 화장실이나 거실을 변으로 더럽히는 일은 상당히 큰 스트레스가 됩니다.

② Rivastigmine의 부작용

Rivastigmine(Exelon®·Rivastach®)은 세 가지 약 중에서 각성 작용이 가장 강한데, 이 역시 Aricept®와 마찬가지로 과량투여를 하게 되면 보행이 곤란해지는 부작용이 있습니다(그림12). 게다가 보행이 곤란해지는 이러한 부작용은 빨리 나타나고, 붙인 지 며칠 만에 나타납니다. 붙인 다음 날에 다리 힘이 약해질 때도 있습니다. Aricept®로 보행이 곤란해지는 것은 몇 개월에서 1년 이후로 지연형인 것과 대조적입니다.

또한 Aricept®보다는 적지만 화를 잘 내거나 흥분, 망상이 나타납니다. 졸음과 졸림이 나타날 때도 있습니다.

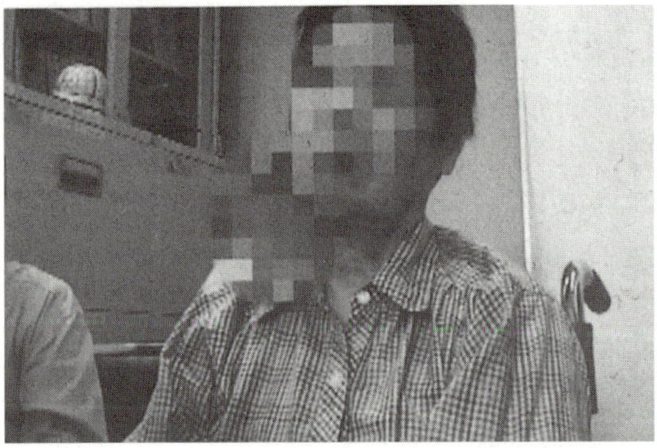

82세 여성, Rivastach®를 13.5mg에서 18mg으로 증량한 뒤 1주째에 걸을 수 없게 되어 휠체어를 탔다.

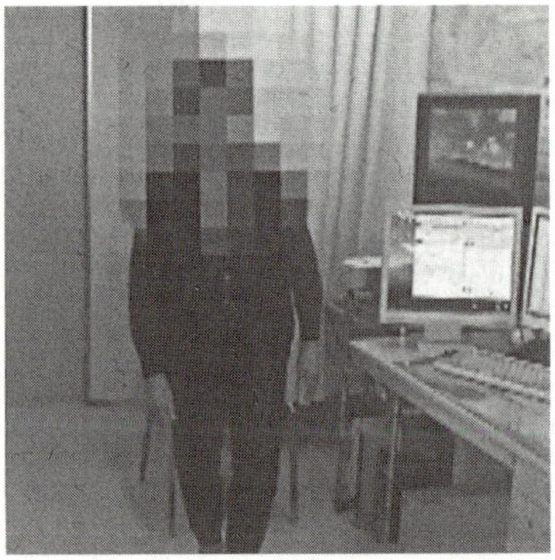

18mg에서 9mg으로 감량하고 3일째에 걸을 수 있게 되었다. 2개월 뒤에는 HDS-R 점수도 5점에서 7점으로 올랐다. 인지기능도 개선을 보였다.

[그림12] Rivastach®를 증량한 뒤 보행이 곤란해졌다가 감량으로 보행할 수 있게 된 증례

③ Galanthamine의 부작용

Galanthamine(Reminyl®)은 뇌를 각성시키는 작용이 약하고 화를 잘 냄, 흥분도 적은 것이 특징입니다. 이는 다른 두 약에 비해 Ach을 증가시키는 작용(콜린에스테라제 억제작용)이 약하기 때문입니다.

비교적 사용하기 편한 약이지만, 그 대신 구역과 같은 소화기증상은 세 약물 중에서 가장 강력하고, 보행장애와 불수의운동 같은 부작용(Ach 과잉 증상)은 적긴 하지만 어지럼증, 휘청거림, 졸림 등이 있으므로 주의가 필요합니다.

세 가지 약 모두 부작용으로 빈뇨, 요실금, 변실금(그림13) 등이 있지만, Reminyl®은 변실금과 늘 변의를 느끼는 특징적인 부작용이 있습니다.

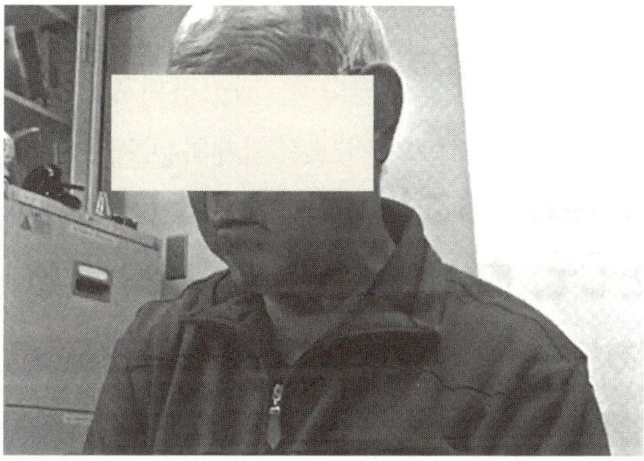

[그림13] Reminyl®로 실금이 나타난 증례
82세 남성, Reminyl®로 요실금뿐만 아니라 변실금도 나타났다. Reminyl®을 8mgx2에서 4mgx2로 감량하여 변실금은 없어졌다.

④ 콜린에스테라제 억제제의 기타 부작용

[표1]에는 나와 있지 않지만, 콜린에스테라제 억제제의 부작용 중에 의외로 많은 것이 위궤양입니다. 콜린에스테라제 억제제는 구역과 같은 소화기증상과 같은 부작용뿐만 아니라 위궤양이 생기는 경우가 적지 않습니다. 외과의사와 소화기내과의사 간에 'Aricept® 위궤양'은 이전부터 알려져 있고, 상당히 큰 위궤양이 생기는 경우도 있다고 합니다.

우리 병원에서도 이따금 콜린에스테라제 억제제를 처방한 환자 중에 속이 아파서 소화기내과에서 진찰을 받는 분이 계십니다. 처방할 때 미리 설명을 하지만, 아무래도 '머리에 쓰는 약'으로 '위가 안 좋아졌다'는 생각은 못한 탓인지, 위에 통증이 생기고 하혈을 하여 다른 병원 소화기내과에서 위내시경을 검사받는 환자가 있습니다. 양성자펌프억제제(PPI) 등의 소화궤양치료제와 병용하는 것이 좋다고도 하지만 역시 주의해야 하는 점입니다.

또한 심각한 부작용으로는 부정맥의 악화가 있습니다. 콜린에스테라제 억제제는 중증 서맥(bradycardia)인 환자에게는 금기인데, 중등도 서맥인 경우에는 처방될 때가 있습니다. 가령 규정량 이하라도 환자에 따라서는 콜린에스테라제 억제제가 과량으로 투여될 때가 있으므로, 가령 중증이 아닌 서맥에서도 심정지, 돌연사로 이어질 중대한 부작용이 있을 수 있는 점에 주의가 필요합니다.

2) NMDA수용체길항제의 부작용

Memantine의 부작용

Memantine(Memary®)은 콜린에스테라제 억제제가 아닙니다. 뇌신경세포 보호를 목적으로 한 치매치료제(NMDA수용체길항제)로, 질환의 진행을 억제하는 작용이 있는 약이지만, 현재는 화를 잘 냄과 흥분 같은 행동심리증상(BPSD)의 치료에 쓰일 때가 많아졌습니다.

Memary®의 부작용으로는 시작 용량인 5mg부터 이따금 화를 잘 냄, 흥분 등의 증상이 나타날 때가 있고, 또한 증량함에 따라 어지럼증과 휘청거림이 나타날 때도 있습니다. 졸음이 심하게 생겨서 움직이지 못하게 될 때도 있습니다. 어지럼증과 휘청거림 등의 부작용 때문에 치료량인 20mg으로 유지할 수 있는 경우는 전체의 30% 정도인 것 같습니다.

Memary®의 어려운 점은, 부작용의 발현을 사전에 예측할 수 없다는 점입니다. 어느 정도 예측할 수 있는 콜린에스테라제 억제제의 부작용과는 다릅니다. 그 때문에 일차진료의사가 Memary®를 잘 쓰기는 상당히 곤란할 것 같습니다.

저의 장기간 경험으로 Memary®는 2년 이상 복용시키면 효과를 볼 때도 많은 약이므로, 규정량에 구애되지 않고 복용할 수 있는 양으로 장기간 지속시키는 것이 좋으리라 봅니다.

◎

다양한 부작용을 들었는데, 이 부작용은 각 약제의 첨부문서에는 거의 나오지 않습니다. 이러한 부작용은 왜 대규모 임상시험과 시판 후 조사에서는 밝혀지지 않았을까요? 화를 잘 냄과 흥분은 치매 환자를 많이 진찰하는 의사에게 잘 알려진 부작용입니다.

이러한 부작용은 결코 드문 것이 아니고, 또한 부작용을 지적하는 것은 저뿐만이 아닙니다. 많은 전문의들은 알고 있는 사실입니다.

치매 400만 명, 예비군을 포함하면 800만 명 시대라고 하듯이, 이제 치매와 치료제가 세간의 주목을 받게 되었습니다. 도처에서 치매 강연과 약제 광고가 이루어지고 있는데, 비교적 이 부작용에 대한 주의 환기의 정보가 적은 느낌입니다. 앞으로 더 많은 정보 수집을 하여 지견을 축적하고, 유효성뿐만 아니라 부작용에 대해서도 널리 정보를 공유하는 것이 앞으로 다가올 시대에 필요하다고 봅니다.

column

국가에서 치매치료제의 소량투여를 인정했다!

2016년 6월 1일, 후생노동성에서 획기적인 사무연락이 발표되었습니다. 각 광역단체의 국민건강보험단체연합회 중앙회와 사회보험 진료보수 지불기금처에 규정량 미만의 투여에 대해서도 증례에 맞춰 약제비를 지불하도록 하겠다는 내용입니다.

이 사무연락에는 첨부문서가 규정하는 용량미만이라도 일률적으로 사정(査定)하지 않고, 진료보수 명세서(의료비 청구서)에 기재된 투여 이유 등을 참고로 하여 의학적으로 판단한다고 되어 있습니다. 이는 모든 치매치료제를 대상으로 한 것이며, 시작 용량부터 증량하지 않은 증례, 최소용량 미만의 사용도 포함한다고 합니다. Donepezil(Aricept®)뿐 아니라 Rivastigmine(Exelon®·Rivastach®), Galanthamine(Reminyl®), Memantine(Memary®)도 환자에게 맞춘 소량처방이 가능해졌습니다.

Aricept® 등의 치매치료제는 규정량으로 치료하면 환자에게 흥분과 보행 장애 등의 부작용이 생겨서 간병이 곤란해지는 점 때문에 지금까지도 일부 의사는 규정량 이하로 치료를 해왔습니다. 그러나 각 지역에 따라 규정량 미달인 소량투여는 지불 청구를 인정하지 않는 경우가 있어서 이것이 문제가 되었습니다. 진료보수의 지불이 인정되지 않는 것이 소량처방을 피하게 하는 원인이 되었던 것입니다.

이 통보는 화를 잘 냄과 흥분 등 치매치료제의 다양한 문제를 국가가 인정하고, 또한 소량처방을 용인하며 치매치료제의 증량 규정을 사실상 철폐했다는 점에서 큰 의미가 있습니다.

> Aricept®: 2.5mg이나 1mg이나 OK!
> Exelon® · Rivastach®: 4.5mg도 OK!
> Reminyl®: 4mgx2도 OK!

이것으로 조금이나마 각각의 환자에게 맞는 치매치료가 가능해졌습니다. 규정량으로도 문제가 없는 환자도 많이 있지만, 고령자에서는 부작용으로 인해 환자 상태를 악화시키거나 간병을 곤란하게 하는 증례가 상당히 많이 있습니다. 환자 한 명 한 명을 잘 진찰하고 부작용으로 고생하지 않도록 처방에 항상 주의하도록 합시다. 그러기 위해서는 치매치료제의 다양한 부작용을 알고 놓치지 않도록 하는 것이 중요합니다.

Ⅲ장

치매치료제를 잘 쓰는 법

1 Donepezil(Aricept®)을 잘 쓰는 법

1 Donepezil의 최적 용량

[그림1]을 봐 주십시오. 이는 우리 병원에서 시행한 Donepezil(Aricept®)의 최종 치료량(2014년 데이터)입니다. 치료 기간은 최소 1년입니다.

효과가 있으면 늘리지 않고 부작용이 생기면 감량하는 방법으로 치료를 한 경우, 가장 많은 최종 치료량은 2.5mg이었습니다. 이어서 규정량인 5mg, 그다음으로 많은 것이 1.5mg입니다. 우리 병원에서는 0.75mg도 쓰기 때문에 1.0mg 이하로 유지한 증례도 있습니다. 전체 평균은 3.11mg입니다. 최종 치료량이 10mg인 증례는 단 한 증례도 없었습니다.

1년 이상 지속적으로 혹은 별로 악화되지 않고 치료할 수 있다는 것은 말하자면 치료 성공례입니다. 치료 성공례는 소량투여가 많습니다.

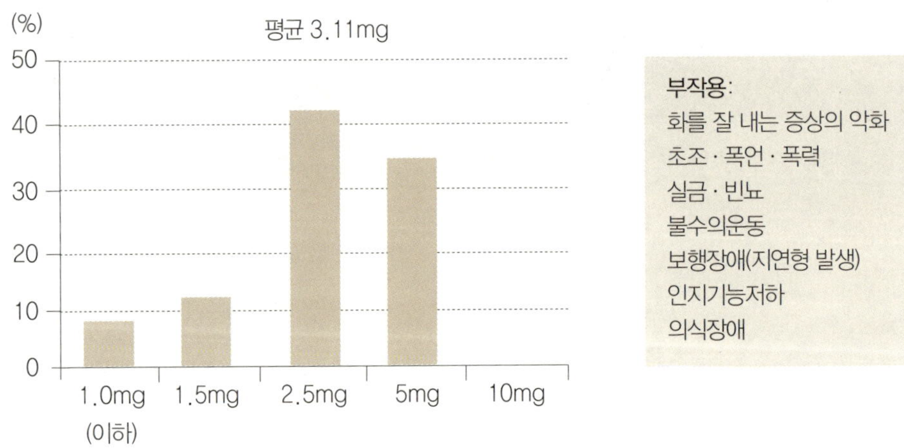

[그림1] Donepezil(Aricept®)의 최종 치료량 (마사히로카이 이케부쿠로병원, 2014년)

1999년에 Aricept®가 발매된 이후 많은 치매 환자에게 쓰였는데, 화를 잘 내는 증상이 악화되거나 흥분한 환자는 헤아릴 수 없고, 초기 무렵에는 치매와의 전쟁이 아니라 Aricept®의 부작용과 전쟁을 하는 듯했습니다. 제가 치험한 예에서 화를 잘 내는 증상과 흥분은 Aricept®를 처방한 증례의 30% 이상에서 확인되었습니다. 원래 화를 잘 내는 증상이 있는 환자는 100% 악화되었습니다.

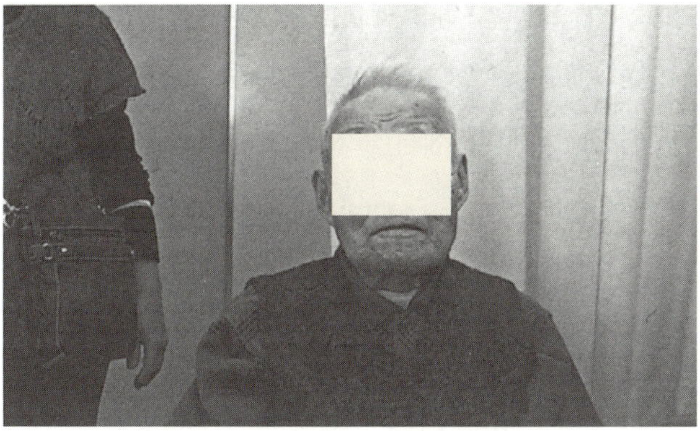

[그림2] Aricept®를 중지하고 흥분이 진정된 증례

92세 남성, 알츠하이머형 치매, 신경원섬유매듭형 노년치매(SD-NFT) 의심.
Aricept® 5mg으로 흥분이 있다. Aricept®를 중지했더니 흥분은 소실되었고, 원래 침착했던 아버지의 모습으로 돌아왔다. 현재는 Cilostazol(Pletaal®) 50mg×2만으로 치료하고 있다. 6개월 뒤 HDS-R 점수는 6점에서 7점이 되었으며 악화되지 않고 있다.

처음에는 Tiapride(Gramalil®) 등의 약으로 억제하면서 사용했지만, 그래도 조절하기가 어려워서 정말 난처했습니다. 가족도 간병을 하기가 곤란해지고 피폐해지지만, 진찰하는 의사도 치료하기 곤란해져서 고생을 합니다.

그러나 이미 Aricept®를 복용 중인 환자의 흥분 치료는 간단하며, 약을 중단하거나 줄이면 좋아지는(그림2) 것을 알게 되어서, 이 점에 대해서는 가족과 간병인이 대단히 고마워하셨습니다.

지연형으로 나타나는 보행장애와 빈뇨 등의 문제는 앞 장에서 설명했는데, 이는 감량만으로 간단하게 해결되는 문제이므로 알고만 있으면 된다고 봅니다. Aricept®는 인지기능을 개선시키기 전에 흥분시키고, 어느새 보행기능을 약하게 하며 일상생활기능(ADL)을 저하시킬 때가 있는 약이라는 것입니다.

또한 Aricept® 5mg을 처방하면 인지기능이 약간 개선되는 것처럼 보이지만, 1년이 지나면 결국에는 인지기능이 악화되어 갑니다. 10mg으로 증량하면 조금 기력이 생기지 않았나 느낄 때는 있지만, 이후 역시 점점 안 좋아집니다. 그리고 마지막에는 조절할 수 없는 상태가 되고 맙니다.

그러나 그럼에도 Aricept®는 좋은 약이라고 할 수 있습니다. "제대로만 사용하면" 좋은 약입니다.

치매는 뇌의 퇴행질환이기 때문에 치료할 수는 없습니다. 현재의 의학으로는 치매 진행을 중단시킬 수 없습니다. 그러나 환자를 좋은 상태로 오래 행복하게 지낼 수 있도록 하는 것은 가능합니다. 그 방법은 치매치료제의 적정량 처방인데, 대부분 소량 투여입니다.

2 Donepezil의 소량치료

저는 2004년 이후, Donepezil(Aricept®)의 시작 용량은 규정인 3mg이 아니라 절반 용량인 1.5mg으로 합니다. 그리고 치료량은 5mg이 아니라 원칙적으로 2.5mg입니다. 이렇게 유지하면서 부족하다고 느끼는 경우에만 5mg으로 증량합니다.

이것만으로도 악화되는 증례가 절반 이하로 줄어듭니다. 오히려 인지기능이 좋아지는 증례가 몇 배나 늘었습니다.

치료시험과 같은 6개월 이후의 평가가 아닙니다. 1~2년 이후의 평가에서는 절반 용량의 치료 결과가 좋습니다. 일반적으로 설명하는 '7~8개월에서 1년 정도 악화를 늦출 수 있다'는 것이 아니라, 소량으로 투여하면 1년 이상 좋은 상태를 유지할 수 있습니다(그림3).

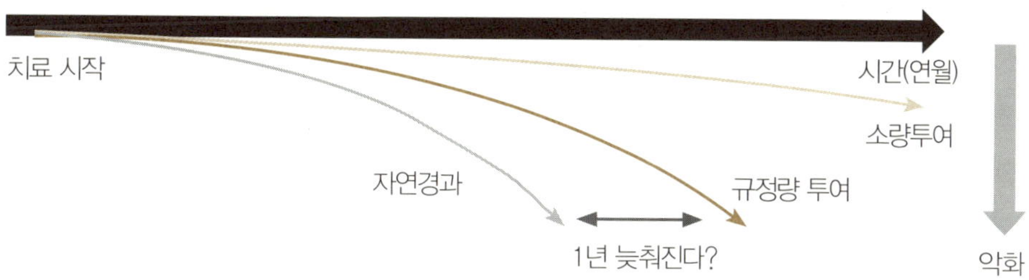

[그림3] Donepezil(Aricept®) 소량 장기투여의 효과 이미지

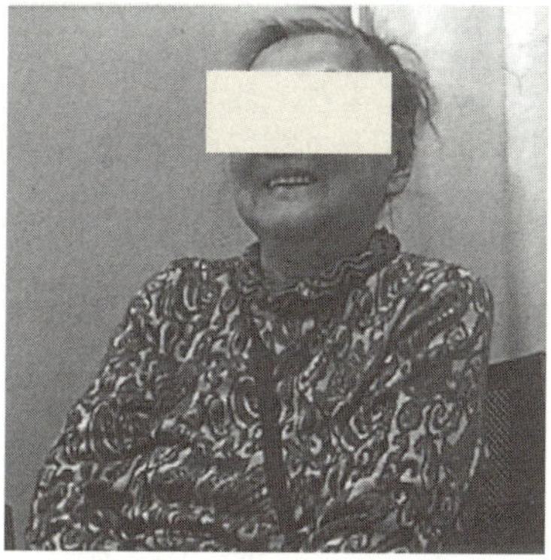

90세 여성, Aricept® 10mg을 처방받고 배회하게 되었다. 집을 나가서 넘어지고 다쳐서 우리 병원에서 진찰을 받았다. HDS-R 점수는 8점. 침착하지 않고 표정은 어두우며, 늘 뭔가 골똘히 생각한다고 했다.
Aricept®를 2.5mg까지 점차 감량했더니 배회가 없어지고 웃는 얼굴이 늘었으며(왼쪽 그림) 가족과 대화를 잘할 수 있게 되었다. 1년 뒤, HDS-R 점수는 8점으로 감량 전과 차이가 없다.

[그림4] Aricept®로 배회하게 된 증례

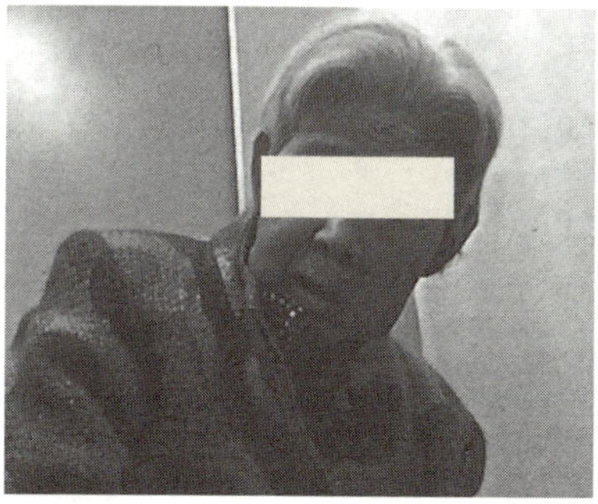

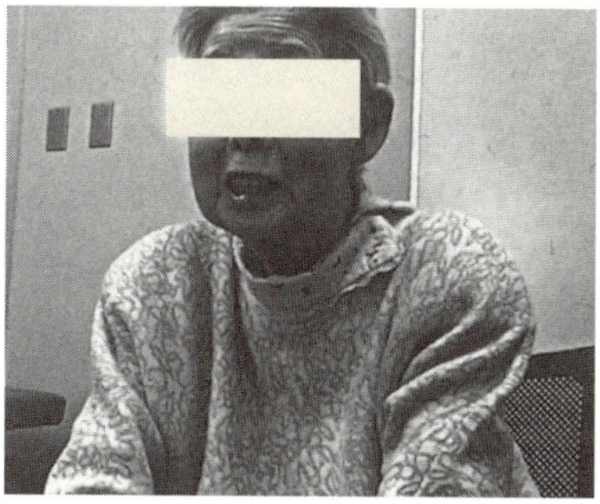

83세 여성, 레비소체치매.
이전 병원에서 Aricept® 10mg을 처방받았다.
소규모 다기능시설에 입소. 매일 약을 복용하게 된 이후로 음식을 삼키지 못하게 되었고, 걸을 수 없게 되었으며 실금도 보였다.

우리 병원으로 전원. Aricept®를 점차 감량했다.
최종적으로 Aricept® 2.5mg까지 감량했다.
HDS-R 점수는 감량 전 15점에서 감량 뒤에는 17점으로 올랐다.

[그림5] Aricept®를 10mg에서 2.5mg까지 점차 감량하여 증상이 개선된 증례

Aricept® 10mg은 쓰지 않습니다. 10mg까지 증량하여 2~3년 이후까지 좋은 상태로 유지할 수 있었던 경우는 과거에 없었습니다(그림4, 5). 다른 의사에게 치료를 받아 10mg을 복용하던 환자를 몇 명이나 진찰한 적이 있는데, 10mg으로 유지하고 2년 뒤에도 좋은 상태였던 환자를 경험한 적은 없습니다. 10mg으로 증량하여 건강해졌다고 생각되는 것은 처음에만 그렇습니다.

이후에는 으레 기억력이 악화되고 일상생활기능(ADL)이 저하됩니다. 이에 화를 잘 냄과 흥분, 망상을 진정시키기 위해 항정신병 약물을 병용한 경우에는 인지기능이 더욱 빨리 악화됩니다. 신체기능도 저하되고 생명예후도 불량해집니다. 인지기능의 개선만을 목표로 과량투여를 하게 되지만, 오히려 악화를 재촉합니다.

치매치료제의 부작용을 억제하기 위해 항정신병 약물을 쓰는 것은 사실 난센스라고 생각합니다. 만약에 흥분과 망상, 배회를 보인다면 일단 치매치료제의 감량이 필요합니다. 무엇보다 중요한 것은 처음부터 과량투여가 되지 않도록 처방하는 것입니다.

3 Donepezil 극소량치료

최근에 저는 Donepezil(Aricept®)을 0.75~1.5mg 정도의 극소량치료만 적극적으로 하고 있습니다. 세립을 쓰는데, 85세 이상인 고령자의 알츠하이머형 치매(ATD) 또는 레비소체치매(DLB)일지 모르는 ATD, DLB, 혈관치매(VD)에 대한 치료입니다.

고령자와 DLB에서는 이와 같은 적은 양으로도 좋은 치료성적을 거둘 수 있습니다. 저는 Donepezil(Aricept®) 극소량치료라고 부릅니다(그림6).

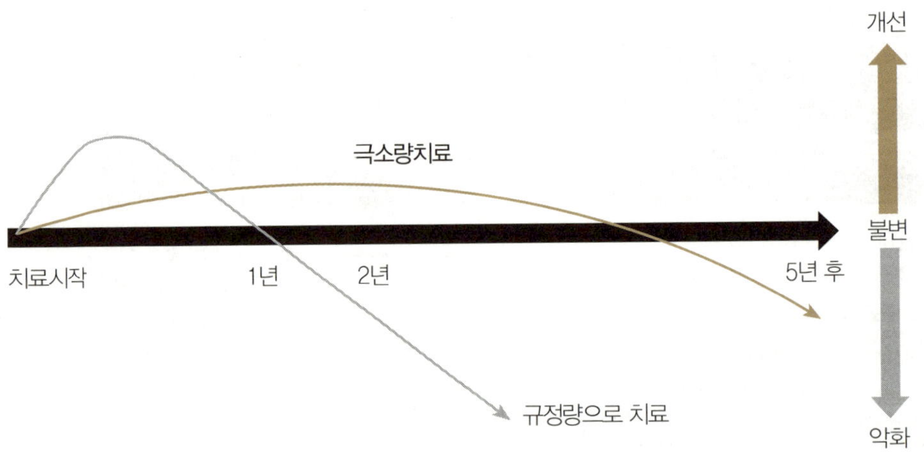

[그림6] Donepezil(Aricept®) 극소량치료의 효과 이미지

1) Donepezil 극소량치료의 투여량

극소량치료란 Donepezil(Aricept®) 0.75mg 또는 1.0mg으로 치료를 시작하며, 원칙적으로 1.5mg으로 유지하는 방법입니다. 반 년간 관찰해서 충분하지 않다고 생각되면 2.0mg, 최대 2.5mg까지 서서히 증량합니다.

극소량치료에 Aricept®는 세립을 씁니다. 극히 미량이며 조제하기 힘들기 때문에 젖당으로 5배로 부형을 합니다.

2) Donepezil 극소량치료의 개념

① 원칙적으로 고령자에 한정적으로 시행

이 치료의 목표는 치매 환자가 5년 뒤에도 건강하고 행복하게 살게 하는 것입니다. 혹시 저용량(low-dose)으로 환자의 치매를 악화시키는 것은 아닐까 생각할지 모르지만, 그건 조기발현 알츠하이머병인 경우입니다. 65세 미만인 경우에 극소량치료는 하지 않습니다.

ATD로 진단된 85세 이상의 환자 중에는 신경원섬유매듭형 노년치매(SD-NFT)도 많이 포함되어 있을 것으로 예상됩니다. SD-NFT는 타우병증(tauopathy, 베타아밀로이드는 적고 타우단백질만 축적되는 질환)의 일종으로 기억기능이 서서히 악화되는 치매인데, ATD와 감별하기가 상당히 어렵습니다. 이 SD-NFT 환자는 치매치료제를 과량투여하게 되면 인지기능과 ADL이 쉽게 악화됩니다. 그러나 극소량치료를 하면 설령 SD-NFT라도 악화시키지 않고 몇 년이나 좋은 상태를 유지할 수 있습니다.

② 경과에 맞춰 처방량을 조정

또한 몇 년 동안 치매 환자의 경과를 살펴보면 알 수 있는 것인데, 고령자의 치매는 시시각각 변화합니다. 치료를 시작할 때 ATD이더라도 5년 뒤에도 ATD라고 할 수는 없습니다. 1년이 지나면 픽병이 합병되는 경우도 있습니다. 2년 뒤에는 DLB가 합병되는 경우도 있습니다.

Donepezil(Aricept®)의 치료량이 많은 채로 지속되면, 처음에는 보이지 않던 화를 잘 내는 증상과 흥분, 망상 등이 악화될 때도 있습니다. 또한 치매 종말기에는 자리보전하여 누워 지내게 될 때도 있습니다. 마지막까지 같은 양으로 치료하면 어느 새인가 환자를 쇠약하게 만들 때가 적지 않습니다.

Donepezil뿐만 아니라 콜린에스테라제 억제제 역시 환자 증상에 따라 처방량을 그때 그때 바꾸는 방식으로 치료하는데, 대부분은 감량을 하는 융통성 있는 방식으로 치료하는 쪽이 좋은 것 같습니다.

③ 위험을 피하기 위한 처방

Aricept®를 0.75mg으로 시작하면, 알츠하이머형 치매(ATD)라고 생각했던 증례가 가령 약제감수성이 강한 레비소체치매(DLB)였다고 하더라도 뜻하지 않은 실패가 없습니다. Aricept® 5mg을 문제없이 복용할 수 있는 DLB는 일부 건강하고 나이가 많지 않은 환자이며, 75세 이상인 고령자의 DLB에서는 극소량의 Aricept®가 아니면 치료를 할 수 없습니다.

실제로 Rivastigmine(Exelon® · Rivastach®)이 등장하기 이전에, 저는 Aricept®를 0.5~2.5mg 사이에서 미세하게 조정하면서 DLB를 치료했습니다. 고령자의 DLB인 경우에는 1.5mg으로도 부작용으로 인해 악화될 때가 있습니다. 걷지 못하게 되고 식사를 못하게 됩니다. 그러나 0.75~1.0mg으로 치료를 시작하면 실패가 거의 없습니다. 소량치료를 하면 5년 이상이 지나도 전혀 악화되지 않는 DLB 환자가 몇 명이나 있습니다.

제가 권하는 DLB의 일차선택은 Exelon®·Rivastach®인데, 피부증상 등의 이유로 패치제인 Exelon®·Rivastach®를 쓸 수 없을 때도 있습니다. 그런 경우에 저는 이 Donepezil 극소량치료를 합니다.

또한 가령 혈관치매(VD)라고 하더라도 0.75mg의 저용량으로 시작하면 잘 되는 경우가 많습니다. 원래 Aricept®가 VD에는 그다지 효과가 있지 않습니다. 뇌내 아세틸콜린(Ach)이 그다지 저하되어 있지 않기 때문입니다. 오히려 과량투여가 되어 쉽게 화를 내거나 흥분이 악화되거나 인지기능이 저하되거나 다리 힘이 약해지는 일도 있습니다. 콜린에스테라제 억제제로 치료가 잘 되기보다 악화될 때가 많습니다. 다리 힘이 약해지면 ADL도 떨어집니다. 그래서 저용량 치료를 하는 것이 좋습니다. 조금만 Ach을 보충하여 치료목표를 60점으로 합니다. 고득점을 노리면 실패합니다.

[표1]에 Donepezil 소량치료와 극소량치료, [그림7]에 Donepezil을 이용한 '간단치료'를 정리했습니다. 치매치료의 목표는 무엇일까요? 간이정신상태검사(MMSE)와 개정 하세가와식 간이지능평가척도(HDS-R) 점수를 2점 올리는 것일까요?

[표1] Donepezil(Aricept®) 소량치료와 극소량치료

	소량치료	극소량치료(세립 사용)
대상	고령자의 알츠하이머형 치매	• 85세 이상인 고령자의 알츠하이머형 치매 • 레비소체치매와 유사한 알츠하이머형 치매 • 레비소체치매 • 혈관치매
시작 용량	1.5mg	0.75mg 또는 1.0mg
유지량	원칙적으로 2.5mg	원칙적으로 1.5mg
증량과 감량에 대하여	• 부족하다고 판단되는 경우에만 5mg으로 증량한다(10mg은 쓰지 않는다) • 화를 잘 냄, 흥분, 보행장애, 빈뇨, 실금 증가가 있으면 감량한다	• 6개월간 관찰하여 충분하지 않다고 생각되면 2.0mg을 거쳐 2.5mg까지 증량 • 과량이라 생각되면 감량한다

기억력을 약간 개선하기 위한 증량이나 과량으로 화를 잘 내게 되거나 난폭하게 굴거나 망상이 증가하여 가족과 간병인이 고생하는 것보다, 목표로 해야 할 것은 환자 본인과 가족, 간병인의 행복한 생활이 아닐까요? 하물며 첨부문서에 규정되어 있는 치료량으로는 장기간 효과는 바랄 수 없습니다.

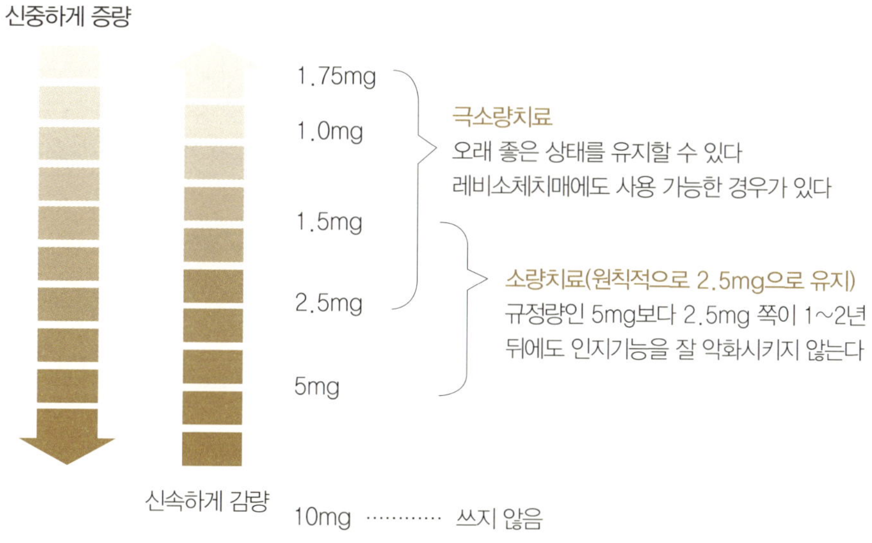

[그림7] Donepezil(Aricept®)을 이용한 '간단치료'

Aricept®는 소량으로도 효과를 보는 약입니다. 게다가 소량이면 장기간 효과를 기대할 수 있습니다. '효과가 있음'을 '기억력이 좋아짐'과 같은 뜻이라고 생각하면 어려울지 모르지만, '효과가 있음'을 '오래 행복한 생활을 보냄'이라는 의미로 생각하면 Aricept® 소량치료, 극소량치료는 틀림없이 효과가 있는 치료법입니다(그림8~10).

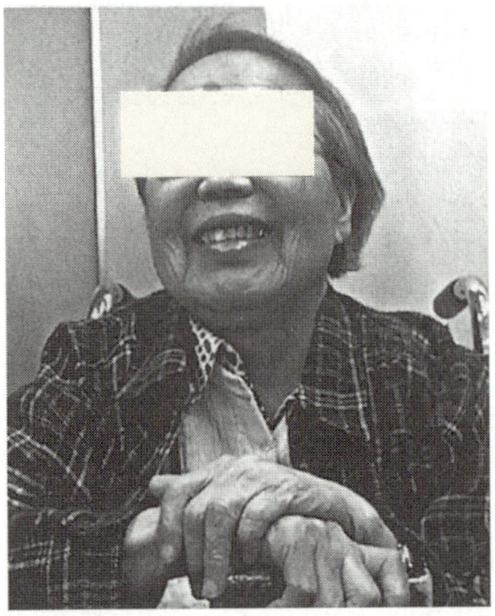

90세 여성, 알츠하이머형 치매. Aricept® 5mg에서 0.75mg까지 서서히 감량하여 화를 잘 내는 증상과 흥분은 소실. HDS-R 점수도 14점에서 15점으로 개선.

[그림8] Aricept® 5mg에서 0.75mg까지 감량하여 증상이 개선된 증례

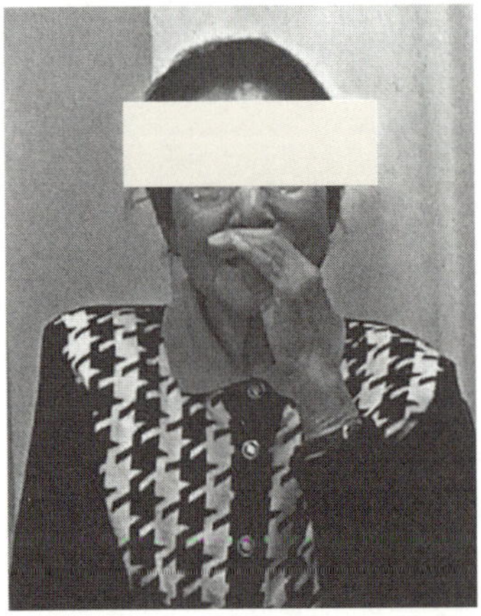

94세 여성, 알츠하이머형 치매, 신경원섬유매듭형 노년치매 의심. Aricept® 1mg으로 장기간 건강함. 치료 시작 전 HDS-R 점수는 15점. 3년이 지난 뒤에도 15점으로 악화 없이 경과하고 있다.

[그림9] Aricept® 1mg 복용으로 3년이 지난 뒤에도 악화가 없는 증례

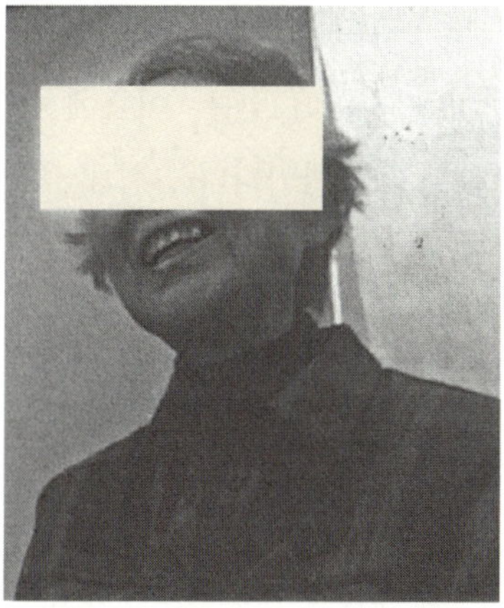

73세 여성, 알츠하이머형 치매의 frontal variant. Aricept® 0.75mg과 극소량의 Chlorpromazine(Wintermin®)으로 3년 이상 치료가 가능하다.

[그림10] Aricept® 소량치료(0.75mg)로 장기간 유지 증례

column

Donepezil의 격일 투여

치매치료에서 흔히 문제가 되는 것은 복약관리입니다. 보살펴주는 가족이 동거하고 있으면 좋지만, 치매인 부부 둘이 사는 증례나 혼자 사는 경우에는 복약관리가 곤란합니다.

가족이나 간병인이 없으면 하루 두 번 약을 잘 복용할 수 있을까요? 패치제제를 제대로 매일 새것으로 교체할 수 있을까요? 상당히 어려울 것 같습니다.

독자 여러분도, 약을 복용하지 않고 모아두며 딸에게 주의를 받는 것이 싫어서 봉투에 든 약을 쓰레기통에 버리는 노인 사례를 경험하거나 얘기를 듣지는 않았나 싶습니다.

중등도 이상의 치매에 혼자 사는 경우에는 제대로 복약관리를 할 수 없습니다. 간병보험을 써서 도우미의 방문간병이나 주간돌봄 서비스를 이용하면 그날만은 관리를 할 수 있습니다. 그러나 매일 하기는 무리이며, 하루 두 번 복용하는 약으로는 곤란합니다.

그래서 Donepezil(Aricept®)을 격일 투여하는 법이 있습니다. 이는 이틀에 한 번 혹은 1주에 3일 혹은 4일만 Aricept®를 복용하는 치료법입니다(그림1).

	월	화	수	목	금	토	일	
Donepezil 5mg정	○		○		○		○	주4
Donepezil 5mg정	○		○		○			주3

주 3일, 주 4일 내복으로도 OK(짝수 날 격일로 내복하는 것도 OK).

[그림1] Donepezil(Aricept®) 격일 투여법

가령 홀수 날에만 Aricept® 5mg을 내복하고 짝수 날에는 내복하지 않기, 혹은 월, 수, 금, 일요일 주 4일만 Aricept® 5mg을 내복합니다. 월, 수, 금요일 주 3회도 상관없습니다. 이렇게 하여 절반용량 투여(2.5mg/day)와 같은 양이 됩니다. 주간돌봄 서비스 이용이 주 3회라면 약을 주간돌봄 시설에 맡겨서 그날만 복용시킵니다.

Aricept®는 반감기가 길고 뇌내 체류시간이 매우 긴 약입니다. 그 특성을 이용합니다.

◎

규정 투여방법과는 다르지만, 치료할 수 없기 때문에 '당면한 큰 일을 위해서는 다른 일의 희생도 감수할 수밖에 없다'는 뜻입니다. 물론 매일 확실하게 복용하는 것이 좋지만, 스스로 복용하지 못한다면 주 3회라도 좋으니 확실히 복용시킵니다.

저는 이 방법으로 몇 분의 환자를 치료하고 있는데, 비교적 양호한 결과를 얻고 있습니다.

정리 실패하지 않는 Donepezil(Aricept®)의 사용법

규정에 구애되지 않는 처방량을

Donepezil(Aricept®)의 첫 회 투여량은 규정에서는 3mg이지만, 저는 절반인 1.5mg을 권합니다. 또한 유지량도 규정인 5mg이 아니라 절반인 2.5mg으로 치료하기를 권합니다. 규정인 5mg, 10mg을 복용할 수 있는 경우는 건강한 조기 발현 알츠하이머병 환자가 위주이지만, 조기발현 알츠하이머병에서도 과량투여로 컨디션이 떨어질 때가 있습니다.

2.5mg으로 충분하지 않다고 생각되면 5mg으로 증량해야 하지만, 화를 잘 내는 증상 등의 부작용을 보이는 경우에는 항정신병 약물을 병용할 게 아니라 주저하지 말고 Aricept®를 감량해야 합니다.

투여량을 줄이면 인지기능이 악화된다고 생각하지만, 실제로는 그다지 차이가 없습니다. 과량투여가 된 경우에는 감량으로 오히려 인지기능이 좋아질 때가 많습니다.

치매가 중증이 되더라도 저는 10mg 사용은 권하지 않습니다. 10mg으로 증량하여 좋은 느낌인 증례는 극히 적고, 조금 건강해졌다고 생각해도 1년이 지나면 더 악화됩니다. 이 악화 수준은 소량투여로 몇 년 치료한 수준보다 더 불량한 상태입니다.

고령자에게는 신중하게-극소량치료를 권고

80세 이상인 고령자라면 더 신중하게, 최대 2.5mg 이하로 치료하기를 권고합니다. 85세 이상에서 발병한 고령자 치매는 알츠하이머형 치매(ATD)가 아니라 혈관치매(VD)나 레비소체치매(DLB) 혹은 신경원섬유매듭형 노년치매(SD-NFT) 등일 가능성이 있습니다. 이러한 치매는 규정량으로는 과량투여가 되는 것이 거의 필연이므로 더욱 신중한 치료가 필요합니다. 저는 원칙적으로 1.5mg으로 유지하는 극소량치료를 추천합니다.

극소량치료에는 세립을 사용합니다.

레비소체치매에는 이차선택

최근 적응이 추가된 레비소체치매(DLB)인데, 저는 DLB에 Aricept®를 쓰는 건 전혀 권하지 않습니다. 권하는 DLB의 일차선택은 Rivastigmine(Exelon®·Rivastach®)으로, 이 약이 패치제제라는 단점을 제외하면 Aricept®를 쓸 장점은 없습니다.

환시를 없애는 것, 인지기능을 좋게 하는 것 모두 Exelon®·Rivastach® 쪽이 현격히 효과가 있습니다. 만약에 피부증상으로 패치를 쓸 수 없고 Aricept®로 DLB를 치료할 경우에는 0.75~2.5mg을 기준으로 치료하도록 합니다.

혈관치매에도 쓸 수 있다

소량투여라면 혈관치매(VD)에도 쓸 수 있습니다. 고령자에서는 적잖이 아세틸콜린(Ach)이 저하되어 있습니다. 현격하게 좋아지지는 않더라도 Ach을 조금만 보충하여 약간 호전시키는(건강하게 만드는) 것을 고려하도록 합니다.

인지기능이 악화되어도 필요 이상으로 증량하지 않습니다. VD인 경우에 뇌내 Ach은 그다지 감소해 있지 않아서, 필요 이상으로 전두엽을 활성화하면 흥분하거나 망상이 심해질 뿐입니다. 사용할 경우에는 너무 적게 투여한다고 생각될 정도의 소량으로 100점이 아니라 60점을 목표로 하도록 합니다.

전두측두엽치매(픽병)에는 사용하지 않는다

이는 상당히 중요합니다. 전두측두엽치매(FTD: 픽병)라고 생각되거나 의심될 경우에 Aricept®는 틀림없이 증상을 악화시킵니다. 전두엽을 과도하게 활성화시켜서 뇌내 균형을 망가뜨리기 때문입니다.

그렇지 않아도 조절이 어려운 픽병입니다. 치매라고 해서 무조건 Aricept®를 절대 처방하면 안 됩니다. 전두엽 증상의 악화는 범죄나 사고의 원인이 될 수도 있습니다.

중증례에는 Donepezil을 중단한다

이미 자리보전하여 누워 지내고 식사도 못하는 고령 환자에게 막연하게 Aricept® 5mg 혹은 10mg이 처방될 때가 많습니다. 어쩌면 중증 치매라는 이유로 좋아지라고 처방하는 것 같은데, 이는 분명히 상태를 악화시킵니다.

이와 같은 경우에는 바로 Aricept®를 중지해 주십시오. 중지하여 갈팡질팡하는 동안에 상태가 좋아질 때가 있습니다. 음식을 먹을 수 없는 상태였는데 식사를 할 수 있게 되는 경우도 있습니다. 저는 지금까지 이러한 증례를 수십 차례 보았습니다. 만약에 그러한 증례가 있으면 꼭 시도해 주십시오.

서맥과 심부전에 주의

Aricept®에는 서맥을 악화시키는 부작용이 있어서 5mg으로도 돌연사의 원인이 될 때가 있습니다. 중증 심부전이 확인되는 경우에는 돌연사의 원인이 될 수 있으므로 충분한 주의가 필요합니다.

Donepezil은 소량으로도 효과를 본다

Aricept®에 대해 여러 가지 부정적인 얘기만 했는데, 그래도 현재 치매치료에 Aricept®는 없으면 안 되는 약입니다. 전두엽을 활성화시키는 작용은 강력하고, 투여량만 적정하면 환자를 상당한 확률로 좋게 만들 수 있습니다. 결국 사용법에 달려 있습니다.

당장의 효과에 구애되지 않고 2~3년 뒤 환자와 가족 간병인의 행복을 첫 번째로 삼아 잘 치료하면 반드시 뛰어난 약임을 알 수 있습니다.

2 Rivastigmine (Exelon®·Rivastach®)을 잘 쓰는 법

1 치매치료에 변혁을 가져 온 Rivastigmine

episode

치매치료제인 콜린에스테라제 억제제는 오랫동안 Donepezil(Aricept®)뿐이었지만, 2011년 Rivastigmine(Exelon®·Rivastach®)과 Galanthamine(Reminyl®)이 발매되었습니다. Exelon®·Rivastach®, Reminyl® 모두 Aricept® 와는 전혀 다른 성격의 약입니다.

Exelon®·Rivastach® 내복약은 구역 같은 소화기증상이 심하기 때문에, 일본에서는 혈중 농도의 상승이 완만하고 느린 패치제제만 발매 허가되었습니다.

Aricept®의 경우에 효과보다 화를 잘 냄, 흥분 등이 문제가 되는 증례가 많은데, Exelon®·Rivastach®는 Aricept®보다 화를 잘 냄과 흥분이 적고, 또한 패치 형태라서 구역 같은 소화기증상도 Aricept®보다 약간 적은 것이 특징입니다. 그러나 Exelon®·Rivastach®의 특징은 이런 것이 아닙니다. 증례에 따라서는 극적이라고 할 수 있을 정도로 좋아지는 점에 있습니다.

Exelon®·Rivastach®로 현저한 효과를 보는 것은 레비소체치매(DLB), 알츠하이머형 치매(ATD)에서도 DLB와 유사한 환자입니다. 밝고 활기를 띠는 환자보다 음울하고 어두우며 조금 허약한 환자입니다.

걷는 모습도 종종걸음으로 걷는 환자인 경우에 다리 힘이 증가합니다. 기력이 없는 환자가 건강해지기 때문에 당연히 일상생활기능(ADL)은 개선됩니다.

개정 하세가와식 간이지능평가척도(HDS-R)에서 10점 이하인 환자, HDS-R조차 할 수 없는 중증 환자가 '마치 잠에서 깬 것처럼' 좋아지는 경우도 있습니다. 가족이 '옛날의 할머니로 돌아왔다!'라고 표현할 정도로 현저한 호전례도 있습니다.

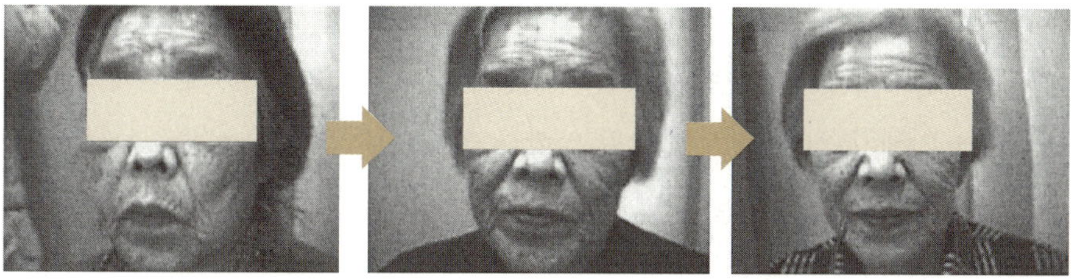

초진 시 1개월 뒤 2개월 뒤

[그림1] Rivastach®로 현저한 효과를 본 증례①
87세 여성. 초진 시 치매로 인한 화를 잘 냄, 피해망상이 있던 상태로 Rivastach®를 투여한 뒤 1~2개월 뒤의 변화. 옷차림도 정돈되고 표정도 온화하게 바뀌고 있다.

[증례1]

87세 할머니의 증례를 소개하겠습니다(그림1).

오랫동안 혼자 살았는데, 서서히 치매 증상이 나타났습니다. 이로 인해 요리와 방 정리, 혼자 해야 할 일상적인 일을 못하게 되었습니다. 조만간 화를 잘 내는 증상이 생기고 잘 흥분하게 되었습니다. 보다 못한 딸이 싫다는 본인을 설득하여 겨우 우리 병원에 데려왔는데, 초진을 할 때는 계절에 어울리지 않는 옷을 입고 있었고, 머리는 부스스하며 언뜻 보기에도 치매라고 판단되는 용모였습니다. 쉽게 흥분하고 '왜 나를 여기 데려 왔어!'라며 화를 냈습니다. 피해망상은 있지만 환시 같은 DLB 증상은 없었습니다. 보행은 약간 느렸습니다.

진단은 ATD. 처방은 Rivastach®로 했고, 시작 용량은 4.5mg이었습니다.

Rivastach® 4.5mg만을 처방한 뒤 두 번째 만난 것은 1개월 뒤. 저는 초진 당시보다 엄청나게 달라진 것에 놀랐습니다. 옷차림은 정돈되고 머리도 빗었으며, 무엇보다 화장을 하고 있었습니다. 표정도 온화하고 대답도 자연스러웠습니다. 가장 놀라운 것은 가족(딸)으로부터 '정말로 좋아졌어요. 이제 평소와 같아요'라는 말을 들은 것입니다.

시험 삼아 HDS-R를 해 보았더니, 치료 전 점수인 18점에서 23점으로 개선되었습니다. 그러나 놀라운 것은 HDS-R 점수의 개선 폭이 아니라 생활장애의 개선 상태였습니다. 옛날만큼은 아니지만 최소한의 일은 모두 할 수 있게 되었습니다.

치료 시작 1개월 뒤에 9mg으로 증량. 그리고 2개월 뒤 세 번째 진찰했을 때는 이제 '긴자 근처에서 쇼핑을 하는 부인'이라고 할 수 있을 정도로 아름답게 화장을 하고 머리를 세팅했으며, 옷차림이 고운 품위 있는 할머니로 바뀌어 있었습니다. 약으로 이 정도까지 달라졌나 싶을 정도로 놀랐던 증례였습니다. 기억력이 좋아지는 것은 물론이지만, 생활장애가 개선되고 화를 잘 내는 증상과 흥분 모두 항정신병 약물을 쓰지 않고 Rivastach®만으로 좋아졌습니다.

Rivastach® 치료량은 18mg이지만, 이제 이대로 9mg으로 충분하다고 생각되었습니다.

◎

Exelon® · Rivastach®가 이와 같은 기적이라고도 할 수 있는 변화를 만든 것은 '각성이 불량한' 치매입니다. '각성이 불량하다'라는 것은 '인지기능이 좋지 않다'라는 의미가 아닙니다. '의식장애를 동반한 치매'라는 의미입니다.

[증례2]

[그림2]의 증례는 건망과 생활장애를 주소로 내원한 환자입니다. HDS-R 점수는 20점. 기력이 없고 집에서는 아무것도 하지 않으며, 항상 '죽고 싶어, 죽고 싶어'라고 말했습니다. 음울하고 의식이 약간 흐린 상태였습니다. 진단은 알츠하이머형 치매(ATD). 어쩌면 숨겨진 레비소체치매(DLB)는 아닐까 하는 느낌이었습니다.

Rivastach® 4.5mg을 처방한 직후부터 변화가 나타났습니다. 갑자기 본인 주변의 일을 직접 할 수 있게 되었고, 휘청거림이나 어지럼증 같은 증세 호소(원인불명의 호소 증상)도 없어졌습니다.

2회째 외래는 2주 뒤. 밝고 쾌활하며 말을 잘 했습니다. 너무 달라져서 시계 그리기검사를 했더니, 치료 전에는 전혀 시계를 그리지 못했는데 겨우 2주 사이에 멋진 시계를 그렸습니다. 그리고 치료를 시작한 지 2개월 뒤. Rivastach®는 4.5mg 그대로였습니다. 이번에는 훌륭한 시조를 지어서 가져오셨습니다. 그 시조는 시조 모임의 선생님이 '대단해요! 저는 더 첨삭할 게 없어요!'라고 말할 정도의 완성도가 높은 시조였습니다.

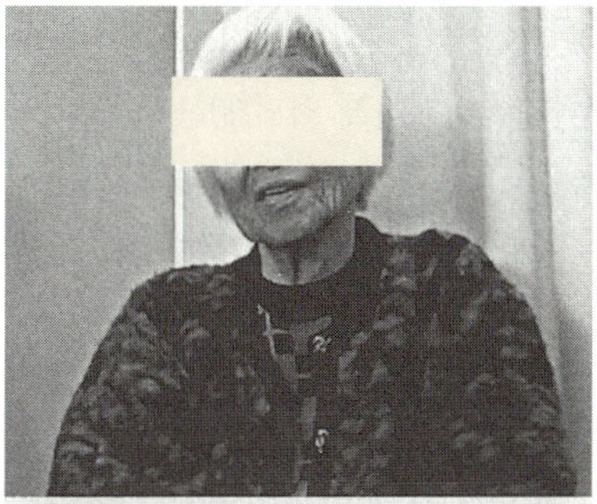

89세 여성, 알츠하이머형 치매.
Rivastach®로 건강해지고, 5년 가까이 안 하던 시조도 짓게 되었다. 게다가 시조 선생이 '첨삭할 게 없어요!'라고 말할 정도로 훌륭한 시조였다.
이전에는 '죽고 싶어, 죽고 싶어'라고 말했는데, 최근에는 '더 살고 싶어!'라고 말한다. 휘청거림이나 어지럼증 같은 원인불명의 증상도 없어졌다.

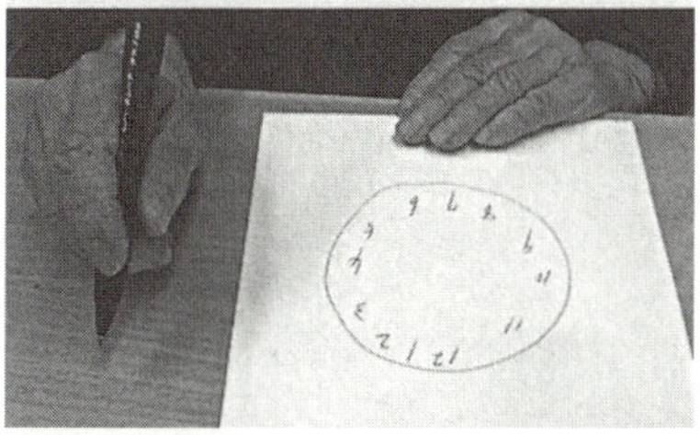

치료 전에는 전혀 그리지 못했는데, Rivastach® 4.5mg을 붙이고 2주 뒤에는 멋진 시계를 그릴 수 있게 되었다.

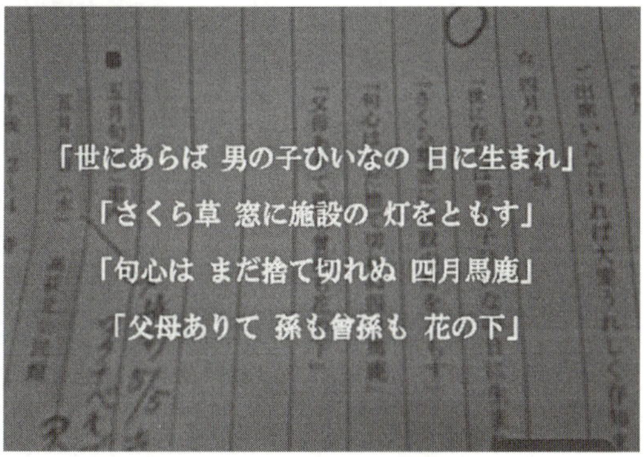

Rivastach®로 치료를 시작한 지 2개월 뒤. 훌륭한 시조를 지어서 갖고 오셨다.

[그림2] Rivastach®로 현저한 효과를 본 증례

치매에 걸려서 벌써 5년 이상 시조를 짓지 못했는데, Rivastach®를 붙이고 좋아진 찰나에 훌륭한 시조를 짓게 되었습니다.

만약에 정말로 치매가 진행되어 뇌기능이 장애를 받으면 시조 같은 것은 지을 수 없습니다. 시조를 짓는 기능은 분명 끊어졌습니다. 이는 무슨 말이냐면, 결국 뇌 '인지'와 '각성'은 다르다는 것입니다. 시조 창작은 상당히 고차뇌기능을 필요로 합니다. '인지'가 장애를 받는 상황에서는 도저히 할 수 없습니다. 이 환자는 치매이지만, 사실 '인지'는 그다지 장애를 받지 않았고 '각성'이 떨어져 있을 뿐입니다.

치매란 해마 등 뇌의 신경세포가 탈락하여 기억 등의 뇌기능이 불가역적으로 저하되는 질환입니다. 치매치료제(콜린에스테라제 억제제)는 뇌의 부족한 아세틸콜린(Ach)을 보충하는 약으로 신경활동을 활발하게 하는 약이지만, 기억신경을 부활시키는 작용이 있는 것은 아닙니다. 해마를 회복시키는 것이 아니라 뇌를 건강하게 만듭니다.

콜린에스테라제 억제제는 '인지' 중추에 효과가 있는 것이 아니라, 전두엽과 뇌간의 '각성' 중추를 활성화시켜 주기 때문에 인지기능이 좋아지는 것처럼 보입니다. Exelon®·Rivastach®가 특히 ADL장애에 효과가 있다는 것도 실은 '각성'을 좋게 하기 때문입니다.

◎

이를 여실히 보여주는 것이 다음에 나올 [증례3]입니다. 이미 몇 년째 대화조차 할 수 없게 된 치매 환자입니다. 대화조차 할 수 없어서 당연히 HDS-R 점수는 0점(검사불능)이었습니다

[증례3]

87세 여성, 진단은 레비소체치매(DLB)입니다. 집안에 스님이 있는 환시가 있고, 논에 있는 참새 퇴치장치를 보고 '불이야! 불이야!'라고 떠들었다고 합니다. 건망은 10년 이상 전부터 있었습니다. 처음에는 알츠하이머형 치매(ATD)였을지 모릅니다. 가족도 건망인 동안에는 '나이 때문이라 어쩔 수 없다'라고 생각한 것 같습니다. 그러나 최근이 되어 환시가 생겼습니다. 또한 텔레비전의 리모컨과 가족의 신발 등을 숨기게 되어, 난감해 하던 가족이 병원에 데려왔습니다.

초진 시 상태인데(그림3 좌측), 환시는 있다고 하지만 무엇을 들어도 아무것도 말하지 않았습니다. 분명한 의식장애입니다. 각성이 불량하고 보행장애도 있으며 종종걸음으로 걸었습니다.

진단은 ATD의 DLB 합병. 각성이 불량한 치매라서 Rivastach®를 시작했습니다. 2.25mg(4.5mg의 절반)입니다.

두 번째로 만난 것은 2주 이후였습니다. Exelon®·Rivastach®는 효과와 부작용이 빨리 나타나서, DLB인 경우에는 2주 뒤에 재진하도록 합니다. 가족에 의

하면, 환자에게 변화가 나타난 것은 2일 뒤였다고 합니다. 표정이 밝아지고 갑자기 얘기를 하게 되었습니다. 지금까지 잠을 잤는데, 잠에서 깬 느낌이었다고 합니다. 저와 2주 뒤에 만났을 때는 말이 원활하고 의미 있는 내용의 대화를 계속할 수 있게 되었습니다(그림3 우측). '건강해져서 좋아! 좋아!'라고 말했습니다. 완전히 다른 사람이었습니다.

Aricept®밖에 없던 시절에도 현저한 효과를 본 예는 있었습니다. 매우 드물게 아주 효과가 있는 경우가 있었습니다. 그러나 Exelon®·Rivastach®로 현저한 효과를 본 예는 그 정도가 아닙니다. 고령자의 DLB로 국한하면 열 번 스윙에 여덟 번은 홈런인 느낌입니다. 가령 ATD에서도 DLB와 비슷하며 기운이 없는 환자에게 처방하면 확실히 2루타, 3루타, 장타를 노릴 수 있습니다.

Exelon®·Rivastach®는 '패치형 Aricept®'가 아닙니다. 쓰는 방식에 따라서는 대단한 효과를 발휘하는 약입니다.

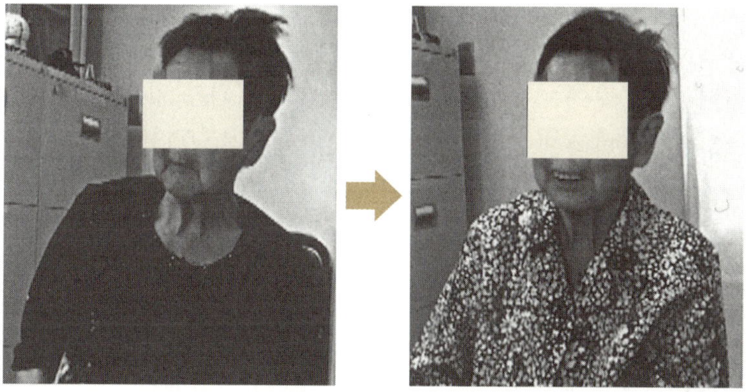

87세 여성, 레비소체치매. 내원했을 때는 대화조차 할 수 없었고 말을 하지 않았다. HDS-R는 검사할 수 없었다. 조금도 웃지 않고 무엇을 들어도 아무 말도 하지 않았다. 전혀 반응이 없는 상태.

Rivastach® 2.25mg을 시작하고 2일 뒤부터 대화를 할 수 있게 되었다. 두 번째 진찰에서 만난 것은 2주 뒤. 대답은 정말로 정확하고 일상 대화를 할 수 있다.

[그림3] Rivastach®로 현저한 효과를 본 증례③

어떤 환자의 가족이 말했습니다.
"선생님, Rivastach®는 마법의 패치약이네요!"

② Rivastigmine의 최적 용량

1) [연구] Rivastigmine의 최종 치료량과 유효율[1)]

【대상】

저는 2011년 Rivastigmine(Exelon®·Rivastach®)이 발표된 지 1년 반이 되었을 때, 치료 전후의 평가를 할 수 있는 120례를 대상으로 최적 치료량에 대한 연구를 했습니다. 결과는 다음과 같습니다.

【질환 내역】

내역은 알츠하이머형 치매(ATD) 84례, 혈관치매(VD) 11례, 레비소체치매(DLB) 20례, 전두측두엽치매(FTD) 5례입니다. 전체 평균연령은 79.1세. 남녀비는 남성 49례, 여성 71례였습니다.

치료는 4.5mg부터 시작했는데, 39kg 이하인 저체중자는 2.25mg부터 시작했습니다(4.5mg을 가위로 절반으로 자릅니다).

두 번째 진찰은 원칙적으로 치료를 시작한 지 2주 뒤에 하고 인지기능과 전신상태를 관찰했습니다. 그 후에는 1개월마다 진찰을 해서 효과가 없는 경우에는 증량하고, 충분한 효과가 나타나면 원칙적으로 증량을 중지했습니다. 또한 부작용이 나타나면 감량했습니다.

【결과】

이 결과, 부작용 없이 사용할 수 있으며 효과가 나타난 Exelon®·Rivastach®의 최적 치료량은 9mg 이하였습니다(그림4).

① 네 가지 유형의 최종 치료량과 유효율

각 유형의 유효율은 ATD 70.2%, VD 36.3%, DLB 95%, FTD 40%였습니다. DLB에서 가장 좋은 효과가 나타났습니다(그림5).

Exelon®·Rivastach® 투여량과 유효율의 관계를 보면, 투여량이 적을수록 유효례가 많은 경향을 볼 수 있었습니다.

② 알츠하이머형 치매의 최종 치료량과 유효율

ATD에서는 4.5mg 이하에서의 유효가 24례, 9mg에서의 유효가 28례, 13.5mg에서의 유효가 7례이며, 18mg에서의 유효례는 없었습니다(그림6a).

③ 혈관치매의 최종 치료량과 유효율

VD에서는 4.5mg 이하에서 4례의 유효례가 있었지만, 9mg 이상에서의 유효례는 없었습니다. 9mg에서는 불변뿐이었지만, 전체적으로 VD에서는 임상적으로는 양호한 상태를 유지할 수 있었습니다(그림6b).

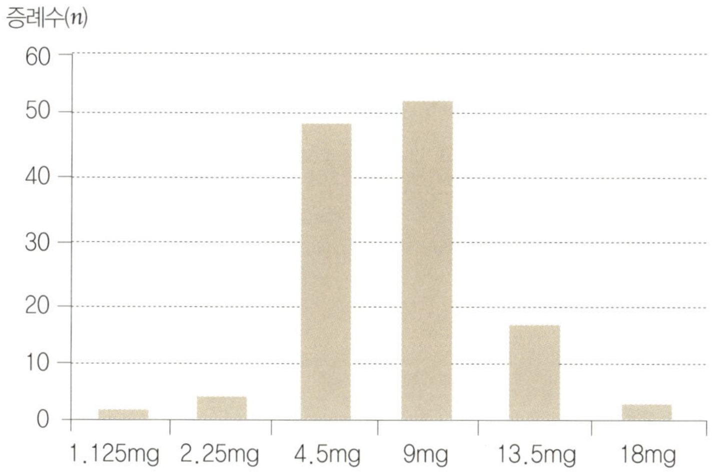

시작 용량은 원칙적으로 4.5mg이지만, 증례에 따라 2.25mg부터 시작했다.
효과가 나타나면 증량을 중단하고, 부작용이 나타나면 감량했다.

[그림4] Rivastigmine(Exelon® · Rivastach®)의 최종 치료량

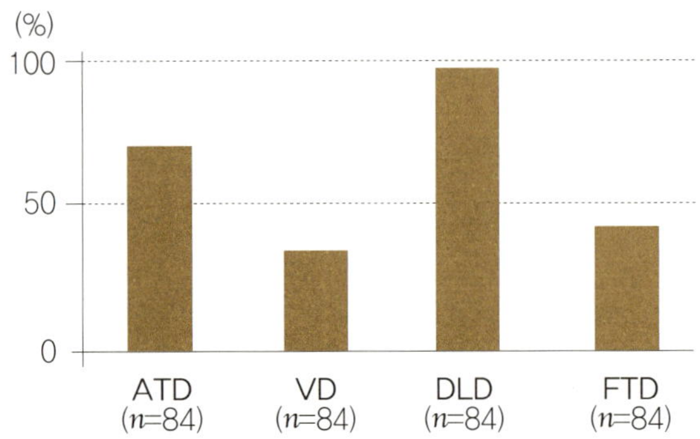

HDS-R 점수 +3점 이상의 개선, 또는 환시의 소실 등 뚜렷한 임상증상, ADL의 개선이 나타난 것을 유효라고 했다.
기명력(記銘力)(HDS-R +3점 이상의 개선)과 ADL의 개선으로 평가했다.

[그림5] Rivastigmine(Exelon® · Rivastach®)의 각 유형별 유효율
ATD: 알츠하이머형 치매, VD: 혈관치매, DLB: 레비소체치매, FTD: 전두측두엽치매

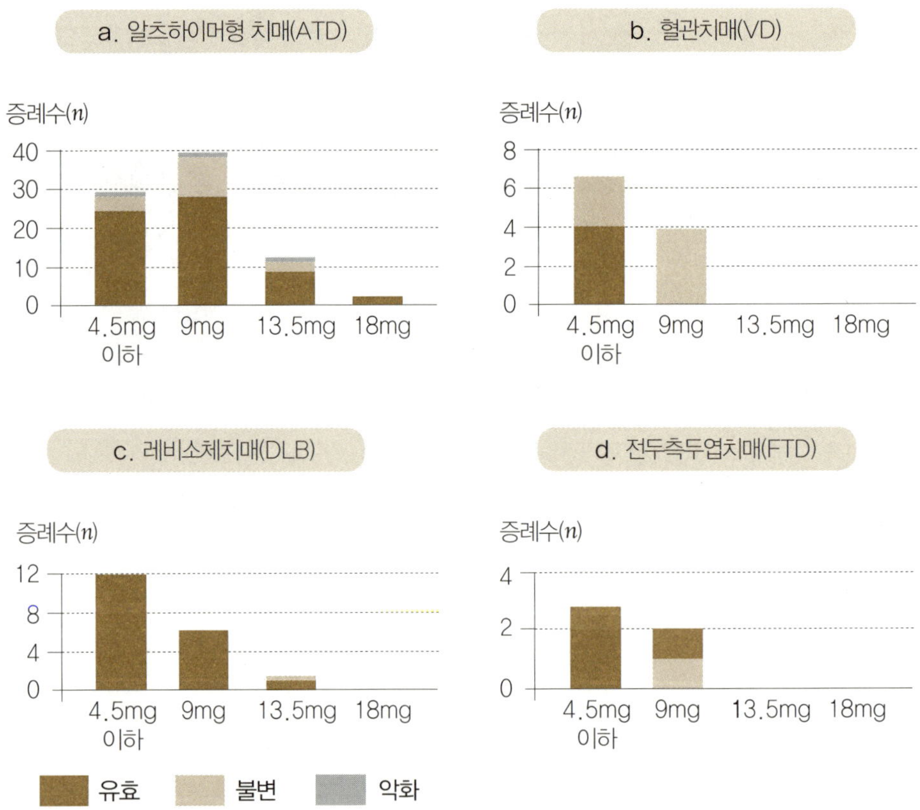

[그림6] Rivastigmine(Exelon® · Rivastach®)의 각 유형별 치료성적과 투여량의 관계

④ 레비소체치매의 최종 치료량과 유효율

DLB에서는 가장 양호한 치료 결과를 얻었습니다(그림6c).

DLB인 경우에 대부분의 증례가 9mg 이하에서 유효하고, 치료 전에 환시를 보인 DLB는 20례 중 17례였지만 Exelon®·Rivastach®로 치료한 뒤 14례에서 환시가 소실되었습니다.

한편 부작용이 많았던 것도 DLB이었으며, 구토와 같은 소화기증상을 비롯하여 운동장애(보행장애) 악화 등에 의해 13.5mg 이상으로 장기 치료는 곤란했습니다.

이상과 같이 최적 치료량은 9mg 이하입니다. 유형별 유효율을 보면 가장 효과가 있는 것이 DLB, 이어서 ATD입니다. VD에서도 9mg 이하로 유지하면 효과를 볼 때가 있습니다.

2) Rivastigmine의 최적 용량

[그림7]은 우리 병원의 최종 치료량(2014년 데이터)입니다.

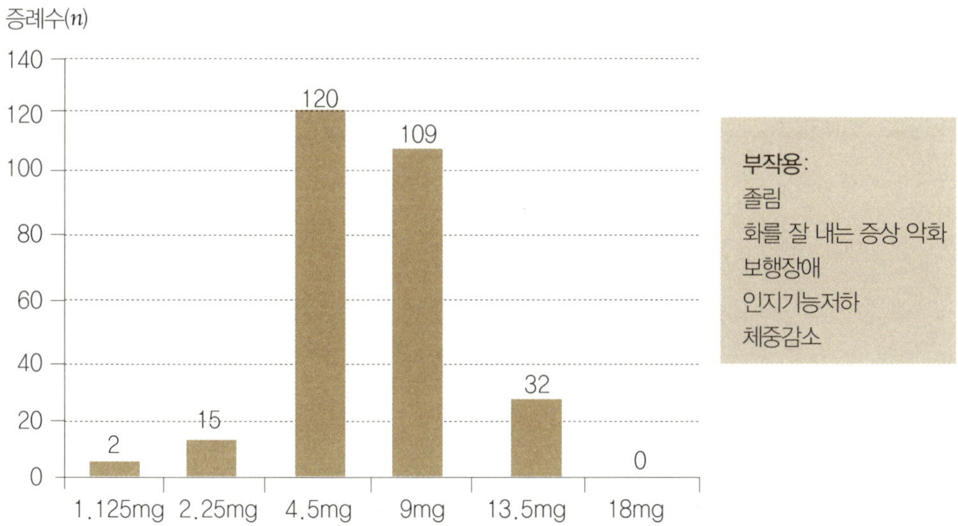

[그림7] Rivastigmine(Exelon® · Rivastach®)의 최종 치료량
(마사히로카이 이케부쿠로병원, 2014년)

① 가장 많은 최종 치료량은 4.5mg

Rivastigmine(Exelon®·Rivastach®)의 경우에 가장 많은 최종 치료량은 4.5mg이며, 이어서 9mg입니다. 4.5mg이 가장 많은 이유는 비교적 중증인 치매 비율이 높은 것과 레비소체치매(DLB) 환자가 많이 포함된 것도 관계가 있습니다. 알츠하이머형 치매(ATD)만 보면 가장 많은 사용량은 9mg이며, 이어서 4.5mg입니다.

ATD에서도 80세 이상의 고령자에게 부작용 없이 쓸 수 있는 것은 최대라도 규정량의 절반인 9mg까지입니다. 13.5mg 이상에서는 유효율이 떨어지고 18mg을 1년 이상 쓰면 으레 기억력과 일상생활기능(ADL)도 악화됩니다.

Exelon®·Rivastach® 18mg을 6개월 이상 패치로 붙이면, 그 후에 감량하더라도 기억력은 회복되지 않습니다. Donepezil(Aricept®)에서는 6개월이 지나도 10mg에서 5mg, 혹은 5mg에서 2.5mg으로 감량하면 기억력 악화를 막을 수 있는 경우가 적지 않으니 상당히 중요한 포인트입니다.

② 레비소체치매에 현저한 효과를 보인다

DLB와 체력이 저하된 환자에서는 규정량의 1/4, 1/8인 극소량, 즉 4.5mg이나 2.25mg으로 치료하면 일단 부작용 없이 쓸 수 있습니다. 2.25mg도 과량이라서 1.125mg으로 현저한 효과를 보이는 증례도 있습니다(그림8). 최근에는 겨우 경구섭취할 수 있는 수준의 DLB인 경우에 1.125mg으로 치료하는 증례가 늘고 있습니다.

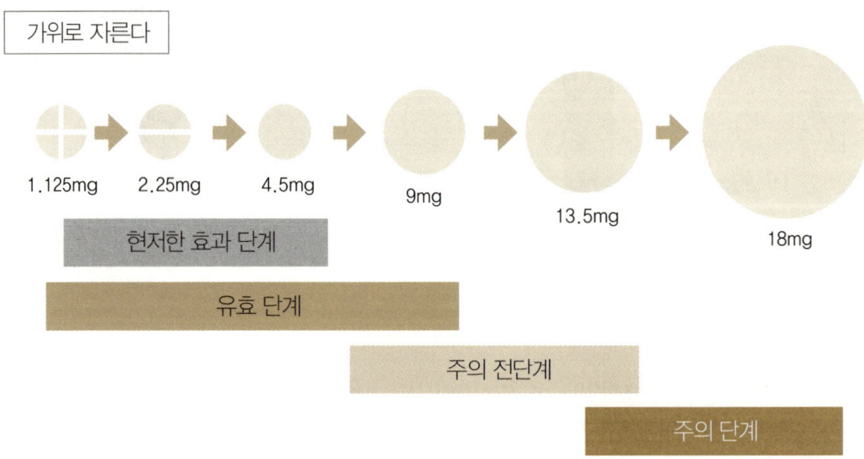

[그림8] Rivastigmine(Exelon®·Rivastach®)의 소량투여와 효과의 관계

Exelon®·Rivastach®로 환시가 없어지고 인지기능이 개선될 뿐만 아니라, 다리 힘이 강해지고 걸을 수 있게 되거나 연하를 하지 못하던 환자가 식사를 할 수 있게 될 때도 있습니다. DLB에 대한 유효성은 Aricept®보다 압도적으로 Exelon®·Rivastach® 쪽이 좋습니다. 여태까지 몇 십 증례를 구했는지 모릅니다.

Exelon®·Rivastach®는 젊은 사람과 고령자 모두에게 DLB의 특효약입니다.

3 Rivastigmine의 부작용

1) 운동장애

① 치료 시작 후 2주 이내에 나타나는 다양한 증상

Rivastigmine(Exelon®·Rivastach®)의 부작용 중에서 주요한 것은 구역, 설사 등의 소화기증상 외에 보행장애, 기립장애, 자세장애, 화를 잘 냄, 흥분, 과다활동, 졸림 등입니다.

부작용은 대부분 2주 이내에 나타나고, 빠른 예에서는 치료 시작 또는 증량한 다음 날부터 다리 힘이 약해집니다. 특히 파킨슨병과 유사한 보행장애가 나타나는 경우, 증량에 의해 9mg에서 20%, 18mg에서는 모든 예에서 보행과 기립이 악화됩니다. 85세 이상인 고령자는 보행장애와 일상생활기능(ADL)의 저하 때문에 18mg으로 계속 치료하는 것은 실질적으로 불가능합니다.

또한 장기 치료례에서는 파킨슨증, 인지기능저하, 빈뇨, 요실금 증가와 체중감소 등도 나타납니다.

오심, 구역 등의 소화기증상은 감량하거나 약물에 적응하면 개선되기 때문에 별로 걱정하지 않아도 되리라 봅니다.

앞 장에서도 설명했는데, 뇌내 아세틸콜린(Ach)과 도파민(DOA)은 상반되는 관계이며, Ach이 늘어나면 상대적으로 DOA이 감소합니다. 이것이 불수의운동이나 운동장애의 원인입니다. 고령자에서는 Ach뿐만 아니라 DOA도 대체로 저하되어 있습니다.

② 조기에 나타나는 운동장애의 악화

Exelon®·Rivastach®로 인한 운동장애의 악화는 증량 후 며칠 지나지 않아 아주 조기에 나타납니다. Donepezil(Aricept®)의 운동장애, 추체외로장애가 몇 주 혹은 몇 개월 단위의 지연형으로 발현되는 경우가 많은 것과는 다릅니다. 이러한 이유로는 아마도 Aricept®의 반감기가 긴 점, 패치제제라서 혈중 농도의 상승이 완만하긴 하지만 Exelon®·Rivastach®가 뇌 안으로 들어가는 속도가 Aricept®보다 현격히 빠르다고 생각되는 점이 관계된다고 봅니다.

고령자의 보행과 기립의 악화는 '그런 것이 있다'라는 전제로 진찰하지 않으면 알 수 없습니다. 환자를 잘 관찰하지 않으면 놓칩니다. '다리가 약해지지 않았나요?'라고 묻는 것이 Exelon®·Rivastach®를 쓰는 데 아주 중요한 포인트입니다. 피부염은 일차적인 문제가 아닙니다. '지금 있는 그 운동장애'는 치매치료제의 부작용일 수도 있습니다.

Exelon®·Rivastach®뿐만 아니지만 운동장애와 화를 잘 내는 증상의 악화가 고령이라는 이유로, 혹은 이전부터 있던 치매 증상의 악화라고 이해하여 놓치는 증례는 많은 것 같습니다.

③ 증량으로 효과가 없어질 때도 있다

Exelon®·Rivastach®의 투여량은 대부분 9mg까지는 문제없지만, 13.5mg 이상에서 어떤 문제가 나타날 때가 많은 것이 사실입니다. 시작 용량인 4.5mg으로도 과량이고, 2.25mg 이하에서의 유지량이 바람직한 증례도 경험합니다.

현저한 효과를 거둔 예일수록 소량으로 효과를 얻을 수 있습니다. 그리고 또 현저한 효과를 본 예일수록 소량으로도 부작용이 나타납니다. 모처럼 현저한 효과를 보았는데 증량 규정의 준수로 치료에서 탈락시키는 것은 상당히 안타까운 일입니다. 소량이면 유효한데도, 환자와 가족 모두 행복해지는데도, 증량을 하여 효과를 거두지 못하고 치료에 실패하기 때문입니다.

치료 효과를 높이기 위해서는 부작용을 내지 않고 최대의 효과를 얻는 것인데, 그러기 위해서는 환자를 잘 관찰하고 과량투여라고 생각되는 시점에서 바로 감량하는 것이 중요합니다.

2) 체중감소

Rivastigmine(Exelon®·Rivastach®)을 과량투여하게 되면 체중감소가 생길 때가 있습니다. 이는 구역 등의 소화기증상이 없어도 나타나는 부작용으로, 영양상태를 악화시키고 장기적으로는 환자의 일상생활기능(ADL)을 저하시킵니다. 최소 6개월에 한 번은 체중을 측정하고, 과도한 체중감소가 나타나면 약을 감량하도록 합니다.

3) 혈청 콜린에스테라제의 비정상적 저하

Rivastigmine(Exelon®·Rivastach®)에는 butyrylcholinesterase(BuChE)를 억제하는 작용이 있습니다. BuChE는 혈청 내 콜린에스테라제(ChE)이며, 시간 경과에 따라 채혈하여 측정하면 ChE의 저하가 확인됩니다. 혈청 ChE의 이상저하가 나타나는 경우, 과량투여에 의해 환자의 건강상태를 해칠 때가 있습니다. 단기적으로 문제는 없지만, 1년 이상 장기간이 되면 뚜렷한 부작용이 없어도 체력을 잃고 예후를 안 좋게 하는 원인이 됩니다.

Exelon®·Rivastach®를 사용할 경우에는 적어도 6개월에 한 번은 채혈을 하여 ChE를 측정하고, 비정상적인 저하를 보이면 감량하는 쪽이 좋다고 봅니다.

4) 서맥과 심부전에 주의

Donepezil(Aricept®)과 마찬가지로 Rivastach®(Exelon®·Rivastach®)에도 심장억제 부작용이 있습니다. 고령자에서는 서맥성 부정맥(bradyarrhythmia)이 나타날 때가 많으며, 서맥을 악화시키고 돌연사의 원인이 될 때가 있습니다. 마찬가지로 심부전이 나타날 경우에는 돌연사 위험이 있을 수 있으므로 충분한 주의가 필요합니다. 4.5mg에서는 문제가 없어도 9mg에서 이상이 생길 때가 있습니다.

5) 패치 관리의 실수로 인한 부작용

Rivastigmine(Exelon®·Rivastach®)은 패치제제라서 사용했는지의 여부는 눈으로 보면 알 수 있습니다. 이 점은 장점이지만, 때때로 여러 장을 붙이는 실수가 있습니다. 흔히 있는 것이 전날 붙인 패치를 떼지 않고 새로운 패치를 붙이는 경우입니다. 또한 본인이 이미 붙였는데, 가족이 그것을 모르고 새로운 패치를 붙이는 경우도 있습니다.

제 경험으로는 4.5mg을 2매, 9mg을 2매 붙이고 몸 상태가 안 좋아져서 병원에 데려온 환자를 몇 번인가 치료한 적이 있습니다. 또한 Exelon®·Rivastach®를 자기치료기(Pip Elekiban®)로 착각하여 양쪽 어깨에 2매씩 4.5mg을 4매 붙여서 의식장애가 생겨 구급차로 이송된 분도 있습니다. 정말로 콜린중독입니다.

다행스럽게도 패치를 떼고 한나절만에 회복되었지만, 콜린에스테라제 억제제 과량의 무서움을 새삼 느낀 증례였습니다.

이와 같은 실수가 절대 없다고는 할 수 없으니, 가족과 간병인에게 충분한 설명이 필요합니다.

6) 피부장애

Rivastigmine(Exelon® ·Rivastach®)은 패치제제라서 아무래도 피부염 같은 피부증상이 생깁니다. 보습제와 스테로이드제 등으로 피부관리를 하면 어느 정도는 조절할 수 있지만, 붉게 부어 오른 경우에는 사용을 중단할 수밖에 없습니다. 아무래도 피부염이 생긴 경우에는 절반으로 잘라서 두 군데에 붙이거나 발바닥에 붙이도록 하지만, 그래도 붉게 피부염이 생길 때가 있습니다.

피부관리에 들이는 노력과 비용은 결코 적지 않습니다. 풀(paste) 같은 패치의 기제(基劑, base) 문제로 생각되므로, 약제를 제조하는 곳에서는 꼭 개선해 주시기를 바랍니다.

7) 과잉반응자에 주의

현저한 효과를 본 증례는 증량하면 반드시 악화됩니다. 4.5mg으로 현저한 효과를 본 증례는 9mg 또는 13.5mg에서, 2.25mg으로 현저한 효과를 본 증례는 4.5mg 또는 9mg에서 반드시 악화됩니다.

악화되는 증상을 살펴보면, 일단 다리 힘이 쇠약해지고 그 후에 인지기능이 저하됩니다. 보행장애는 빠르면 3일이며, 그중에는 하루 만에 악화되는 증례도 있습니다. 이른바 과잉반응자인데, 과중한 콜린에스테라제 억제제를 처방하면 걷지 못하고 움직이지 못하게 되며, 나아가 음식을 섭취하지 못하게 됩니다. 흡인이 생겨서 폐렴에 걸립니다. 까딱 잘못하면 1개월 만에 사망합니다.

그러나 지금의 치매치료는 그런 줄도 모르고 그렇게 하고 있습니다. 치매라고 해서 상용량(규정량)으로 선뜻 처방하면 안 됩니다. 특히 허약한 환자, 고령인 환자에게는 극소량으로 시작하고, 효과가 있다고 생각하면 증량하지 않는 것이 요령입니다. 어려울 것은 아무것도 없습니다. 고령자의 치매치료에서는 첨부문서 기재의 절반 용량을 적절한 용량이라 생각하면 됩니다.

이는 Donepezil(Aricept®)이나 Rivastigmine(Exelon® ·Rivastach®)뿐만 아니라 Galanthamine(Reminyl®), Memantine(Memary®)도 마찬가지입니다.

4 Rivastigmine의 특징-더 큰 효과

1) [연구] Rivastigmine은 보행장애를 개선시킨다[2)]

2011년에 Rivastigmine(Exelon®·Rivastach®)이 발매되기 시작되고 얼마 되지 않았을 무렵에, 저는 Exelon® ·Rivastach®를 쓰면 보행장애가 개선되는 증례를 계속 경험했습니다. 보행장애뿐만 아닙니다. 연하장애도 개선되었습니다. 특히 레비소체치매(DLB), 치매를 동반한 파킨슨병(PDD)에서 개선례가 많은 느낌이 있었습니다.

그래서 보행장애가 나타나는 증례에 Exelon®·Rivastach®를 처방하여 인지기능과 아울러 보행장애가 개선되는지 연구를 했습니다(그림9~14).

【대상】

보행장애를 보이는 33례(남성 17례: 평균 79.8세, 여성 16례 : 평균 81.8세)입니다. 정형외과적인 질환 혹은 뇌졸중과 같은 뇌질환이 보행장애의 원인이라 생각되는 증례는 포함되지 않습니다.

【질환 내역】

질환 내역은 DLB 14례, PDD 6례(파킨슨병[PD] 1례 포함), 알츠하이머형 치매(ATD) 7례, 혈관치매(VD) 5례, 전두측두엽치매(FTD) 1례입니다

치료는 원칙적으로 규정인 4.5mg으로 시작했지만, 저체중(39kg 이하) 증례와 중증치매는 2.25mg으로 시작했습니다.

Exelon®·Rivastach® 4.5mg으로 치료를 시작한 뒤 2회째 외래, 1개월 이후의 평가에서 9mg으로 증량. 이후 1개월 간격을 두고 13.5mg으로 증량하고 18mg인 규정량

을 목표로 점차 증량했습니다. 구역 같은 소화기증상뿐만 아니라 보행장애와 연하악화 등의 부작용을 보이면 감량했습니다.

관찰 기간은 1개월에서 최장 18개월(평균 11.5개월)입니다.

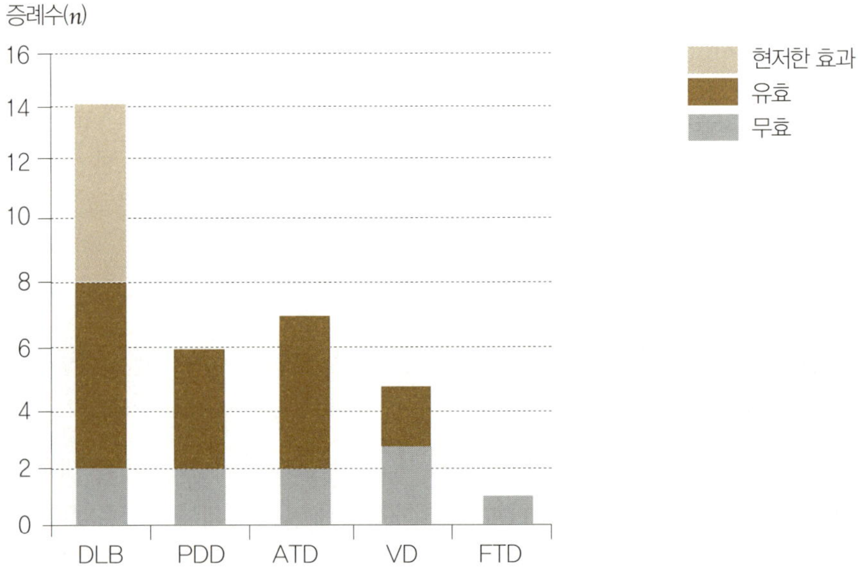

[그림9] 치매의 보행장애에 Rivastigmine(Exelon® · Rivastach®)을 투여한 연구: 각 유형의 유병률
DLB: 레비소체치매, PDD: 치매를 동반한 파킨슨병, ATD: 알츠하이머형 치매, VD: 혈관치매, FTD: 전두측두엽치매.

【결과】

33례 중 23례(69.7%)에서 보행장애의 개선을 보였습니다. DLB는 85.7%(12/14)에서 보행이 개선되었고, PDD에서는 PD를 포함하여 66.7%(4/6)에서 보행이 개선되었습니다. 또한 ATD라고 진단했던 증례에서도 보행이 개선되고, VD에서는 유효율이 약간 내려갔습니다(그림9).

[그림10]은 최종 치료량입니다. 인지기능과 보행기능을 합쳐 가장 좋다고 생각되는 양을 최종 치료량이라고 했는데, 보행개선의 효과를 보인 것은 모든 예가 9mg 이하이며, 13.5mg 이상에서 보행기능이 개선된 증례는 없었습니다.

[그림11]은 증량 후에 보행장애가 악화된 증례 수입니다.

한번은 개선된 보행장애가 다시 악화된 증례가 있었습니다. 보행과 기립 기능의 악화는 많은 증례에서 증량 후 2~3일에 나타났습니다.

보행 악화와 인지증상의 변화, 개정 하세가와식 간이지능평가척도(HDS-R) 점수의 변화에는 뚜렷한 상관성은 없었습니다.

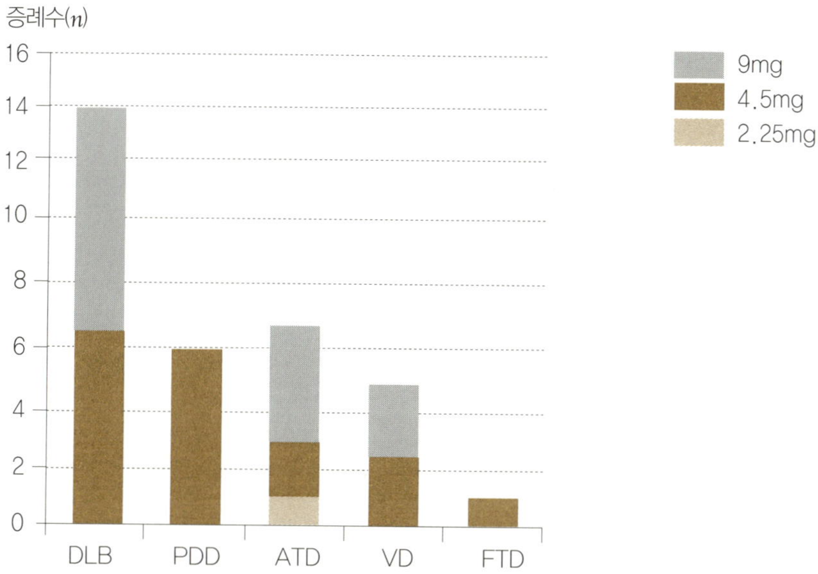

[그림10] **치매의 보행장애에 Rivastigmine(Exelon®·Rivastach®)을 투여한 연구: 각 유형의 유병률**
DLB: 레비소체치매, PDD: 치매를 동반한 파킨슨병, ATD: 알츠하이머형 치매, VD: 혈관치매, FTD: 전두측두엽치매.

대부분의 증례에서 Exelon®·Rivastach®를 감량한 뒤 보행장애가 다시 개선되었고, 감량에 의한 보행장애의 악화는 없었습니다.

이 연구에서는 Exelon®·Rivastach®의 규정 치료량인 18mg의 절반(9mg 이하)으로 보행이 개선되었으며, 대부분 13.5mg 이상에서는 오히려 악화되었습니다.

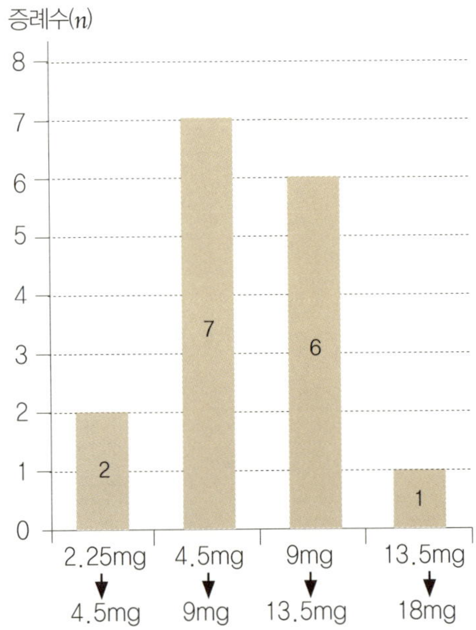

[그림11] Rivastigmine(Exelon® · Rivastach®)을 투여한 후 보행장애의 악화(실제 인원 수)

보행장애가 특히 개선된 것은 DLB와 PDD였습니다. 주목해야 할 것은, 인지장애가 없는 PD 환자에서도 Exelon®·Rivastach®로 보행이 개선된 점입니다. 이는 Exelon®·Rivastach®가 다른 콜린에스테라제 억제제와는 달리, 운동에 관계되는 도파민회로를 활성화하거나 또는 운동과 보행에 관계된 콜린회로를 활성화시킬 가능성을 의미합니다.

이에 관련하여 저는 Donepezil(Aricept®)로도 보행장애가 개선되는 증례를 경험하였는데, 극소량투여(1.5mg 이하)에서만 나타난 현상이었습니다.

◎

Exelon®·Rivastach®에 의한 보행장애의 개선은 DLB의 환시 개선과 마찬가지로, 치료를 시작한 후 극히 조기에 나타납니다.

Exelon®·Rivastach®를 붙인 직후 몇 시간 이후부터 다리 힘이 강해졌다는 가족의 얘기도 있었습니다. 또 다음 날에 걸을 수 있게 되었다는 얘기도 많았는데, 대개 며칠 만(3일 전후)에 좋아졌습니다.

또한 증량에 의한 부작용(다리 힘이 약해짐)도 매우 조기, 대부분이 3일 이내에 나타납니다. 이 점을 고려하여 보행장애가 나타날 경우에는 2.25mg부터 시작하는 등 되도록 적은 양으로, 또한 처음에는 2주 정도의 짧은 처방 일수(日數)로 시작하는 것이 좋다고 생각합니다. 환자를 잘 관찰하여 만약에 다리 힘이 약해지면 바로 감량하도록 합니다. 감량은 가족도 할 수 있습니다. 가위로 1/3이나 1/2을 자르면 됩니다. 파킨슨 유사 보행장애가 나타나는 환자인 경우, 상당한 확률로 다리 힘이 강해지고 보행장애가 개선되니 꼭 시도해 보셨으면 합니다.

현재 저는 보행장애가 있고 치매는 아닌 PD 환자에게도 이 Exelon®·Rivastach®를 소량으로 투여하여 치료하고 있으며 양호한 결과를 거두고 있습니다(그림12~14).

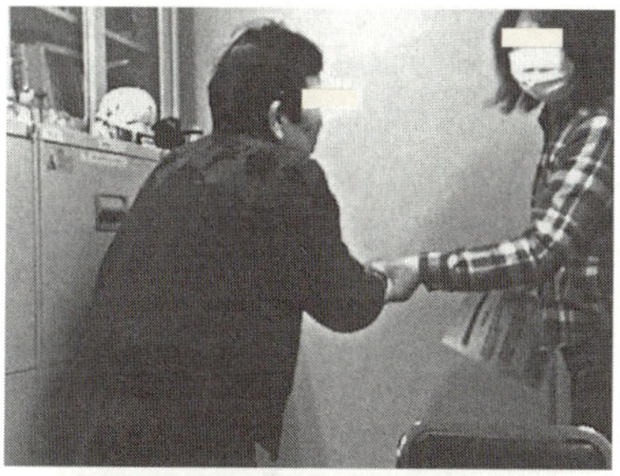

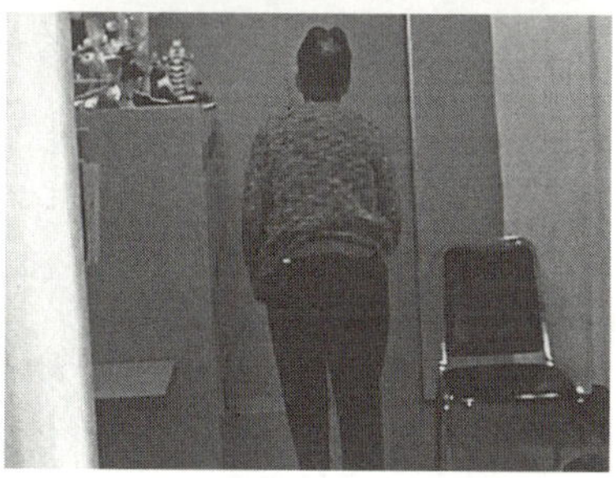

80세 여성, 레비소체치매(DLB).
HDS-R 점수 14점. 치료력 없음. 보행은 파킨슨과 유사하며 손을 잡고 이끌어주지 않으면 걷지 못한다(사진 위). 발을 앞으로 내딛지 못해서 보행 속도가 상당히 느리다. 움츠림도 보인다. 잘 넘어진다. 혼자 살며 저혈압, 실신이 있다. 전형적인 환시가 있어 DLB로 진단. Rivastach® 2.25mg으로 치료를 시작했다.
2주 뒤, 보행이 개선(사진 아래). HDS-R 점수가 23점으로 올랐다.
1개월 뒤에 환시는 완전히 소실. 시계그리기도 정상이 되었다.
2개월 뒤에 다시 환시가 나타났다. 보행도 느려져서 4.5mg으로 증량.
3개월째에는 2주 뒤 정도는 아니지만 다시 보행이 개선되었다. 4.5mg으로 유지.
9개월 뒤에도 보행은 변함없으며, 악화되지 않고 걸을 수 있으며 계속 독거 중이다.

[그림12] Rivastach® 패치를 붙인 뒤 보행장애가 개선된 증례①

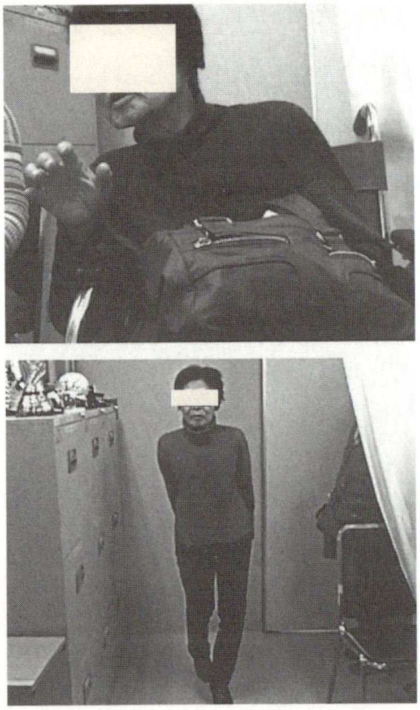

72세 여성, 중증 파킨슨병.

지역 대학의 관련 병원에서 10년 이상 치료를 받고 있다. 많은 약을 복용하고 있다.

휠체어로 내원했는데(사진 위), 뭔가를 붙잡고 겨우 일어나는 수준이었다. 인지기능은 정상이며 HDS-R 점수는 29점이었다.

Rivastach® 4.5mg을 처방. 패치를 붙이고 몇 시간 뒤 몸이 가벼워지고, 다음 날에는 혼자서 걸을 수 있게 되었다. 11일 뒤 재진을 할 때에는 지팡이 없이 걸어 오셨다. 재빨리 일어설 수 있다. 움츠림이 없어지고 원활하게 발을 내밀 수 있게 되었으며(사진 아래), '오랜 고생이 하루 만에 해결되었다!'라고 했다.

PD 치료제를 감량했다. 3년 뒤에도 지팡이는 쓰지만 거의 악화되지 않고 걸을 수 있었다.

[그림13] Rivastach® 패치를 붙인 뒤 보행장애가 개선된 증례②

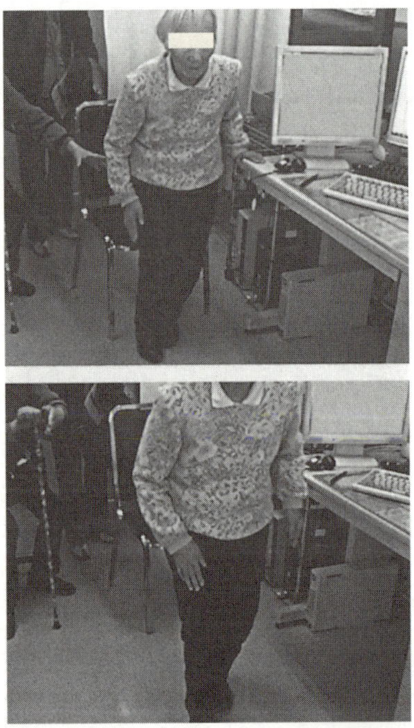

88세 여, 알츠하이머형 치매.

병력이 긴 중증 치매. 10년 전부터 요리를 못하게 되었고, 8년 전부터 쇼핑을 못하게 되었다. 초진 시에는 대화조차 할 수 없는 상태였으며, HDS-R는 시행할 수 없었다. 뭔가를 붙잡고 겨우 걸을 수 있고, 휴대용 변기에 겨우 이동할 수 있는 정도였다.

Rivastach® 2.25mg을 처방하고 그날 밤에 가족이 붙였다. 그러자 다음 날 아침에 방안을 혼자 걸었다고 한다.

"놀랐어요! 이렇게 달라졌다니, 지금은 체조도 할 수 있어요"(가족 이야기).

2주 뒤 외래에서는 혼자 서서 (사진 위) 움츠리지 않고 걸을 수 있었다(사진 아래).

그 후 4.5mg으로 증량했더니 3일째에 식사를 못하게 되어서 2.25mg으로 감량했다.

[그림14] Rivastach® 패치를 붙인 뒤 보행장애가 개선된 증례③

2) Rivastigmine이 의식장애에 효과가 있다!?

episode

저는 신경외과의사로 다양한 질환이 원인인 의식장애 환자도 병동에서 많이 진찰하는데, 사실 지속적인 의식장애 환자의 대부분은 뇌경색 등 뇌졸중 이후의 환자들에게 의식상태를 좋아지게 할 목적으로 Donepezil(Aricept®)을 쓸 때가 있습니다.

Aricept®는 내복약이라서 경구투여를 할 수 없는 경우에는 위관(경관)으로 투여하는데, 이따금 Aricept®로 의식장애가 조금 좋아질 때가 있습니다.

단 그것도 미묘한 변화이며, 약간 눈을 뜨는 시간이 늘거나 기력이 조금 생겼나 싶은 정도의 미묘한 변화입니다.

하지만 좋아지는 것은 틀림없습니다. 자리보전, 의식장애 치료라는 것은 결정적인 방법이 없는 만큼 약간의 개선도 커다란 기쁨입니다.

가족도 시선이 마주치게 된 것만으로도, 조금 손을 움직일 수 있게 된 것만으로도 황송한 일입니다.

어느 날, 지주막하출혈 수술을 한 뒤, 1개월 이상 의식장애가 계속되는 환자에게 Rivastigmine(Rivastach®) 패치를 붙여 보았습니다.

근거 따위는 없습니다. 그러나 이건 의사의 감입니다. 의식장애를 동반한 치매에 굉장한 효과를 보일 때가 있으므로, 뇌졸중 이후의 의식장애에도 효과가 있을지 모릅니다.

Rivastach®를 붙이고 1시간 뒤. 병실에서 '꺄!' 하며 간호사가 스테이션으로 뛰어왔습니다.

"○○ 씨가 깨어 있습니다……."

40일간 중증 의식장애로 눈을 뜨는 일이 없었던 환자가 갑자기 눈을 뜨고 뭔가 말을 하기 시작했습니다.

"아……, 아……, 그."

저와 간호 담당자 모두 놀랐습니다.

"○○ 씨! 깨어났어요!?"

"오……, 오……, 그."

그러고 나서 회복은 놀라웠습니다. 수술 전부터 중증 의식장애 때문에 중심 정맥으로 영양공급을 했지만, 깨어난 다음 날에는 상반신을 일으키고 물을 마실 수 있게 되었으며, 불과 1주 뒤에는 밥을 먹을 수 있게 되었습니다.

이는 우연일까요? 아니면 Rivastach®의 효과일까요?

이런 변화는 Aricept®로 경험한 적은 없습니다. 하물며 1시간 만에 의식상태가 개선되다니, 의학이라는 세계에서는 비상식적입니다. 저도 신경외과의사가 된 지 30년이 되었지만 이런 경험은 처음입니다.

치매와 의식장애는 다릅니다. 별개의 질환입니다. 알츠하이머형 치매(ATD) 치료제인 Rivastigmine(Exelon®·Rivastach®)이 의식장애에 효과가 있을까? 어쩌면 이 환자는 레비소체치매(DLB)이며, Exelon®·Rivastach®로 의식장애가 좋아진 것은 DLB이기 때문에 효과가 있었던 것은 아닐까요?

◎

그 후 의식장애가 있는 여러 환자들에게 이 Exelon®·Rivastach®를 시도해 보았습니다. 이를 통해 몇 가지 사실들을 알게 되었습니다.

아무래도 Exelon®·Rivastach®는 DLB 여부에 상관없고, 의식중추인 뇌간(특히 중뇌) 그리고 대뇌의 깊은 바닥에 있는 시상이라고 하는 부분이 파괴적으로 손상되어 있지 않으면 유효할 때가 있다는 것입니다. 대뇌가 손상을 받거나 뇌경색 등으로 전두엽이 광범위하게 손상을 받아도 뇌간(특히 중뇌)과 시상이 무사하면 의식상태가 개선될 때가 있습니다(그림15).

여기서 Exelon®·Rivastach® 효과의 메커니즘을 짐작할 수 있습니다.

DLB는 뇌 전체의 퇴행질환인데, 뇌간 등 뇌의 심부에 있는 신경핵도 침범을 받는 질환입니다. DLB 환자가 멍한 것, 파킨슨 유사 보행장애가 있는 것 모두 이 뇌의 심부에 있는 신경핵이 장애를 받아서 기능이 저하된 것이 원인입니다. DLB의 특징 중 하나인 환시도 중뇌와 시상 등 의식중추(뇌간 망상체)의 기능저하와 관련될 가능성이 있습니다.

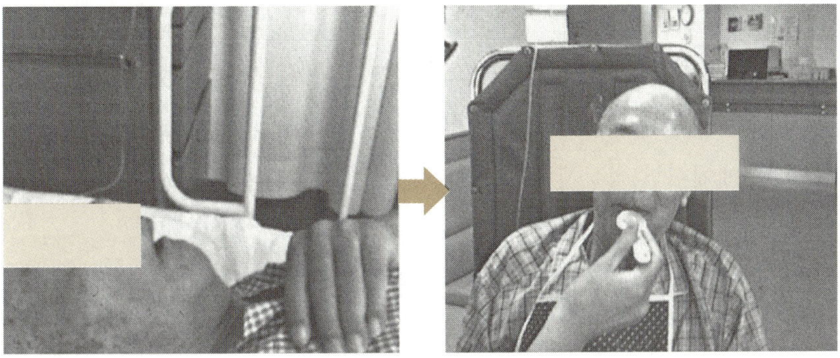

중증 뇌경색 후유증으로 자리보전 상태였지만 Rivastach® 패치를 붙인 뒤 입으로 식사를 할 수 있게 되었다.

[그림15] 뇌졸중 이후 지속적인 의식장애에 대한 Rivastach®의 효과

이 의식중추에 강하게 작용하는 것이 Exelon®·Rivastach® 등의 약물이라 생각합니다. 이것이 Aricept®와의 차이입니다.

3) [연구] 의식장애에 대한 Rivastigmine의 효과[3)]

의식장애에 대한 치료에는 옛날부터 다양한 뇌대사개선제가 쓰였는데, 그중 하나가 Citicoline(Nicholin®)과 같이 뇌내 아세틸콜린(Ach)의 합성기능을 높여서 뇌 대사를 촉진시키는 약제입니다.

Ach을 늘려서 의식상태를 개선할 가능성이 있는 것이라면 치매치료제(콜린에스테라제 억제제)로도 의식장애의 개선이 기대됩니다. 의식장애와 치매는 다른 질환이지만, 뇌의 활성화라는 점에서 치료는 동일합니다.

◎

그래서 저는 각성 작용이 있다고 생각되는 Rivastigmine(Exelon®·Rivastach®)을 사용하여 뇌졸중 이후의 지속적인 의식장애에 대한 치료를 시도했습니다. 다음은 Exelon®·Rivastach®가 발매된지 1년 뒤인 2012~2013년에 이루어진 연구입니다.

【대상】

대상은 지속적인 의식장애(JCS[4] 3 이상)를 1개월 이상 보인 12례입니다.

내역은 지주막하출혈 2례(여성 2례), 뇌출혈 2례(남성 2례), 뇌경색 8례(남성 3례, 여성 5례)이며, 모든 예에서 의식장애 때문에 소통이 없고 몸을 움직이지 못하며 음식을 섭취하지 못하는 환자입니다.

지주막하출혈에서는 뇌혈관연축 등의 영향을 피하기 위해 발병한 뒤 1개월이 지난 뒤에 치료를 시작했습니다. 또 뇌출혈이나 뇌경색에서 뇌부종을 보이는 증례에는 뇌부종이 소실된 이후에 시작했습니다.

【결과·평가】

평가는 Rivastach® 4.5mg(저체중자는 2.25mg)을 1일 1회 1주 이상 붙이고, 전후 의식장애의 변화와 일상생활기능(ADL)의 수준을 관찰했습니다. 그 결과, 12례 중 9례에서 유효했습니다(표1).

현저한 효과를 본 증례는 지주막하출혈 2례였습니다. 2례 모두 패치를 붙인 뒤 40분이 지나 의식에 변화가 나타났습니다.

현저한 효과를 본 증례(그림16):

환자는 86세 여성. 지주막하출혈이 발병한 뒤 개안(eye opening)과 말하기는 전혀 없고 침대에서 몸을 뒤치지도 못하며 중심정맥 영양관리를 하고 있었습니다. 의식장애는 1개월 이상 지속되었고 각성하는 일은 없었지만, Rivastach® 4.5mg을 전흉부에 붙였더니 1시간 뒤에는 눈을 뜨고 18시간 뒤에는 말을 하기 시작했습니다.

다음 날에는 손발을 움직이고 휠체어에 앉을 수 있게 되었습니다.

또한 간단한 대화도 할 수 있게 되었습니다.

Rivastach®를 시작한 지 3일째에는 거의 의식이 명료해지고 물을 마실 수 있게 되었으며, 6일째에는 직접 식사를 할 수 있게 되었습니다.

보행훈련을 하여 1개월 뒤에는 지팡이를 사용하여 걸어서 퇴원했습니다.

---

4) JCS는 372쪽을 참조 – 옮긴이.

[표1] 뇌졸중 후 지속적인 의식장애에 대한 Rivastigmine(Rivastach®) 치료의 증례와 결과

증례	연령	성별	질환	소통성 3일 뒤	소통성 1개월 뒤	ADL	섭식	평가
1	86	여	지주막하출혈	◎	◎	◎	◎	현저한 효과
2	79	여	지주막하출혈	◎	◎	◎	◎	현저한 효과
3	70	남	뇌출혈(좌)	×	×	×	×	무효
4	80	남	뇌출혈(좌)	△	○	△	○	유효
5	77	남	뇌색전(좌)	△	○	△	◎	유효
6	98	여	뇌색전(우)	△	△	△	○	유효
7	89	남	뇌색전(좌)	○	○	△	○	유효
8	90	여	뇌색전(우)	×	×	×	×	무효
9	87	여	뇌색전(좌)	×	×	×	×	무효
10	88	여	뇌혈전(좌)	○	○	○	◎	유효
11	71	남	뇌혈전(우)	○	○	○	◎	유효
12	82	여	뇌혈전(좌)	△	○	○	◎	유효

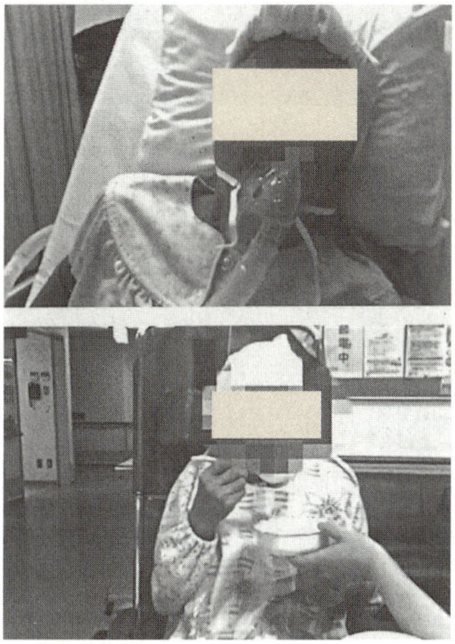

86세 여성. 지주막하출혈 후 의식장애가 1개월 이상 지속되었다. Hunt & Kosnik 분류 Grade Ⅳ, WFNS 분류 Grade Ⅳ, Fisher 분류 Grade Ⅲ.
발병 45일. 수술 후 30일. 발병할 때부터 JCS Ⅱ-20인 의식장애를 보였다(사진 위).
Rivastach® 4.5mg을 붙이고 6일 뒤에는 스스로 식사를 할 수 있을 정도까지 회복되었다(사진 아래).

[그림16] 현저한 효과를 본 예: 지주막하출혈 후 의식장애로 Rivastach®를 붙인 뒤 회복

Rivastach® 패치는 입원 중에는 계속 사용하였고 퇴원 후에는 중지했는데, 다시 의식수준의 저하와 인지기능의 악화를 보인 일은 없었습니다.

퇴원 후 진료의사가 바뀌었지만, 1년 뒤에도 큰 변화가 없는 것을 확인했습니다.

유효례(그림17):

77세 남성의 좌측 중대뇌동맥 영역의 광범위 뇌경색(색전증)으로 발병한 지 6개월이 경과했습니다. 눈은 뜨지만 말은 못하고 의사소통성은 전혀 없는 상태였습니다. 휠체어는 단시간이면 앉아 있을 수 있는데, 경관영양으로도 폐렴이 반복되어서 중심정맥 영양관리를 하고 있었습니다.

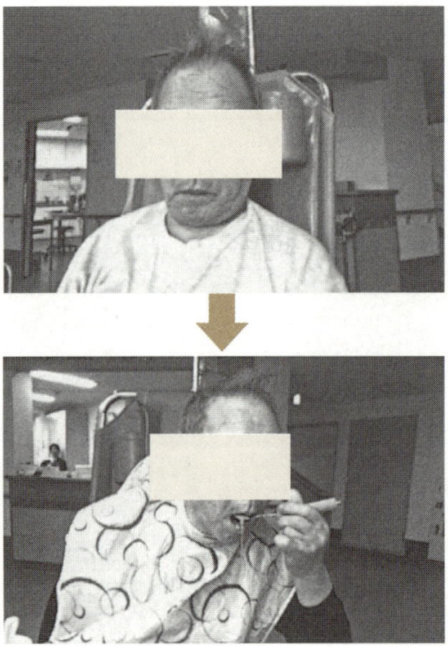

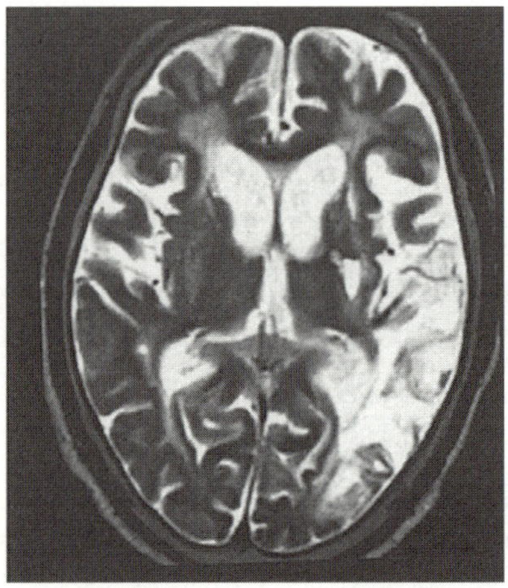

77세 남성, 뇌경색(뇌색전)

[그림17] 유효례: 뇌경색(뇌색전) 후 의사소통이 불가능한 상태에서 Rivastach®를 붙인 뒤 회복

Rivastach® 5mg을 등에 붙였지만, 붙인 직후에 변화는 없었습니다. 그러나 다음날에는 표정과 고개 끄덕임으로 대답을 하게 되었고, 3일째에는 간단한 말과 몸짓으로 의사소통을 애쓸 수 있게 되었습니다. 2주 뒤에는 도움을 받아서 식사와 연하가 가능해졌고, 1개월 뒤에는 수저로 식사를 할 수 있게 되었습니다. 또한 휠체어를 타고 텔레비전을 볼 정도까지 회복되었습니다.

◎

이 연구에 따라 신경외과의사인 저는 현재 경증에서 중증까지 다양한 의식장애 환자에게 Exelon®·Rivastach®를 쓰고 있습니다. 효과는 중증인 경우에 경미한 개선을 포함하여 30% 정도에서 유효합니다.

경증인 경우에는 80% 정도에서 유효합니다.

중요한 포인트는 두 가지입니다. 시작 용량은 반드시 4.5mg 이하로 할 것. 그리고 9mg까지 증량해도 효과가 없으면 그 이상 증량해도 효과는 없다는 것입니다. 실제 사용법에 대해서는 V장 '치매의 간단치료[병동편]'를 참조해 주십시오.

참고문헌

1) 平川 亘: 認知症治療におけるリバスチグミンの至適用量. 認知症治療研究会誌. 2015;2:69-75.
2) 平川 亘: リバスチグミンはパキンソンの步行障害を改善させる. Dementia Jpn. 2014;28(4):505.
3) 平川 亘: 意識障害に対するリバスチグミンの効果. 認知症治療研究会誌. 2015;2:62-8.

정리

실패하지 않는 Rivastigmine(Exelon®·Rivastach®) 의 사용법

시작 용량은 4.5mg, 또는 2.25mg으로

Rivastigmine(Exelon®·Rivastach®)의 첫 회 투여량은 규정에 4.5mg이지만 저체중자와 85세 이상인 고령자, 간신히 경구섭취를 할 수 있는 수준의 중증례, 또한 레비소체치매(DLB)로 진단한 증례는 65세 미만인 조기발현 연령이 아닌 한, 절반 용량인 2.25mg으로 시작하도록 합니다. 만약에 4.5mg으로 식사를 못하게 되고 다리 힘이 약해지는 등의 부작용이 나타나면 망설이지 말고 2.25mg으로 감량합니다.

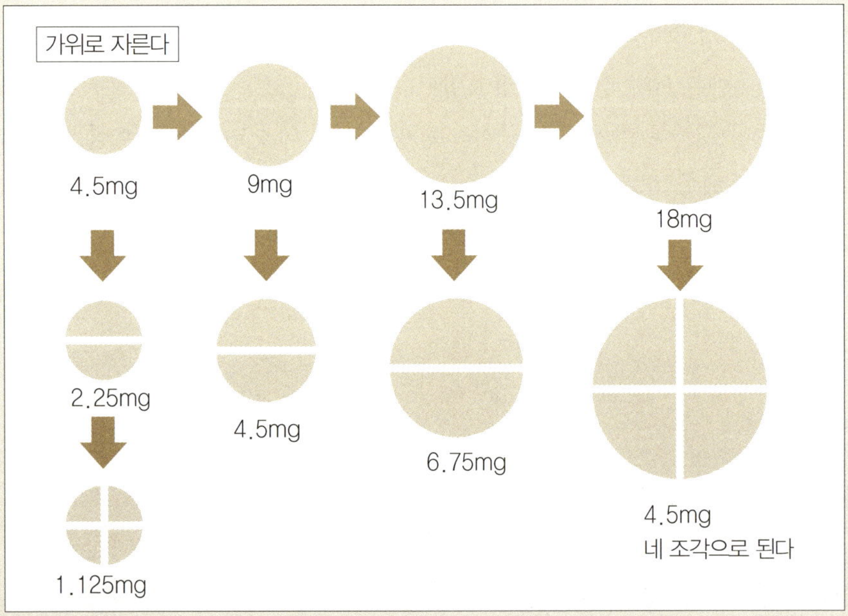

[그림1] Rivastigmine(Exelon® · Rivastach®)의 소량투여

가령 고령자에서는 겨우 경구섭취를 할 수 있는 중증 치매 환자인 경우, 2.25mg으로도 너무 많을 때가 있습니다. 그런 경우에는 규정량의 1/4인 1.125mg으로 치료를 합니다. 중증례에서는 2.25mg도 과량이며, 1.125mg으로도 굉장한 효과를 볼 때가 있습니다. 규정량에 구애받지 않고 유연하게 대응하는 것이 요령입니다(그림1).

최적 용량은 9mg 이하

매번 진찰하며 환자를 잘 관찰하고 가족으로부터 정보를 얻으며, 화를 잘 내는 증상뿐만 아니라 보행장애(다리 힘이 약해짐)에 주의하며, 증량할 경우에는 반드시 1개월 이상, 때로는 몇 개월 간격을 두고 9mg, 13.5mg으로 신중하게 증량합니다.

4.5mg에서 9mg으로 증량해도 부작용이 나타날 때가 있습니다. 그럴 경우에는 9mg의 1/3을 가위로 잘라내어 6mg으로 만들거나 13.5mg을 절반(6.75mg)

으로 만들어 쓰도록 합니다.

효과가 충분하다고 생각되면 증량은 중단하고, 악화가 의심될 경우에는 바로 감량하도록 합니다.

Exelon®·Rivastach®의 최적 용량은 9mg 이하이며, 13.5mg이 필요한 경우는 적습니다. 18mg이 필요한 증례는 거의 없고, 또한 18mg까지 증량해도 뚜렷한 추가적인 효과는 없습니다. 기껏해야 증량 직후에 생기를 띠는 정도이며, 6개월이 지나면 오히려 기억력이 안 좋아지는 일이 적지 않습니다.

18mg을 부작용 없이 붙일 수 있는 증례는 무반응자(효과를 잘 거두지 못하는 환자)가 아닐까 하는 생각도 듭니다. 콜린에스테라제 억제제가 오히려 콜린에스테라제(ChE)를 유도할 가능성도 있습니다. 무반응자라면 쓸데없는 증량은 하면 안 됩니다.

현재 첨부문서에는 시작 용량 9mg에서 13.5mg을 거치지 않고 갑자기 18mg으로 증량하는 1단계 증량법도 추천하지만, 이렇게 하면 안 됩니다.

이전에 복용한 약으로 Donepezil(Aricept®) 5mg을 문제없이 복용할 수 있는 교체그룹(콜린에스테라제 억제제를 감내할 수 있는 환자)이라면 몰라도, 처음으로 콜린에스테라제 억제제를 사용하는 환자, 특히 고령자에게 Exelon® ·Rivastach®를 처방할 경우에는 뜻밖의 부작용이 나타날 가능성이 있습니다. 규정량의 Aricept®에서 교체한 예를 제외하고 절대 9mg으로 시작하거나 첫 단계부터 18mg으로 증량하면 안 됩니다.

Rivastigmine의 한나절 부착법

Exelon® ·Rivastach®를 붙여서 생기를 띠고 밤에도 각성하여 잠을 안 자는 경우가 있습니다. 이와 같은 경우에는 수면제를 사용할 게 아니라, 아침에 붙이고 밤에 떼도록 해봅니다. 이렇게 하면 밤에 자게 될 때가 있습니다.

Exelon® ·Rivastach®의 효과는 떼어내고 난 뒤 30분이면 없어지기 때문에, 이와 같은 방법으로도 쓸 수 있습니다.

레비소체치매에는 일차선택

Exelon® · Rivastach®는 현재 알츠하이머형 치매(ATD)에만 적용되지만, 레비소체치매(DLB)에는 일차선택입니다(단 허가외). 왜냐하면 다른 두 가지 약보다 압도적으로 효과가 있기 때문입니다. DLB의 환시는 상당히 높은 확률로 없어집니다. 다만 사용할 경우에는 9mg 이하의 소량입니다. Exelon® · Rivastach®만으로 환시가 없어지지 않을 때 Cilostazol(Pletaal®)이나 억간산(抑肝散)을 병용하면 거의 없어집니다.

혈관치매에도 쓸 수 있다

Exelon® · Rivastach®는 혈관치매(VD)에도 어느 정도 효과가 있어서 사용할 때가 있습니다(단 허가외). VD에서도 역시 9mg 이하가 적정량입니다. 80점(현저한 효과)은 얻지 못하지만 60점(약간 양호한 상태)으로 만족합시다. 일상생활기능(ADL)이 개선됩니다. 13.5mg 이상으로 증량해도 9mg 이상의 효과는 거두지 못하는 점이 중요합니다. 뚜렷한 효과가 있는 것은 건강한 VD보다 허약한 인상의 VD 환자입니다.

전두측두엽치매에도 소량투여로

고령의 전두측두엽치매(FTD: 픽병)에도 쓸 수 있습니다. 화를 잘 내는 증상 등의 부작용이 생기지 않는 한, 극소량이라면 Exelon® · Rivastach®로 ADL이 개선될 때가 있습니다.

ATD와 DLB 이외의 치매에도 고령자에서는 아세틸콜린(Ach)이 저하되어 있습니다. 또한 FTD와 ATD의 합병례는 적지 않다고 생각합니다. FTD라고 생각해도 사실 ATD의 frontal variant인 경우도 있습니다.

픽병 증상이 너무 심하면 쓰기 힘들지만, FTD라도 흥분을 잘 하는 증상에 신경 쓰면서 극소량인 2.25mg부터 4.5mg까지 범위에서 Exelon® · Rivastach®를 시도해도 된다고 봅니다.

중증례, 의식장애를 동반한 치매에 효과가 있다

Exelon® ·Rivastach®는 중증례에 현저한 효과를 거둘 때가 있습니다. 특히 고령자의 중증 DLB인 경우에 Exelon® ·Rivastach®를 붙이고 며칠 만에 환시가 소실되는 것을 많이 볼 수 있듯이, 중증 DLB야말로 현저한 효과를 봅니다.

DLB로 진단할 수 없는 중증 치매라도 대화조차 할 수 없는 환자가 대화를 하게 되고, 식사를 못하던 환자가 섭식할 수 있게 되며, 걷지 못하던 환자가 걸을 수 있게 되는 현저한 유효례가 있습니다.

Exelon® ·Rivastach®가 아니면 볼 수 없는 극적인 치료 효과이며, 과거에 Aricept®로는 거둘 수 없었던 경험입니다.

Rivastigmine은 '붙이는 Donepezil'이 아니다

다른 두 가지 약에 비해 극적인 개선을 거둘 수 있는 것이 Exelon®·Rivastach®입니다. 소량이라면 부작용을 겁낼 일은 없습니다. 상태 악화가 의심되면 가위로 잘라서 감량하면 됩니다.

잊어서는 안 될 것은 '소량투여'입니다. 치료 범위는 1.125mg에서 9mg까지입니다. 현저한 효과를 거둔 증례일수록 증량으로 악화된다는 것을 잊지 않도록 합시다.

column

보행과 의식에 관한 Rivastigmine의 작용 메커니즘 (가설)

뇌의 각성과 마이너트기저핵의 아세틸콜린신경 활성화

의식중추는 뇌간 망상체(reticular formation of brainstem)입니다. 이 뇌간 망상체에서 시상을 거쳐 대뇌 전체에 자극이 전달되는데, 이때 뇌가 각성합니다. 또한 대뇌의 활성화에는 전두엽 하부에 있는 마이너트기저핵(Nucleus basalis of Meynert: NBM)도 관여합니다. 대뇌는 상행성 자극을 늘 받아들여 각성이 유지됩니다. 이것이 상행성 망상활성계(ascending reticular activating system)입니다. 또한 시상하부에는 수면과 각성리듬을 만드는 작용이 있습니다. 이를 시상하부활성계(hypothlamic activating system)라고 합니다.

이런 경로 어딘가에 장애가 있으면 의식의 명료도에 저하(의식혼탁)가 생기고, 외부 자극에 대한 반응성 저하와 자발성 저하가 생깁니다. 뇌간 망상체에서의 상행성 자극이 줄어들면 의식수준은 저하되고, 마지막에는 의식이 없어집니다. 이것이 병적인 원인으로 생기는 의식장애이며, 생리적 변화로 생기는 것이 수면입니다. 또한 대뇌피질 자체가 장애를 받은 경우, 외부의 인지와 그에 대한 반응성이 저하됩니다. 이것이 의식내용의 변화(의식변동, consciousness fluctuation)입니다.

Rivastigmine(Exelon®·Rivastach®)은 아세틸콜린(Ach)을 늘리는 약으로, 마이너트기저핵의 Ach신경을 활성화시켜 뇌 전체의 활성을 높이는 것이 예측됩니다(그림1).

중뇌의 아세틸콜린신경, 대뇌각교뇌핵과 배외측피개핵이 관계?

의식장애와 '섬망' 환자에게 Exelon®·Rivastach®를 붙이면 효과가 있는 경우에는 약 40분~1시간 뒤에 각성이 나타납니다.

저는 이 메커니즘에는 중뇌에 있는 Ach신경, 대뇌각교뇌핵(pedunculopontine nucleus: PPN)이 관계되어 있다고 생각합니다.

PPN은 각성과 운동에 관한 신경핵입니다. 이 PPN에는 많은 Ach작동성 뉴런이 있습니다.

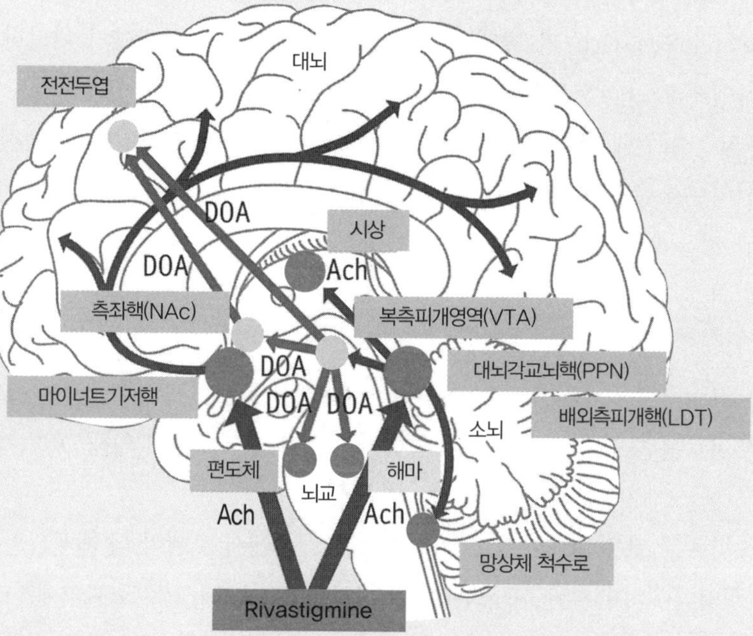

[그림1] Rivastigmine(Exelon® · Rivastach®)의 작용 기전(가설)

PPN에서 시상으로의 투사는 각성에 관여하는 상행성 망상활성계의 일부이며, PPN의 Ach신경은 상시 각성을 위한 자극을 발사합니다.[1] 이 자극에 의해 뇌의 각성은 유지됩니다. 한편으로 보행, 자세유지, 연하제어에는 PPN에서 하행하는 뇌간의 망상체척수로(reticulospinal tract)에 Ach 자극이 관여한다고 생각됩니다.

파킨슨병(PD)에서는 기저핵에서의 억제자극이 증가하기 때문에, 긴장항진(경축)과 보행장애 외에 연하장애 등이 생깁니다.[2] PD 환자는 선조체의 도파민(DOA) 활성이 저하되어 있는데, 보행장애의 원인은 DOA의 감소뿐만 아니라 사실 Ach도 관여합니다.[3] 실제로 콜린에스테라제 억제제인 Donepezil(Aricept®)로 넘어짐이 줄어들었다는 보고도 있습니다.[4] 저도 과거에 Aricept® 소량투여로 보행이 개선된 증례를 경험한 적이 있습니다.

처음에는 마이너트기저핵에서 대뇌피질로의 콜린계 투사가 인지·주의기능을 개선시키기 때문에 보행상태가 개선될 것 같다고 생각했는데, 2011년에 Exelon®·Rivastach®가 발매된 이후에 파킨슨 유사 보행장애가 나타나는 치매 환자에게 Exelon® ·Rivastach®를 붙인 직후부터 보행 개선이 관찰되는 것을 볼 때, 저는 콜린에스테라제 억제제, 특히 Exelon® ·Rivastach®의 작용기전에는 이 중뇌의 Ach신경, PPN과 배외측피개핵(lateral dorsal tegmental nucleus: LDT)이 관계된 것은 아닐까 생각하게 되었습니다. PPN에서의 Ach자극은 흑질의 DOA 뉴런의 흥분을 유지한다고 하며, 이 DOA 자극에 의해 운동 전반을 개선시킵니다.

Exelon® ·Rivastach®가 과량이 된 경우에는 반대로 보행부터 악화됩니다. 소량투여로는 보행이 개선되지만, 증량하면 억제성 피드백에 의해 DOA가 감소하고 보행 상태가 악화됩니다.

흥미로운 것은 떨림이 없는 파킨슨병(PD) 쪽에서 보행이 더 개선되는 것 같다는 점입니다. PD뿐만 아니라 레비소체치매(DLB), 뇌경색, 혈관치매(VD)에서도 파킨슨 유사 보행장애에 Exelon® ·Rivastach®가 유효할 때가 많습니다. 이는 상당히 중대합니다. 왜냐면 극히 소량이면 Exelon® ·Rivastach®가 PD의 보행장애 치료제가 될 수 있다는 것이기 때문입니다.

앞에서 설명한 대로 PPN은 각성중추입니다. 의식장애에 대한 Exelon® ·Rivastach®의 각성 작용은 이 PPN과 시상이 깊이 관여할지 모릅니다.

만약에 그렇다면 이번에 경험한 Exelon® ·Rivastach®의 즉각적인 효과도 이해할 수 있습니다. Exelon® ·Rivastach®는 아세틸콜린에스테라제(AChE)뿐만 아니라 부티릴콜린에스테라제(butyrylcholinesterase: BuChE)도 억제하는 것이 알려져 있는데, BuChE 양성신경세포가 시상에 많이 있는 것도 관계될지 모릅니다.

또한 PPN과 LDT에서의 복측피개영역(배쪽피개영역, ventral tegmental area: VTA)을 거친 측좌핵(nucleus accumbens)과 해마, 편도체로의 DOA 투사는 정동(하고자 하는 마음)과 기억 조절에, 그리고 전전두엽에의 투사는 인지기능에 관여합니다. 측좌핵은 '의욕중추'라고도 하는데, Exelon® ·Rivastach®로 생기를 띠고 일상생활기능(ADL)이 개선되는 것도 이 VTA를 경유한 측좌핵과 해마, 편도체, 전전두엽으로의 자극이 관여할 가능성이 있습니다.

콜린에스테라제 억제제로 화를 잘 내는 증상이나 흥분이 생기는 것, 망상이 생기는 것 모두 중뇌의 Ach신경, PPN과 LDT의 흥분으로 인한 측좌핵 및 변연계의 DOA 자극이 관계될지 모릅니다.

Rivastigmine의 유효례, 무효례

저는 증례를 축적하여 현재까지 의식장애를 보이는 100례 이상의 뇌졸중 환자에게 Exelon® ·Rivastach® 치료를 시도하고 있습니다. 각 증례를 자세히 검토하면, 뇌간의 중추와 시상이 파괴적으로 손상을 받은 환자에서 Exelon® ·Rivastach®는 전혀 효과가 없었습니다. 뇌경색 등의 허혈과 뇌출혈 같은 손상으로 영상에서 뇌간이 위축되어 있는 환자도 효과를 거두지 못합니다.

반대로 중뇌와 시상이 장애를 받지 않았으면, 설령 대뇌반구가 광범위하게 장애를 받았더라도 의식이 회복될 때가 있습니다. 이는 Exelon® ·Rivastach®의 효과가 대뇌가 아니라 중뇌와 시상의 활성화에 관여한다는 생각과 일치합니다.

이것은 가설이지만, Exelon® ·Rivastach®는 PPN 그리고 LDT의 Ach신경에 작용하여 의식장애, 인지장애, 그리고 보행을 개선시키는 것이 아닐까 생각합니다.

참고문헌

1) Takakusaki K, et al: Two types of cholinergic neurons in the rat tegmental pedunculopontine nucleus: electrophysiological and morphological characterization. Neuroscience. 1997;79(4):1089-109.
2) 高草木 薫: 脚橋被蓋核(PPN)領域の機能. 分子精神医. 2013;13(4):297-300.
3) 大熊泰之: パーキンソンと転倒. Prog Med. 2012;32(6):1257−61.
4) Chung KA. et al: Effects of a central cholinesterase inhibitor on reducing falls in Parkinson disease. Neurology. 2010;75(14):1263−9.

3 Galanthamine(Reminyl®)을 잘 쓰는 법

1 Galanthamine의 특징

1) 장기 성적은 Galanthamine이 가장 좋다

① 콜린에스테라제 억제작용은 약함

Galanthamine(Reminyl®)은 약간 특수한 약으로, 동일한 콜린에스테라제 억제제인 Donepezil(Aricept®)과 Rivastigmine(Exelon®·Rivastach®)과는 달리 아세틸콜린(Ach)을 늘리는 작용과 콜린에스테라제를 억제하는 작용이 약한 약제입니다. 임상적으로는 Aricept® 1/6 정도의 Ach 작용인 느낌입니다. 그러나 콜린에스테라제 억제작용이 약한 것은 결점이 아닙니다. Ach을 별로 늘리지 않는 쪽이 '딱 좋은' 증례가 많이 있기 때문입니다. 오히려 과량투여로 문제가 되는 콜린에스테라제 억제제의 작용은 Reminyl® 정도가 가장 좋지 않나 싶기도 합니다.

② APL 작용으로 다양한 신경전달물질의 방출을 촉진

Reminyl®의 작용은 사실 콜린 작용이 아니라 니코틴 작용이 중심입니다. Ach 수용체에는 무스카린성 Ach수용체와 니코틴성 Ach수용체가 있는데, Reminyl®은 주로(90%) 니코틴성 Ach수용체를 활성화시킵니다. 이는 allosteric potentiating ligand(APL) 작용이라 하는데, Reminyl®은 니코틴성 Ach수용체를 활성화하여 Ach뿐만 아니라 도파민(DOA), 세로토닌(Ser), 노르아드레날린, 감마아미노부티르산(γ-Aminobutyric acid: GABA), 글루탐산염(glutamate) 등 다양한 신경전달물질의 방출을 촉진합니다.

③ 신경세포 보호작용이 있다

또한 Reminyl®에는 신경세포 보호작용이 있으며, 베타아밀로이드 신경독성으로부터 신경세포를 보호하는 작용이 밝혀져 있습니다.

어려운 것 같지만, 결국은 균형이 좋습니다. Ach뿐만 아니라 DOA, Ser 등 기타 신경전달물질도 늘립니다. 그것도 적당하게 늘립니다.

경험상 2년 뒤 치료성적이 가장 좋은 것은 Reminyl®입니다. 저는 현재 알츠하이머형 치매(ATD)에는 비교적 나이가 많지 않은 환자를 중심으로(그림1), 또한 혈관치매에는 일차선택으로 Reminyl®을 씁니다(그림2).

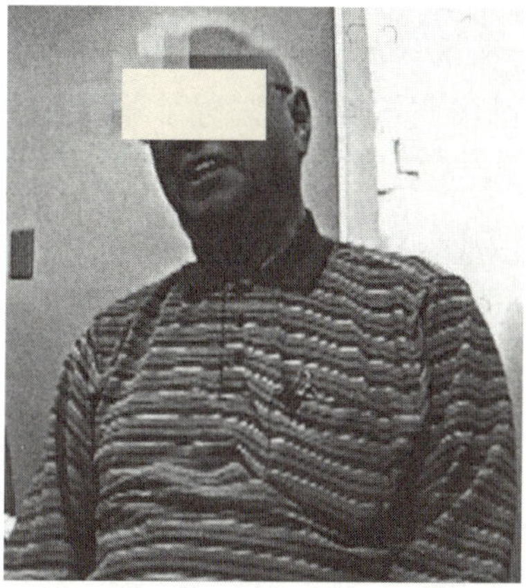

73세 남성, 알츠하이머형 치매. 치료 전에는 HDS-R 점수 24점. 6개월 뒤에 26점. 그리고 1년 뒤에는 30점 만점이 되었다. 2년 뒤에도 30점 만점. 처방량은 4mg+8mg(12mg)이었다. Reminyl®은 부작용이 생기지 않는 양으로 오래 복용시키는 것이 중요.

[그림1] Reminyl®을 1년간 복용한 뒤 HDS-R 점수가 만점이 된 증례

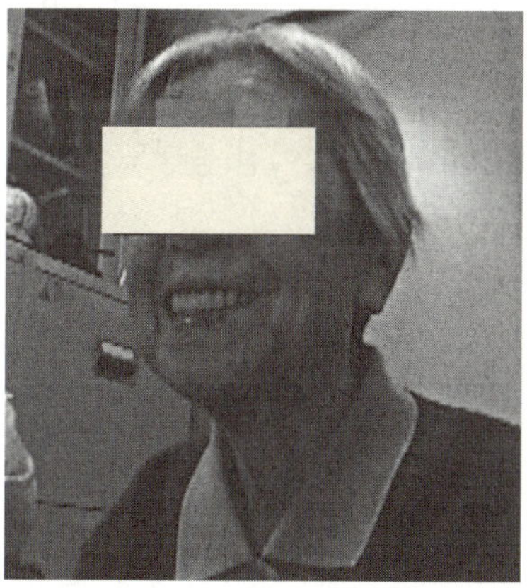

88세 여성, 혈관치매. 치료 전 HDS-R 점수는 16점. 치료 전에는 화를 잘 내는 증상도 있었지만 그것도 없어지고, 1년 뒤에는 HDS-R 점수가 26점으로 올랐다. 처방량은 4mg+4mg(8mg).

[그림2] Reminyl®을 1년간 복용한 뒤 화를 잘 내는 증상이 소실되고 HDS-R 점수가 개선된 증례

2) 각 유형에 따른 유효성

① 혈관치매에도 유효

Galanthamine(Reminyl®)은 ATD뿐만 아니라 VD에도 유효합니다. 실제로 해외에는 이에 대한 보고도 있습니다. 그리고 소량이면 전두측두엽치매(FTD)에도 쓸 수 있

습니다. 혈관치매(VD)에 효과가 있는 이유는, 뇌허혈이 있으면 모든 신경전달물질이 저하된다고 생각할 수 있기 때문입니다. 앞서 말한 대로 Reminyl®은 APL 작용에 의해 아세틸콜린(Ach)뿐만 아니라 도파민(DOA), 세로토닌(Ser), 노르아드레날린, 감마아미노부티르산(GABA), 글루탐산염 등 다양한 신경전달물질의 방출을 촉진시킵니다. VD는 ATD에 비해 Ach이 그다지 저하되어 있지 않습니다. 따라서 Ach의 보충을 적당히 하면 됩니다. 그 대신 Ach 이외의 신경전달물질을 균형 있게 늘려주는 Reminyl®이 VD에 맞다고 봅니다.

Donepezil(Aricept®)과 Rivastigmine(Exelon®·Rivastach®)과 같이 Ach 과잉으로 인한 불수의운동(파킨슨증)과 보행장애 등의 부작용이 적기 때문에, 이러한 점 또한 쓰기 편한 약입니다.

② 레비소체치매에는 효과가 적다

VD에도 유효한 Reminyl®이지만 레비소체치매(DLB)에는 거의 효과가 없습니다. 또한 기력이 없고 보행장애가 있는 DLB 유사 ATD에도 효과가 없는 것 같습니다. 그 이유는 역시 Ach을 별로 늘리지 않기 때문이라 생각합니다.

만약에 DLB라고 진단하여 Reminyl®이 효과가 있으면 그것은 DLB가 아닐지도 모릅니다. 전형적인 DLB, 특히 고령이 아닌 사람의 DLB에는 Reminyl®이 그다지 효과가 없습니다. 제 경험으로는 고령자의 환시가 Reminyl®로 없어진 증례도 있지만 아주 소수입니다.

③ Memantine과의 병용 조합 성과는 좋지 않다

콜린에스테라제 억제제와 병용할 수 있는 Memantine(Memary®)이지만, 제 경험으로는 이 Reminyl®과 Memary®의 조합은 장기간 성적이 그다지 좋지 않았습니다. Reminyl® 과 Memary®의 조합은 좋다는 보고도 있으니 제 생각이 옳지 않을 수도 있습니다. 그러나 제 경험상 조합으로 좋은 것은, 보험이 적용되지 않지만 다른 콜린에스테라제 억제제(Aricept®, Exelon® ·Rivastach®)와 Reminyl®의 조합입니다.

같은 콜린에스테라제 억제제라서 보험적용상 병용은 불가능하지만, 소량의 Aricept® 또는 소량의 Exelon® ·Rivastach®를 Reminyl®과 병용하면 치료 성공률이 현격하게 올라갑니다. 약 분류상 Reminyl®은 콜린에스테라제 억제제로 분류되지만 실제로는 다른 약입니다. Reminyl®과 Aricept® 혹은 Reminyl®과 Exelon® ·Rivastach®의 병용이 보험에서 가능해지면 좋겠다는 생각입니다.

② Galanthamine의 다단계 증량 치료

Galanthamine(Reminyl®)은 일반적으로 1일 8mg(4mg을 1일 2회 아침저녁)으로 시작하고, 4주 뒤에 1일 16mg(8mg을 1일 2회 아침저녁)으로 증량하여 치료하는 약입니다. 필요에 따라 1일 24mg(12mg을 1일 2회 아침저녁)까지 증량할 수 있지만, 실제로는 증량 후 부작용으로 고생할 때가 적지 않습니다. 또한 저용량으로도 유효례를 경험합니다. 그래서 저는 무리한 증량을 하지 않는 다단계 증량 방법으로 치료를 하고 있습니다(그림3).

'Reminyl®의 다단계 증량 치료'란 1일 8mg(4mg을 1일 2회 아침저녁)으로 시작하여 12mg, 16mg, 20mg, 24mg으로 조금씩 증량하는 방법입니다. 증량하는 중에 부작용이 생기면 감량하고, 중지하지 않고 가능한 한 치료를 계속하도록 합니다. 부작용이 예상될 경우, 혹은 생긴 경우에는 4mg 1일 1회 1정(저녁)으로 치료를 합니다. 저녁 복용을 1정 혹은 양을 많게 하는 것은, 고령자에게는 졸음(때때로 기면)이 생길 경우가 있기 때문입니다.

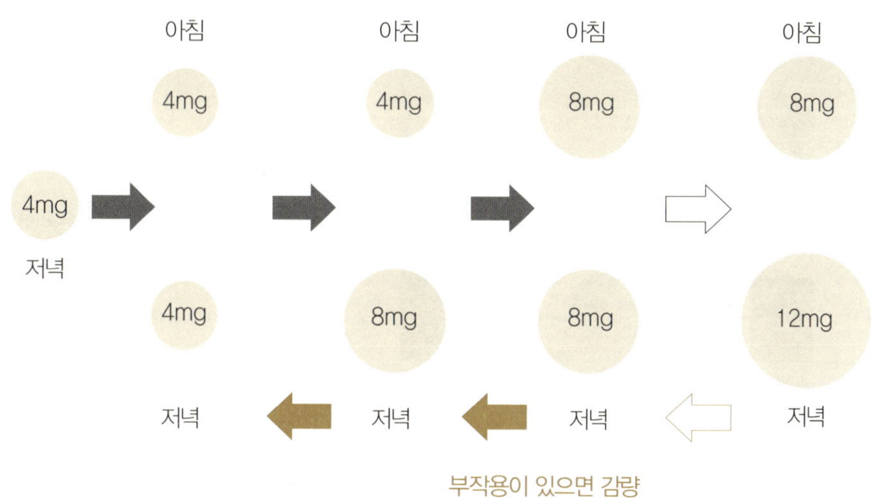

[그림3] Galanthamine(Reminyl®)의 다단계 증량 치료

3 Galanthamine의 최적 용량

1) [연구] Galanthamine의 최적 용량 1)

아래는 제 연구[1)]인데, 무리한 증량을 하지 않는 다단계 증량 치료를 한 213례 중에서 치료 전후 평가를 할 수 있고 Memantine(Memary®)과 Cilostazol(Pletaal®)을 병용하지 않은 63례(남성 36례, 여성 27례)를 검토해 보았습니다.

【대상과 방법】

내역은 ATD 45례, VD 16례, FTD 2례입니다. DLB 증례가 포함되지 않은 것은, 그때까지의 경험상으로 DLB에는 그다지 효과를 보지 못했기 때문입니다. 평가는 개정 하세가와식 간이지능평가척도(HDS-R) '+3점 이상의 개선'을 유효, '−3점 이상의 저하'를 악화, '둘 다 아님'을 불변이라 했습니다. 관찰기간은 평균 12.3개월입니다.

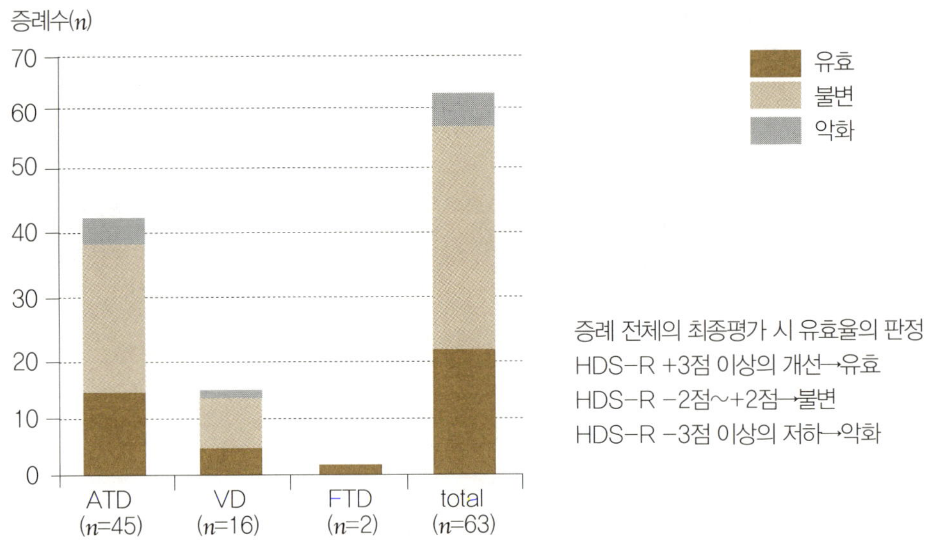

[그림4] Galanthamine(Reminyl®)의 다단계 증량 치료: 치료성적(실제 수)
ATD: 알츠하이머형 치매, VD: 혈관치매, FTD: 전두측두엽치매

【결과】

[그림4]는 치료성적(실제 수)입니다. 불변 또한 반응자(responder)라고 생각하면 80% 이상에서 치료에 반응을 보인 것이 됩니다. 무엇보다도 어떤 유형에서나 악화는 적은 것이 특징입니다.

[그림5]는 ATD를 치료하기 시작한 뒤 HDS-R 점수의 변화량 추이입니다. 가로축은 기간이며 최장 24개월(2년)입니다. 치료 시작 후 2년간 추이를 보아도 거의 +2점 전후의 추이를 보이고, 24개월 뒤에도 악화되지 않고 개선된 그대로입니다. 이 정도의 장기 효과는 Donepezil(Aricept®)과 Rivastigmine(Exelon®·Rivastach®)에서는 볼 수 없습니다. 장기 효과는 Galanthamine(Reminyl®)이 가장 좋습니다.

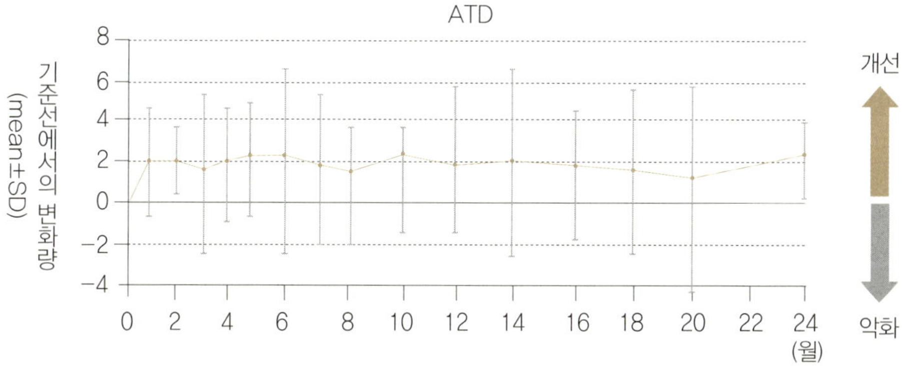

[그림5] Galanthamine(Reminyl®)의 다단계 증량 치료: ATD를 치료하기 시작한 뒤 HDS-R 점수의 변화량 추이

ATD: 알츠하이머형 치매

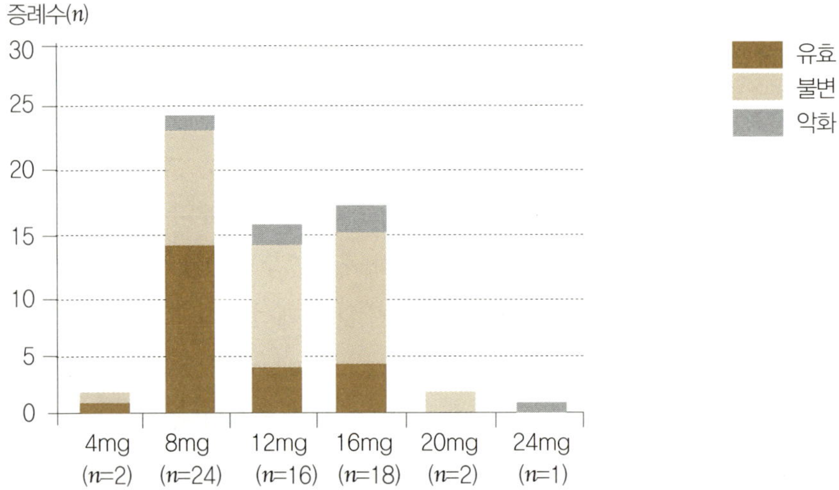

6개월 이상 치료한 증례의 최종 유효율 판정
HDS-R +3점 이상의 개선→유효
HDS-R −2점~+2점→불변
HDS-R −3점 이상의 저하→악화

[그림6] **Galanthamine(Reminyl®)의 다단계 증량 치료: 최종 치료량과 유효율**
ATD: 알츠하이머형 치매

[그림6]은 Reminyl®의 최종 치료량과 유효율의 관계입니다. 유효 수가 가장 많은 것이 8mg(4mg+4mg), 이어서 12mg(4mg+8mg), 16mg(8mg+8mg) 치료군이며, 20mg(8mg+12mg) 이상의 유효례는 없고 24mg(12mg+12mg)에서는 불변례도 없었습니다. Reminyl®은 20mg 이상으로 증량해도 새로운 효과는 잘 거두지 못합니다.

[그림7]은 중증도와 Reminyl®의 유효율 관계입니다. 이 연구에서는 모든 중증도에서 거의 같은 유효율을 얻을 수 있었습니다. 중증례에서도 중등도, 경증과 동등한 효과를 얻을 수 있음을 알 수 있을 겁니다. Reminyl®은 경증~중등도 ATD에 적용되지만, 실제로는 중증례에도 효과를 보입니다. 또한 혈관치매(VD)에도 효과를 보입니다. 게다가 장기간입니다. 이것이 Reminyl®의 특징입니다.

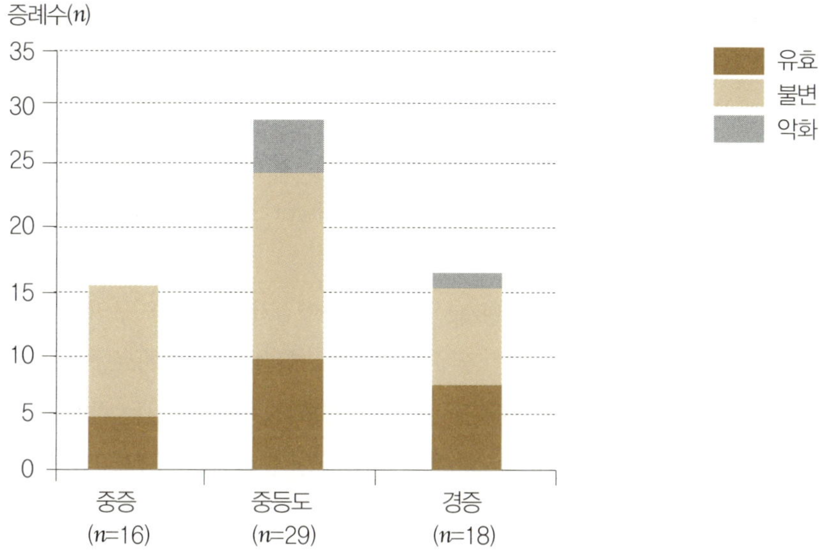

[그림7] Galanthamine(Reminyl®)의 다단계 증량 치료: 중증도와 Reminyl®의 유효율의 관계

첨부문서에 규정되어 있는 Reminyl®의 치료량은 8mg+8mg 또는 12mg+12mg이며, 4mg+4mg은 점진적인 증량을 위한 용량이지 치료량은 아닙니다. 그러나 Aricept®와 Exelon®·Rivastach®와 마찬가지로, 실제로는 치료량 이하의 소량투여라도 유효한 증례가 다수 있습니다. 부작용으로 환자의 컨디션을 떨어뜨리지 않도록 하면 좋은 치료성적을 거둘 수 있습니다.

약제감수성은 개인마다 다릅니다. 그것은 콜린에스테라제 억제제도 마찬가지입니다. 부작용이 비교적 적은 Reminyl®이지만, 투여량은 환자의 증상을 보면서 상황에 맞게 정하는 것이 좋으리라 봅니다.

환자를 잘 관찰하면서 무리되지 않게 점차 증량하면 탈락례를 만들지 않고 장기간 악화가 없는 상태로 치매를 조절할 수 있다고 봅니다. 소량이라도 가능한 한 장기간 내복시키는 것이 Reminyl®에는 필요합니다.

4 Galanthamine의 부작용

1) 자주 나타나는 소화기증상

Galanthamine(Reminyl®)의 결점은 특히 소화기증상, 그중에서도 구역과 구토입니다. Reminyl®의 소화기증상은 다른 두 약[Donepezil(Aricept®), Rivastigmine(Exelon®·Rivastach®)]보다 강력합니다.

첨부문서에 규정된 시작 용량인 8mg(4mg을 1일 2회 아침저녁)으로도 구역 때문에 복용하지 못하는 환자가 있습니다. 그런 경우 저는 1일 1회 4mg으로 치료를 시작합니다. Reminyl®의 반감기는 짧지만, 치료할 수 없는 것보다는 할 수 있는 쪽이 좋습니다. 어느 정도의 적응도 있기 때문에, 구역이 우려되는 증례는 1일 1회 4mg으로 시작해도 좋다고 봅니다.

또한 8mg(4mg을 1일 2회 아침저녁)으로는 소화기증상이 생기지는 않지만, 16mg(8mg을 1일 2회 아침저녁)으로 증량했을 때 결국 소화기증상이 나타나는 경우도 있습니다. 그 때문에 저는 4mg+8mg(1일 12mg)을 거쳐 8mg×2(1일 16mg)로 증량하도록 합니다.

첨부문서 규정에는 8mg×2(16mg)로 효과가 충분하지 않으면 12mg×2(1일 24mg)로 증량하라고 되어 있지만, 제 경험으로는 8mg×2(16mg)로 효과가 없던 증례가 24mg으로 증량한다고 해서 효과가 있었던 적은 없습니다. 또한 24mg까지 증량하면 뒤에 설명할 부작용이 급증합니다.

그 때문에 저는 원칙적으로 Reminyl®을 16mg까지만 씁니다.

2) 체중감소에 주의

Donepezil(Aricept®)과 Rivastigmine(Exelon®·Rivastach®)에서 주목해야 할 부작용은 보행장애(다리 힘이 약해짐)이지만, Galanthamine(Reminyl®)에서 주목해야 할 것은 체중감소입니다. 몇 개월 사이에 5kg의 체중이 감소하는 것은 흔히 있는 일입니다. 구역과 식욕저하가 없어도 체중이 줄어듭니다. 저는 이를 '수수께끼 체중감소'라고 부릅니다.

최근에는 환자의 체중이 과도하게 빠지는 일은 없지만, 발매 초기에는 이 사실을 알지 못했기 때문에 계속 사용하여 6개월 사이에 10kg 가까이나 빠진 증례가 있었습니다. 체중감소는 대개 8mgx2(1일 16mg)부터 생깁니다. 체중감소를 무시하고 계속 쓰면 환자는 허약해지고 기력이 없어집니다. 체력이 떨어지고 일상생활기능(ADL) 수준도 떨어집니다. 체력이 떨어지면 예후가 불량해지기 때문에 이러한 체중감소에는 세심한 주의가 필요합니다.

Reminyl®을 쓸 경우에는 반드시 체중측정이 필요합니다. 체중감소는 Aricept®나 Exelon®·Rivastach®에도 있으므로, 저는 치료를 시작할 때 반드시 체중을 측정하도록 합니다.

3) 졸음(기면)·어지럼증

구역 이외의 부작용으로는 졸음(기면)이 있습니다. Galanthamine(Reminyl®)으로 졸음이 생기는 것은 APL 작용에 의해 억제성 신경전달물질인 감마아미노부티르산(GABA)을 늘리기 때문일지도 모릅니다. GABA는 신경 흥분을 억제하는 방향으로 작용합니다.

또한 화를 잘 내는 증상과 흥분이 있는 환자가 Reminyl®만으로 얌전해진 적이 있는데, 이 역시 억제성 신경전달물질인 GABA가 증가한 것이 관계될 가능성이 있습니다. 흥분이 적은 대신에 진정 방향으로 작용할 때가 있어서, 무감동(apathy)이나 우울 증상이 있는 환자에게는 주의가 필요합니다. 기력을 생기게 할 때도 있지만, 드물게 기력을 빼앗는 경우도 있습니다. 또한 어지럼증이 생길 때가 있으므로 어지럼증 환자에게도 주의가 필요합니다.

전두측두엽치매(FTD: 픽병)와 알츠하이머형 치매(ATD)에서도 픽병과 유사한 환자(frontal variant)에게 Reminyl®을 쓰면 화를 잘 내는 증상의 악화와 흥분이 생길 때가 있습니다. 이는 약하지만 아세틸콜린(Ach)이 증가하기 때문인 것 같습니다.

4) 실금

또한 Galanthamine(Reminyl®)의 특징적인 부작용으로 '항상 있는 변의(defecation desire)'가 있습니다. 빈뇨나 요실금은 모든 콜린에스테라제 억제제에서 나타나는 부작용이지만, Reminyl®에서도 1일 16mg 이상이 되면 자주 보게 됩니다. 늘 변의를 느끼기 때문에 외출을 주저하게 될 때가 있습니다. 또 화장실과 거실을 변으로 더럽힐 때도 있습니다.

요실금이라면 몰라도 변 문제는 가족에게 상당한 스트레스이기 때문에, 요실금과 변실금이 늘어나면 Reminyl®을 감량하는 쪽이 좋습니다. 감량하면 증상은 진정됩니다.

가족과 간병인 모두 실금이 약 때문이라고는 생각하지 않으므로, 진찰할 때 반드시 확인하도록 합시다.

문헌

1) 平川 亘: Galanthamineの多段階増量治療63例の治療成績. Dementia Jpn. 2014;28(4): 488.

정리

실패하지 않는 Galanthamine(Reminyl®)의 사용법

다단계 증량 치료를 추천

Galanthamine(Reminyl®)은 매우 강력한 소화기증상(구토, 설사)과 체중감소 등 환자의 체력을 빼앗는 부작용이 많은 약이지만, 4mg+4mg(8mg) 혹은 4mg×1 소량에서부터 최대 8mg+8mg(16mg)으로 쓰면 부작용도 적으며 2~3년간 치매 악화를 막을 가능성이 있는 약입니다. 부작용에 주의하면서 첨부문서의 규정에 외거하지 않고, 4mg+4mg(8mg)에서부터 4mg+8mg(12mg)을 거쳐 8mg+8mg(16mg)으로 증량하는 '다단계 증량 치료'라면 구역이나 졸음 등의 부작용으로 탈락하는 일 없이 치료를 계속할 수 있습니다.

또한 부작용이 나타나면 주저하지 말고 감량하도록 합니다. 안이하게 Donepezil(Aricept®)과 Rivastigmine(Exelon®·Rivastach®)으로 변경하지 않고, 가능한 상황까지 Reminyl®을 계속 쓰도록 합니다. 그쪽이 장기적으로는 좋은 결과가 됩니다.

시작 용량은 4mg 1회도 있다

Reminyl®의 첫 회 투여량은 8mg(4mg을 1일 2회 아침저녁)이지만, 환자에 따라서는 구역이나 설사 등의 소화기증상으로 복용하지 못하는 경우가 있습니다. 위장이 약한 환자나 허약한 환자에게는 4mg을 1일 1회 시작하도록 합니다.

졸음이 생길 때가 있는데, 만약에 졸음이 심하면 4mg(1일 1회 저녁)도 상관없습니다. 단 4mg으로도 졸음이 심하면 일상생활기능(ADL)을 떨어뜨리기 때문에 장기간 내복은 곤란합니다. 이때는 다른 약으로 변경하는 것을 검토하도록 합니다.

증량 규정은 4주 이후지만, 4주에 증량하지 않고 천천히 증량해도 상관없습니다. 특히 구역과 같은 부작용이 있으면 천천히 증량하는 쪽이 좋습니다. 만약 효과가 있다고 느껴지면 그 상황에서 일단 증량을 중단하는 것이 좋을 것 같습니다. 저는 4mg(1일 1회)으로도 현저한 효과를 거둔 증례를 많이 보았습니다. 반감기가 짧은 약이지만 1일 1회 내복으로도 유효례는 많이 경험합니다.

졸음이 있는 경우에는 1일 1회라면 저녁, 4mg+8mg(12mg)인 경우에는 저녁을 8mg으로 하면 될 것 같습니다.

최적 용량은 16mg 이하

제 경험으로는 8mg+8mg(16mg)으로 효과가 없던 증례가 12mg+12mg(24mg)으로 증량한다고 하여 효과가 있었던 적은 없습니다. 처음에는 좀 좋아지나 싶다가도 몇 개월 뒤에는 으레 악화됩니다. 또한 부작용이 상당히 두드러집니다.

제 최대 사용량은 원칙적으로 8mg+8mg(16mg)입니다. 8mg+12mg(20mg) 이상으로 증량해도 1~2년 뒤 장기 평가에서는 장점이 적은 것 같습니다.

8mg+8mg(16mg) 이상에서 두드러지는 부작용은 식욕저하, 체중감소, 기면, 그리고 빈뇨, 요실금, 변실금 등입니다. Aricept®나 Exelon®·Rivastach®처럼 다리 힘이 약해지는 경우는 거의 없지만, 체중이 감소하고 체력이 떨어져서 걷지 못하게 되는 경우가 발생합니다.

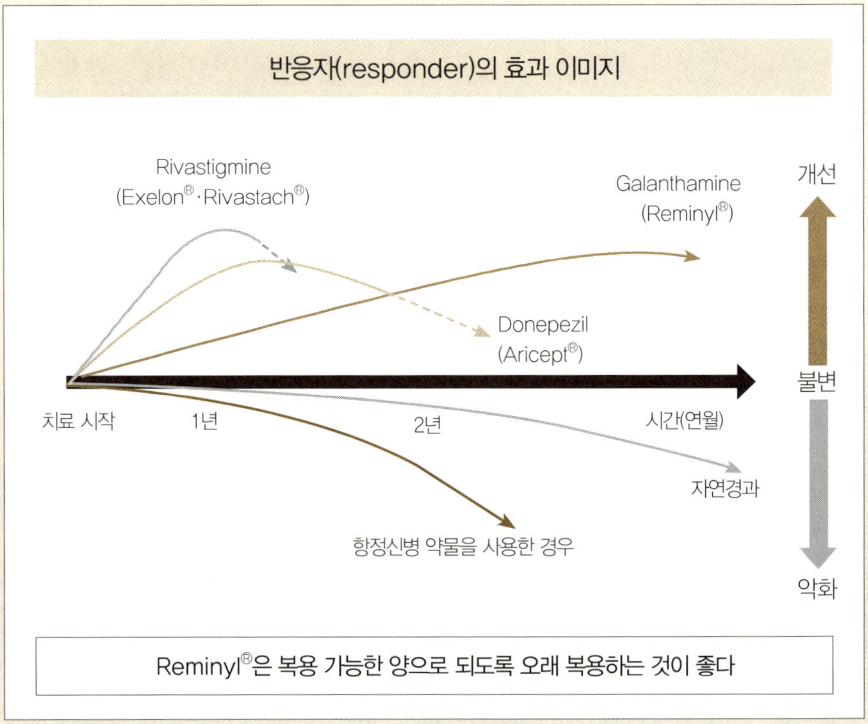

[그림1] Galanthamine(Reminyl®) 효과의 특징(개인적 의견)

장기 효과를 기대할 수 있다

Reminyl®이 Aricept®나 Exelon®·Rivastach®와 가장 다른 점은 장기 효과를 기대할 수 있는 점입니다(그림).

소량투여라면 1년 이상, 2년 이상에서도 좋은 상태를 지속시킬 수 있는 경우가 적지 않지만, 2년 이상 장기 치료성적으로 비교하면 Aricept®와 Exelon®·Rivastach®보다 Reminyl®이 가장 좋습니다. Reminyl®의 경우, 치료를 시작한 직후에는 별로 효과를 느끼지 못해도 6개월, 1년 뒤에 인지기능이 점점 좋아지는 경우가 많습니다.

부작용으로 복용하지 못하게 될 경우 치료를 놓칠 수 있으므로, 무리하게 증량하지 말고 복용 가능한 양으로 조절을 하여 가급적 오래 복용시키도록 합시다. 또 처음 몇 개월은 효과를 별로 느끼지 못해도 안이하게 약제를 바꾸지 말고, 가능하면 1년 이상 지속적으로 Reminyl®을 내복시키는 쪽이 좋다고 봅니다.

비교적 나이가 많지 않은 환자에게 추천

Aricept®와 Exelon® ·Rivastach® 모두 아세틸콜린(Ach)을 늘리는 효과가 강하지만 그만큼 내성이 생길(콜린에스테라제를 늘림) 가능성이 있으므로, 저는 65세 미만의 나이가 많지 않은 환자이며 앞으로 오래 복용시킬 경우에는 무난한 Reminyl®을 일차선택으로 합니다.

그다음으로 Aricept®의 소량투여입니다. Exelon® ·Rivastach®는 장기 사용에 어려움이 있어서 레비소체치매(DLB)를 제외하고 나이가 많지 않은 환자에게는 그다지 쓰지 않으며, 주로 고령자, 의식장애를 동반한 중증 환자에게 소량으로 쓰도록 합니다.

혈관치매에도 유효

Reminyl®은 혈관치매(VD)에도 유효합니다. 고령자의 치매에서는 알츠하이머형 치매(ATD)인지 VD인지 알 수 없는 증례도 있습니다. 진단을 내리지 못하겠을 때 Reminyl®로 치료를 시작하면 틀림없다고 생각합니다. 다만 무감동이 있는 환자, 우울 증상이 있는 환자에게 Reminyl®은 기력을 빼앗는 일이 있으니 주의가 필요합니다.

또한 소량이라면 전두측두엽치매(FTD: 픽병)에도 유효할 때가 있습니다. 픽병인 경우, 부작용으로 구역이 생기면 환자는 경계를 하여 복용하지 않게 되는 일이 있습니다. 또한 픽병에서는 아세틸콜린 작용이 약한 Reminyl®로도 화를 잘 내는 증상이나 흥분이 악화되는 경우도 있으므로, 4mg×1부터 신중하게 시작하고 그다지 증량하지 않으며 유지하는 것이 좋다고 봅니다.

중증례와 경증례 모두 쓸 수 있다

첨부문서의 용법용량에는 경증~중등도 ATD에 허가되어 있지만, 다단계 증량 치료를 하면 중증인 예에도 효과를 보일 때가 있습니다. HDS-R 점수가 10점 이하인 중증 환자가 2~3년 악화되지 않고 상태를 유지할 수 있는 경우는 적지 않습니다.

다만 효과가 약간 있다고 생각되면 늘리십시오. 그것이 요령입니다. 85세 이상의 고령자인 경우에 신경성섬유매듭형 노년치매(SD-NFT)라고 하여, 경과가 오래되고 인지기능이 별로 떨어지지 않는 치매가 있습니다. 그런 경우에도 Reminyl®을 소량투여하면 장기간 인지기능의 유지가 가능합니다.

column

세 가지 치매치료제의 성질을 날붙이로 예를 들면

저는 신경외과의사로 거의 매일 수술을 하기 때문에, 약물의 '효능'을 날붙이(날이 있는 연장)로 예를 드는 이미지가 떠오릅니다.

세 가지 콜린에스테라제 억제제로 말하면, 콜린 작용이 강력한 Donepezil (Aricept®)은 도끼, 예리한 Rivastigmine(Exelon®·Rivastach®)은 칼, 무난한 Galanthamine(Reminyl®)은 가위입니다(그림1).

치매를 종이라고 보면, 도끼의 절단력은 파괴적입니다. 두꺼운 골판지도 푹 자를 수 있지만 적절하게 조절해서 다루지 않으면 얇은 종이는 엉망이 될 겁니다. Aricept®는 적절하게(적정 처방) 쓰는 쪽이 좋습니다.

Exelon®·Rivastach®는 예리한 칼. 칼은 날이 예리하지만 주의해서 쓰지 않으면 다칩니다.

Reminyl®은 가위입니다. 두꺼운 종이를 자르는 데는 약간 힘들지 모르지만, 일반적인 종이를 자르는 것이라면 가위가 가장 안전합니다.

세 가지 콜린에스테라제 억제제는 전혀 다른 특징이 있습니다. Exelon®·Rivastach®는 '붙이는 Aricept®'가 아니며, Reminyl®은 '1일 2회 복용을 하는 Aricept®'가 아닙니다.

각각의 특징을 잘 알고 적절하게 쓰는 것이 중요합니다.

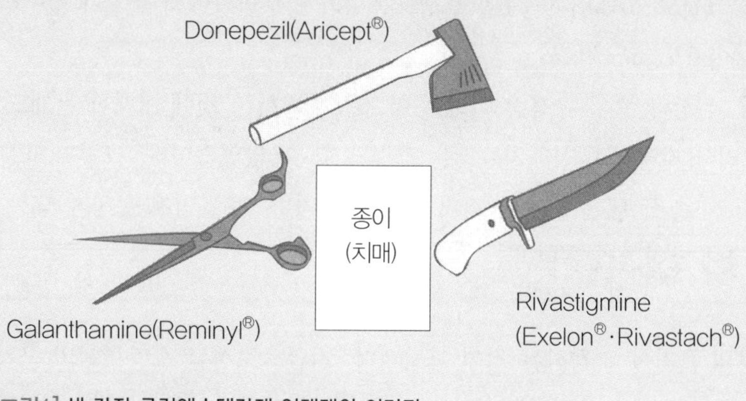

[그림1] 세 가지 콜린에스테라제 억제제의 이미지

column

환자 한 명 한 명에게 알맞은 치매치료제의 사용법을

이 책에서는 콜린에스테라제 억제제의 부작용, 그리고 증량 규정을 따르지 않지만 유효한 소량투여에 대해 많이 언급하고 있습니다. 신경외과의사라는 제 전문분야를 통해 알게 된 것도 들어 있습니다.

환자의 치매와 건강 상태는 모두 진단을 한 이후에도 시시각각 변화합니다. 한 명의 환자를 매번 자세히 관찰하고, 또 2~3년 오래 주의 깊게 관찰하고 있으면 신체 변화를 자연스럽게 알게 됩니다.

신경에 관한 약은 과소투여보다 과량투여에 신경을 써야 합니다. 혈압약이나 이상지질혈증에 쓰는 약이라면 다소 과량으로 투여해도 검사수치가 조금 내려가는 정도지만, 신경에 관한 약은 뜻밖의 부작용, 게다가 생명에 관한 중대한 부작용이 있을 수 있습니다. 그러므로 과량투여에는 최대한 주의를 기울여야 합니다.

소량으로 현저한 효과를 보는데도, 좋아질 가능성이 있는 환자들을 반대로 과량투여로 인한 부작용으로 악화시키는 것은 유감스러운 일입니다.

증량 규정의 문제는 진료보수 명세서(의료비 청구서)에 사정(査定)될 가능성이 있었습니다.

그러나 그것도 2016년 6월 1일 후생노동성의 사무연락에서 문제가 없어졌습니다(87페이지 'column'참조).

혈압약, 위장약 모두 규정량 이하 용량으로 처방하는 것에 어떠한 문제도 없겠죠. 그러나 지금까지 치매치료제는 그렇게 할 수 없었습니다. 그렇기 때문에 지금까지 화를 잘 내게 되거나 걷지 못하게 되거나 밥을 먹지 못하게 되는 환자가 전국에 많이 있었습니다.

규정량의 근거를 부정하는 것이 아닙니다. 지금으로서는 소량투여의 근거가 아직 축적되어 있지 않습니다. 그러나 임상시험 시점에서의 대규모 통계학적 데이터에는 나타나지 않았지만, 사용해 보았더니 소량투여가 유효했다는 데이터가 새롭게 나오고 있습니다. 그리고 규정량으로 악화되는 환자도 많습니다.

근거는 치료의 상식이라는 사실에 입각하여, 유효하다고 하는 규정량에 구애되지 않고 환자 한 명 한 명에게 맞는 치매치료제를 쓸 수 있다면 환자를 부작용으로 악화시키지 않고 치매치료제의 치료 효과를 최대한으로 발휘할 수 있다고 봅니다.

column

콜린에스테라제 억제제를 바꿀 때 주의점

콜린에스테라제 억제제를 바꿀 때 어떤 것을 주의해야 할까요?

이 의문에 명쾌하게 해답을 제시한 보고는 별로 보이지 않습니다. 다음은 제 경험으로 얻은 변경 시 주의점입니다.

◎

우선 Galanthamine(Reminyl®)에서 다른 약 또는 다른 약에서 Reminyl®로 변경할 때 주의해야 할 점은, Reminyl®의 아세틸콜린(Ach) 작용은 약하다는 것입니다.

Aricept® ⟺ Reminyl®

① **Aricept®➡Reminyl®**

Donepezil(Aricept®)을 장기투여한 예에 Reminyl®로 변경할 경우에는 Ach 결핍이 될 가능성이 있습니다. 그러나 Aricept®가 과량투여했던 경우에는 Reminyl®로 변경하면 일상생활기능(ADL)이 개선될 때가 있습니다. 과잉인 Ach이 줄어들어 알맞게 좋아지기 때문입니다.

② **Reminyl®➡Aricept®**

화를 잘 내는 증상에 주의합니다.

Reminyl® ⟺ Exelon®·Rivastach®

① **Reminyl®➡Exelon®·Rivastach®**

Reminyl®에서 Rivastigmine(Exelon®·Rivastach®)으로 변경할 경우에는 Exelon®·Rivastach®를 소량으로 시작하는 한 그다지 문제는 없습니다. 변경한 직후에 현저한 효과를 볼 때가 있습니다.

② **Exelon® · Rivastach® ➡ Reminyl®**

Aricept®로의 변경과 동일한 이유로, 규정 상용량(18mg)으로 변경하는 것은 Ach 결핍이 될 가능성이 있습니다. Exelon®·Rivastach®로 장기 치료(1년 이상 치료)하여 치매가 악화된 경우에 Reminyl®로 변경하면 Ach 결핍으로 단숨에 악화될 때가 있으니 주의가 필요합니다.

Exelon®·Rivastach®가 9mg 이하인 경우에는, 문제가 적고 효과를 볼 때가 간혹 있습니다.

Reminyl®로 변경한 경우에는, 이전 약을 복용해도 구역이 없었는데 구역이 생길 때가 있으니 주의가 필요합니다. 따라서 Ach 부족을 우려해서 4mgx2가 아니라 갑자기 8mgx2로 시작하면 안 됩니다. 또 이전 약 복용으로 체중감소가 없었어도 Reminyl®로 변경하고 체중감소가 나타나는 경우가 있으니 주의가 필요합니다(수수께끼 체중감소). 반드시 정기적으로 체중을 측정하도록 합니다.

Exelon® Rivastach® ⟷ Aricept®

① **Exelon® · Rivastach® ➡ Aricept®**

화를 잘 내는 증상이 나타남에 주의합니다. 변경 효과는 30% 정도일까요? 효과가 있는 것은 주로 이전 약(Exelon®·Rivastach®)을 과량투여했던 경우입니다.

② **Aricept® ➡ Exelon® Rivastach®**

효과가 있기도 하고 없기도 합니다. 이전에 복용하던 Aricept®가 과량투여한 경우라면 변경으로 인지기능뿐만 아니라 ADL도 개선될 때가 있습니다. 레비소체치매(DLB)인 경우에는 변경하여 현저한 효과를 볼 확률이 상당히 높습니다. Aricept®로는 없어지지 않던 환시도 없어집니다.

변경 시 주의해야 할 것은 Ach 중독(일시적인 Ach 과잉상태)입니다. Exelon®·Rivastach®는 붙인 뒤 바로(약 1시간에) 뇌내 Ach을 증가시킵니다. 한편 Aricept®는 반감기가 길고 뇌내 체류기간이 길어서, Exelon®·Rivastach®로 변경하기 전에 Aricept®의 복용 중지기간을 마련하지 않으면 뇌내 Ach이 과잉되고 환자의 컨디션이 불량해지는 일이 흔히 있습니다. Aricept®의 복용 중지기간은 5~7일 정도면 된다고 봅니다. Aricept®가 저용량인 경우(2.5mg 이하) 복용 중지기간은 2~3일이면 됩니다.

앞서 설명한 주의점을 [그림1]에 정리했습니다.

저는 콜린에스테라제 억제제를 그다지 변경하지 않습니다. 대부분의 환자가 변경 없이 오랜 기간 같은 약을 씁니다.

왜 변경을 할까요? 대부분은 가족과 간병인으로부터 '치매가 점점 악화된다'라는 말을 들은 타이밍이었기 때문이 아닐까요?

과량투여를 하기 때문에 치매가 악화되는 것입니다. ADL도 저하됩니다. 환자에게 맞는 적정량으로 치료하면 Exelon®·Rivastach®로 인한 피부 증상을 제외하고, 변경을 필요로 하는 경우는 그다지 많지 않습니다.

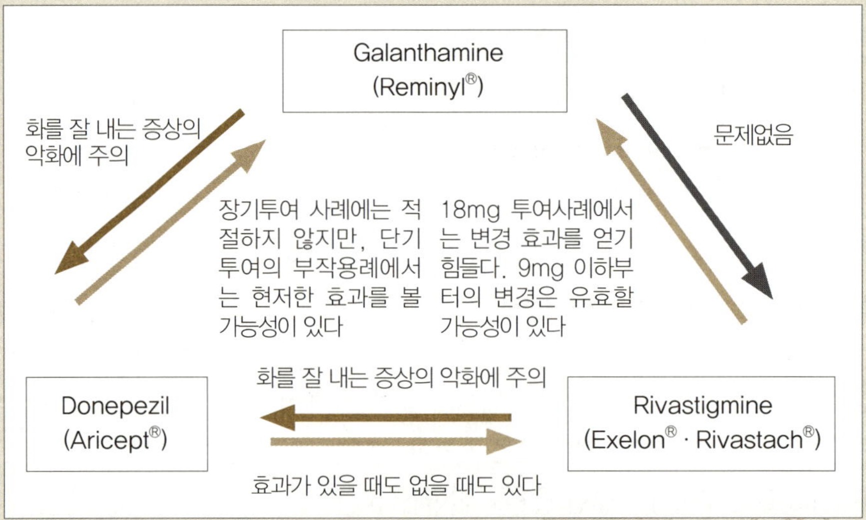

[그림1] 콜린에스테라제 억제제의 변경 시 주의점
이전에 복용하던 약이 과량투여였던 경우에는 소량투여로 개선될 때가 많다.

4 Memantine(Memary®)을 잘 쓰는 법

1 Memantine의 특징

1) NMDA수용체길항제–세 가지 콜린에스테라제 억제제와 병용 가능

Memantine(Memary®)은 세 가지 콜린에스테라제 억제제[Donepezil(Aricept®), Rivastigmine(Exelon®·Rivastach®), Galanthamine(Reminyl®)]와 달리 아세틸콜린(Ach)을 증가시키는 약이 아닙니다. NMDA수용체길항제로, 뇌신경세포의 과잉흥분을 억제하고 기억 전달을 조정함과 동시에 신경세포를 보호하는 작용이 있다고 합니다. 치매치료제 중에서는 유일하게 세 가지 콜린에스테라제 억제제와 병용할 수 있어서 대부분은 병용으로 쓰이고 있습니다.

Memary®의 단독효과는 의견이 분분한 것 같습니다. 하지만 저는 2011년 발매가 시작된 이후부터 Memary® 단독치료를 시도했고, 20례 중에서 3례뿐이지만 Memary® 단독으로 장기간 인지기능의 유지 효과를 확인했습니다. 그러나 6개월, 1년이 되었을 때의 평가에서는 단독치료로 '인지기능을 좋게 했다'는 결과를 얻지는 못했습니다. 단독치료로 효과를 확인한 증례는 2~3년 정도 장기간일 때의 평가입니다.

2) 뇌보호 예방약으로서 고려한다

Memantine(Memary®) 단독치료에 의한 인지기능의 개선은 큰 효과를 기대하지 못할 것 같습니다. Memary®는 앞으로 있을 인지기능의 악화를 가능한 한 저지하고 뇌신경세포를 보호하는 예방적인 약이라고 생각하는 쪽이 좋을 겁니다.

이건 제 느낌인데, Memary®는 6개월이나 1년으로 평가할 게 아니라, 2~3년 정도 가능한 한 오랜 기간 복용시켜야 진가를 발휘하는 약이 아닐까 싶습니다.

치매를 Memary®만으로 치료하는 것은 현실적이지 않을 겁니다. 저도 Memary®를 쓸 경우에 현재는 콜린에스테라제 억제제나 Cilostazol(Pletaal®), 혹은 이 두 가지와 병용하여 사용합니다.

2 Memantine의 최적 용량

Memantine(Memary®)을 쓰는 데 가장 큰 문제는 부작용입니다. 5mg으로 시작하고 1주마다 5mg씩 증량하면서 최종적으로 20mg으로 치료하는 것이 규정 사용방법으로 되어 있지만, 현실적으로는 졸림이나 어지럼증 때문에 규정인 20mg을 복용할 수 있는 환자는 30%밖에 없습니다.

또한 Memary®는 화를 잘 냄이나 흥분, 배회, 상동행동 등의 행동심리증상(BPSD) 억제에 쓰일 때가 많지만, 진정제와 같은 효과를 기대하고 사용하면 따끔한 맛을 봅니다. 시작 용량인 5mg으로 졸림과 과진정이 나타날 때도 있고, 반대로 흥분하는 경우도 있습니다(그림1).

Memary®는 Amantadine(Symmetrel®)의 뒤를 이어 개발된 약으로, 신경세포에서 도파민(DOA)의 유리를 촉진시키는 약제입니다. DOA를 증가시키는 작용은 약하기 때문에 파킨슨병(PD)의 운동장애에 대한 효과는 약하고, 그 대신에 알츠하이머형 치매(ATD) 치료제로서 개발된 경위가 있습니다. 약하지만 DOA를 증가시키는 가능성이 있으므로, 환자에 따라서는 흥분 방향으로 기울어질 때도 있는 것은 당연합니다.

졸림, 과진정과 흥분. 이 정반대 효과는 치료 전에는 예측할 수 없습니다. 졸림과 과진정이 되는 것은 글루탐산염의 억제가 측좌핵(nucleus accumbens)과 배쪽피개영역(복측피개영역, ventral tegmental area: VTA) 등 뇌의 깊은 곳에 있는 DOA계 신경핵을 과잉으로 억제하기 때문일 수도 있습니다.

제 경험으로는 Memary®의 최적 용량은 10~15mg 근방이라 생각합니다. 뇌 보호 효과를 고려하면 20mg이 좋겠지만, 환자의 컨디션을 떨어뜨리면 이제까지 처방한 의미가 없어집니다.

15mg은 물론이고 10mg, 5mg으로도 부작용 때문에 복용하지 못하게 될 때가 있습니다. 한꺼번에 1~2개월분의 장기 처방을 할 게 아니라, 환자 상태를 신중하게 관찰하면서 차츰 증량하는 것이 필요하다고 봅니다. 누구나 20mg을 복용할 수 있는 것은 아닙니다. 과량투여로는 쉽게 과진정이 된다는 것을 잊으면 안 됩니다.

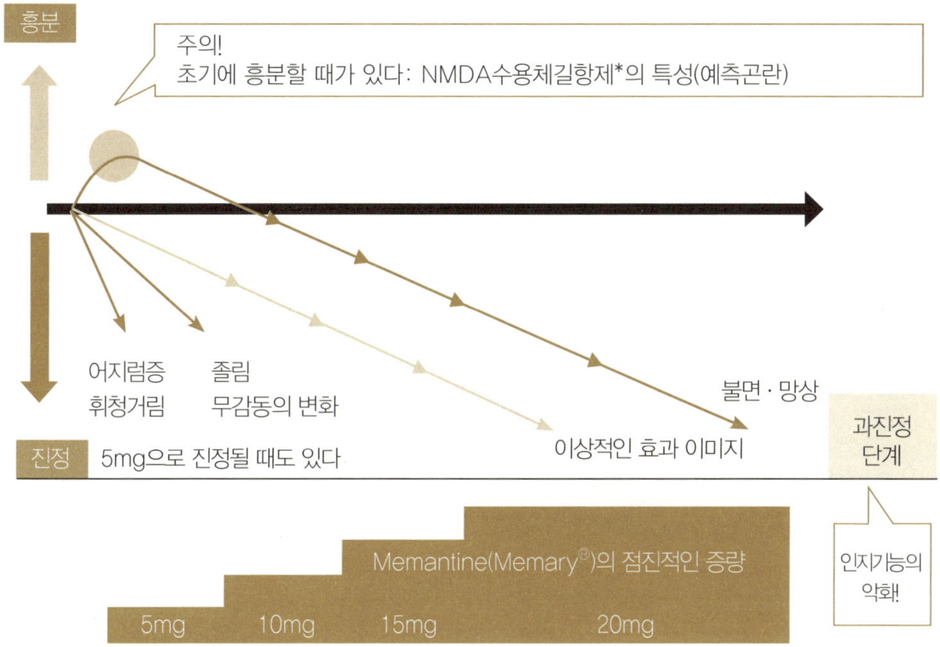

[그림1] 행동심리증상(BPSD)에 대한 Memantine(Memary®)의 효과 이미지(개인 의견)
*도파민을 약간 늘린다. 학습에 관한 신경전달물질인 글루탐산염을 억제한다(측좌핵을 억제? 알코올중독에도 유효?).

3 Memantine의 부작용

1) 다양한 부작용

Memantine(Memary®)의 부작용은 치료를 시작한 직후의 흥분, 초조, 그리고 졸림, 어지럼증과 휘청거림만이 아닙니다. 불면도 있고 무감동(apathy), 망상의 악화도 있습니다. 과량투여를 하게 되면 과진정이 되고 걸을 수 없게 되며, 마지막에는 젓가락도 잡지 못하게 됩니다.

2) 행동심리증상의 진정에 안이하게 쓰지 않는다

흥분 등의 행동심리증상(BPSD)에 쓰는 것은 Memantine(Memary®)의 주요작용이 아니라 부작용을 이용한다는 느낌입니다.

진정시키는 것이 목적이라면 다른 저렴한 좋은 약이 많습니다. 저는 BPSD에 안이하게 Memary®를 쓰는 것을 찬성할 수 없습니다. 환자를 약하게 만들 뿐이기 때문입니다. 만약 사용해야 한다면 환자를 약하게 하지 않는 적정 용량을 지켜야 한다고 생각합니다.

3) 콜린에스테라제 억제제와 병용할 수 있지만 신중하게

콜린에스테라제 억제제뿐만 아니라 Memantine(Memary®)에도 다양한 부작용이 있습니다. Memary®에는 콜린에스테라제 억제제와 병용하면 유용하다는 근거가 있습니다. 하지만 안이하게 Donepezil(Aricept®) 같은 콜린에스테라제 억제제를 규정량으로 처방해서 치매가 악화되었다는 이유로, 더욱 안이하게 Memary®를 추가하여 20mg의 규정량으로 치료하면 많은 환자들이 조절할 수 없는 불량한 상태가 되고 맙니다(그림2, 3).

의사: 치매니까 '우선 Donepezil(Aricept®)'이라며 선뜻 처방
⇩
의사: Aricept® 3mg으로 치료 시작. 5mg으로 유지
⇩
기억력이 점점 악화된다
⇩
가족에게 '치매가 점점 안 좋아져요'라는 말을 듣는다
⇩
의사: 할 수 없이 10mg까지 증량한다
⇩
그래도 기억력이 악화된다
⇩
가족에게 '치매가 좋아지지 않아요'라는 말을 듣는다
⇩
의사: 다른 방법이 없으니 Memantine(Memary®) 20mg을 병용한다
⇩
점점 악화되고 자리보전
⇩
치료 실패

[그림2] 치매치료의 실패 패턴

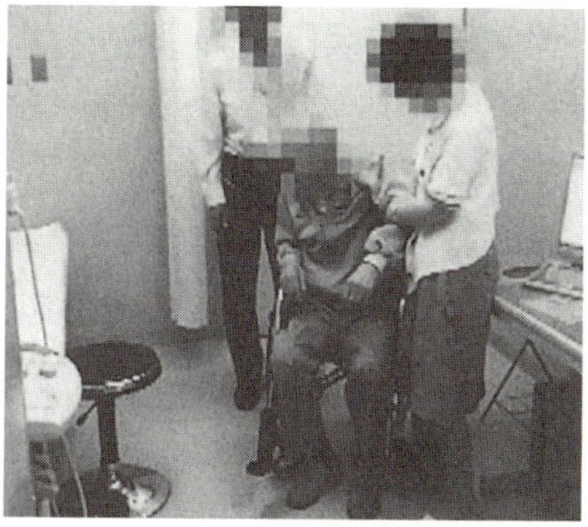

73세 남성, 알츠하이머형 치매.
Aricept®를 복용한 지 3년. 흥분과 폭언·폭력 때문에 Memary®가 처방되었다.
집의 벽은 구멍투성이. 부인이 본인의 아내라는 것도 모른다. Memary®를 처방받은 뒤 걸을 수 없게 되었고, 젓가락을 잡지 못하며 식사도 못하게 되었다.

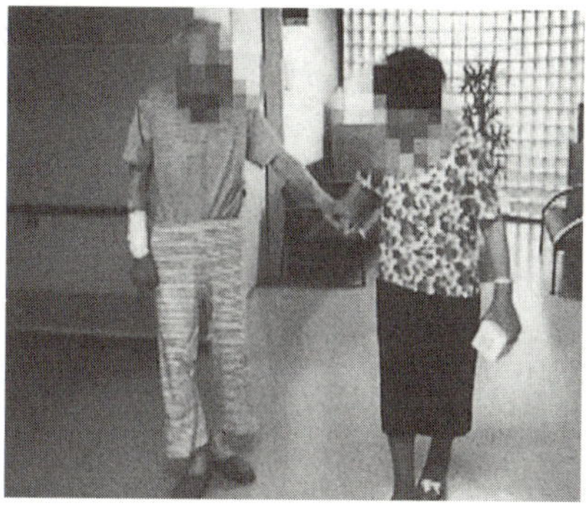

Aricept®와 Memary®를 중지하고 3일이 지나자 걸을 수 있게 되었다.
부인이 본인의 아내라는 것도 알게 되었고, 화를 잘 내는 증상과 흥분도 없으며 평온하다.

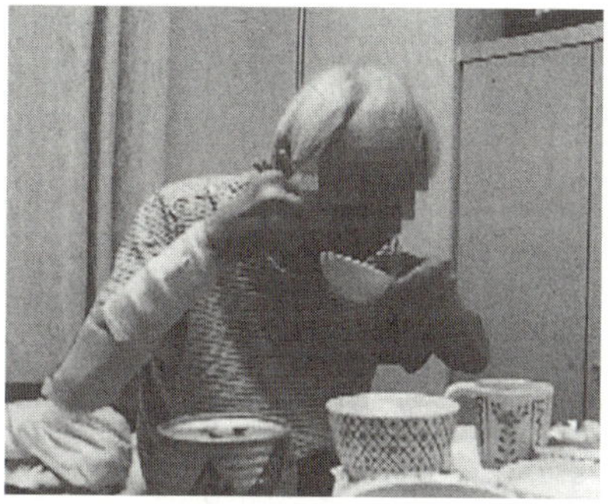

스스로 식사를 할 수 있다. 식욕왕성. 건망은 있지만, 이전의 온화한 아버지로 돌아갔다.

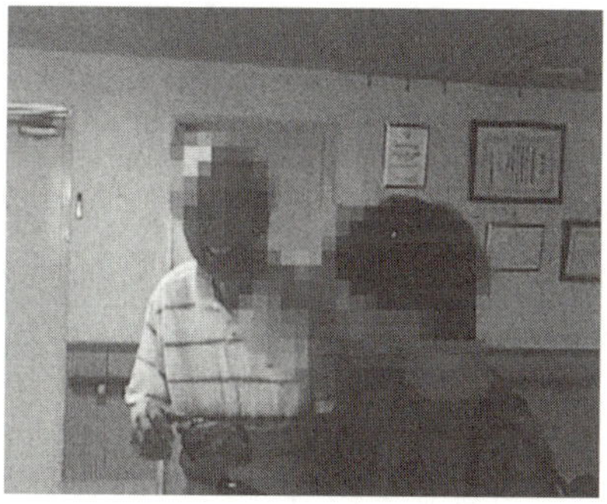

기력이 생겼다. 건망도 약간 개선. 상당히 상냥하고 온화하다.

[그림3] Aricept® 5mg과 Memary® 20mg 병용으로 보행·섭식 불능이 되었지만 중지하여 건강해진 증례

약으로 인한 불행을 초래하지 않기 위해서라도, 단독과 병용 모두 적정 용량으로 치료하는 것이 중요합니다. 전문가 선생님은 이 점을 고려하여 치료를 해야 합니다. 그러나 첨부문서에는 부작용에 대해 자세하게 기재되어 있지는 않습니다. 일차진료 의사 선생님께서는 특히 이 점을 이해해 주셨으면 합니다.

4 Memantine의 목적별 두 가지 패턴의 증량 치료

저는 Memantine(Memary®)을 '행동심리증상(BPSD)의 치료를 목적으로 쓸 경우'와 '인지기능의 유지를 목적으로 쓸 경우'에는 증량 방법을 다르게 합니다(표1, 그림4). 어떤 경우든 환자를 잘 관찰하고, 부작용은 반드시 생긴다는 전제로 신중하게 치료합니다.

1) 목적별 적절한 사용

① 행동심리증상에 쓸 경우

BPSD에 쓸 경우, 진정 효과가 나타날 때까지 비교적 조기에, 즉 1~ 2주마다 증량합니다. 단 과진정이 되면 반드시 감량합니다(표1·그림4, 치료A).

② 인지기능의 유지가 목적인 경우

또한 인지기능의 유지를 목적으로 할 경우, 규정인 1주가 아니라 몇 개월 단위의 간격으로 천천히 점진적으로 증량합니다. 이 경우에 반드시 부작용이 없는 양으로 유지합니다. 5mg이든 10mg이든 상관없습니다. 졸림이나 어지럼증이 생기지 않는 양입니다(표1·그림4, 치료B).

[표1] Memantine(Memary®)의 적절한 사용: 목적별 두 가지 패턴의 증량 치료

치료A 행동심리증상에 대한 Memary® 치료
진정 효과가 나타날 때까지 비교적 조기에 증량한다 (효과가 과도하면 꼭 감량한다) 어지럼증, 휘청거림(넘어짐), 졸림(과진정)에 주의! 복용할 수 있는 양으로 유지하는데, 서서히 효과가 나는 경우도 있다. 충분한 효과를 보이면 일단 감량해 본다

치료B 인지기능을 유지하기 위한 Memary® 치료
천천히 점진적으로 증량하고, 복용할 수 있는 양으로 되도록 장기간(3년 이상) 복용시킨다(소량도 됨. 부작용에 주의. 5mg, 10mg도 OK) 조기(6개월, 1년)에 효과는 기대하지 못한다. 3~4년 뒤에는 기대할 수 있다

주의: 무감동(apathy) 환자에게는 쓰지 않는다. 85세 이상인 고령자와 DLB에는 신중하게 사용한다.

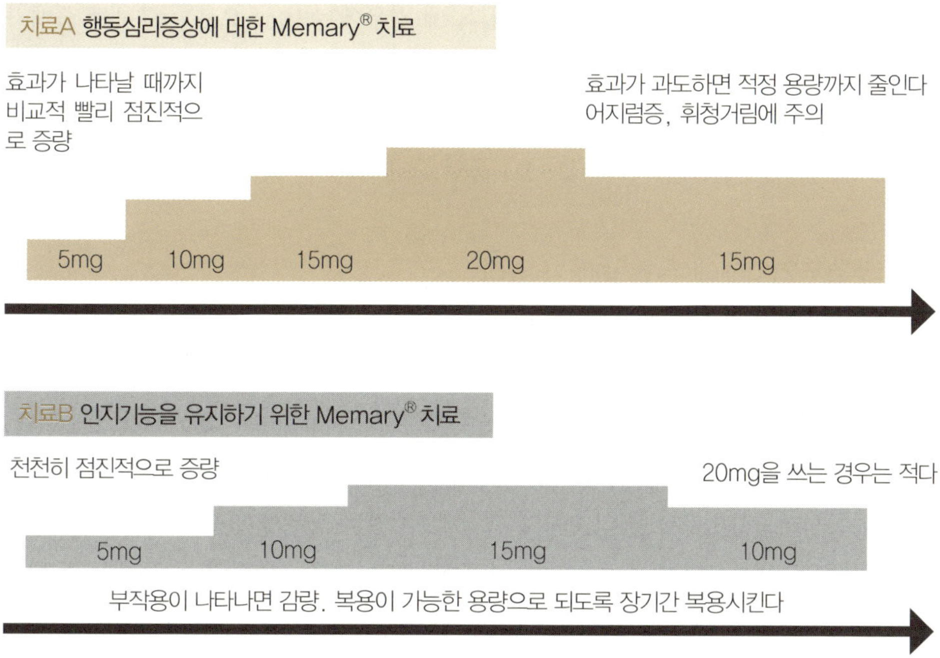

[그림4] Memantine(Memary®)의 적절한 사용: 목적별 두 가지 패턴의 증량 · 감량 이미지

두 가지 모두 주의해야 할 것은, 어지럼증과 낮의 졸림, 식욕부진, 체중감소 등의 부작용입니다. Memantine(Memary®)의 어지럼증은 넘어짐으로 이어집니다. 균형을 잃는 것입니다. Memary®는 꼭 이러한 부작용이 생기지 않는 범위에서 씁니다. 무리하게 증량할 필요는 없습니다. 과진정은 일상생활기능(ADL)뿐만 아니라 인지기능을 악화시키기 때문에, 복용할 수 있는 양, 무리가 되지 않는 양으로 치료하는 것이 중요합니다.

BPSD에 쓸 경우에 화를 잘 내는 증상이 가벼우면 좋지만, 흥분이 있으면 Memary®만으로는 진정되지 않습니다. 반드시 다른 약제와 병용해서 치료해야 합니다.

또한 Donepezil(Aricept®)을 사용하여 흥분과 망상, 폭력행동이 생길 경우에는 반드시 Aricept®를 감량하거나 다른 약으로 변경해야 하고, 필요 이상으로 Memary®를 사용하면 안 됩니다. Aricept®와 Memary®를 과량투여한 이중 타격으로 환자의 상태를 더 악화시킵니다.

Memary®의 최적 용량은 5~15mg입니다. 제 경우에는 10mg으로 치료하는 증례가 가장 많습니다. 또한 점차 증량하는 타이밍도 첨부문서에 규정되어 있는 1주를 반드시 지킬 필요는 없다고 봅니다. 특히 장기간 인지기능의 유지를 기대할 경우에는 무리가 되지 않게 천천히 증량하며 2~3년 동안 오래 복용시키는 것이 좋다고 봅니다.

2) 전두측두엽치매에 유효할 때가 있다

저는 알츠하이머형 치매(ATD)뿐만 아니라 흥분과 초조로 고생하는 FTD(픽병)에도 Memantine(Memary®)을 쓸 때가 있습니다.

화를 잘 내는 증상이 가벼우면 Memary®만으로도 치료할 수 있을 때가 있습니다. 또한 심한 흥분과 초조 역시 극소량의 항정신병 약물과 병용하고 Memary®를 사용하여 행동심리증상(BPSD)을 양호하게 조절할 수 있는 경우가 있습니다.

이 외에 픽병의 탈억제 증상, 도벽, 과도한 쇼핑, 과식, 수집벽, 상동행동 등에도 유효할 때가 있습니다.

3) 혈관치매에는 신중하게

무감동와 의욕저하가 있는 혈관치매(VD)에 Memantine(Memary®)을 쓰면 기력과 일상생활기능(ADL)을 떨어뜨릴 때가 있습니다. 또한 고령인 VD는 다리 힘이 약할 때가 많고, 운동기능도 악화시킬 때가 있어서 원칙적으로 Memary®는 사용하지 않도록 합니다. 사용해야 한다면 비교적 나이가 많지 않고 기력이 있는 VD에 적용합니다.

4) 레비소체치매에는 원칙적으로 쓰지 않는다

픽병이 합병된 레비소체치매(DLB)라면 고려해도 될지 모르지만, 설령 망상이 심하더라도 저는 DLB에는 Memantine(Memary®)을 쓰지 않습니다. 무감동과 우울 증상이 있고 기력이 없는 DLB에는 증상을 악화시킬 가능성이 있기 때문입니다.

5) 알코올중독에도 효과적

저는 알코올중독인 치매 환자에게도 Memantine(Memary®)을 사용하여 양호한 결과를 얻었습니다. 알코올을 완전히 끊은 증례, 1/3로 줄인 증례 등 다양한데, 과반수의 증례에서 유효합니다.

치료량은 5∼20mg으로 다양하고, 효과가 있으면 그 이상은 증량하지 않습니다. 효과는 일시적이지 않고 1년 이상 지속됩니다. 대부분의 환자는 치료 후에 '복용하지 않아도 괜찮아졌다'라며 Memary®의 효과를 알려줍니다.

메커니즘은 밝혀져 있지 않지만, Memary®가 복측피개영역(VTA)과 측좌핵 같은 보상시스템(reward system) 중추에 작용할 가능성이 있습니다.

정리

실패하지 않는 Memantine(Memary®)의 사용법

목적별 두 가지 패턴 증량의 치료

[표1]과 같이 '행동심리증상(BPSD)의 치료를 목적으로 쓸 경우'와 '인지기능의 유지를 목적으로 쓸 경우'에 증량 방법을 다르게 하며, 어떤 경우든 환자를 잘 관찰하고 어지럼증, 낮의 졸림, 식욕부진, 체중감소 등의 부작용에 유의하며 신중하게 치료합니다.

BPSD에 대해 쓸 경우에는 진정 효과가 나타날 때까지 1~2주마다 증량합니다. 다만 과진정이 되면 반드시 감량합니다(치료A). 흥분 등이 있는 경우에는 Memary®만으로는 진정되지 않으며 반드시 다른 약제와 병용합니다.

Donepezil(Aricept®)을 사용하여 흥분과 망상, 폭력행동이 나타나면 반드시 Aricept®를 감량하거나 다른 약으로 변경해야 하며, 필요 이상으로 Memary®를 사용하면 안 됩니다.

또한 인지기능의 유지를 목적으로 할 경우, 규정인 1주일이 아니라 몇 개월 단위의 간격으로 천천히 점진적으로 증량하고, 반드시 부작용이 없는 양으로 유지합니다(치료B).

최적 용량은 5~15mg

Memary®의 최적 용량은 5~15mg입니다. 장기 인지기능의 유지를 기대할 경우에는 무리가 되지 않게 천천히 증량하며 2~3년 동안 오래 복용시키는 것이 좋다고 봅니다.

전두측두엽치매에 유효할 때가 있다

Memary®는 5mg에도 흥분할 때가 있으므로 주의가 필요하지만, BPSD를 양호하게 조절할 수 있을 때가 있습니다.

혈관치매에는 신중하게

65세 미만으로 비교적 나이가 많지 않고 기력이 있는 혈관치매(VD) 환자에게 적용합니다.

레비소체치매에는 원칙적으로 쓰지 않는다

픽병이 합병된 레비소체치매(DLB)라면 Memary®를 고려합니다. 무감동와 우울 증상이 있는 DLB 환자에게는 증상을 악화시킬 가능성이 있으므로 사용하지 않습니다.

네 가지 치매치료제를 실패하지 않고 쓰는 법

이 장에서 해설한 네 가지 치매치료제를 쓰는 법에 대해 아래에 정리했습니다. 긴 안목으로 보면 '상용량(규정량)의 절반을 기준으로' 하는 것이 더 좋습니다(표1).

[표1] 치매치료제를 실패하지 않고 쓰는 법

약제명	용량	주의
Donepezil (Aricept®)	1.5mg으로 시작, 2.5mg으로 유지 상태를 보며 5mg	10mg은 고령자에게는 쓰지 않는다
Rivastigmine (Exelon® · Rivastach®)	4.5mg이나 2.25mg으로 시작 4.5mg이나 9mg으로 유지 최대 13.5mg까지	18mg은 쓰지 않는다
Galanthamine (Reminyl®)	4mgx1이나 4mgx2로 시작 이어서 12mg(4mg+8mg) 최대 16mg까지	8mg+12mg 이상은 원칙적으로 쓰지 않는다
Memantine (Memary®)	5mg으로 시작 10~15mg으로 유지	15mg 이상에서 부작용이 생길 때가 많다

5 Cilostazol(Pletaal®)을 잘 쓰는 법

❶ Cilostazol을 이용한 치매치료

Cilostazol(Pletaal®)은 항혈소판제이지 치매치료제가 아닙니다. 항혈소판제는 혈관 안에서 혈액이 응고되어 혈전이 생기는 것을 억제하는 약물입니다. 혈전이 잘 생기지 않게 하여 뇌경색 재발을 예방하는 효과가 있습니다.

아스피린이나 Clopidogrel(Plavix®) 이외의 항혈소판제와 다른 점은, Pletaal®은 포스포디에스테라제(phosphodiesterase: PDE)3의 활성을 선택적으로 억제하는 작용이 있다는 것입니다. PDE3의 활성 억제로 항혈소판 작용뿐만 아니라 혈관벽에 작용하여 혈관을 확장시켜 뇌혈류를 증가시키는 작용이 있습니다.

또한 PDE3를 억제하여 뇌신경세포 안에 있는 cAMP반응요소결합단백질(cAMP response element binding protein: CREB)의 인산화를 촉진시킵니다. CREB은 기억과 공간인지 등 뇌의 고차기능에 중요한 작용이 있으며, 인산화되어 활성화됩니다. Pletaal®은 CREB의 인산화를 촉진시켜 인지기능을 개선시킬 가능성이 있습니다.

저는 지금까지 700례가 넘는 치매 환자에게 Pletaal®을 이용한 치료를 해왔습니다(그림1, 2). 여기서는 그러한 치료 경험으로 Pletaal®을 이용한 치매치료에 대해 해설하겠습니다.

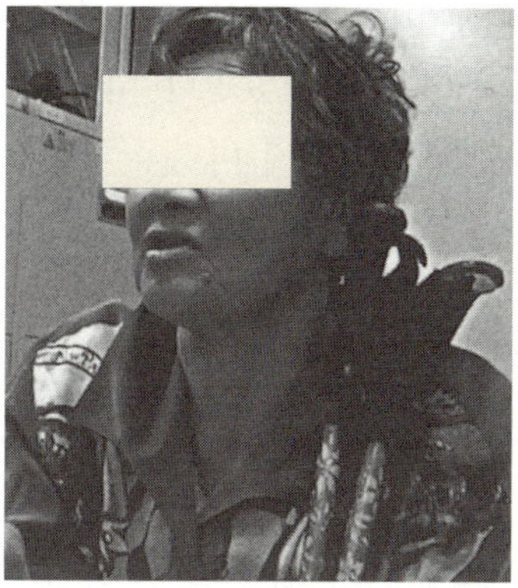

이전에는 한자(漢字)를 생각해내지 못했지만, 최근에는 간단하게 생각하게 되었다.
치료 전 HDS-R 점수는 20점이었지만 6개월 뒤에는 30점. 치료한 지 3년째가 되는데, 지금도 30점을 받는다. Pletaal®은 50mg×2.

[그림1] Pletaal®로 현저한 효과를 거둔 예: 77세 여성, 알츠하이머형 치매

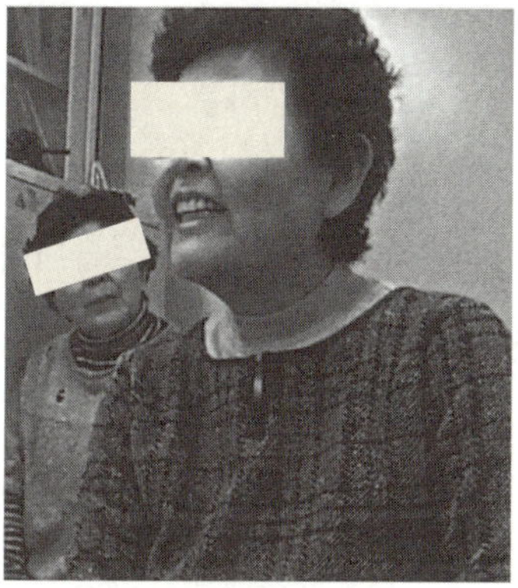

건망, 우울 증상으로 내원. 치료 직후부터 밝아지고 만들 수 있는 요리 종류도 늘었다.
각성, 인지하는 상황이 많아지고 건망으로 곤란하던 일이 줄었다. HDS-R 점수는 2개월 뒤에는 20점에서 25점으로 개선되었으며, 3년째인 현재도 악화되지 않고 지내고 있다.
Pletaal®은 50mg×2.

[그림2] Pletaal®로 현저한 효과를 거둔 예: 69세 여성, 알츠하이머형 치매

2 Cilostazol을 복용하는 환자는 치매에 걸리지 않는다?

episode

Cilostazol(Pletaal®)은 판매된 지 햇수가 오래된 약으로, 원래는 만성 동맥폐색증에 쓰는 약으로 발매되었습니다. 2003년에 뇌경색의 재발 예방효과가 추가적으로 허가되고, 지금은 대부분의 뇌경색 환자에게 쓰이고 있습니다. 아스피린에 으레 따라다니는 출혈 위험이 적어서 안심하고 쓸 수 있습니다.

저는 현재 근무하고 있는 병원에 부임한 지 약 20년이 됩니다. 70~80대 환자를 오랜 기간 진찰하다 보면, 그중 몇 퍼센트는 치매에 걸립니다. Pletaal®이 치매에 효과가 있다는 발상은 없었지만, '이 약을 복용하고 있는 환자는 치매에 걸리지 않네'라는 느낌은 있었습니다.

그래서 콜린에스테라제 억제제로 치료하면서, 인지기능이 악화되기 시작한 알츠하이머형 치매(ATD)인 환자에게 Pletaal®을 처방해 보았습니다. 그러자 확실히 효과가 나타나는 증례가 있었습니다. 치매 환자에게 Pletaal®을 써서 HDS-R 점수가 개선되는 증례가 잇따랐습니다. 표정도 확실히 밝아지고 이야기도 잘하게 되는 증례가 확인되었습니다.

오랫동안 증례를 축적하던 중에, 효과를 거두지 못하는 증례에는 Cilostazol 복제약(generic drug)이 처방된 적이 있음을 알게 되었습니다.

그래서 원내 윤리위원회 승인을 거쳐 콜린에스테라제 억제제에 Cilostazol을 병용하는 전향적 연구를 시작했습니다. 약을 Pletaal®정으로 통일하고, 시작을 50mg×2로 하되 효과가 충분하지 않으면 100mg×2로 증량하는 프로토콜이었습니다.

Cilostazol을 Pletaal®로 통일시킨 뒤 치료성적은 확실히 개선되었습니다. 2~3점 정도의 HDS-R 점수 개선에 가족은 변화를 알아차리기 힘들지만, 그 중에는 5점 이상 개선되는 증례도 있었습니다.

지금까지 오랜 기간 치매 진료를 하며 Pletaal®도 많이 써왔는데도 솔직히 정말 효과가 있다고는 생각하지 않았습니다. 적극적으로 치료를 했기 때문에 알게 된 결과입니다.

❸ Cilostazol의 병용치료와 단독치료

1) Cilostazol이 치매에 효과가 있다

처음에는 콜린에스테라제 억제제와 병용하여 치료를 했지만, Cilostazol(Pletaal®)의 효과는 병용효과가 아니라 Pletaal® 단독효과라는 것이 확실했습니다.

그래서 이번에는 Pletaal® 단독으로 전향적 연구를 하기로 했습니다. 과거에 치료를 받지 않은 환자를 대상으로 한 연구입니다. 내원한 당일에 치매로 진단한 환자에게, 가족에게 설명을 해서 Pletaal®만 사용한 단독치료를 했습니다.

처음에는 ATD 환자뿐이었지만, 서서히 DLB, VD 환자도 치료를 시작했습니다.

그러자 Pletaal® 단독치료에서는 병용치료보다 더 우수한 치료 결과를 거두었습니다. 병용치료에서는 콜린에스테라제 억제제가 잘 듣지 않는, 말하자면 난치례가 많았던 경우도 있었는데, 단독치료에서는 개정 하세가와식 간이지능평가척도(HDS-R)에서 +5점 이상의 개선이 많았습니다.

오랜 기간 치매치료를 하며 알게 된 것인데, 콜린에스테라제 억제제로 환자가 활기를 되찾는 경우는 있지만 기억력은 그다지 개선되지 않는 경우가 많았습니다. 일상생활기능(ADL)도 이따금 개선되는 정도였습니다.

그런데 Pletaal®로는 HDS-R 점수가 개선되는 증례가 잇따랐습니다. 기억력뿐만 아니라 시계그리기검사에서 그리지 못했던 시계 그림도 그릴 수 있게 되었습니다. 효과도 지속되었습니다.

2012년부터는 세 가지 치매치료제 Rivastigmine(Exelon®·Rivastach®), Galanthamine(Reminyl®), Memantine(Memary®)의 단독치료도 병행하여 전향적 연구를 시작했습니다. 동일한 프로토콜로 여러 약제를 평가했습니다. 그러자 기존 치료제보다 Pletaal®의 우위성이 밝혀졌습니다.

저는 2016년 4월 시점까지 콜린에스테라제 억제제와 병용으로 280례, Pletaal® 단독으로 440례의 치매 환자를 치료하고 있습니다. 여기서는 과거의 연구를 소개하면서 Pletaal® 치료에 대해 설명하겠습니다.

2) [연구] 콜린에스테라제 억제제와 Cilostazol의 병용치료[1)]

【개요】

병용치료란 세 가지 콜린에스테라제 억제제[Donepezil(Aricept®), Rivastigmine(Exelon®·Rivastach®), Galanthamine(Reminyl®)와 Cilostazol(Pletaal® OD정)]와의 병용입니다.

검토 대상은 치료 전후의 평가를 할 수 있고 1년 이상 치료를 계속할 수 있는 160례이며, 평균 연령은 78.8세, 관찰기간은 1년에서 최장 5년입니다.

160례의 내역은 알츠하이머형 치매(ATD) 108례, 혈관치매(VD) 16례, 레비소체치매(DLB) 29례, 전두측두엽치매(FTD) 7례입니다.

평가는 개정 하세가와식 간이지능평가척도(HDS-R)를 이용했습니다. HDS-R '+3점 이상의 개선'이 있는 것을 유효, '-3점 이상의 저하'를 악화, '+2점~-2점'을 불변이라 했습니다.

안정된 효과를 거둘 수 있다는 점에서 Cilostazol은 모든 예에 Pletaal® OD정으로 통일시켜 치료합니다. 50mg×2(아침저녁)로 시작하고, 효과가 충분하지 않다고 생각되면 100mg×2(아침저녁)로 증량합니다.

【결과】

① 각 유형의 유효율

[그림3]은 병용치료 1년 이후의 성적입니다. 유효율은 ATD에서 30.6%, DLB에서는 44.8%에서 유효했습니다. 전체로는 34.4%에서 유효했습니다. DLB의 경우 기억력은 그렇게 좋아지지 않았지만, 거의 모든 예에서 환시를 개선시키는 효과가 확인되었습니다.

② 콜린에스테라제 억제제 소량치료와 규정량 치료의 비교

[그림4]는 치료를 시작할 때부터 콜린에스테라제 억제제 소량으로 치료한 경우와 규정량(Exelon®·Rivastach®는 13.5mg 이상)으로 치료한 경우의 비교입니다. 이것으로 밝혀진 것처럼, 소량투여로 치료한 쪽이 Pletaal®의 병용 효과가 있다는 결과가 됩니다.

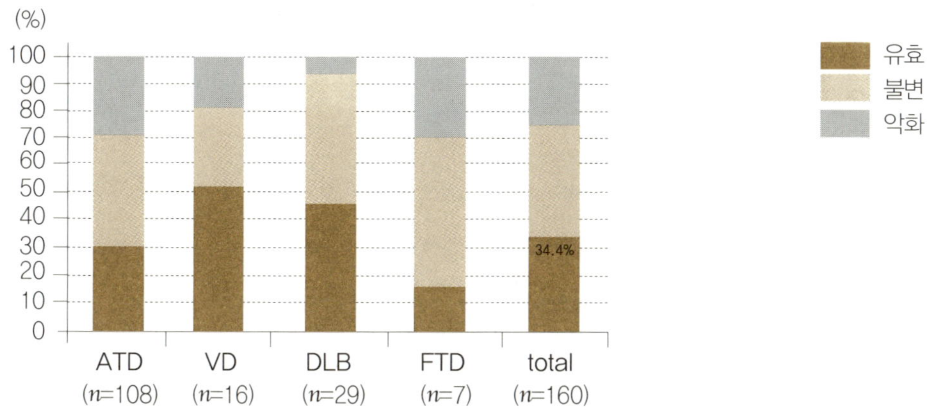

증례 전체의 최종평가 시 유효율의 판정

HDS-R +3점 이상의 개선→유효
HDS-R −2점~+2점→불변
HDS-R −3점 이상의 저하→악화

[그림3] 치매에 대한 Cilostazol(Pletaal®) 병용 치료의 장기 성적: 각 유형별 유효율
ATD: 알츠하이머형 치매, VD: 혈관치매, DLB: 레비소체치매, FTD: 전두측두엽치매

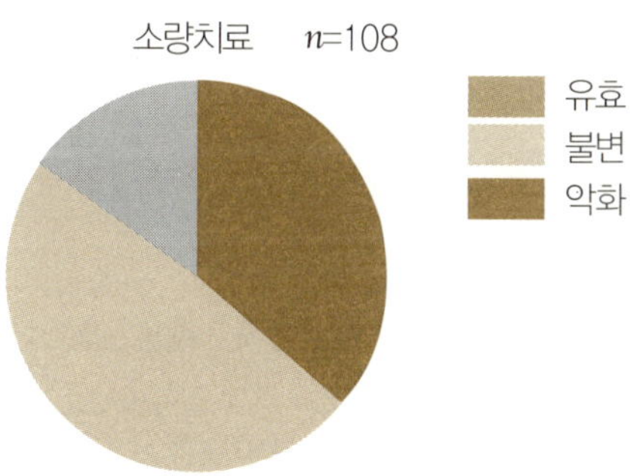

Donepezil(Aricept®)
2.5mg 이하
Rivastigmine(Exelon®·Rivastach®)
9mg 이하
Galanthamine(Reminyl®)
16mg 이하

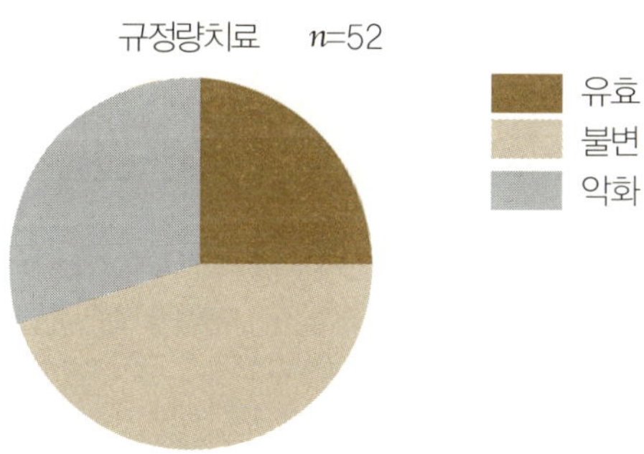

Donepezil(Aricept®)
5mg 이상
Rivastigmine(Exelon®·Rivastach®)
13.5mg 이상
Galanthamine(Reminyl®)
20mg 이상

증례 전체의 최종평가 시 유효율 판정

HDS-R +3점 이상의 개선→유효
HDS-R −2점~+2점→불변
HDS-R −3점 이상의 저하→악화

[그림4] 치매에 대한 Cilostazol(Pletaal®) 병용 치료: 콜린에스테라제 억제제의 소량치료와 규정량치료의 비교

Aricept® 10mg, Exelon®·Rivastach® 18mg으로 치료한 경우, 1년 이후의 유효례는 없었습니다.

【증례】

77세 남성, 알츠하이머형 치매(ATD). Aricept®로 치료했지만 효과가 충분하지 않았던 증례입니다. Pletaal®을 시작한 직후에 HDS-R 점수가 개선되었습니다(그림5). 1년 반이 지나 점수는 저하되고 있지만, 장기간 병용효과가 있음을 알 수 있습니다.

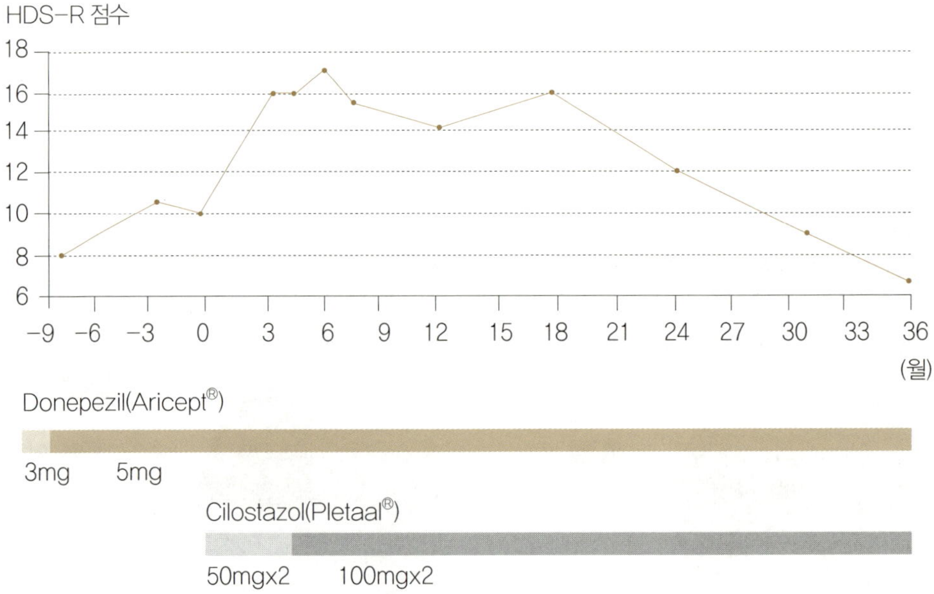

[그림5] Cilostazol(Pletaal®) 병용 치료 증례: 77세 남성, 알츠하이머형 치매

3) [연구] Cilostazol 단독치료

【개요】

과거에 치료를 받지 않은 치매 환자 245례에 Cilostazol(Pletaal®) 단독으로 치료하여 치료 전후의 평가를 할 수 있는 133례를 검토했습니다. 평균 연령은 79.9세. 관찰기간은 최장 3년입니다.

콜린에스테라제 억제제를 시작한 경우에는 그 시점부터 해석에서 제외했습니다. 병용약은 Tiapride(Gramalil®)와 억간산(抑肝散)뿐입니다.

133례의 내역은 ATD 91례, 혈관치매(VD) 27례, 레비소체치매(DLB) 10례, 전두측두엽치매(FTD) 5례입니다.

평가는 병용치료군과 마찬가지로 개정 하세가와식 간이지능평가척도(HDS-R)를 썼습니다.

Cilostazol도 병용군과 마찬가지로 모든 예에 Pletaal® OD정을 사용했습니다. 50mg×2(아침저녁)로 시작하고, 효과가 충분하지 않다고 생각되면 100mg×2(아침저녁)로 증량했습니다.

【결과】

① 각 유형별 유효율

유효율은 ATD에서 49.5%, VD에서 33.3%, DLB에서 70.0%가 됩니다. 단독치료에서는 DLB의 유효율이 두드러집니다. 전체 유효율은 45.9%였습니다(그림6).

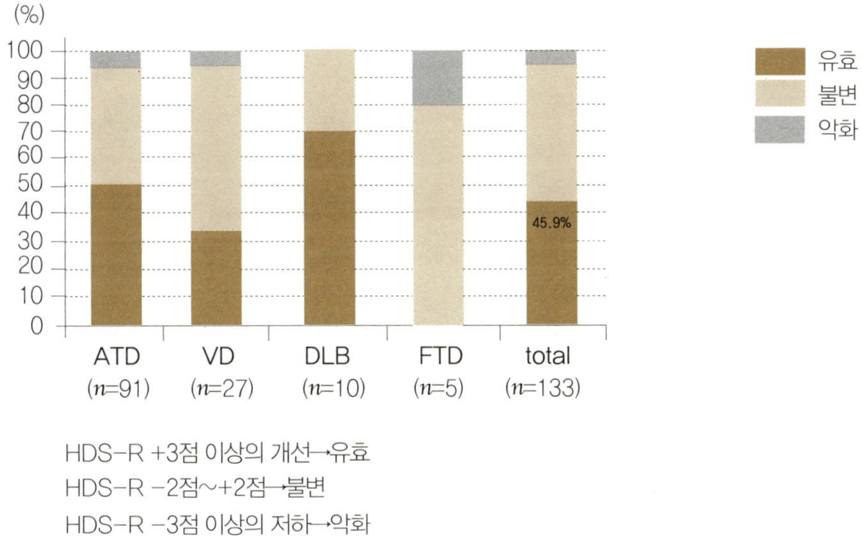

[그림6] 치매에 대한 Cilostazol(Pletaal®) 단독치료의 장기 성적: 각 유형별 유효율
관찰기간은 최장 36개월. 콜린에스테라제 억제제를 병용하기 시작한 시점에 해석에서 제외. DLB의 유효율이 가장 양호하고, 이어서 ATD, VD가 된다.
ATD: 알츠하이머형 치매, VD: 혈관치매. DLB: 레비소체치매, FTD: 전두측두엽치매

② 알츠하이머형 치매의 HDS-R 점수 변화량의 추이

[그림7]은 ATD의 HDS-R 점수 변화량의 추이입니다. 가로축은 경과 월수(24개월)입니다. Pletaal® 치료례는 치료를 시작한 직후부터 효과가 발현되고, 장기간에 걸쳐 인지기능이 유지됩니다.

일반적으로 치매치료제의 평가에는 기억력의 개선이 유의차를 얻기는 곤란하며, 대부분은 일상생활기능(ADL)과 같은 임상적인 증상으로 유의성을 판정합니다. 이 정도의 인지기능의 개선을 거둘 수 있다는 것은 명확한 효과가 있다는 것입니다.

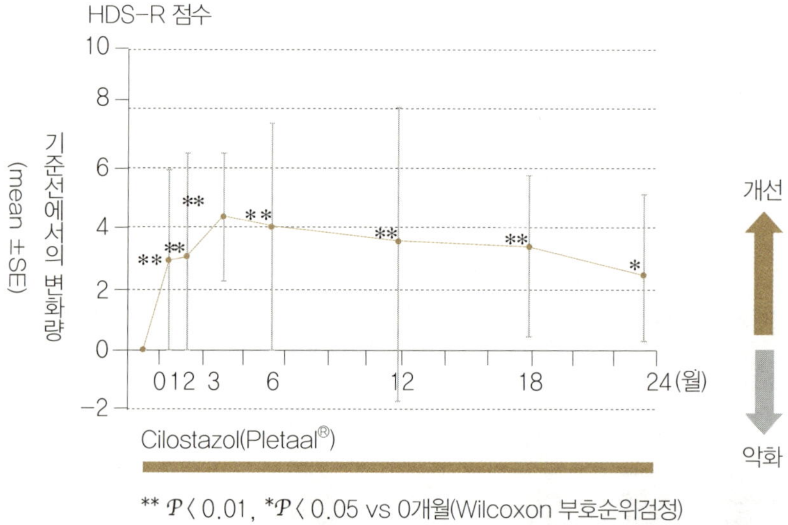

[그림7] Cilostazol(Pletaal®) 단독치료: 알츠하이머형 치매의 HDS-R 점수 변화량의 추이

③ 중증도별 유효율의 비교

[그림8]은 치매의 중증도별 유효율의 비교입니다. 경증례의 유효가 적은 것은 30점 만점이라는 천장이 있기 때문입니다. 앞으로도 알 수 있듯이 Pletaal®은 중증도에 상관없이 유효합니다. 무엇보다 악화례가 적은 것이 특징입니다.

④ 연령과 유효율의 관계

[그림9]는 연령과 유효율의 관계입니다. ATD는 75세 이하와 86세 이상의 고령자의 유효율이 높고, 혈관치매(VD)에서는 반대로 86세 이상 고령자의 유효율이 낮아집니다. 85세 이상의 고령자는 뇌동맥경화가 심하기 때문일지 모릅니다. 레비소체치매(DLB)는 모든 연령에서 높은 유효율을 보였습니다.

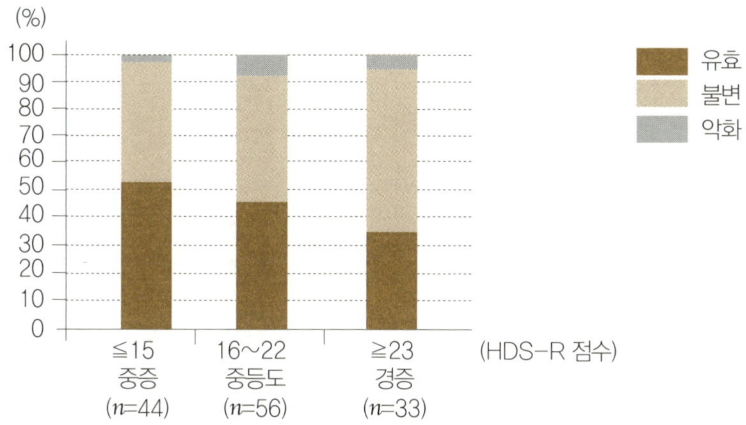

HDS-R +3점 이상의 개선→ 유효
HDS-R −2점~+2점→ 불변
HDS-R −3점 이상의 저하→ 악화

[그림8] Cilostazol(Pletaal®) 단독치료: 치매의 중증도별 유효율 비교

⑤ 유형별 치료량과 유효율의 관계

[그림10]은 유형별 Pletaal®의 치료량과 유효율의 관계입니다.

ATD에서는 50mg×2로도 유효한 예가 많지만, 효과가 충분하지 않으면 100mg×2로 증량하는 쪽이 좋은 것 같습니다.

VD에서는 적극적으로 100mg×2로 증량하는 쪽이 좋다고 봅니다.

DLB는 50mg×2로 충분한 효과를 거둘 수 있는 것 같습니다.

FTD에서는 유효례가 없지만, 불변으로 유지할 수 있는 경우가 있는 것 같습니다.

[증례: ATD]

[그림11]은 76세 여성, ATD 환자를 Pletaal®만으로 치료한 경과입니다. 50mg×2로 치료를 시작한 직후에 HDS-R 점수가 올랐고, 효과가 약간 떨어져서 100mg×2로 증량했더니 다시 HDS-R 점수가 올랐으며, 이후 36개월에 걸쳐 고득점 추이를 보입니다.

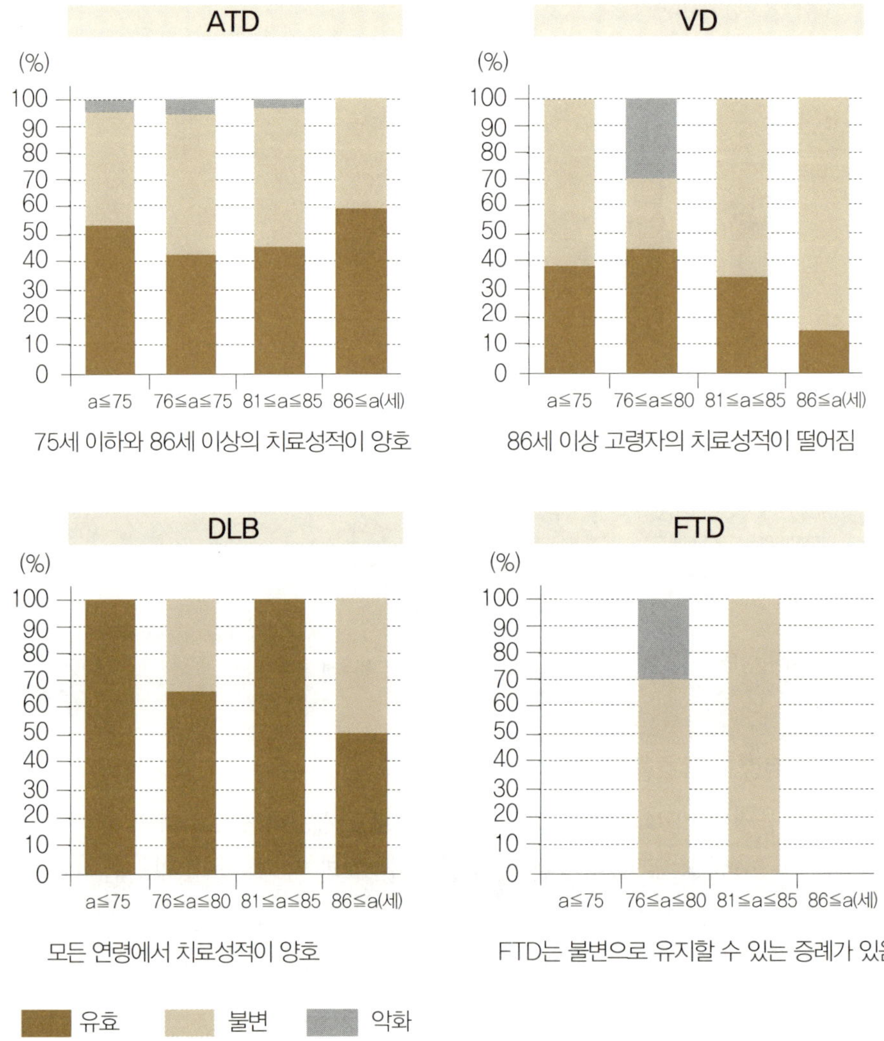

[그림9] Cilostazol(Pletaal®) 단독치료: 연령과 유효율의 관계
ATD: 알츠하이머형 치매, VD: 혈관치매, DLB: 레비소체치매, FTD: 전두측두엽치매

[증례: VD]

[그림12]는 63세 남성, VD 증례입니다. Pletaal®을 50mg×2로 시작한 직후에 HDS-R 점수가 올랐고, 그후 저하되지만 100mg×2로 증량하자 다시 점수가 개선. 이후 약간 저하되면서도 36개월 이후까지 유지할 수 있었습니다.

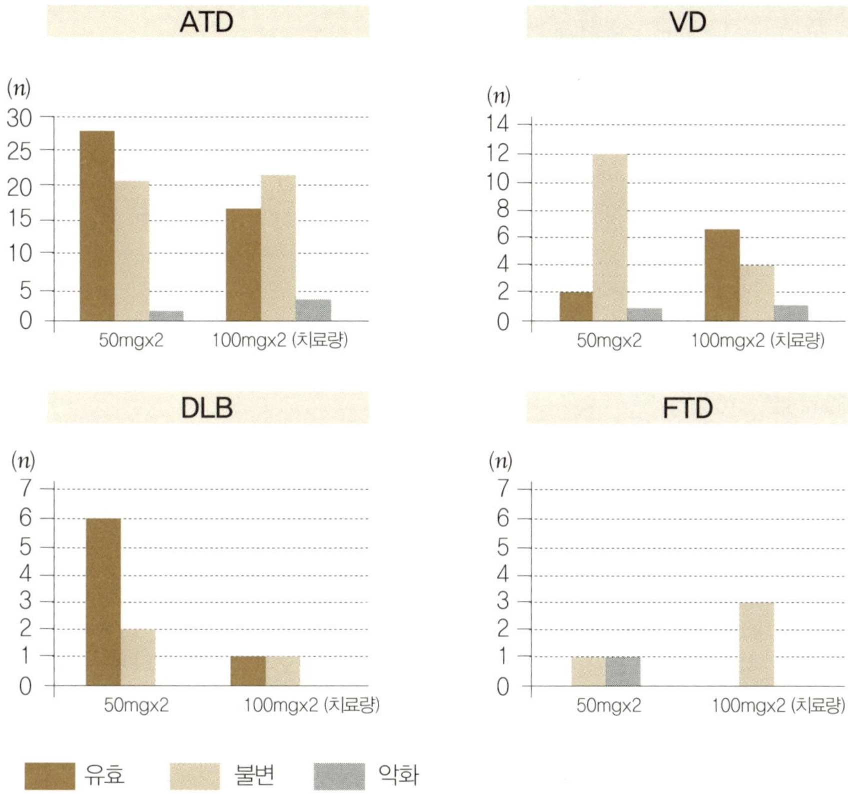

[그림10] Cilostazol(Pletaal®) 단독치료: 유형별 치료량과 유효율의 관계(실제 수)
ATD: 알츠하이머형 치매, VD: 혈관치매, DLB: 레비소체치매, FTD: 전두측두엽치매

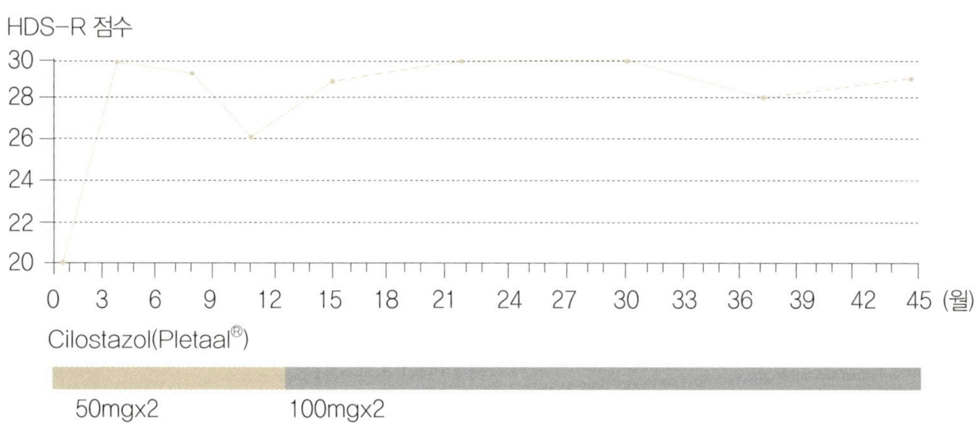

[그림11] Cilostazol(Pletaal®) 단독치료 증례: 76세 여성, 알츠하이머형 치매

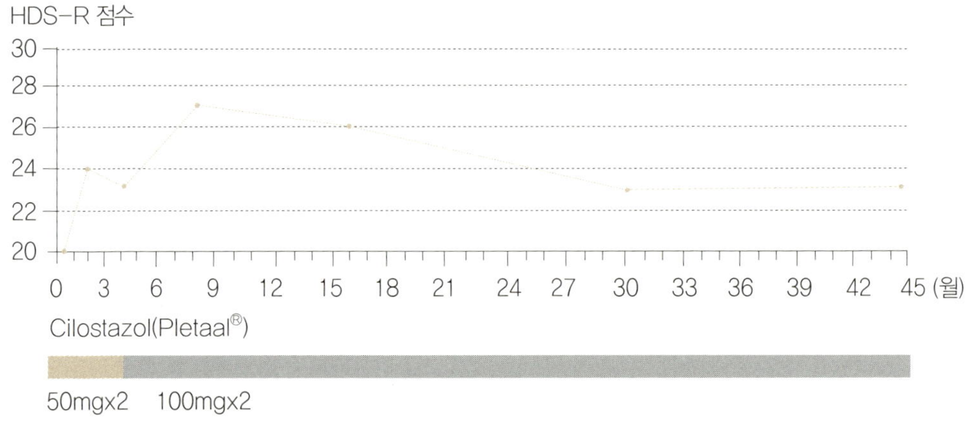

[그림12] Cilostazol(Pletaal®) 단독치료 증례: 63세 남성, 혈관치매

[증례: DLB]

[그림13]은 92세 여성, DLB 환자의 경과입니다. 치료를 시작한 지 1개월 뒤에는 환시가 없어지고 HDS-R 점수는 6개월 뒤에 13점이 오른 29점이 나왔습니다. 이후 24개월 이후부터 점수는 약간 저하되지만, 36개월 이후에도 고득점 추이를 보입니다. Pletaal®로 현저한 효과를 본 예는 [그림14~17]입니다.

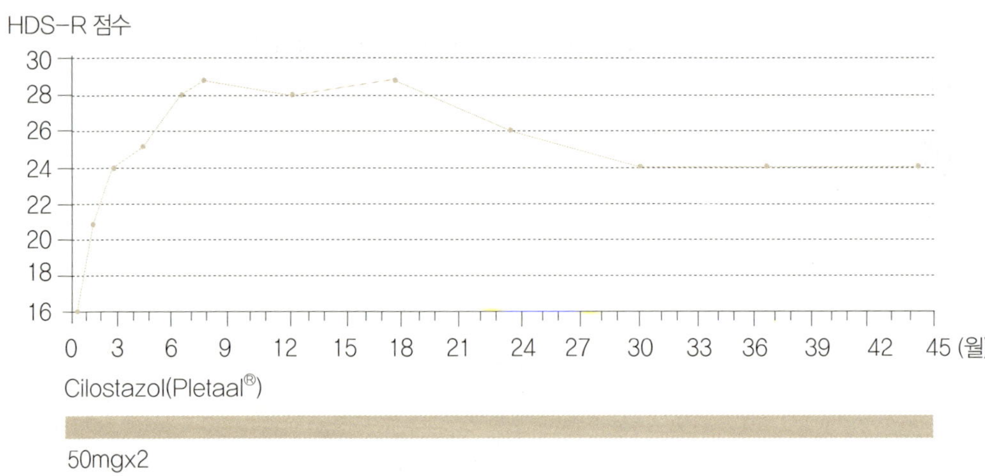

[그림13] Cilostazol(Pletaal®) 단독치료 증례: 92세 여성, 레비소체치매

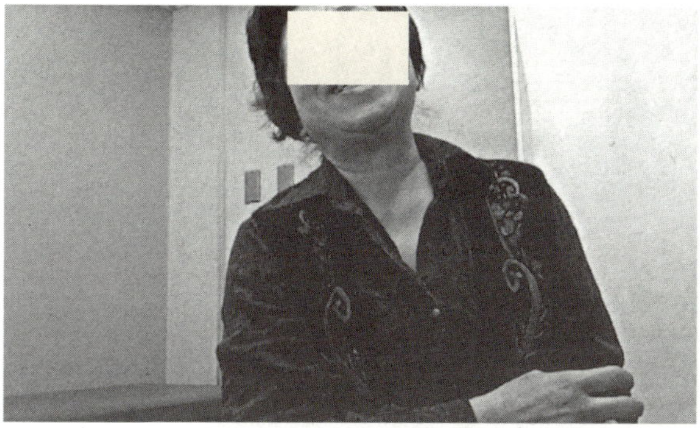

[그림14] Pletaal®로 현저한 효과를 본 예: 71세 여성, 알츠하이머형 치매
건망으로 내원. 무엇을 하려 해도 귀찮고 의욕이 없어졌다고 했는데, 치료를 시작한 뒤 건망이 줄어들고 한자가 생각나게 되었다. 잊어버린 것 같아도 생각을 하면 떠오르게 되었고, 중단했던 산보도 매일 하게 되었다. 1년 뒤, HDS-R 점수는 21점에서 29점으로 개선되었다. '효과가 있네요' 라고 말하는 환자 본인.

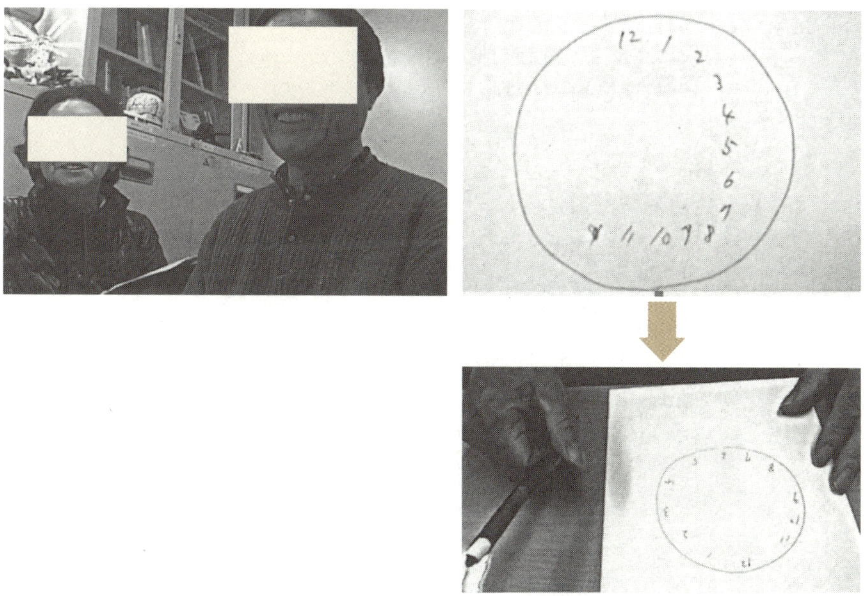

[그림15] Pletaal®로 현저한 효과를 본 예: 78세 남성, 알츠하이머형 치매
몇 년 전부터 건망으로 길을 잃어서 내원. Pletaal® 복용으로 건망이 줄어들고 집안일도 거들 수 있게 되었다. HDS-R 점수는 6개월 만에 11점에서 21점으로 개선되었다. 시계그리기도 정상이 되었다.

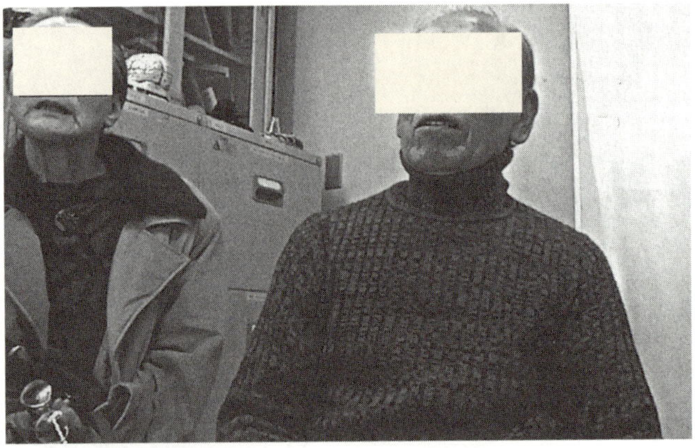

[그림16] Pletaal®로 현저한 효과를 본 예: 88세 남성, 레비소체치매
집 앞에 열 명 정도의 남성이 엎드려서 김매기를 하고 있고, 집안에 스님이 보인다는 환시가 있었다. Pletaal®을 시작한 뒤 2주 만에 환시는 완전히 소실되었다. 본인의 집에 있는 것을 알게 되었고, 전에는 잠만 잤는데 집안일을 도울 수 있게 되었다. 밤중에 내던 큰소리도 없어지고, '약이 얼마나 잘 듣는지 몰라'라며 환자의 아내가 기쁜 듯이 말한다.
6개월 뒤, HDS-R 점수는 19점에서 23점으로 개선되었다.

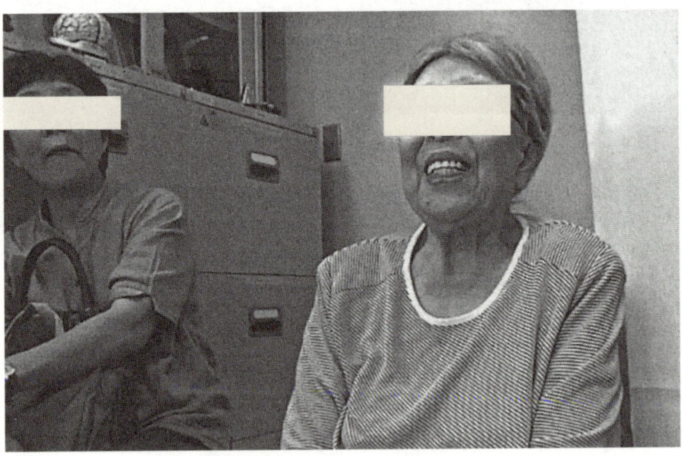

[그림17] Pletaal®로 현저한 효과를 본 예: 92세 여성, 레비소체치매
집에 여배우가 왔는데, 춤추며 노래한다는 환시가 있었다. 치료 시작 후 10일 정도에 환시는 소실되었다. 밝아지고 불쾌함도 없어졌다. 화장을 하고 복장도 멋있어졌다.
6개월 뒤, HDS-R 점수는 16점에서 29점으로 개선되었다.

4 Cilostazol의 특징

1) 경도인지장애에 대한 효과

저는 경도인지장애(MCI)에도 Cilostazol(Pletaal®)을 이용한 치료를 합니다. 지금까지 200례가 넘는 MCI 환자에게 최장 5년 동안 치료를 하고 있는데, Pletaal®은 MCI인 환자에게도 뛰어난 효과를 보입니다.

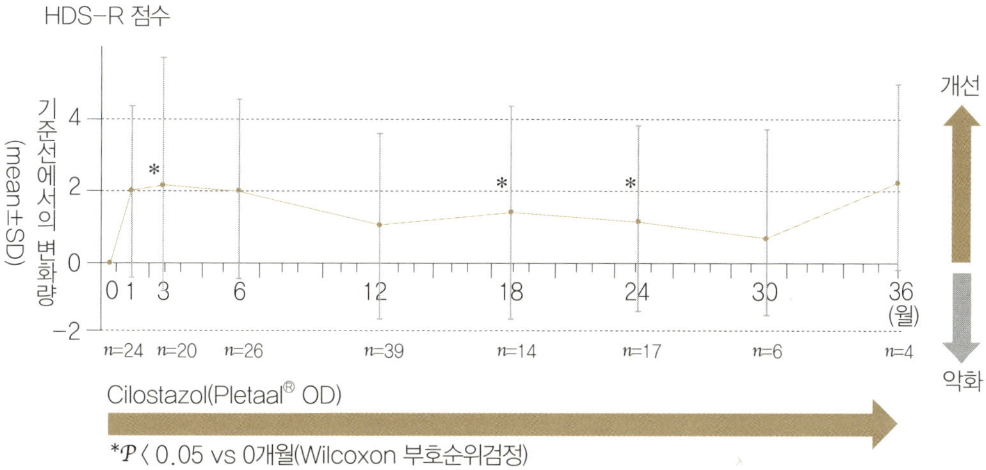

MCI: HDS-R 점수 22~28점
평균 25.2점(±2.1)
연령: 66~89세 (평균 77.5세)
성별: 남성 24례, 여성 21례

투여량		
	100mg×2	26례
	50mg×2	18례
	25mg×1	1례

[그림18] Cilostazol(Pletaal®) 단독치료: 경도인지장애

[그림18]은 1년 이상 치료한 45례의 치료성적입니다. MCI 환자에게 36개월에 걸쳐 Pletaal®을 처방하여 치료를 시작하기 전 이상의 인지기능을 유지할 수 있다는 것을 알 수 있다고 봅니다.

이 연구도 치매에 대한 방법과 마찬가지로, Cilostazol은 Pletaa1® OD정을 사용하여 50mg×2로 시작하고, 효과가 충분하지 않다고 생각되면 100mg×2로 증량하는 방법으로 했습니다.

경도인지장애(MCI)에 대한 치료에서 가장 큰 문제는 탈락 증례가 많은 것입니다. Pletaal®은 확실히 기억력을 개선시키는 효과가 있고, 이를 환자 본인이 자각하여 '이제 기억력이 좋아졌으니까'라는 이유로 내원하지 않기 때문입니다.

MCI 환자는 치매라고 진단받지 않습니다. 알츠하이머형 치매(ATD) 등으로 진단받은 것이 아니라서 절실함이 없습니다. 그 때문에 Pletaal®을 복용하고 기억력이 좋아지면 '나았으니까'라는 생각으로 내원을 하지 않습니다.

탈락 증례가 많아서 장기 치료가 어려운 것이 MCI 치료의 가장 큰 과제입니다.

◎

2016년 시점부터 4년째 이상의 데이터를 정리하는 중인데, 4년 뒤에도 효과를 계속 유지하고 있습니다. 뚜렷한 효과가 있으므로(그림19, 20) 저는 Pletaal®이 MCI의 결정적인 치료법이 된다고 봅니다.

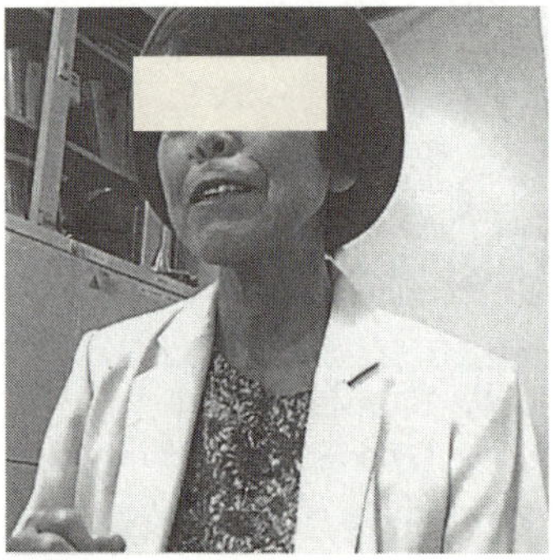

이전에는 건망이 심하고, 부엌에 가도 무엇을 가지러 왔는지 잊어버렸다. 치료를 시작한 뒤 이런 증상이 없어졌고 건망을 신경 쓰지 않게 되었다. HDS-R 점수는 6개월 만에 22점에서 29점으로 개선되었다.

[그림19] Pletaal®로 현저한 효과를 본 예: 72세 여성, 경도인지장애

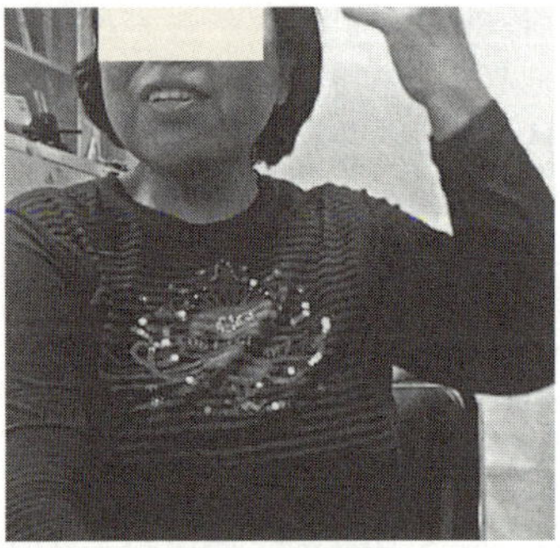

건망으로 내원. HDS-R 점수는 26점. 치료를 시작한 뒤, 건망이 줄어들고 의욕이 생겼다. 관뒀던 무용과 가라오케, 바느질 역시 하게 되었다. 2개월 이후의 HDS-R 점수는 30점 만점. Pletaal®은 50mg×2.

[그림20] Pletaal®로 현저한 효과를 본 예: 73세 여성, 경도인지장애

2) Cilostazol의 작용기전

① 뇌혈류의 증가가 기억력을 좋게 한다

Cilostazol(Pletaal®)이 치매에 효과가 있는 것은 임상적으로 분명한 사실입니다. 그러면 어째서 효과가 있을까요?

▶ 뇌혈관 확장작용?

Pletaal®에는 혈관을 확장시켜 뇌혈류를 증가시키는 작용이 있습니다. 그 부작용이 두통입니다. Pletaal®이 뇌혈류를 증가시켜서 치매에 효과가 있는 것인지, 아니면 대뇌의 뇌혈류뿐만 아니라 뇌간과 시상 등 뇌의 심부 뇌혈류를 늘리고 그것이 레비소체치매(DLB)의 환시를 개선시키는 것인지도 모릅니다.

Pletaal®이 모든 사람의 뇌혈류를 늘리는 것은 아닐 겁니다. 그래서 뇌혈류가 증가하는 사람은 치매가 개선되고, 증가하지 않는 사람은 효과가 없을 수도 있습니다. 실제로 두통 부작용이 있는 사람은 치매도 좋아질 때가 많은 것 같습니다. 즉 반응자(responder)라는 것입니다. 과잉반응자는 50mg×1, 25mg×2로도 효과가 있습니다.

혈관치매(VD) 중에 전혀 효과가 없는 사람이 있는데, 동맥경화가 심하고 충분히 혈관확장 효과를 거두지 못하기 때문일 수 있습니다.

▶ 베타아밀로이드 감소작용?

쥐 실험인데, Pletaal®이 뇌혈관의 박동을 강화하여 혈관벽을 따라 베타아밀로이드를 배출시키는 효과(drainage 효과)가 있는 것이 밝혀져 있습니다.[2)] 베타아밀로이드를 감소시켜서 ATD의 진행을 억제하는 효과가 기대됩니다. 국립순환기질환연구센터의 이하라(猪原) 선생의 보고인데 상당히 매력적인 이론입니다.

현재는 이하라 선생을 중심으로 이미 MCI인 환자에 대한 Pletaal®의 유효성을 확인하는 임상연구가 시작되어 있습니다. 틀림없이 효과를 거둘 수 있을 것으로 생각하기 때문에 좋은 보고를 기대하고 있습니다.

한편, 저는 Pletaal®의 효과는 베타아밀로이드의 배출 효과뿐만이 아니라고 생각합니다. 제 연구의 많은 증례에서 1개월 혹은 2개월째에 인지기능이 개선되었습니다. 가족에게 얘기를 들어도 현저한 효과를 본 예에서는 10~14일 정도에 뚜렷한 인지기능의 개선을 보이는 것 같습니다.

Pletaal®의 효과는 베타아밀로이드를 줄인다는 가설만으로는 설득할 수 없을 것 같습니다. 장기적인 뇌 변성의 억제가 아니라 더 즉각적인 효과라고 생각합니다. 그것은 뇌혈류의 증가작용일지 모르고, 앞서 말한(172페이지) cAMP반응요소결합단백질(CREB)의 인산화일지 모릅니다.

② Cilostazol은 신경전달을 개선시킨다?

Pletaal®에는 phosphodiesterase3(PDE3)의 활성을 선택적으로 억제하는 작용이 있어서, 뇌신경세포 안에 있는 CREB의 인산화를 촉진시킵니다. CREB의 작용에 대해서는 아직 잘 알려져 있지 않은 것이 많지만, BDNF, NGF 등의 신경인자의 전사를 조절하고 CREB 신호를 활성화시켜서 신경전달을 촉진시킵니다. 축삭 수송을 회복하여 장기기억뿐만 아니라 단기기억도 개선시킵니다.

ATD에서는 이 CREB의 인산화가 억제되는 것이 기억장애의 원인이 됩니다. 이는 가설이지만, Pletaal®이 CREB의 인산화를 촉진시키고 신경전달을 개선시켜서 기억력을 개선시키는 것은 충분히 예상됩니다(그림21).

*CREB: cAMP response element binding protein

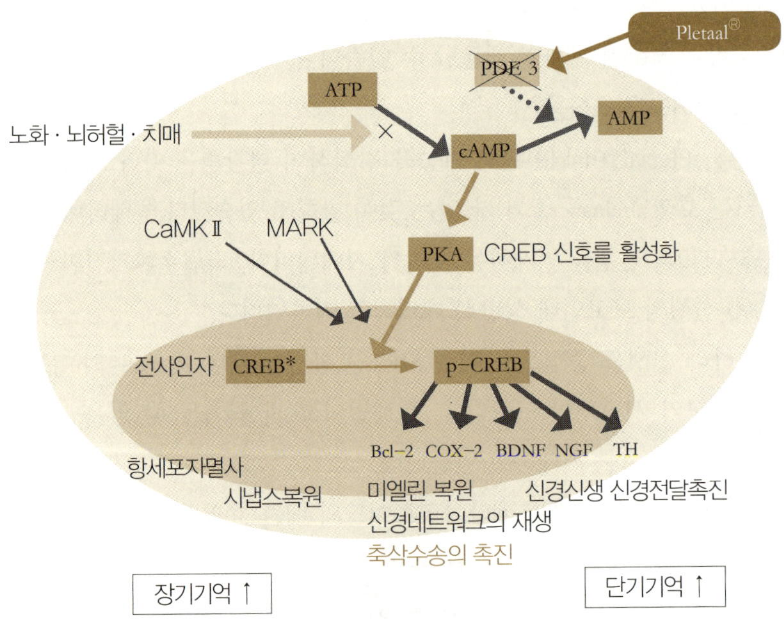

[그림21] Cilostazol(Pletaal®)의 작용기전(가설)

5 Cilostazol의 부작용

1) 빈맥, 부정맥, 심부전의 악화

Cilostazol(Pletaal®)에서 가장 많은 부작용은 빈맥입니다. 이어서 두통, 번열감 등입니다. 빈맥으로 인한 심계항진은 첨부문서의 기재보다 상당히 많이 나타납니다. 다소 맥박수가 증가한 것이라면 문제가 없지만, 과도한 빈맥과 심계항진이 생길 경우에는 Pletaal®을 감량하거나 중지할 필요가 있습니다. 단 이러한 부작용에는 '약에 대한 익숙해짐(적응)'이 있으며, 50mg×2, 또는 25mg×2부터 서서히 증량하면 문제가 되지 않는 경우도 많은 것 같습니다.

Pletaal®은 이러한 약리학적 특성으로 심장의 작업량을 증가시킵니다. 그 때문에 드물게 협심증이나 심부전, 부정맥의 악화를 유발할 때가 있습니다. Pletaal®을 쓸 경우, 가능하면 심전도와 흉부엑스레이 검사를 하여 순환기계에 큰 문제가 없는지 확인하는 것이 필요하다고 봅니다. 순환기계의 위험이 높은 경우에는 사용을 삼가야 합니다.

2) 출혈성 위험

Cilostazol(Pletaal®)은 항혈소판제제이기 때문에 출혈성 부작용 위험이 있습니다. 소화관출혈 등의 위험이 있는 경우에는 물론 사용을 삼가는 쪽이 좋습니다. 다만 뇌내출혈 위험은 저용량 아스피린보다는 적으며(cilostazol stroke prevention study 2: CSPS Ⅱ), 또한 고령자에게 흔히 있는 아밀로이드혈관병증(amyloid angiopathy)으로 인한 뇌피질하 출혈에 대해서는 Pletaal®을 복용하는 쪽의 위험이 적은 것 같습니다.

제 통계로는 Pletaal® 복용의 유무에 따른 뇌내출혈 위험의 차이는 없습니다. 오히려 Pletaal®을 복용하는 환자 쪽의 뇌내출혈이 적은 편입니다. 이는 뇌혈관벽의 베타 아밀로이드를 줄이는 작용이 있기 때문일지 모릅니다.

아무튼 Pletaal®은 기존 치매치료제와 같은 신경전달물질의 균형을 무너뜨리는 중대한 부작용은 없습니다. 내과 선생님이라면 사용에 익숙한 약이고, 치매를 전문으로 하지 않는 일차진료의사도 쓰기 쉬운 약입니다.

6 Cilostazol의 사용법

1) Cilostazol에 의한 치매치료방법

Cilostazol(Pletaal®)은 50mg×2(아침저녁)로 시작하되, 효과가 충분하지 않다고 판단되면 100mg×2로 증량합니다.

단독치료인 경우, 50mg×2도 알츠하이머형 치매(ATD)에서는 2개월 뒤에 약 30%에서 어떠한 효과가 나타났습니다. 100mg×2까지 증량하면 6개월에 약 60% 환자의 인지기능이 개선됩니다. 병용치료 연구에서는 콜린에스테라제 억제제의 효과가 나타나지 않게 된 단계에서 Pletaal®을 처방하는데, 콜린에스테라제 억제제의 효과가 나타나는 경우에 병용해도 상관없습니다. 6개월 뒤에는 약 40%의 환자에서 효과가 올라가는 것을 알 수 있습니다.

혈관치매(VD)인 경우, 50mg×2로는 효과를 보지 못할 때도 있습니다. 그러나 100mg×2로 증량하면 6개월 뒤에는 약 절반에서 효과를 실감할 수 있습니다.

레비소체치매(DLB)인 경우, 50mg×2로도 단독으로 약 80%의 환자에서 효과가 나타나는 것 같습니다. Rivastigmine(Exelon®·Rivastach®)과 병용하면 거의 100%의 환자에서 유효합니다. 대부분의 증례에서 환시는 없어지거나 적어도 개선됩니다. 개정 하세가와식 간이지능평가척도(HDS-R)는 약간 개선될지 모르지만 일상생활기능(ADL)은 분명히 개선됩니다. 만약 환시가 남아 있는 경우에는 억간산(抑肝散)을 병용하면 거의 신경 쓰지 않아도 되리라 봅니다.

다만 병력이 오래된 환자, 또는 이미 콜린에스테라제 억제제로 장기간 치료를 받고 있는 경우에는 환시가 완전히는 없어지지 않는 경우가 있습니다. 그런 경우에도 Pletaal®을 병용하면 증상은 가벼워집니다. DLB인 경우에 25mg×2로도 효과를 볼 때가 있습니다. 25mg은 세립을 씁니다.

전두측두엽치매(FTD: 픽병)에는 환자가 만약 두통과 심계항진 같은 Pletaal®의 부작용을 느끼면 경계심을 가져서 복용하지 않게 됩니다. 그 때문에 저는 25mg×2로 시작하고, 2개월 정도의 간격을 두고 50mg×2로 증량합니다.

2) 어떠한 환자에게 유효할까?

① 콜린에스테라제 억제제가 과량투여되지 않은 환자에게 효과

이것이 가장 중요한 포인트입니다. Cilostazol(Pletaal®)의 효과를 가장 실감하는 것은 기존의 치매치료제(콜린에스테라제 억제제)를 복용하지 않는 환자입니다. 콜린에스테라제 억제제가 적정 용량이면 효과가 나타나지만, 과량투여인 상황에서 투여하면 효과는 나타나지 않습니다.

▶ Donepezil

구체적으로는 Donepezil(Aricept®) 10mg을 1년 이상 복용한 환자에게 Pletaal®은 효과가 없습니다. 3개월로도 어렵습니다. 다른 의사에게 치료를 받던 환자가 인지기능이 안 좋아져서 우리 병원에 오시는 경우가 자주 있는데, 놀랄 정도로 Pletaal®이 듣지 않습니다. Aricept® 10mg으로 인지기능이 불량해진 경우, 저는 우선 Aricept®를 5mg으로 줄이는 것부터 시작합니다. 그러고 나서 Pletaal®을 병용합니다.

또한 Aricept®가 5mg으로도 과량투여가 되는 경우, 역시 Aricept®는 듣지 않습니다. 유효율은 10% 정도인 것 같습니다.

▶ Rivastigmine

과량투여에서 가장 문제인 것은 Rivastigmine(Exelon®·Rivastach®)입니다.

Exelon®·Rivastach® 18mg을 붙이고 인지기능이 악화된 경우에는 Pletaal®을 병용해도 효과를 본 경험이 없습니다. Exelon®·Rivastach® 18mg을 6개월이나 붙이면 Cilostazol(Pletaal®)은 전혀 효과가 없습니다. 이런 점에서 아직 Aricept®의 과량투여 쪽이 좋은 것 같습니다.

Exelon®·Rivastach®도 소량이라면 어느 정도 Pletaal®의 병용효과를 봅니다. ATD와 VD라면 9mg 이하, 최대라도 13.5mg까지입니다. 순수한 DLB인 경우도 9mg 이하가 효과를 보는 범위입니다.

▶ Galanthamine

Galanthamine(Reminyl®)의 경우에는 8mg+8mg(16mg) 이하면 병용효과가 나타납니다. Reminyl®도 소량으로 유지되는 쪽이 약간 유효율이 높으며, 4mg+4mg과 4mg+8mg으로 모두 좋은 병용효과를 봅니다. 세 가지 콜린에스테라제 억제제 중에서는 Reminyl®이 Pletaal®과 가장 잘 맞는 것 같습니다.

② 과거에 치매치료를 받지 않은 환자에게 효과

Pletaal®은 병용치료와 단독치료 모두 과거에 치매치료를 받지 않은 환자에게 잘 듣습니다.

신규로 진찰을 받은 치매 환자에게 Pletaal®만 처방하거나 소량의 콜린에스테라제 억제제와 함께 처방합니다. 이 첫 회 치료 증례는 잘 듣습니다. 적어도 60%의 환자에게는 효과가 있습니다.

최근에 저는 Pletaal®의 반응을 보기 위해, 일단 Pletaal® 단독으로 치매치료를 시작할 때가 있습니다. 가능한 한 Pletaal®만으로 치료하고, 효과가 없어졌다고 판단되면 콜린에스테라제 억제제를 시작합니다. 다만 레비소체치매(DLB)와 중증 알츠하이머형 치매(ATD)에서 신속하게 아세틸콜린을 보충하는 쪽이 좋을 경우에는 처음부터 콜린에스테라제 억제제를 시작합니다.

③ 고령인 환자에게 효과

주로 ATD와 DLB인데, Pletaal®은 고령 환자에게 잘 듣습니다. 특히 85세 이상인 경우에는 효과가 있습니다.

이에 비해 65세 미만의 조기발현 알츠하이머병에는 그다지 효과가 없습니다. 다만 최근에는 조기발현 알츠하이머병 환자라도 이따금 효과를 보는 예가 있습니다. 미리 예측하기는 곤란하지만, 비교적 병력이 심하지 않은 증례에 효과가 있는 것 같습니다.

혈관치매(VD)는 연령보다 경색 부위의 많고 적음이 연관되어 있는 것 같습니다. 나이가 많지 않거나 초고령자 모두 뇌경색이 반복되는 환자인 경우에 Pletaal®은 그다지 효과를 보이지 않습니다.

DLB인 경우에는 연령에 관계없이 나이가 많지 않거나 85세 이상의 고령자에게도 잘 듣습니다.

④ 최근 치매에 걸린 환자에게 효과

ATD의 경우, 실제로는 갑자기 치매에 걸리는 일은 없지만, 비교적 최근에 치매 증상이 뚜렷해진 증례 쪽에 효과가 있는 것 같습니다. 가령 지난달부터, 혹은 정월이 지난 무렵부터라든가 비교적 발병 시기가 뚜렷한 경우입니다. DLB와 VD 모두 마찬가지입니다. 물론 몇 년에 걸쳐 천천히 치매에 걸린 환자에게 효과가 없는 것은 아닙니다. 비교를 하면 '○○ 무렵부터 이상해졌다'라는 식으로 발병 시기가 뚜렷한 환자 쪽에서 효과가 있습니다.

⑤ '섬망' 치료에도 효과

입원 시 '섬망'을 계기로 치매가 악화된 경우에도 Pletaal®은 잘 듣습니다. 저는 구급 병원에서 근무하는 의사인데, 실제로 입원환자의 '섬망' 치료에도 Pletaal®을 자주 씁니다.

3) 각 유형에서의 효과

① 레비소체치매

Cilostazol(Pletaal®)이 가장 잘 듣는 것은 무엇보다 DLB입니다. 고령이나 나이가 많지 않은 환자 모두 잘 듣습니다. 특히 첫 회 치료에는 효과가 있습니다. 너무 효과를 보아서 이제 콜린에스테라제 억제제가 필요 없지 않을까 하고 생각할 때가 있습니다. 의식장애를 보이는 DLB의 각성도 좋아지게 합니다.

② 알츠하이머형 치매

다음으로 Pletaal®의 효과가 있는 것은 ATD입니다. 다만 DLB도 그렇지만, 중증으로 아세틸콜린 보충이 신속하게 필요하다고 생각되는 경우에는 콜린에스테라제 억제제를 우선할 필요가 있습니다. 그와 같은 경우에 저는 일단 콜린에스테라제 억제제로 치료를 시작하고, 효과가 충분하지 않으면 Pletaal® 병용을 시작합니다.

가급적 한 가지 약물로 치료하는 것은 약제 효과의 반응을 확인하기 위해서입니다. 물론 콜린에스테라제 억제제와 Pletaal®을 동시에 시작해도 상관없습니다.

③ 혈관치매

VD의 경우에 특히 80세 이상의 고령자에게 많은데, 치료 직후에는 효과가 나타나도 몇 개월이 지나면 효과가 없어지는 경우가 있습니다. 100mg×2로 증량하여 다시 효과를 보아도 그 후 다시 인지기능이 저하됩니다.

85세 이상의 고령자 VD인 경우에 Pletaal®의 효과는 지속성이 불량한 것 같습니다. 동맥경화가 심하고 뇌경색 등의 불가역적 파괴부위가 있으면 Pletaal®의 효과를 기대하기 어렵습니다.

실은 연구를 하기 전까지는 Pletaal®이 VD에 효과가 있을 것으로 생각했지만, 실제로는 DLB 〉 ATD 〉 VD 순서였습니다. 이 결론은 700례의 치료 경험을 얻은 지금에도 변함없습니다.

④ 전두측두엽치매

FTD(픽병)인 경우에 놀라운 효과는 나타나지 않지만, '아, 약간 효과가 있나?'라고 느낄 때가 있습니다. FTD에 콜린에스테라제 억제제를 쓰기는 곤란하므로, 인지기능의 개선을 기대한 Pletaal®의 병용 효과는 '있다'고 봅니다. 앞서 말한 대로(192페이지) FTD(픽병)에서는 두통과 심계항진 등 Pletaal®의 부작용을 절대로 느끼지 않게 하는 것이 요령입니다.

4) 장기 효과를 기대할 수 있다

현재의 전향적 연구를 시작한 지 5년째인데, Cilostazol(Pletaal®)의 효과는 2~3년 뒤에도 지속되는 것이 밝혀지고 있습니다.

Pletaal® 효과의 정점은 대부분이 2개월 이후이며, 그 후 약간 저하됩니다. 현저한 효과를 본 예에서는 10~14일 뒤에 효과가 나타납니다. 6개월 뒤에도 효과가 나타나지 않으면, 1년이 지난다 해도 효과가 나타나지 않습니다.

장기 효과를 좌우하는 것은 콜린에스테라제 억제제의 사용법입니다. Pletaal® 치료를 시작하며 새삼 실감하는 것은, 콜린에스테라제 억제제는 적정 용량 혹은 80%라고 생각되는 양으로 사용하는 쪽이 좋다는 것입니다. 과소투여로 치매를 악화시킬 것이라고 비난받지만, 3~5년 긴 안목으로 보면 과소투여라고 생각되는 정도가 딱 좋은 것 같습니다.

5) 중증도와 유효율의 관계

치매의 중증도와 유효율은 그다지 관계는 없습니다. Cilostazol(Pletaal®)은 경증뿐만 아니라 중등도와 중증 모두 유효합니다. 대화도 마음대로 안 되는 중증 환자를 건강하게 만들 때도 있습니다.

개정 하세가와식 간이지능평가척도(HDS-R) 점수가 10점 이하인 환자가 Pletaal® 만으로 10점 이상이 되는 일은 드물지 않고, 10점대 중등도 환자가 20점 이상이 되는 경우도 자주 있습니다. +5점 이상 향상되는 경우도 적지 않습니다. 20점대 전반인 환자가 30점 만점을 받는 경우도 자주 있습니다.

6) 경도인지장애에도 효과가 있다

Cilostazol(Pletaal®)은 경도인지장애(MCI)에도 효과가 있습니다. 개정 하세가와식 간이지능평가척도(HDS-R) 점수가 2~3점이 올라도 가족은 인지하지 못할 때가 많은데, 정작 환자 본인은 '건망이 줄었다'라는 것을 자각합니다. 또 기억력 이외에 '의욕이 생겼다'라고 느끼는 경우도 많은 것 같습니다.

저는 MCI 환자에게 콜린에스테라제 억제제를 전혀 처방하지 않습니다. 반대로 다른 의사에게 처방을 받고 MCI가 악화된 증례는 많이 경험합니다. 저는 MCI에 규정량의 콜린에스테라제 억제제를 복용시키면 안 된다고 생각하며, 지금으로서는 MCI의 치료에 쓸 수 있는 것은 Pletaal®뿐이라고 생각합니다. 과거에 Pletaal®을 복용 중인 환자는 치매에 잘 걸리지 않는다는 것을 많이 경험했기 때문입니다.

우리 병원에는 벌써 10년 이상 Pletaal®을 복용하고 있는 환자가 몇 분이나 있습니다. 예방에 관한 연구는 몇 년 전부터 해서 아직 결론이 나지 않았지만, 저는 앞으로 Pletaal®이 치매예방약이 될 수 있다고 봅니다.

7) 선발품을 권고

Cilostazol의 치료 효과를 높이기 위해서는 후발품(generic drug)이 아니라 선발품 Pletaal® OD정을 쓸 것을 추천합니다. 후발품 중에도 좋은 것이 있지 않을까 싶겠지만, 처방전이 의사의 손을 떠나면 약국에서 어떤 제조회사의 후발품이 처방될지 알 수 없습니다.

후발품으로 효과를 거두지 못하는 경우가 있는데, 이유는 아직 아직 모릅니다. 성분은 동일해도 기제(基劑, base) 등의 차이에 의해 약제의 방출(burst)이 너무 빠를지도 모릅니다. 실제로 Cilostazol의 후발품 중에는 Pletaal® OD정보다 두통 부작용이 많은 것이 있습니다.

Pletaal®은 뇌경색 예방과 만성 동맥폐색증에 쓰는 약으로, 치매에는 허가되어 있지 않습니다. 사용하는 데 어떠한 병명이 필요합니다.

치매치료지침에도 게재되어 있지 않고, 학회의 권고도 없는 약제입니다. 그렇긴 하지만 항정신병 약물도 치매에는 적응이 없음에도 대부분의 치매 증례에 쓰이고 있는 것이 현실입니다. 저는 효과가 올라간다면 Pletaal®을 써도 되지 않을까 싶습니다. 부디 치매에 추가적으로 허가되기를 바랍니다.

문헌

1) 平川 亘: 認知症に対するシロスタゾールの治療効果, 認知症治療研究会誌. 2016;1:2-13.

2) Maki T, et al: Phosphodiesterase Ⅲ inhibitor promotes drainage of cerebro-vascular β-amyloid. Ann Clin Transl Neurol. 2014;1(8):519-33.

3) Zhang N, et al: Activation of tyrosine hydroxylase prevents pneumonia in a rat chronic cerebral hypoperfusion model. Neuroscience. 2009;158(2):665-72.

column

실패하지 않는 Cilostazol(Pletaal®)의 사용법

50mg×2로 시작, 경우에 따라 100mg×2로 증량

Cilostazol(Pletaal®)은 50mg×2(아침저녁)로 시작하고, 효과가 충분하지 않다고 판단되면 100mg×2로 증량합니다. 50mg×2로도 부작용이 있으면 세립을 이용하여 25mg×2부터 점차 증량합니다.

단독과 병용 모두 효과가 있다

단독치료인 경우, 50mg×2로도 알츠하이머형 치매(ATD)는 2개월 뒤에 약 30%에서 어떠한 효과가 나타납니다. 100mg×2까지 증량하면 6개월에 약 60% 환자의 인지기능을 개선합니다.

혈관치매(VD)는 50mg×2로는 효과를 보지 못할 때도 있지만, 100mg×2로 증량하면 6개월 뒤에는 약 절반에서 효과를 실감할 수 있는 것 같습니다.

레비소체치매(DLB)인 경우, 50mg×2만으로도 80%의 환자에서 효과가 나타납니다. Rivastigmine(Exelon®·Rivastach®)과 병용하면 거의 100%의 환자에서 유효합니다. 25mg×2로도 효과를 볼 때가 있습니다.

전두측두엽치매(FTD: 픽병)인 경우, 25mg×2부터 점차 증량하여 6개월 정도의 간격을 두고 50mg×2로 증량합니다.

효과가 잘 나타나는 환자

(1) 콜린에스테라제 억제제가 과량투여되지 않은 환자

(2) 과거에 치매치료를 받지 않은 환자

(3) 고령 환자(65세 미만의 조기발현에는 잘 듣지 않는다)

(4) 최근 치매에 걸린 환자

각 유형별 효과: 레비소체치매에 가장 유효

레비소체치매(DLB) 〉 알츠하이머형 치매(ATD) 〉 혈관치매(VD)

장기 효과를 기대할 수 있다(악화되지 않는다)

현저한 효과를 본 예에서는 10~14일 뒤에 효과가 나타나는데, 효과의 정점은 대부분 2개월 이후로, 그 이후는 약간 저하됩니다. 6개월 뒤에도 효과가 나타나지 않으면 1년이 지난다 해도 효과가 나타나지 않습니다. 효과는 2~3년 뒤에도 지속되는 것으로 밝혀져 있으며, 장기간 효과를 좌우하는 것은 콜린에스테라제 억제제를 사용하는 방법입니다.

경증에도 쓸 수 있고, 중등도와 중증 모두 효과가 있다

치매의 중증도와는 그다지 관계가 없습니다. Pletaal®은 경증뿐만 아니라 중등도에도 유효합니다. 중증에도 유효할 때가 있습니다.

경도인지장애에도 유효

기억력을 개선하고 의욕이 증가되는 등 경도인지장애(MCI)에도 Pletaal®은 효과가 있습니다. 치매 예방도 될 가능성이 있습니다.

Pletaal® OD정을 추천

Cilostazol의 경우는 안정된 치료효과를 거두기 위해서 선발품인 Pletaal® OD정의 사용을 권합니다.

약의 적응에 대하여

Cilostazol은 뇌경색 예방과 만성 동맥폐색증에 쓰는 약으로, 아직 치매에는 허가되어 있지 않습니다. 이를 사용하기 위해서는 어떠한 병명을 붙일 필요가 있습니다.

6 치매의 행동심리증상(BPSD)의 조절

1 치매의 주요증상과 행동심리증상

1) 주요증상과 행동심리증상

치매는 크게 두 가지 증상이 있습니다. '주요증상(인지기능장애)'과 '행동심리증상' 입니다(표1).

주요증상이란 치매의 정의에 있는 기억장애, 지남력장애(시간과 장소 등의 장애), 일의 절차를 세우지 못하는 등의 수행기능장애와 같은 증상입니다.

[표1] 치매의 주요증상과 행동심리증상(BPSD)

<table>
<tr><td colspan="2">주요증상</td><td>기억장애
지남력장애(시간 · 장소 · 사람)
수행기능장애
행위상실(apraxia), 인식불능(agnosia),
실어(aphasia) 등</td></tr>
<tr><td rowspan="2">행동심리증상
(BPSD)</td><td>행동증상</td><td>화를 잘 냄 · 흥분
폭언 · 폭력
초조
배회
섭식행동이상
수집벽
간병 저항 등</td></tr>
<tr><td>심리증상</td><td>망상
환각
우울
불안, 초조
불면, 주야역전
의지상실(abulia), 무기력, 무감동</td></tr>
</table>

'행동심리증상'은 '주변증상'이라고도 하는데, 최근에는 BPSD(치매에 동반하는 행동심리증상)라는 말이 쓰입니다.

이 BPSD의 주요 특징으로는 화를 잘 냄과 흥분, 초조, 배회 등의 행동증상 외에 망상, 환시, 우울, 무기력, 무감동 등의 심리증상입니다. 이러한 장애는 주로 치매 중기에 나타나는데, 주요증상보다 먼저 나타날 때도 있습니다.

2) 행동심리증상의 치료를 위한 분류

BPSD의 치료를 염두에 둔 경우, 화를 잘 냄과 흥분, 망상, 환시 등의 '양성증상'과 우울, 무기력, 무감동 등의 '음성증상'으로 나누면 편리합니다(그림1).

치매의 증상은 기억과 지남력 등의 장애(주요증상)와 화를 잘 냄과 흥분, 망상 등의 증상(BPSD)이 다양하게 조합되어 나타납니다. 간병인에 따라서는 기억장애와 같은 주요증상보다 화를 잘 냄, 흥분과 같은 BPSD 쪽이 문제가 될 때가 많으며, 치매 환자의 삶의 질(QOL)을 떨어뜨리고 간병을 곤란하게 만듭니다.

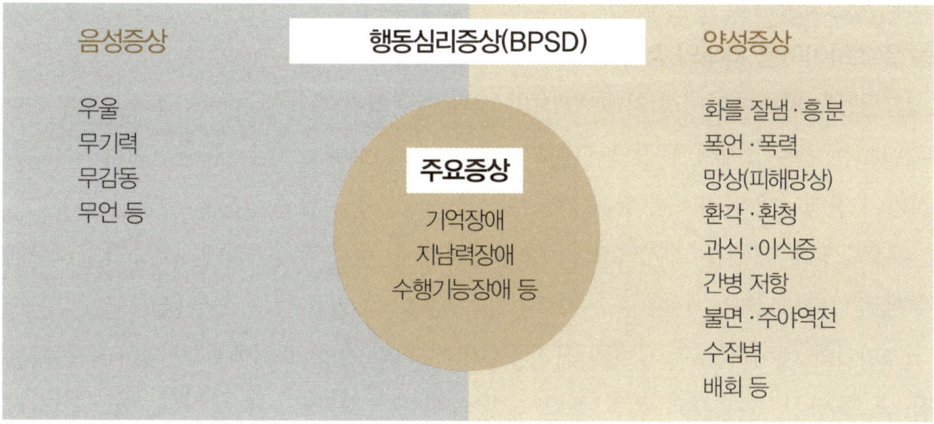

[그림1] 치매의 주요증상과 행동심리증상(BPSD): 음성증상과 양성증상

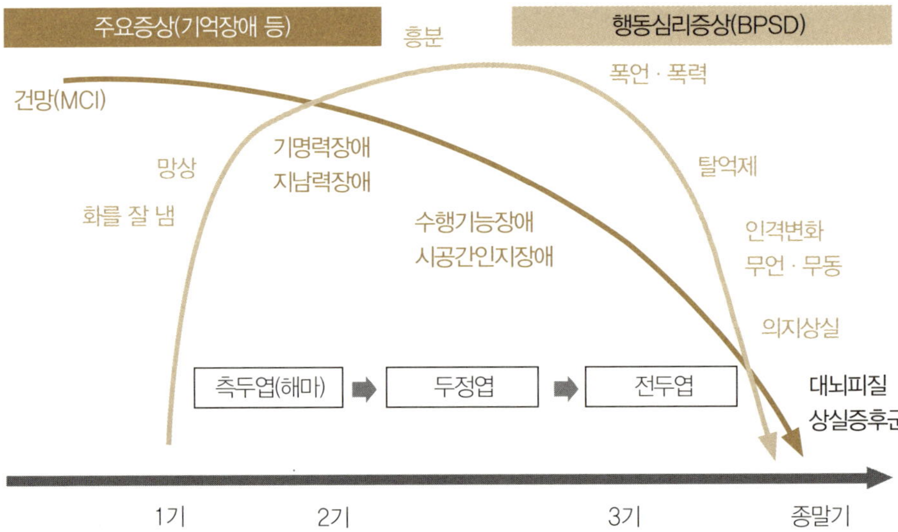

[그림2] 알츠하이머형 치매의 경과(예)
MCI: 경도인지장애

3) 행동심리증상의 발현 패턴

① 알츠하이머형 치매의 경과례

[그림2]는 알츠하이머형 치매(ATD)의 경과 일례입니다.

ATD는 측두엽에서 두정엽 그리고 전두엽으로 장애를 받는 질환입니다. 증상은 질환이 진행됨에 따라 측두엽 증상→두정엽 증상→전두엽 증상으로 변화합니다.

주요증상은 대부분 ①기억장애, ②지남력장애, ③수행기능장애, 시공간인지장애 순서로 나타납니다.

[그림2]의 예에서 보듯이 행동심리증상(BPSD)은 건망의 진행과 병행하며 ①화를 잘 냄, ②망상, ③흥분과 폭언·폭력, ④탈억제라는 경과로 나타납니다. 이는 어디까지나 일례이며, 치매에 따라서 경과 중에 배회나 환각 같은 것이 나타날 때도 있습니다. 치매가 진행되어 말기가 되면 곧 흥분과 탈억제 증상 등은 두드러지지 않게 되고, 신체 증상이 나타나며 걷지 못하게 됩니다.

치매 종말기에 기억장애는 더 중증이 되고 소통성이 악화되며, 곧 흥분도 없어지고 의지상실이 됩니다. 이 무렵에는 신체 관절이 서서히 경직되고, 마지막에는 자리보전 상태(대뇌피질상실증후군*)가 됩니다. 그리고 대부분 저영양과 탈수, 흡인으로 인한 폐렴 등으로 목숨을 잃습니다.

*대뇌피질상실증후군(apallic syndrome): 대뇌피질 전반의 대규모 기능장애로 인해 대뇌피질의 기능을 완전히 잃은 상태. 자발적으로 이야기를 하거나 움직이거나 인식하지 못하고 정신적 반응은 거의 없어진다.

② 치매의 행동심리증상 발현 패턴

주요증상과 BPSD의 발현에는 다양한 패턴이 있습니다.

대표적인 치매인 ATD에서는 기억장애가 처음으로 나타나며, 이어서 지남력장애가 발현되고, 그 후에 수행기능장애가 나타납니다. 이러한 경과 도중에 화를 잘 냄과 피해망상 등이 나타날 때가 있습니다.

이에 비해 혈관치매(VD)에서는 의욕저하로 시작하고, 이어서 기억장애가 나타날 때가 많은 것 같습니다. 이와 동시에 보행장애와 구음장애 등이 나타납니다.

레비소체치매(DLB)에서는 우울 증상으로 시작될 때가 많으며, 치매로 진단받기 전에 우울증 치료를 받는 경우도 적지 않습니다.

전두측두엽치매(FTD: 픽병)에서는 화를 잘 냄과 흥분, 폭언, 비도덕적인 행동 등으로 시작됩니다. 또한 기억장애는 두드러지지 않고 화를 잘 냄과 망상(특히 피해망상)으로 시작될 때도 있습니다. 대부분 가족도 치매라고 생각하지 못하는 시기인데, 사실은 화를 잘 내게 되거나 이상하게 의심하고 억측을 부리게 되는 등의 변화가 증상이 뚜렷한 기억장애보다 먼저 나타날 때도 있습니다. 가족은 부모의 그러한 변화를 치매 증상이라고 알아채지 못하고, '왜 그렇게 화를 낼까?'라든가 '왜 그런 식으로 의심하고 억측을 부릴까?'라고밖에 생각하지 않나 싶습니다.

③ 기억장애가 두드러진 증례

치매 경과 중 기억력 저하에 비해 BPSD가 두드러지지 않은 경우도 있습니다(그림 3). 85세 이상의 고령자 치매에서 BPSD는 그다지 보이지 않고, 주로 기억장애만 두드러진 경우도 있습니다.

기억장애는 65세 미만의 나이가 많지 않은 치매에서는 문제지만, 85세 이상의 고령자라면 환자 본인과 가족 모두 그다지 문제로 삼지 않을 때가 많습니다. 다소 건망이 있고 어려운 것을 할 수 없더라도 건망만 있다면 간병을 하며 고생할 일은 적다고 봅니다. 치매 경과에서 이 패턴은 가장 운이 좋을지도 모릅니다.

④ 화를 잘 냄과 망상 등의 행동심리증상이 두드러진 증례

이와는 반대로, 기억장애보다 BPSD가 두드러진 경우가 있습니다(그림4).

레비소체치매(DLB)에서 초기에는 우울 증상으로 시작될 때가 많지만, 그 후에 망상이나 환각이 나타날 때가 있습니다. DLB가 심해지면 의지상실, 무반응이 되며 이야기도 못하게 됩니다. 무엇을 말해도 이해하지 못하고 멍한 상태입니다. 이러한 증상은 80세 이상의 고령자에게 많은데, 이른바 의식장애를 보이는 치매입니다. DLB뿐만 아니라 알츠하이머형 치매(ATD)에 DLB가 합병된 경우에도 같은 증상이 나타납니다.

또한 전두측두엽치매(FTD)에서는 처음부터 화를 잘 냄과 폭언, 비도덕적인 행동이 두드러집니다. 또 초기에 기억장애는 거의 나타나지 않는 것이 특징입니다. 건망만 있다면 좋겠지만, 화를 잘 냄과 흥분, 망상, 배회 등이 있으면 가족과 간병인 모두 부담이 커집니다. 또한 ATD와 DLB 모두 병이 진행되면 전두엽과 정서중추인 변연계가 장애를 받아서 FTD(픽병)와 동일한 증상을 보일 때가 있습니다. 즉 픽병이 합병된 것입니다. 이렇게 되면 ATD와 DLB 모두 픽병 증상의 치료를 필요로 하게 됩니다.

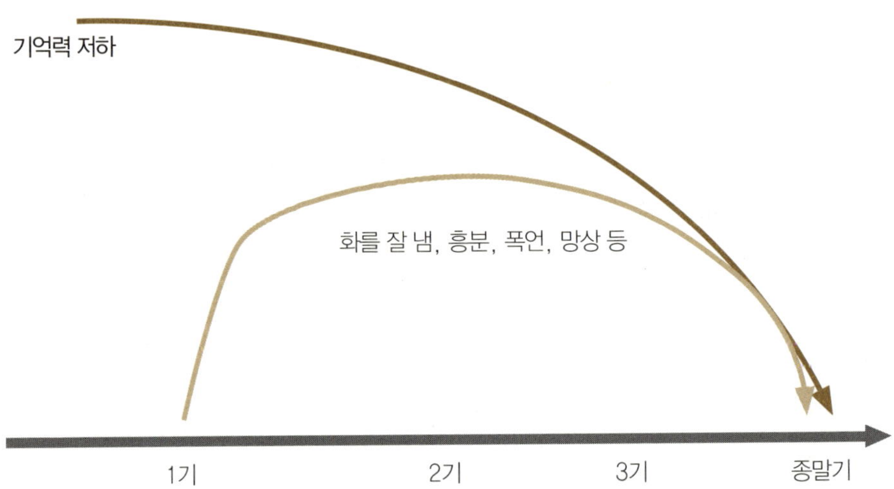

[그림3] 행동심리증상(BPSD)보다 기억력 저하(기억장애)가 두드러진 증례

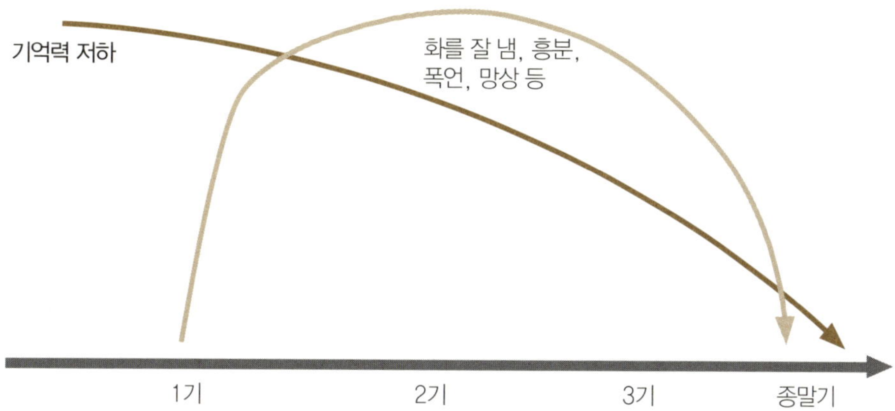

[그림4] 기억력 저하(기억장애)보다 행동심리증상(BPSD)이 두드러진 증례

4) 간병을 곤란하게 만드는 행동심리증상

치매는 대부분의 증례에서 경과 도중에 이 BPSD가 나타납니다. 화를 잘 냄은 남녀 모두에게 나타나는데, 망상 특히 '물건을 도둑맞았다'는 망상은 ATD인 여성에게 많은 것 같습니다. '돈지갑을 도둑맞았다'라든가 '통장을 도둑맞았다'와 같이 돈에 관련된 망상이 많고, 딸이나 며느리와 같이 친근한 간병인이 공격대상이 됩니다. 문제가 되는 것은 특히 '며느리'입니다. 며느리가 공격대상이 되면 남편인 자식의 대응은 상당히 난감해집니다. 화를 잘 냄과 함께 간병을 곤란하게 만드는 것이 이 망상이기 때문에 신속한 대응과 치료가 필요합니다.

가족 등의 간병인에게는 이러한 BPSD에 대해 설명할 필요가 있습니다. 부모에게 생기는 증상, 예를 들면 화를 잘 내게 되거나 '지갑을 훔쳤다'는 식의 망상은 치매 증상이라는 것, 그리고 만약 그 단계에 아직 '건망'만 있더라도 앞으로 화를 잘 냄과 망상과 같은 증상이 나타날 가능성이 있음을 가족과 간병인에게 전하는 것이 필요합니다. BPSD, 화를 잘 냄과 망상이 있음을 간병인이 사전에 이해하면 곤혹스러운 일도 줄어들며, 다소나마 여유를 갖고 대응할 수 있게 됩니다. 치매는 '기억장애만이 아니다'라는 것을 인식시켜 주십시오.

BPSD 초기에는 간병인의 이해와 대응 방법만으로 대처할 수 있지만, 차츰 진행될수록 역시 소량의 항정신병 약물이 필요합니다.

콜린에스테라제 억제제가 원인인 경우에는 약을 감량하면 대부분 해결됩니다.

5) 일차진료의사에게 필요한 것

치매치료에서 피해야 할 것은 기억장애의 개선에만 신경을 쓰며 이 행동심리증상(BPSD)의 조절을 소홀히 하는 것입니다.

간병을 곤란하게 하는 것은 기억장애보다 BPSD입니다. 이를 막기 위해서 콜린에스테라제 억제제를 적절하게 써야 합니다. 이것이 적정용량 처방(대부분은 소량투여)입니다.

치매치료제를 소량으로 쓰는 것은 효과가 충분하지 않고 치매를 악화시키지 않을까 하는 우려가 있을 것 같지만, 실제로는 3~5년이라는 장기적인 경과를 보면 규정량 치료보다 소량으로 하는 치료 쪽이 치매의 인지기능 악화를 줄여줍니다.

치매치료제가 과잉으로 투여되면 보행곤란, 흡인 등의 신체증상도 나타납니다. 간병을 곤란하게 만드는 BPSD와 신체증상의 악화를 막기 위해서는, 특히 일차진료의사 선생님은 일단 치매치료제의 적정용량 처방을 고려해 주십시오.

치매를 전문으로 하지 않는 일차진료의사도 이 점을 고려해 주시면 치매치료는 '간단'합니다. 자세한 내용은 Ⅳ장 '간단치료(외래편)', Ⅴ장 '간단치료(병동편)'에 쓰여 있는데, 치매치료에서 중요한 것은 'BPSD의 조절'입니다. 그리고 '치매는 호전시킬 수 있다'라고 생각해 주십시오. 노화된 뇌를 젊어지게 할 수는 없지만, 치매 증상을 호전시킬 수는 있습니다.

치매 고령자와 가장 가까이에 있는 의사는 일차진료의사인데, 치매가 전문이 아닌 의사입니다. 그리고 급성기 병동 의사입니다. 이러한 선생님들이 치매치료에 대한 이해를 심화할 때 모든 치매 환자, 고령 환자가 도움을 받을 수 있습니다.

문헌

1) 河野和彦: コウノメソッドでみる認知症診療. 日本医事新報社, 2012.

IV장

치매의 간단치료

—외래편—

1 간단치료의 접근

'치매의 간단치료'란, 이것만 알면 일차진료에서 만날 수 있는 고령 치매환자의 90%는 좋게 할 수 있는 실전적인 방법입니다. 이것만으로 모든 치매 환자를 치료할 수는 없지만, 치매 진료를 전문으로 하지 않는 일차진료의사, 급성기 병동 선생님들도 여기에 쓰여 있는 것만 알아두어도 충분합니다.

알츠하이머형 치매(ATD)를 비롯한 대부분의 치매는 뇌의 퇴행질환이며 뇌의 노화입니다. 뇌를 젊게 만들 수는 없습니다. 병기가 진행됨에 따라 기억력은 저하됩니다. 치매 자체를 고칠 수는 없습니다. 그러나 지금 있는 증상을 호전시키는 것은 전문의가 아니더라도 할 수 있습니다. 이 책에 쓰여 있는 치료법만으로 현저한 효과를 볼 수 있는 경우를 허다하게 경험할 수 있을 겁니다.

I장 '임상 간단진단'을 근거로, 이후 Ⅳ, V장의 '간단치료' 외래편, 병동편을 이해하면 대부분의 환자를 치료할 수 있고 간병인이 곤란에 처할 일은 줄어듭니다.

◎

치매 증상으로 문제가 되는 것은 사실 기억장애와 같은 인지기능장애보다 행동심리증상(BPSD)이며, 치료도 이 BPSD를 잘 조절하는 것이 매우 중요합니다.

가령 흥분과 망상 같은 전두엽의 기능장애로 생기는 경우가 많은데, Donepezil (Aricept®) 등의 콜린에스테라제 억제제로 치료 중인 환자인 경우, 약 부작용으로 전두엽이 흥분되고 화를 잘 내게 되거나 피해망상이 심해지거나 배회하게 되는 일이 적지 않습니다. 인지기능장애를 호전시키기 위해 치매치료제를 잘못 사용하여 BPSD를 악화시키는 일은 피해야 합니다. 두 가지에는 균형이 필요합니다.

콜린에스테라제 억제제의 적정 용량은 이 정도면 '약간 부족하지 않을까?'라고 생각될 정도입니다. 그것은 화를 잘 내는 증상이 그다지 문제가 되지 않는 정도의 처방량입니다. 6개월 뒤에 평가하면 규정량으로 한 치료가 좋을 때도 있을 거라고 생각할 수 있지만, 2~3년 이후의 인지기능을 고려하면 이 '약간 부족한 정도'의 양이 가장 좋습니다. 규정량보다 환자에게 맞는 적정용량의 처방, 고령자에서는 소량투여 쪽이 장기적으로는 주요증상의 악화가 적습니다.

또한 화를 잘 냄과 흥분이 간병인의 대응 범위를 넘게 되면, 그것을 조절하기 위해 항정신병 약물을 쓸 수밖에 없게 됩니다. 그런데 항정신병 약물을 과잉으로 쓰면 어김없이 인지기능이 저하되고 환자의 일상생활기능(ADL) 수준도 떨어집니다. 그리고 전신상태를 악화시킵니다.

고령자의 치매치료에서 중요한 것은 치매 증상을 호전시키는 것 못지 않게 '어떻게 하면 환자의 전신 상태를 악화시키지 않을까'입니다. 치매치료제를 적정한 용량으로 사용하고, 항정신병 약물을 쓸 경우에는 최소 용량으로 사용하는 것이 치매치료의 핵심입니다.

이는 제가 Aricept®의 등장 이후 약 20년간 한 병원에서 많은 치매 환자를 치료하면서 5~10년 동안 그 경과를 관찰해온 결론입니다.

1 고령자의 치매는 병존한다

1) 치매의 병존 이미지

I장 '임상 간단진단'에서도 설명했지만, 고령자의 치매는 거의 모두 혼합, 병존형입니다.

나이를 먹을수록 치매는 다양한 유형이 합병, 병존한다는 이미지가 [그림1]과 같은데, 치료를 전제로 한다면 이 병존 이미지가 상당히 중요합니다.

나이가 많지 않을 때는 주로 알츠하이머형 치매(ATD)나 혈관치매(VD)지만, 75세 이전부터 레비소체치매(DLB)가 합병되기 시작합니다. 80세가 넘으면 픽병 같은 전두측두엽치매(FTD)가 합병되기 시작합니다. 이를 치매의 DLB 합병, 픽병의 합병이라고 이해해 주십시오.

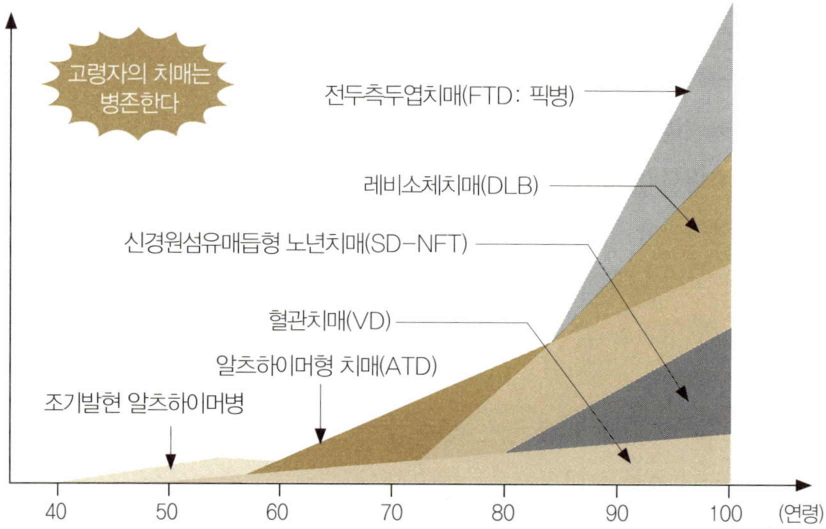

고령이 될수록 치매는 레비소체치매, 픽병이 합병된다.
85세 이상의 고령자에서는 기억장애를 위주로 한 알츠하이머 증상은 서서히 두드러지지 않게 되고, 레비소체치매나 픽병 증상이 두드러진다. 또한 신경원섬유매듭형 노년치매(SD-NFT)의 비율이 급증한다.

[그림1] 치료를 전제로 한 치매 이미지

이는 순수한 DLB와 FTD와는 다릅니다. ATD도 그렇지만, DLB와 FTD인 경우에도 순수한 유형은 70세 이하인 조기발현 세대에서 발병합니다. 고령자의 치매는 거의 모두 혼합, 병존형입니다.

그리고 [그림2]에 나오는 것처럼, 나이를 먹을수록 치매는 복잡해집니다.

가령 75세에 발병한 ATD는 쭉 알츠하이머 증상이라고 할 수는 없습니다. 때로는 증상이 DLB 합병 양상이 되고, 때로는 픽병 합병 양상으로 바뀔 때가 있습니다. 또한 DLB는 경과함에 따라 픽병이 합병될 때가 있습니다. 75세 이상의 치매가 되면 ATD이면서 DLB 혹은 FTD(픽병) 증상이 양쪽으로 나타나게 됩니다.

또한 85세 이상의 고령이 되면 ATD와 같은 건망 중심의 증상이 있으면서도, 건망 위주이며 증상이 그다지 진행되지 않는 신경원섬유매듭형 노년치매(SD-NFT)도 증가합니다. 90세 이상에서는 오히려 ATD는 압도적으로 줄어들고, 이 SD-NFT의 비율이 현격하게 증가합니다.

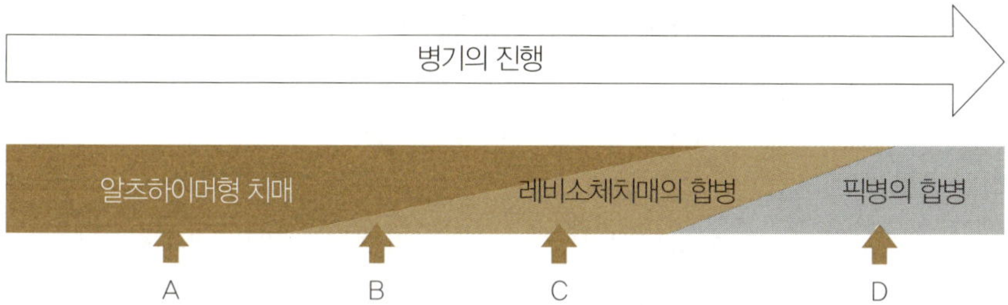

A: 알츠하이머형 치매
B: 알츠하이머형 치매의 숨겨진 레비소체치매 증상
C: 레비소체치매가 합병된 알츠하이머형 치매
D: 레비소체치매와 픽병이 합병된 알츠하이머형 치매

[그림2] 알츠하이머형 치매가 레비소체치매와 합병, 픽병과 합병되는 예

2) 치매의 각 유형 비율 변화

치매의 각 유형별 비율은 어떤 연령을 중심으로 진찰할지에 따라 달라집니다.

70세 전후의 환자를 많이 진찰하면 가장 많은 것이 ATD, 이어서 VD, 세 번째가 DLB 순서가 되는데, 80세 정도의 환자를 많이 진찰하면 ATD 환자의 비율이 줄고 DLB 환자는 증가합니다. 또 80세 이상의 환자를 많이 진찰하면 DLB뿐만 아니라 FTD(픽병)의 비율이 급증합니다. 더 나아가 85세 이상의 환자를 많이 진찰하면 ATD와 VD, DLB와 FTD 모두 병존하는 경우가 많아서 유형 진단이 매우 곤란해집니다. 이 때문에 80세 이상의 입소자가 많은 고령자 시설에서는 대부분의 치매가 DLB이거나 FTD입니다.

이처럼 치매는 연령층에 따라 유형 비율이 달라집니다. 고령이 될수록 치매가 합병되어 정확한 유형 진단이 불가능해집니다. 나이를 먹을수록 치매는 시시각각 변화하기 때문에, 지금 전면에 나타나는 증상은 어떤 유형의 증상이며, 치료해야 할 것은 무엇인지 고려하는 것이 필요합니다.

치매가 DLB 합병이 된 경우, 약효가 과도하기 때문에 치매치료제의 세심한 조정이 필요합니다. 또 픽병이 합병된 경우에는 행동심리증상(BPSD)이 악화되므로 안이하게 콜린에스테라제 억제제를 사용하면 안 됩니다. '치매니까 Donepezil(Aricept®) 을 처방해 두면 될 거야'라고 생각하면 안 됩니다.

2 아세틸콜린을 포함한 신경전달물질의 저하

고령자의 뇌에서는 모든 신경전달물질이 저하됩니다(그림3).

알츠하이머형 치매(ATD)에서는 특히 아세틸콜린(Ach)이 저하되지만, 동시에 도파민(DOA)과 세로토닌(Ser)도 저하됩니다. DOA이 저하되어도 발병 기준선을 넘지 않으면 파킨슨증상이 발생하지 않지만, 파킨슨 준비단계라고 보아야 합니다. 고령자의 파킨슨병(PD)에서는 DOA뿐만 아니라 Ach과 세로토닌 모두 저하되어 있습니다.

한편 레비소체치매(DLB)에서도 대부분 DOA과 세로토닌 모두 저하되어 있습니다. 고령인 DLB 환자가 파킨슨증상과 '우울' 증상을 함께 갖고 있는 경우가 많은 것은 이 때문입니다.

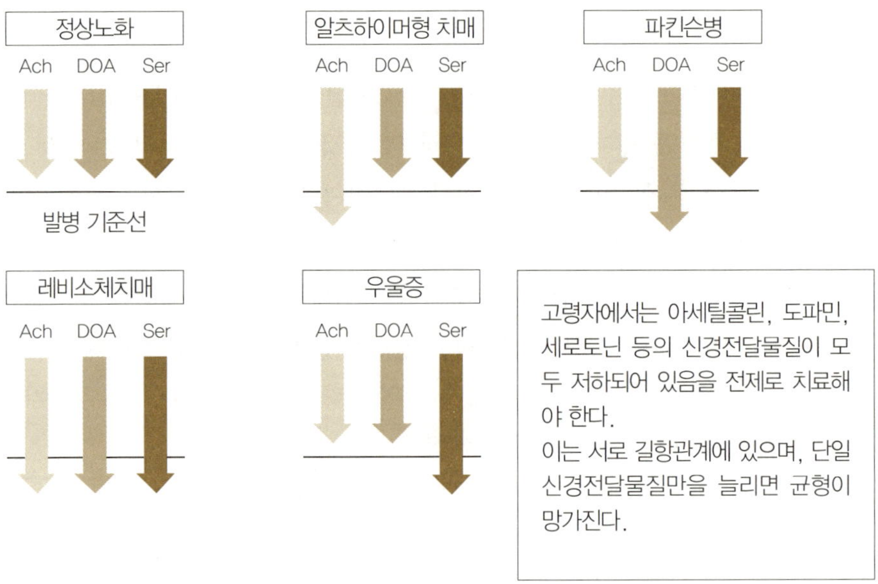

[그림3] 신경전달물질과 질환의 관계

치매치료제인 콜린에스테라제 억제제는 Ach만 늘리는 약입니다. 성가시게도 Ach과 DOA 등의 뇌내 신경전달물질은 서로 상반되는 관계로, Ach이 증가하면 상대적으로 DOA이 저하됩니다. 특히 DLB는 약제감수성이 강하기 때문에 소량의 콜린에스테라제 억제제만으로도 DOA가 저하됩니다. DOA가 저하되면 운동장애가 나타납니다. 고령자의 치매에 콜린에스테라제 억제제를 사용하는 것은, 이 신경전달물질의 뇌내 균형을 망가뜨릴 가능성이 있습니다. 따라서 이 균형을 잘 유지하겠다는 생각을 갖고 치료해야 합니다.

언뜻 보기에 어려워 보이는 것 같지만, 결론은 치매치료제(콜린에스테라제 억제제)가 과잉이 되지 않도록 하는 것입니다. 적정용량의 처방은 대부분의 경우 소량처방으로 치료하는 것만으로도 좋습니다.

3 임상 간단진단과 치료의 이미지

1) '임상 간단진단'의 복습

I장 '임상 간단진단'에서 진단의 첫 번째 단계에서 일단 전두측두엽치매(FTD: 픽병)와 DLB를 증상으로 진단·구별하고, 두 번째 단계에서는 손가락모방검사와 시계그리기검사 등으로 알츠하이머 요소의 대소(大小)를 진찰하여 ATD와 혈관치매(VD)를 대략적으로 감별하는 방법을 설명했습니다(그림4).

① 첫 번째 단계에서는 전두측두엽치매(픽병)와 레비소체치매를 감별한다

첫 번째 단계에서 FTD(픽병)를 감별하는 것은, 픽병에서는 뇌내 Ach은 그다지 저하되지 않고 Donepezil(Aricept®) 등의 콜린에스테라제 억제제를 사용하면 Ach가 과잉되어 화를 잘 냄과 흥분 등의 BPSD가 악화되기 때문입니다. 또한 DLB도 첫 번째 단계에서 감별하는 것은, 약제감수성이 강해서 규정량의 콜린에스테라제 억제제라도 효과가 과도하여 부작용이 생길 때가 많기 때문입니다.

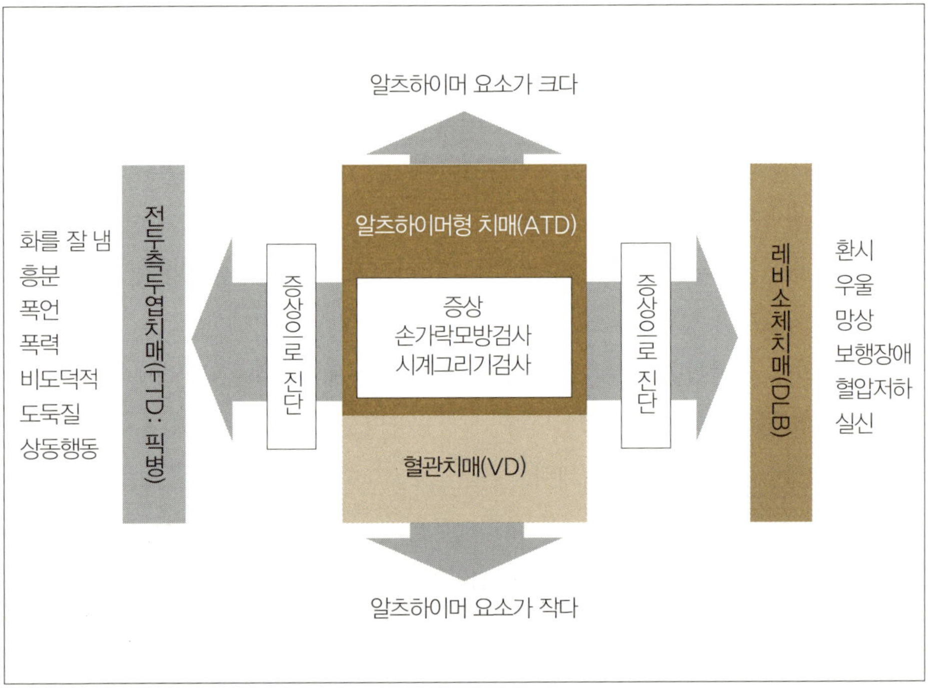

[그림4] 치매의 '임상 간단진단'

② 두 번째 단계에서는 알츠하이머형 치매와 혈관치매를 감별한다

두 번째 단계에서 ATD와 VD를 감별할 때는 너무 정확하게 할 필요가 없습니다. 왜냐하면 VD라도 고령자에서는 뇌내 Ach이 어느 정도 저하되어 있고, ATD와 VD 모두 치료에 그다지 차이가 없기 때문입니다.

2) "○○한 경향"을 안다

앞서 말한 것처럼 고령이 될수록 유형 진단이 곤란해집니다. 85세 이상의 고령자에서는 정확한 유형 진단이 불가능하다고 봐도 됩니다. 유형 진단이 중요하지만, 그보다 치료에서 중요한 것은 픽병 경향(픽병과 유사), 레비소체치매 경향(레비소체치매와 유사), 알츠하이머형 치매 경향(알츠하이머형 치매와 유사), 혈관치매 경향(혈관치매와 유사)을 아는 것입니다.

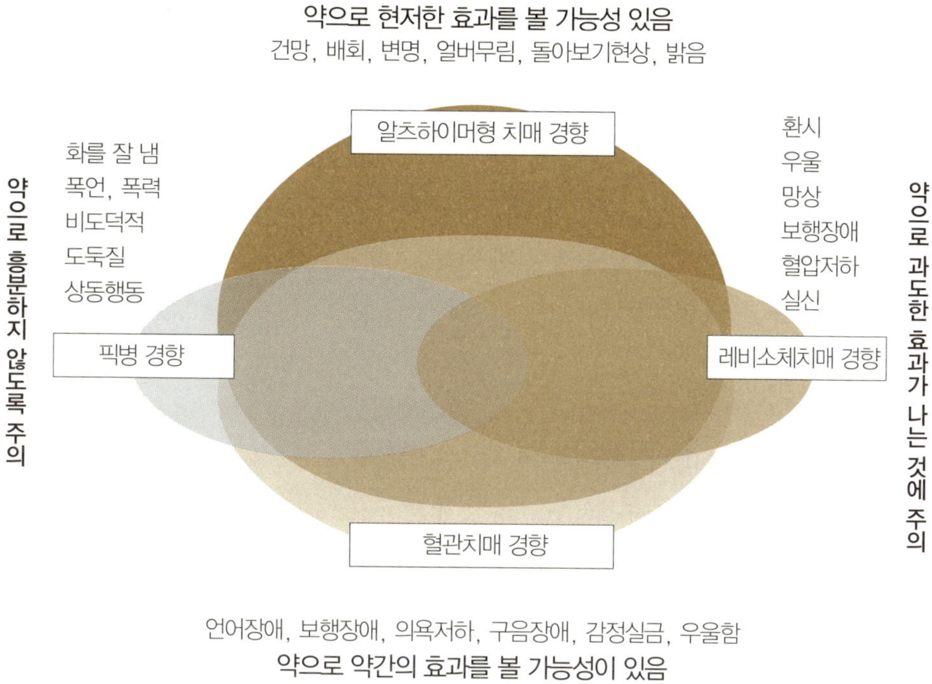

[그림5] 고령자의 치매치료에 필요한 개념

[그림5]는 고령자의 치매치료에 필요한 개념입니다.

(1) 픽병 경향(픽병과 유사) 환자에게는 콜린에스테라제 억제제를 안이하게 사용하지 않는다.

(2) 레비소체치매 경향(레비소체치매와 유사) 환자에게는 콜린에스테라제 억제제를 극소량만 쓴다.

(3) 알츠하이머형 치매 경향(알츠하이머형 치매와 유사) 환자는 콜린에스테라제 억제제로 현저한 효과를 볼 가능성이 있다.

(4) 혈관치매 경향(혈관치매와 유사) 환자는 소량의 콜린에스테라제 억제제로 효과를 볼 가능성이 있다.

이와 같은 개념을 파악하고 있으면 고령자의 치매치료는 거의 잘 됩니다.

4 콜린에스테라제 억제제의 특징을 이해한다

자세한 내용은 Ⅲ장 '치매치료제를 잘 쓰는 법'에서 설명했는데, 세 가지 치매치료제(콜린에스테라제 억제제) Donepezil(Aricept®), Rivastigmine(Exelon®·Rivastach®), Galanthamine(Reminyl®)은 완전히 다른 특징을 갖고 있습니다. 콜린에스테라제 억제제가 모두 동일하지는 않습니다. 치매치료에서 약제를 선택할 경우, 이 세 가지 약의 특징을 아는 것이 중요합니다.

아세틸콜린 작용의 대소(大小)를 안다

① Galanthamine의 아세틸콜린(Ach) 작용은 약하다

우선 중요한 것은 Donepezil(Aricept®), Rivastigmine(Exelon®·Rivastach®)의 콜린에스테라제 억제작용(Ach 작용)이 매우 강력한 것에 비해 Galanthamine(Reminyl®)의 Ach 작용은 매우 약하다는 것입니다.

[그림6]은 제가 갖고 있는 세 가지 콜린에스테라제 억제제의 Ach 작용에 대한 임상적인 강도 이미지입니다. Ach 작용이 약한 것은 결점 같지만, 사실 그렇지는 않습니다. 이것이야말로 Reminyl®이 가장 쓰기 편한 약인 점이며 장점입니다.

② Rivastigmine의 아세틸콜린 작용은 강하다

제 느낌에 규정량으로 Ach 작용이 가장 강한 것은 Exelon®·Rivastach®입니다. 임상적으로는 Reminyl®의 약 8배인 것 같고, 의식장애를 동반한 치매에 대한 작용과 각성 작용은 절대적입니다. 또한 세 가지 콜린에스테라제 억제제 중에서 현저한 효과를 본 예가 가장 많은 것은 Exelon®·Rivastach®이며, 적정 용량(대부분은 소량)으로 사용하면 그 효과는 압도적입니다.

치료의 기복도 많고, 섬망 치료부터 치매 이환의 예방과 의식장애 치료까지 응용범위가 넓은 것이 Exelon®·Rivastach®의 특징입니다. 자세한 내용은 '치료편' 후반부에 나오는데, V장 '간단치료(병동편)'에서의 주역은 Exelon®·Rivastach®입니다. 다만 규정량인 18mg은 일본인에게 과잉인 것 같으며, 고령자에서 부작용 없이 규정량을 쓰기는 매우 곤란합니다.

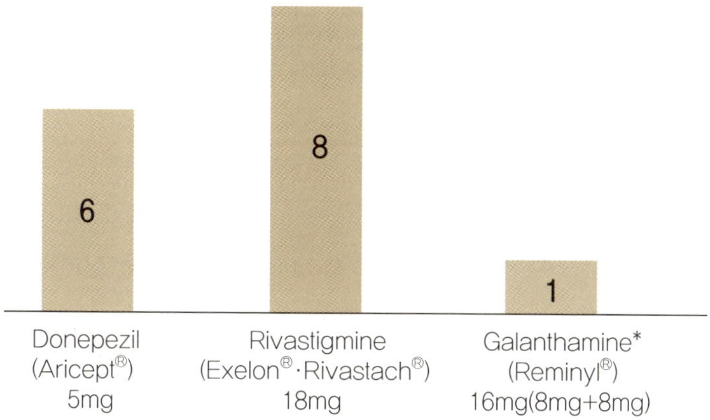

[그림6] (간단치료) 세 가지 콜린에스테라제 억제제의 임상적인 아세틸콜린 작용의 강도 이미지
Galanthamine을 1로 했을 때의 이미지. 모두 규정량 사용 시.

③ Donepezil의 전두엽 활성화 작용은 강력

Aricept®의 장점은 강력한 Ach 작용으로 전두엽을 활성화하는 작용은 세 가지 약제 중에서 최고인 것 같습니다. 너무 강한 것이 가장 큰 결점이지만, 이를 이해하고 적정 용량(대부분은 소량)으로 사용하면 패치인 Exelon®·Rivastach®보다, 또한 1일 2회 복용해야 하는 Reminyl®보다 실용적이며 쓰기 편한 약제입니다.

◎

콜린에스테라제 억제제를 잘 구분하여 적절하게 사용하기를 고려할 경우, Aricept®, Exelon®·Rivastach®, Reminyl®은 전혀 다른 약임을 잊어서는 안 됩니다. 각 약제의 특징을 살리면 치매치료의 성공률은 현격하게 올라갑니다.

2 실전! 간단치료

1 간단치료에 사용하는 약제

치매 증상에는 기억장애를 대표로 하는 주요증상(인지기능장애)과 행동심리증상(BPSD)이 있습니다. 또 BPSD에는 화를 잘 냄과 흥분 같은 양성증상, 무기력, 무감동 같은 음성증상이 있는데, 각각에 대응하는 처방 개념이 필요합니다(그림1).

'간단치료'에 사용하는 약제와 사용량은 [표1]과 같습니다.

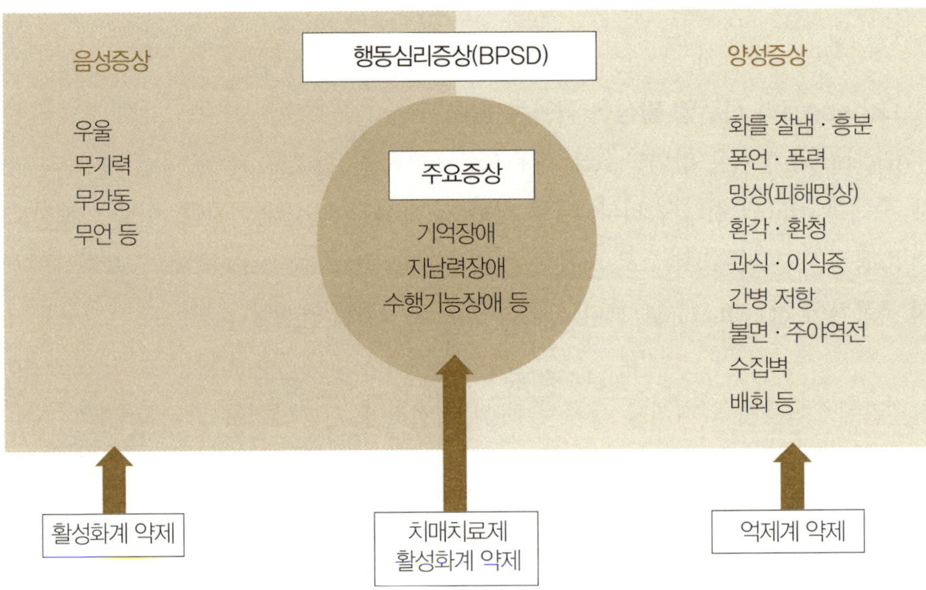

[그림1] 치매치료: 증상과 대응하는 약제의 계통

[표1] (간단치료) 사용 약제와 사용량

치매치료제	
콜린에스테라제 억제제	
Donepezil(Aricept®)	0.75mg~5mg
Rivastigmine(Exelon® · Rivastach®)	1.125mg~9(최대 13.5)mg
Galanthamine(Reminyl®)	4mg~16mg
NMDA수용체길항제(뇌신경세포 보호제)	
Memantine(Memary®)	5mg~15mg
활성화계 약제	
Cilostazol(Pletaal®)	25mg~200mg
Nicergoline(Sermion®)	5mg~15mg
Amantadine(Symmetrel®)	25mg~150mg
억제계 약제	
억간산(抑肝散)	1포~3포
Tiapride(Gramalil®)	25mg~150mg
Quetiapine(Seroquel®)	12.5mg~75mg
Chlorpromazine(Wintermin® · Contomin®)	4mg~50mg

Aricept®, Pletaal®, Wintermin® 소량투여는 세립을 쓴다. Exelon®·Rivastach® 소량투여는 패치를 가위로 잘라서 사용한다.

1) 주요증상에 사용하는 세 가지 콜린에스테라제 억제제+α

주요증상에 사용하는 것은 세 가지 치매치료제(콜린에스테라제 억제제)입니다. 뇌신경세포 보호작용을 기대하여 Memantine(Memary®)도 씁니다.

'간단치료'가 일반적인 치료와 다른 것은, 치매치료제는 기본적으로 소량으로 시작하고, 효과가 있으면 증량하지 않고 소량으로 유지 치료를 하는 것입니다.

2) 활성화계 약제

활성화계 약제로 Amantadine(Symmetrel®)과 Nicergoline(Sermion®) 외에 '간단치료'에는 Cilostazol(Pletaal®)을 사용합니다. 단 Pletaal®에 대해서는 아직 치매치료에 대한 합의를 얻지 못해서, 현 단계에서는 이 책에만 나오는 치료방법이라고 이해해 주십시오. 다른 약제와 마찬가지로 허가외 사용(off-label use)이 되기 때문에, 윤리적인 측면과 아울러 사용할 수 있는 경우에만 검토해 주십시오.

3) 억제계 약제

억제계 약제는 '간단치료'에 억간산(抑肝散)과 Tiapride(Gramalil®), Quetiapine(Seroquel®) 그리고 극소량의 Chlorpromazine(Wintermin®·Contomin®)만 사용합니다. 치매 진료를 전문으로 하지 않는 일차진료의사라면 이것만으로 충분합니다. 잘 사용하면 이것만으로 80% 이상의 환자를 좋게 할 수 있습니다. 포인트는 최소 용량으로, 가능한 한 소량으로 사용하는 것입니다.

'간단치료'에서는 기타 항정신병 약물인 Risperidone(Risperdal®), Olanzapine (Zyprexa®), Aripiprazole(Abilyfy®), Sulpiride(Dogmatyl®), Perospirone(Lullan®), Haloperidol(Serenace®) 등은 사용하지 않습니다.

과진정 이외에 주의할 것은, Seroquel®은 당뇨병에는 쓸 수 없고(당뇨병을 악화시킴), Wintermin®·Contomin®은 파킨슨증 외에 신경이완제 악성증후군(neuroleptic malignant syndrome, 발열)이나 간손상 등의 부작용이 있다는 것입니다.

모든 항정신병 약물에는 부작용이 있지만, 앞서 말한 네 가지 약을 소량으로 사용하면 일차진료의사라도 행동심리증상(BPSD)에 충분히 대응할 수 있습니다. 만일 이것으로 대응하지 못할 경우에는 전문의에게 소개해 주십시오.

치매치료에는 이 외에 항우울제가 쓰일 때가 있지만, 일차진료에서는 항우울제 사용을 권하지는 않습니다. 치매 전문의라면 항우울제 사용이 필요하지만, 항우울제는 설령 작용이 약한 선택적 세로토닌재흡수억제제(SSRI)와 세로토닌노르아드레날린재흡수억제제(SNRI)라도 비전문의는 쓰기 어렵고, 일차진료의사가 안이하게 손을 댈 것은 아니라고 봅니다.

벤조디아제핀계 약제를 대표하는 항불안제와 수면제 사용은 상황에 따라 그때그때 다르다고 봅니다. 벤조디아제핀계 약제의 의존성은 특히 나이가 많지 않은 분에게는 문제가 되고, 고령자인 경우에는 치매화와 섬망의 원인이 될 때도 있습니다. 그러나 BPSD의 치료에는 아무래도 필요할 때가 있어서, 저는 환자를 선별하여 필요한 범위에서 사용하도록 합니다.

2 주요증상의 치료

1) 유형별 약물의 적절한 사용

[표2]는 '간단치료'에서 유형별 치매치료제와 활성화계 약제의 적절한 사용을 나타낸 것입니다. 글자 크기가 추천 순서입니다.

치매치료제 중 Donepezil(Aricept®)과 Rivastigmine(Exelon®·Rivastach®)은 절반 용량으로 처방하는 것이 원칙이며, Galanthamine(Reminyl®)은 16mg(8mg+8mg)까지 처방하는 것이 원칙입니다. Memantine(Memary®)의 권고 처방량은 5~15mg입니다.

① 알츠하이머형 치매의 주요증상에 대한 약제의 적절한 사용

'임상 간단진단'에서 뚜렷한 알츠하이머 요소가 있으며 알츠하이머형 치매(ATD)라고 진단하면 세 가지 약제 중 어떤 것을 써도 된다고 봅니다.

[표2] (간단치료) 치매의 주요증상(인지기능장애)에 대한 유형별 약제의 적절한 사용

	알츠하이머형 치매	혈관치매	레비소체치매	전두측두엽치매 (픽병)
치매 치료제	Aricept®	Aricept®	Aricept® 극소량	Aricept® 는 쓰지 않음
	Exelon®· Rivastach®	Exelon®· Rivastach®	Exelon®· Rivastach®소량	Exelon®· Rivastach® 극소량
	Reminyl®	Reminyl®	Reminyl® 소량	Reminyl® 소량
	Memary®	Memary®		Memary®
활성화계 약제	Pletaal®	Pletaal®	Pletaal®	Pletaal®
	Sermion®	Sermion®	Sermion®	
	Symmetrel®	Symmetrel®	Symmetrel®	

글자 크기가 권고 순번.
Aricept® 와 Exelon®·Rivastach®는 원칙적으로 절반 용량으로 치료하는 것이 중요. Memary®는 부작용에 주의하며 5~15mg의 범위에서 가급적 장기간 사용한다. 혈관치매는 Reminyl®이 일차 선택. 레비소체치매(DLB)는 Exelon® ·Rivastach®가 일차선택.
Pletaal®은 모든 유형에 유효하지만 특히 DLB에 효과적이다. 소량의 콜린에스테라제 억제제와 Pletaal® 병용도 가능.

저는 비교적 나이가 많지 않은 환자에게는 Reminyl®을 쓰고, 85세 이상의 고령 환자에게는 Exelon®·Rivastach®를 쓰도록 합니다. Reminyl®은 장기 치료성적이 양호한 점과 85세 이상의 고령자는 알츠하이머형 치매(ATD)라고 진단하더라도 사실 레비소체치매(DLB)가 숨겨져 있는 경우가 많은 것이 그 이유입니다.

ATD에는 Cilostazol(Pletaal®)이 효과적이며, 단독치료로도 약 절반의 증례에 유효합니다.

② 혈관치매의 주요증상에 대한 약제의 적절한 사용

혈관치매(VD)에는 Reminyl®을 추천합니다. VD이면서 멍하고 각성이 약간 불량한 경우에는 Exelon®·Rivastach®를 사용합니다.

Reminyl®은 1일 2회 아침저녁 내복이 필요한데, 혼자 살거나 치매 환자 두 분이 사는 등 복약 순응도가 불량한 경우에는 1일 1회 복용하면 되는 Aricept®를 씁니다.

활성화계 약제로 권하면 Pletaal®인데, Nicergoline(Sermion®)과 Amantadine(Symmetrel®)도 유효할 때가 있습니다. VD라고 생각되는 경우에는 이러한 활성화계 약제도 시도하기를 추천합니다.

③ 레비소체치매의 주요증상에 대한 약제의 적절한 사용

만약 임상증상으로 DLB인 것 같다고 진단한 경우에 일차선택은 Exelon®·Rivastach® 소량입니다. 시작 용량은 중증도에 맞춰 1.125~4.5mg이며, 유지치료량은 2.25~원칙적으로 9mg입니다.

Exelon®·Rivastach®가 바람직한 것 같아도 패치 부착관리를 하지 못할 경우와 피부증상 부작용 때문에 쓸 수 없는 경우에는 Aricept®를 극소량(0.75mg, 1mg)부터 점차 증량하여 사용합니다.

순수한 DLB에서는 Pletaal®로 Exelon®·Rivastach®와 동등한 정도로 현저한 효과를 봅니다. 부작용 등의 문제로 콜린에스테라제 억제제를 쓸 수 없는 경우에 저는 Pletaal®만으로 DLB를 치료할 때도 있습니다.

④ 전두측두엽치매의 주요증상에 대한 약제의 적절한 사용

전두측두엽치매(FTD: 픽병)에 효과를 기대할 수 있는 것은 소량의 Reminyl®입니다. 픽병인 경우에 저는 콜린에스테라제 억제제는 쓰지 않고 Pletaal®을 즐겨 씁니다. Pletaal®은 모든 유형에 유효하며, 진단하기 힘들어도 고민하지 않고 쓸 수 있는 것이 장점입니다. 픽병에 Exelon®·Rivastach®는 권하지 않지만, DLB에 픽병이 합병된 경우에는 극소량으로 쓸 때가 있습니다.

유형별 약의 적절한 사용에 대해서는 '유형별 치료법'(245페이지)에서 더 자세히 설명하겠습니다.

2) 연령에 따른 약의 적절한 사용

저는 콜린에스테라제 억제제의 적절한 사용에는 환자의 연령을 고려하는 것도 상당히 중요하다고 봅니다(그림2).

① Rivastigmine은 75세 이상, 특히 85세 이상의 고령자에서 일차선택

저는 75세 이상, 특히 85세 이상의 고령자에서는 Rivastigmine(Exelon® ·Rivastach®)을 많이 씁니다. 의식적으로 그렇게 한다기보다, ATD가 DLB와 합병을 보이는 환자, 그리고 DLB 환자가 증가해서 결과적으로 그렇게 된 것입니다.

만약에 DLB가 합병된 초고령 환자에서 픽병이 더 합병된 경우에는 소량투여라도 Exelon® ·Rivastach®를 더욱 감량합니다. 치매 종말기에는 보행이 곤란해지고 흡인도 생깁니다. Exelon® ·Rivastach®에는 다리 힘을 강하게 하고(보행개선작용) 연하기능을 개선시키는 작용도 있어서, 중증화된 초고령 치매 환자에게는 극소량의 Exelon® ·Rivastach®가 유효합니다.

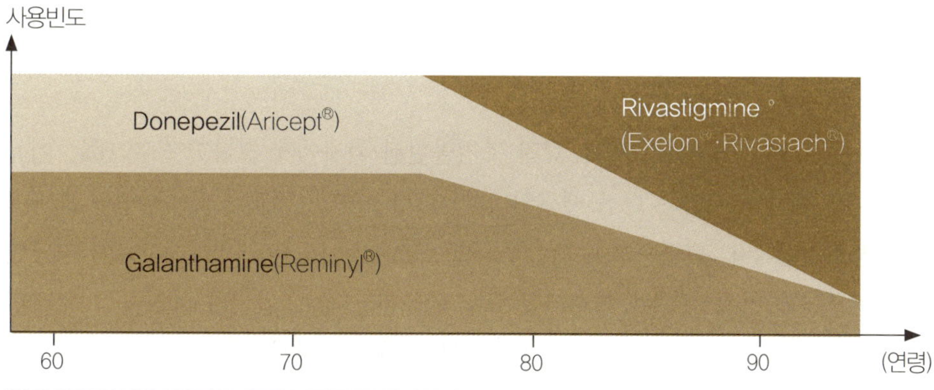

75세 미만은 Reminyl®이 일차선택. 이차선택은 Aricept®.
Exelon®·Rivastach®는 75세 이상, 특히 85세 이상의 고령자에서 일차선택.

[그림2] (간단치료) 치매치료제(콜린에스테라제 억제제)의 연령에 따른 적절한 사용 이미지

중증이며 고령인 환자에게 극소량의 Exelon® ·Rivastach®를 붙일 수 없으면 Donepezil(Aricept®)을 극소량으로 씁니다. 그렇게 하여 생기를 띠고 식사를 섭취할 수 있게 될 때도 있습니다.

시설 입소 등을 이유로 Exelon® ·Rivastach®를 쓸 수 없는 경우에도 극소량의 Aricept®라면 사용할 수 있을 겁니다. 고령자 시설에는 레비소체치매(DLB)나 픽병에 합병된 환자가 많습니다. 픽병 증상이 심한 경우에는 쓰기 힘들겠지만, 초고령인 치매 환자는 극소량으로 좋아질 때가 많기 때문에 세립을 이용한 Aricept®의 극소량투여(Donepezil 극소량치료)(94페이지 참조)를 하면 효과적입니다.

Donepezil 극소량치료는 85세 이상의 건망이 중심인 신경원섬유매듭형 노년치매(SD-NFT)에도 유효합니다. 또한 Exelon® ·Rivastach® 2.25mg, 4.5mg도 유효합니다. 저는 SD-NFT에는 Cilostazol(Pletaal®)을 자주 쓰는데, 극소량의 콜린에스테라제 억제제도 상관없습니다.

② 75세 미만은 Galanthamine이 일차선택이며, 이차선택은 Donepezil

반대로 비교적 나이가 많지 않은 환자인 경우, 제가 가장 권하고 싶은 것은 Galanthamine(Reminyl®)입니다. 조기발현 알츠하이머병 등 진행이 빠른 치매에서 급속한 아세틸콜린 보충이 필요한 조기발현 환자에게는 Aricept®를 쓰지만, 일반적인 경우에는 Reminyl®을 사용합니다. 그 이유는, 장기간 치료성적은 Reminyl®이 가장 좋기 때문입니다. Reminyl®과 Pletaal®을 병용하면 비교적 많은 조기발현 환자를 양호한 상태로 치료할 수 있습니다.

제가 Exelon® ·Rivastach®를 비교적 조기발현된 환자에게 그다지 쓰지 않는 이유 중 하나는 패치 제제라는 단점 때문입니다. 75세 이하의 비교적 조기발현인 치매치료는 장기전입니다. 피부관리에 드는 노력은 상당히 크고, 6개월에서 1년이 지나면 때때로 본인과 간병인 모두 피폐해집니다. 의료비도 많이 듭니다. 4.5mg 이하라면 피부장애가 가벼운 경우도 많지만, 9mg 이상에서는 피부장애가 많이 생깁니다. 계절에 따라서는 가려움으로 고생할 때도 있고, 현재의 패치 기제(基劑)로는 3~5년의 장기 치료는 어렵다고 생각됩니다.

그리고 또 한 가지 이유는, 75세 이상의 고령자에게 나타나는 Exelon® ·Rivastach®의 현저한 효과 증례를 70세 이하의 나이가 많지 않은 연령에서는 그다지 큰 효과를 거두지 못하기 때문입니다. DLB인 경우에는 비교적 조기발현이라 하더라도

Exelon® ·Rivastach®가 유효하지만, 의식이 명료하며 생기발랄하고 기력이 있는 치매 환자인 경우에는 고령자만큼의 효과를 기대하기에는 무리인 것 같습니다.

Aricept®도 그러한데, 치매치료를 하다 보면 놀라운 효과를 볼 때가 있습니다. 이러한 반응자의 대부분은 DLB이거나 알츠하이머형 치매(ATD)의 DLB 합병인 치매 환자이며, 약제 감수성이 강한 것도 있을 수 있습니다.

3) 각성도에 따른 약의 적절한 사용

① 콜린에스테라제 억제제는 각성 상태가 불량한 환자에게 효과가 잘 나타난다

저는 치료제(콜린에스테라제 억제제)가 잘 듣는 치매는 각성 상태가 양호한 치매보다 각성 상태가 불량한 치매라고 생각합니다. 각성 상태가 불량한 대표적인 치매가 DLB인데, DLB가 숨겨진 기타 유형에서도 콜린에스테라제 억제제가 잘 듣습니다(그림3).

콜린에스테라제 억제제 중에서도 Donepezil(Aricept®)과 Rivastigmine(Exelon® · Rivastach®), 특히 후자는 각성 상태가 불량한 환자에게 현저한 효과가 있습니다.

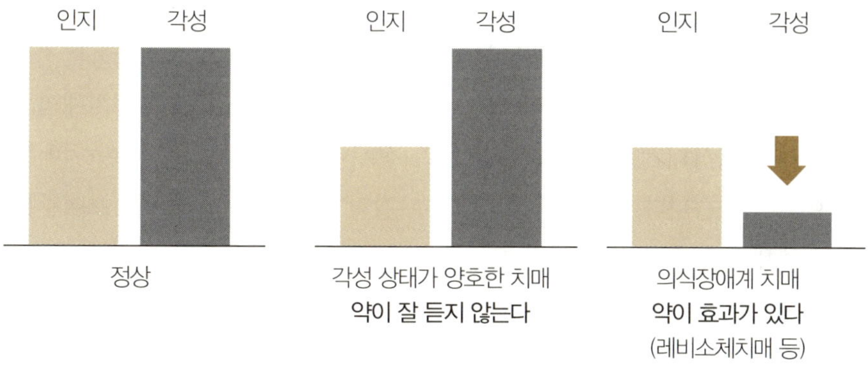

[그림3] 콜린에스테라제 억제제로 현저한 효과를 보는 치매: 인지장애와 의식장애(각성장애)의 이미지

Ⅲ장 '치매치료제를 잘 쓰는 법'에서도 설명했는데, 어쩌면 기억을 위주로 하는 '인지'와 '각성'은 별개로 생각하는 쪽이 좋습니다. 콜린에스테라제 억제제는 사실 해마 등 뇌의 기억중추를 좋게 하는 것이 아니라, 기억하도록 명령하는 전두엽 혹은 전두엽과 아울러 각성중추인 뇌간의 아세틸콜린신경을 활성화하여 기력이 생기고 기억력이 좋아지는 것처럼 보이게 하는 것뿐입니다.

② 반응자를 간과하지 않는다

약간 '간단'하지 않게 되었는데, 치매의 치료 성공률을 높이는 요령은, 이 '각성이 불량한 환자, 즉 콜린에스테라제 억제제로 현저한 효과를 보는 환자(반응자)'를 놓치지 않는 것입니다. 그리고 이것이 중요한데, 반응자일수록 소량의 콜린에스테라제 억제제로 효과를 봅니다.

Exelon® ·Rivastach®라면 2.25mg이나 4.5mg으로 효과가 있는 과잉반응자가 많이 있습니다. 이러한 과잉반응인 환자는 증량하면 눈 깜짝할 사이에 악화됩니다. 인지기능과 일상생활기능(ADL) 모두 악화됩니다. 그렇게 되면 모처럼 효과가 있는데도 Exelon® ·Rivastach®를 중지할 수밖에 없게 됩니다. 치료 성공례가 실패례로 되고 맙니다. 이를 막을 수 있으면 치매 치료성적은 현격히 좋아집니다. Exelon® ·Rivastach®뿐만 아니라 Aricept®도 마찬가지입니다.

③ 각성도를 도시화한 치매치료제의 적절한 사용

각성도를 도시화한 치매치료제의 적절한 사용은 [그림4]와 같습니다. 치매의 중증도가 아니라 각성상태가 양호한 치매를 좌측 상부에, 각성상태가 불량한 치매를 우측 하부에 표현했습니다. 질환 유형의 배치는 감각적인 것으로, 개요를 보여주는 것이라고 이해해 주십시오.

▶ Galanthamine이 양호한 환자

Galanthamine(Reminyl®)이 양호한 것은 비교적 나이가 많지 않고 기력이 있는 환자입니다. 알츠하이머형 치매(ATD)와 혈관치매(VD) 모두 동일합니다. 화를 잘 내는 경향이 약간 있거나 픽병 경향인 환자에게는 좋은 적응이 됩니다(순수한 픽병은 Reminyl®이라도 화를 잘 냄이 악화될 때가 있으므로, 그런 경우에는 4mg×1 혹은 4mg×2인 극소량으로 치료합니다).

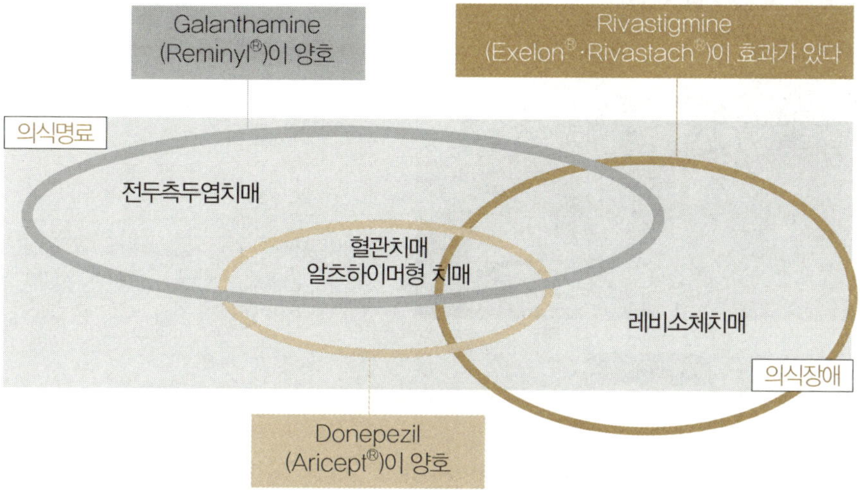

[그림4] (간단치료) 치매치료제(콜린에스테라제 억제제)의 각성도에 따른 사용법 도시화

▶ Rivastigmine이 양호한 환자

한편 Rivastigmine(Exelon® ·Rivastach®)은 고령으로 허약하고 조금 멍한 환자에게 유효합니다. 물론 이 외에도 유효한 경우는 있지만, 잘 듣는 것은 굳이 말하자면 의식장애계 문제에 해당되며 다리 힘이 약한 환자입니다.

[그림5]는 Rivastach®로 현저한 효과를 본 ATD(숨겨진 레비소체치매) 증례입니다.

레비소체치매(DLB) 중에는 대화도 할 수 없었던 중증 환자가 Exelon® ·Rivastach®로 대화를 할 수 있게 된 경우도 있습니다. 단 소량투여가 절대적으로 필요합니다.

Exelon® ·Rivastach®는 뇌졸중 이후의 의식장애에도 유효할 때가 있는데, 기본적으로 각성 메커니즘은 동일한 것 같습니다.

▶ Donepezil이 양호한 환자

Donepezil(Aricept®)이 양호한 것은 전두측두엽치매(FTD: 픽병) 경향이 아니며, DLB 경향이 그다지 강하지 않고 비교적 다리 힘이 강하며 나이가 많지 않은 환자입니다. 조금 멍하고 기력이 없는 알츠하이머 경향이 강한 환자에게도 잘 들을 때가 있지만, 효과가 있다고 하여 과량투여를 하는 것에는 주의해야 합니다.

◎

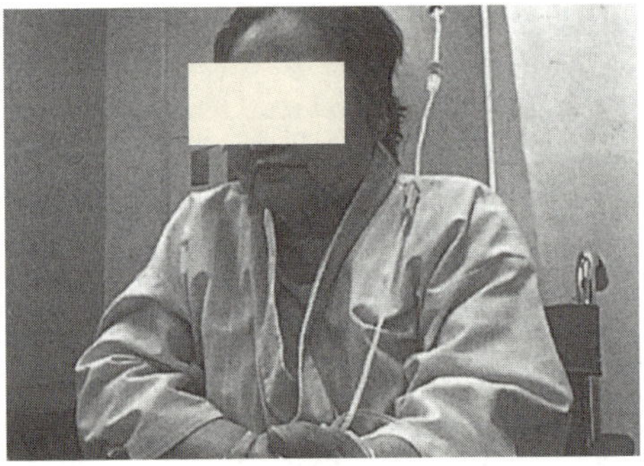

건망이 서서히 악화되고 요리도 할 수 없게 되었으며, 좋아하는 텔레비전도 보는 일이 없어졌다. 환시와 망상이 없음. 화를 잘 내지 않음.

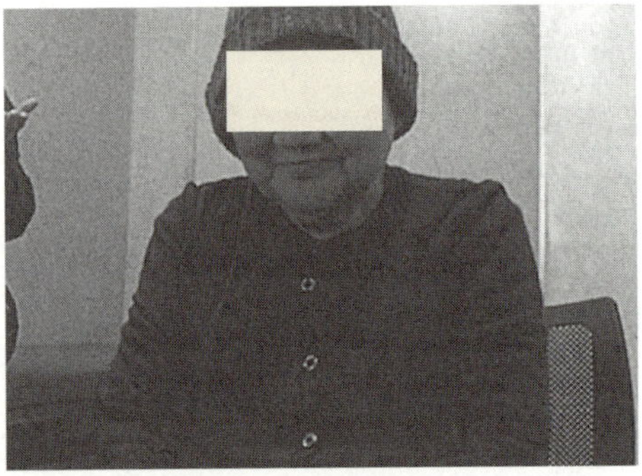

Rivastach® 4.5mg을 처방. 치료 시작 후 바로 생기가 돌고 밝아졌으며, 안 보던 텔레비전을 보게 되었다. 사진은 2주 뒤. Rivastach®는 4.5mg인 채 증량하지 않고 치료.

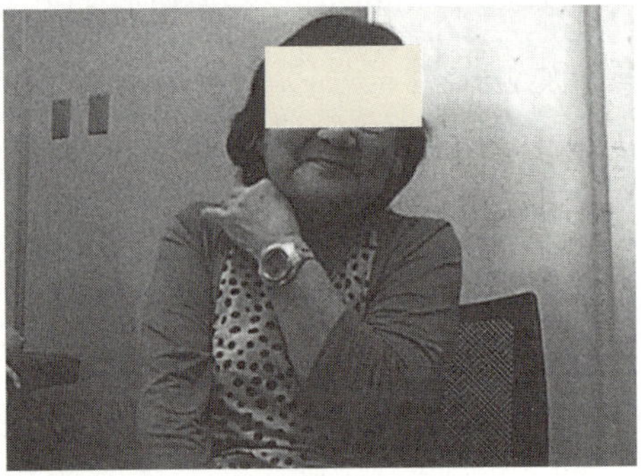

2개월 뒤 외래. 할 수 없었던 요리를 하게 되었고, 지금은 가족의 세 끼 식사를 요리한다.
HDS-R 점수는 치료 전 16점에서 27점으로 개선되었다.
2년 뒤인 현재도 Rivastach®는 4.5mg 그대로 계속 사용하고 있다.

[그림5] Rivastach®로 현저한 효과를 본 증례: 73세 여성, 알츠하이머형 치매(숨겨진 레비소체치매)

이상이 각성도와 치매치료제의 대략적인 사용법입니다. 어디까지나 이미지이지만, 이런 감각이 치료 성공률을 높이는 데는 상당히 중요합니다.

4) 행동심리증상의 치료① : 양성증상의 치료

① 일단은 증상이 약 부작용은 아닌지 의심하는 것부터

행동심리증상(BPSD) 치료의 기본은 현재 보이는 증상이 약 부작용은 아닌지 의심하는 것부터 시작해야 합니다.

화를 잘 냄이나 흥분, 망상, 배회와 같은 양성증상은 Donepezil(Aricept®)에 자주 나타나는 부작용입니다. 빈도는 적지만 Rivastigmine(Exelon® · Rivastach®)과 Galanthamine(Reminyl®)으로도 과활성화되어 화를 잘 냄이 악화될 때가 있습니다. 불면의 원인도 콜린에스테라제 억제제가 원인일 때가 있습니다. 활성화계 약제 중에는 Amantadine(Symmetrel®)에 환시 부작용이 있습니다.

음성증상도 치매치료제의 부작용이 원인일 때가 있습니다. 콜린에스테라제 억제제를 과량투여하여 기력이 없어지는 일은 드물지 않으며, 무기력·무감동 같은 음성증상도 Memantine(Memary®)으로는 자주 나타납니다. 또한 Memary®와 Reminyl®로는 졸림·기면이 있고, 비율은 적지만 Exelon®·Rivastach®로도 졸림을 보일 때가 있습니다. 만약에 이러한 증상을 보이면 일단 원인이 된다고 생각되는 약제를 감량하는 것부터 시작해야 합니다. 과도하게 생기가 도는 것은 약효가 있다는 증거이기 때문에 그대로 괜찮다는 의견도 있지만, 그 때문에 가족과 간병인이 고생하는 경우에는 새롭게 약을 추가하지 않고 일단 원인이 되는 약을 감량해야 합니다. 뇌내 신경전달물질의 균형이 망가진 채로 두면 장기적으로 인지기능의 유지에 좋을 것이 없습니다.

② 항정신병 약물은 필요 최소한 용량으로

양성증상을 조절하려면 대부분 항정신병 약물을 써야 합니다. 일차진료의사와 비전문의는 사용을 주저하는 경우도 많은 것 같은데, 환자와 가족, 간병인을 지키기 위해서는 아무래도 꼭 필요합니다. 다만 항정신병 약물을 사용할 경우에 중요한 것은 필요 최소한 용량으로 치료하는 것입니다. 소량으로 치료하기 위해 때때로 정제를 절반으로 자르거나 세립을 써서 극소량치료를 할 때도 있습니다.

③ 사용할 억제계 약제는 네 가지

'간단치료'의 억제계 약제는 다음 네 가지 약, 즉 억간산(抑肝散), Tiapride(Gramalil®), Quetiapine(Seroquel®) 소량, Chlorpromazine(Wintermin®·Contomin®) 극소량밖에 쓰지 않습니다(표3).

④ 양성증상에 대한 억제계 약제의 강도 분류

'간단치료'에서는 억제계 약제의 사용법을 이해하기 위해, 양성증상에 대응하는 약의 강도를 [표3]과 같이 stage 1~4로 나눕니다.

▶ stage 1: 행동심리증상에 가장 많이 쓰이는 억간산(抑肝散)

네 가지 약제 중 가장 약한 것이 억간산입니다. 효과는 약하지만 억간산은 지금 가장 자주 쓰이는 BPSD 치료제입니다. 부작용이 적어서 쓰기 편하고, 시작 후 조기부터 효과가 나타납니다. 화를 잘 내는 증상이 가벼우면 억간산만으로 치료할 수 있을 때도 많고, 특히 초조감이 심한 BPSD에 효과적입니다. 안전성이 높고 2~3년 장기간에 걸쳐 효과를 기대할 수 있습니다.

레비소체치매(DLB)의 환시에도 효과적이며, 렘수면행동장애에도 효과를 볼 때가 있습니다. 약하지만 항불안 작용도 있어서 취침 전에 내복하면 수면제 대용이 될 때도 있습니다.

과립이 복용하기 힘들면 따뜻한 물을 부어서 차처럼 마시면 됩니다. 이때 천천히 수증기를 들이마시는 것도 효과적입니다. 그리고 조금 식으면 마십니다. 맛이 진하면 과립을 절반씩 두 번으로 나누어 차와 같이 만들어 복용하면 됩니다.

[표3] '간단치료'에 사용하는 행동심리증상(BPSD)의 양성증상에 대한 억제계 약제

강도 기준	억제계 약제
stage 1	억간산(抑肝散) 1포~3포
stage 2	Tiapride(Gramalil®) 25mg~150mg
stage 3	Quetiapine(Seroquel®) 12.5mg~75mg(소량)
stage 4	Chlorpromazine(Wintermin®·Contomin®) 4mg~50mg(극소량)

일차진료의사를 대상으로 한 '간단치료'에서는 앞서 소개한 약제만 사용하기를 추천합니다.
아래에 나올 항정신병 약물의 사용은 추천하지 않습니다.
Risperidone(Risperdal®), Olanzapine(Zyprexa®), Sulpiride(Dogmatyl®), Perospirone(Lullan®), Haloperidol(Serenace®), Flunitrazepam(Rohypnol®·Silece®) 등.

주의해야 할 것은, 억간산에 너무 큰 기대를 갖는 것입니다. 확실히 억간산은 효과적이지만, 효과가 충분하지 않은데도 막연하게 계속 3포를 복용하는 것은 좋지 않습니다. 억간산은 1일 2포가 표준이라고 생각하며, 부득이한 경우에 3포로 하는 것이 좋다고 봅니다. 효과가 충분하지 않으면 소량의 Gramalil®이나 Seroquel®을 쓰는 쪽이 효과적입니다.

또한 저칼륨혈증은 의외로 높은 빈도로 나타나기 때문에 주의가 필요합니다. 혈액

검사는 정기적으로 할 필요가 있습니다. 또한 한약 특유의 부작용인 부종도 많습니다. 부작용이 나타나면 감량하거나 중지할 필요가 있습니다.

▶ stage 2: 부작용이 적고 쓰기 쉬운 Tiapride

소량으로 쓰면 억간산과 같은 정도로 쓰기 쉬운 약이 Tiapride(Gramalil®)입니다. 뇌경색 후유증에 적용될 때도 있으며 신경외과에서는 옛날부터 자주 쓰이는 약인데, 정형 항정신병 약물(typical antipsychotic drug)이면서 소량으로 쓰면 부작용이 생길 일이 아주 적은 약입니다. 추체외로증상의 부작용이 전혀 없다고 할 수는 없지만, 거의 없습니다.

화를 잘 냄, 흥분, 폭언, 폭력, 망상, 배회 등에 폭넓게 효과가 있으며, 알츠하이머형 치매(ATD)와 혈관치매(VD) 치료에 가장 권하는 억제계 약제입니다. 음성증상인 불안초조에도 소량으로 효과가 나타날 때가 있습니다.

가벼운 양성증상에는 25mg×2로, 약간 강한 양성증상에는 50mg×2로 시작하고, 상태를 보면서 증감하면 됩니다. 과량투여가 되지 않으면 장기간 사용도 가능합니다.

만일 Gramalil® 50mg×3(150mg)으로 효과가 충분하지 않으면 막연하게 계속하지 않고 stage 3, 4를 고려해 주십시오.

▶ stage 3: Tiapride보다 더 효과적인 Quetiapine

소량으로 쓰면 부작용이 적고, 게다가 Tiapride(Gramalil®)보다 효과적인 것이 Quetiapine(Seroquel®)입니다. 진정 작용과 항불안·항우울 작용이 함께 있으며, BPSD의 양성증상뿐만 아니라 음성증상에도 효과를 보일 때가 있습니다.

양성증상에서는 화를 잘 냄, 흥분, 폭언 · 폭력, 망상 외에 픽병의 비도덕적 행동에도 효과를 볼 때가 있습니다. 진정 효과와 함께 최면 작용도 있어서 수면제로도 쓸 수 있습니다.

상용량(규정량)은 25mg×2 또는 3부터지만, 상용량(규정량)으로는 과량이 될 때가 많고 각성 상태를 악화시키는 경우가 있어서 반 정(12.5mg)부터 쓰는 등 가급적 소량으로 사용하기를 권합니다*.

*후발품에는 Quetiapine 12.5mg 정이 있다.

Seroquel®은 비정형 항정신병 약물로 파킨슨증 같은 추체외로증상의 부작용이 적은 것이 특징입니다.

주의해야 할 것은 당뇨병 환자에게는 쓸 수 없다는 점입니다(금기). 가벼운 당뇨병에도 급격히 악화될 때가 있습니다.

▶ stage 4: 픽병의 양성증상에 일차선택인 Chlorpromazine

'간단치료'에서 가장 강한 억제계 약제는 Chlorpromazine(Wintermin® · Contomin®)입니다. 극소량으로 사용하는 것이 중요하며, 전두측두엽치매(FTD: 픽병)의 양성증상에는 일차선택입니다.

Chlorpromazine은 50년 이상의 역사를 갖는 오래된 약으로, 1세대 정형 항정신병 약물입니다. 부작용에 주의해야 하지만, 치매의 양성증상에 사용할 경우에는 상용량(규정량)의 몇 십 분의 1인 소량부터 씁니다. 정제는 12.5mg부터 25mg, 50mg이 있는데, 처음부터 12.5mg을 쓰는 일은 없습니다. 4mg~6mg부터 시작합니다.

극소량을 쓸 경우에는 Wintermin® 세립을 쓰지만, 양이 너무 적어서 젖당으로 부형하여 조제합니다. 매우 저렴한 약으로 4mg~6mg이면 하루 약값은 10원 이하가 됩니다.

픽병의 양성증상에 4mg이라는 극소량의 Chlorpromazine이 유효하다는 것을 보고한 것은 나고야에 있는 고노 가즈히코(河野和彦) 선생입니다.[1] 고노 선생의 보고를 알기 전에 저는 Chlorpromazine을 12.5mg의 절반(6.25mg)부터 사용했습니다. 상당히 소량이지만, 그래도 너무 강한 경우가 많았습니다. 그러나 4mg으로 쓰면 딱 들어맞습니다. 4mg과 6mg이라는 약간의 차이가 큰 차이입니다. 이는 Chlorpromazine을 쓰는 의사라면 알 수 있을 것입니다.

Chlorpromazine을 4mg×1, 혹은 4mg×2부터 사용하면 픽병의 치료 성공률은 높아집니다. 물론 중증례에는 50mg으로도 충분하지 않을 때가 있지만, Chlorpromazine을 4mg부터 쓴다는 감각이 중요합니다.

Chlorpromazine의 극소량투여는 픽병 혹은 다른 치매의 픽병 합병이 되어 나타나는 양성증상에 사용합니다. 흥분, 폭언·폭력, 충동적 행동(비도덕적 행동) 등 픽병 혹은 픽병 합병이 된 대부분의 증상에서 효과를 보입니다. 4mg×1 혹은×2부터 시작하고 효과가 부족하면 점차 증량하지만, 1회 12.5mg을 넘으면 정제를 사용합니다. '간단치료'에서 Chlorpromazine 사용량은 1일 50mg까지 추천하지만, 중증례라면 충분하지 않을 때가 있습니다. 그런 경우에는 다른 약과 병용하거나 다른 약으로 변경할 필요가 있지만, 이 수준이 되면 일차진료의사가 진찰할 수 있는 범위를 넘은 것이라서 전문의에게 소개하기를 권합니다.

소량으로 쓴다 하더라도 과진정, 인지기능의 악화 가능성이 있으므로, 반드시 필요 최소한으로 써야 합니다. Chlorpromazine의 부작용은 도파민 차단으로 인한 파킨슨증 위주인데, 간기능장애도 자주 경험하기 때문에 정기적인 혈액검사가 필요합니다.

▶ 기타: Valproate, Memantine, Cilostazol 등의 사용

이 외의 약제로는 항간질제인 Valproate(Depakene®)가 있습니다. 항간질제의 작용기전인 감마아미노부티르산(GABA)의 뇌내 농도를 높여서 치매에도 진정 효과가 있습니다. BPSD의 양성증상에는 주로 흥분과 폭언·폭력에 사용합니다. 뇌전증 치료에는 1일 600~1,000mg 정도를 사용하지만, 치매에 쓸 경우에는 이 절반 이하 용량, 가령 100mg×2 혹은×3으로 사용합니다.

옛날부터 있던 약으로 중대한 부작용은 없지만, 설령 소량으로 쓸 경우라도 각성상태가 불량해질 가능성이 있고, 장기간 사용할 때에는 인지기능을 악화시킬 가능성이 있습니다. 최소한의 용량과 기간으로 사용하도록 합니다.

치매치료제인 Memantine(Memary®)도 BPSD의 양성증상에 자주 쓰이는 약입니다. Memary®에는 뇌내 글루탐산염을 억제하는 작용이 있습니다. 글루탐산염을 억제하여 대뇌 변연계를 조절하고 흥분과 망상을 진정시키는 효과가 있습니다. 결점은 시작 용량인 5mg으로 진정되지 않고 오히려 흥분할 때가 있다는 점입니다. 이는 미리 예측할 수 없습니다. 저는 BPSD의 치료만을 고려한다면, 그 밖에 효과적이고 저렴한 약제가 있으니 진정시킬 목적만으로 Memary®를 쓰는 것은 그다지 권하지 않습니다. Memary®를 쓰는 것은 인지기능의 유지가 일차적인 목적이라 생각합니다.

환시 치료에 억간산(抑肝散)과 함께 효과가 있는 것은 Rivastigmine(Exelon®·Rivastach®)입니다. Cilostazol(Pletaal®)에도 환시를 개선시키는 효과가 있습니다. 또한 렘수면행동장애(REM sleep behavior disorder: RBD)에는 일반적으로 Clonazepam(Rivotril®)이 쓰이는데, Exelon®·Rivastach®, Pletaal®도 상당히 효과가 있습니다.

이상 설명한 BPSD의 증상별 권고 치료제는 237쪽의 [표4]와 같습니다.

5) 행동심리증상의 치료②: 음성증상의 치료

① 음성증상에는 콜린에스테라제 억제제가 효과적

무기력·무감동(apathy) 같은 음성증상에는 주요증상 치료제인 콜린에스테라제 억제제가 효과적입니다. 치매의 우울 증상에도 콜린에스테라제 억제제로 효과적인 경우가 적지 않습니다.

무기력·무감동, 우울 같은 음성증상에 가장 효과적인 것은 Rivastigmine(Exelon®·Rivastach®), 이어서 Donepezil(Aricept®)인데, Nicergoline(Sermion®)과 Amantadine(Symmetrel®)도 효과적입니다. 특히 Symmetrel®은 각성 작용이 강하여 의식장애 치료에도 쓰일 때가 있을 정도입니다.

이 외에는 Cilostazol(Pletaal®)에도 무감동을 개선시키는 효과가 있습니다. 특히 레비소체치매(DLB)와 알츠하이머형 치매(ATD)에는 의욕을 생기게 하고 생기가 돌게 하는(활성화시킴) 콜린에스테라제 억제제의 작용과 유사한 효과를 거둘 수 있습니다.

② Galanthamine과 Memantine은 음성증상을 악화시킬 때가 있다

다만 콜린에스테라제 억제제인 Galanthamine(Reminyl®)과 NMDA수용체길항제인 Memantine(Memary®)은 때때로 음성증상을 악화시킬 때가 있으므로 주의가 필요합니다. Reminyl®은 소량으로도 이따금 졸린 증상이 생기고, Memary®는 과량투여로 과진정이 되는(기운이 빠짐) 것이 특징입니다. Reminyl®은 감마아미노부티르산(GABA)을 늘리는 것, Memary®는 글루탐산염을 억제하는 것이 과진정이 되는 원인일 수 있습니다. 이와 같은 경우에는 약제의 감량 혹은 중지가 필요합니다.

[표4] (간단치료) 행동심리증상(BPSD)의 증상별 추천 치료제

BPSD	추천1	추천2	추천3	기타
화를 잘 냄	억간산(抑肝散)	Tiapride (Gramalil®)	Quetiapine (Seroque®)	Valproate (Depakene®)
흥분	Tiapride (Gramalil®)	Quetiapine (Seroquel®)	Chlorpromazine (Wintermin · Contomin®) 극소량	Valproate (Depakene®)
폭언 · 폭력	Tiapride (Gramalil®)	Quetiapine (Seroquel®)	Chlorpromazine (Wintermin · Contomin®) 극소량	Valproate (Depakene®)
충동적 행동 비도덕적 행동	Chlorpromazine (Wintermin® · Contomin®) 극소량	억간산	Quetiapine (Seroquel®)	Tiapride (Gramalil®)
망상	억간산	Tiapride (Gramalil®)	Quetiapine (Seroquel®)	Cilostazol (Pletaal®)
환시	Rivastigmine (Exelon® · Rivastach®)	억간산	Donepezil (Aricept®)	Cilostazol (Pletaal®)
렘수면행동장애	Rivastigmine (Exelon® · Rivastach®)	Clonazepam (Rivotril®)	억간산	Cilostazol (Pletaal®)
무감동 의욕저하 · 무관심	Rivastigmine (Exelon® · Rivastach®)	Nicergoline (Sermion®)	Amantadine (Symmetrel®)	Cilostazol (Pletaal®)
불안 · 초조	Tiapride (Gramalil®)	억간산	Quetiapine (Seroquel®)	항불안제

③ 치매의 우울 증상에 항우울제는 추천하지 않는다

저는 치매의 우울 증상에 항우울제 사용을 권하지 않습니다. 삼환계·사환계 항우울제는 물론, 선택적 세로토닌재흡수억제제(SSRI), 세로토닌노르아드레날린재흡수억제제(SNRI)라도 사용은 간단하지 않습니다. 확실히 유효례는 있지만 기껏해야 네 명 중 한 명이라 생각하는 쪽이 좋을 듯합니다. 반대로 항우울제가 치매 증상을 악화시킬 때도 있어서 무엇이 환자를 악화시키는지 알 수 없을 때도 있습니다.

전문의에게는 항우울제 사용이 필요하지만, 저는 치매 환자 특히 고령 환자에게는 비전문의가 안이하게 항우울제를 사용하는 것은 권하지 않습니다.

④ 벤조디아제핀계 약제는 섬망을 잘 유발한다

항불안제로 Etizolam(Depas®), Alprazolam(Solanax®) 같은 벤조디아제핀계 약제가 흔히 쓰이는데, 고령자에서는 섬망이 생기는 경우가 있다고 알려져 있습니다.

벤조디아제핀은 뇌내 GABA의 작용을 증강시키는 효과가 있습니다. GABA는 중추신경을 억제하는 신경전달물질로 뇌를 안정시키는 작용이 있습니다. 뇌 안에 넓게 분포하며, 대뇌 전체를 억제하는 방향으로 작용합니다.

행동심리증상(BPSD)에 벤조디아제핀계 약제를 사용하면 각성수준을 낮춰서 섬망이 잘 생기게 됩니다. 특히 고령자의 레비소체치매(DLB)와 기타 치매에서도 DLB가 숨겨진 경우에는 벤조디아제핀계 약제를 사용하게 되면 섬망이 잘 유발되므로 주의가 필요합니다. 특히 Depas®는 섬망뿐만 아니라 치매 발생의 원인이 될 때가 있습니다. 그리고 입원환자에서는 섬망이 잘 생기기 때문에 Depas®의 사용은 피하는 쪽이 좋습니다.

벤조디아제핀계 약제에는 의존성, 근이완 작용 문제도 있어서 고령자에게 사용하는 것은 신중해야 하지만, BPSD에 유용할 때도 있어서 저는 항불안제와 수면제는 필요 최소한으로 사용합니다.

6) 유형별 억제계 약제의 적절한 사용 (표5)

① 알츠하이머형 치매에 억제계 약제를 쓰는 법

▶ stage 1

알츠하이머형 치매(ATD)에 화를 잘 내는 경향이 경미하게 있으면 억간산(抑肝散)이 효과적입니다. 피해망상에도 경증이면 유효합니다. 가벼운 불면이면 저녁 또는 취침 전 억간산 1포만으로 수면제를 대신할 수 있습니다. 이는 억간산의 항불안 작용을 이용하는 것으로, 벤조디아제핀계 약제보다 무난하고 부작용이 적은 것이 장점입니다.

억간산은 1일 2포를 기본으로 하고, 효과가 충분하지 않으면 1일 3포로 늘립니다. 1일 3포는 막연하게 계속 처방할 게 아니고, 효과를 거두면 2포로 감량해 보기를 권합니다. 만약에 억간산 2포로 충분하지 않으면 Tiapride(Gramalil®)[stage 2]로 변경하거나 소량의 Gramalil®과 억간산을 병용하는 것이 좋다고 봅니다.

[표5] (간단치료) 행동심리증상의 양성증상에 대한 유형별 억제계 약제의 사용법

알츠하이머형 치매	혈관치매	레비소체치매	전두측두엽치매(픽병)
억간산	억간산	억간산	억간산
Gramalil®	Gramalil®	Gramalil®	Gramalil®
Seroquel®	Seroquel®	Seroquel®	Seroquel®
Wintermin® · Contomin® 극소량	Wintermin® · Contomin® 극소량	Wintermin® · Contomin® 극소량	Wintermin® · Contomin® 극소량 4~10mg 세립부터
(기타) Depakene®	(기타) Depakene®	(기타) Depakene®	(기타) Depakene®

글자 크기가 추천 순번. 원칙적으로 소량으로 시작하고, 과진정이 되면 반드시 감량하는 것이 중요. 치료량은 억간산 1포~3포, Tiapride(Gramalil®) 25mg~150mg, Quetiapine(Seroquel®) 12.5mg~75mg. Chlorpromazine은 세립인 Wintermin®을 사용하고 4mg~10mg부터 시작. Contomin®은 원칙적으로 최대 50mg까지. Valproate(Depakene®)는 흥분과 폭력 · 폭언에 100mg~600mg으로 사용.

▶ stage 2

화를 잘 내는 증상이 심한 경우, 뚜렷한 망상이 있는 경우에는 처음부터 Gramalil®을 사용합니다. 25mg×2를 기본으로 하되, 효과가 충분하지 않으면 50mg×2로 증량합니다. 간병 거부에도 효과가 있습니다. 소량의 Gramalil®과 억간산의 병용도 효과적입니다.

최대 50mg×3까지 증량할 수 있지만, 1일 150mg으로 장기 사용은 가능한 한 피하는 쪽이 좋습니다. Gramalil® 50mg×2로 효과가 충분하지 않으면 Quetiapine(Seroquel®)[stage 3]으로 변경합니다.

▶ stage 3

초조와 흥분이 심할 때, 폭언·폭력 등이 있으면 처음부터 Seroquel®을 씁니다. 첫 회에는 1일 25mg이 기본이지만, 고령자에게는 첫 회의 절반인 12.5mg을 씁니다. Seroquel®을 사용할 경우에 Gramalil®은 사용하지 않습니다.

Seroquel®에는 진정 작용뿐만 아니라 최면 작용이 있어서 수면제로도 사용할 수 있습니다. 벤조디아제핀계 약제보다 깊은 잠을 자게 해서 섬망이 잘 생기지 않게 하는 것도 특징입니다. 약효가 짧은 것이 단점이지만, 오히려 이것이 장점이 되기도 합니다. 또한 추체외로증상이나 고프로락틴혈증 등의 부작용이 잘 생기지 않는 것도 장점입니다.

▶ stage 4

알츠하이머형 치매(ATD)에서도 전두엽 증상이 전면적으로 나타나고 화를 잘 냄이나 흥분뿐만 아니라 탈억제 증상이 두드러질 때가 있습니다. ATD의 frontal variant, 픽병 합병입니다. 화를 잘 냄과 흥분이 심하면 억간산(抑肝散)으로는 효과가 없고, Gramalil®과 Seroquel로도 무효할 때가 많습니다. 그런 경우에는 극소량의 Chlorpromazine(Wintermin®·Contomin®)을 사용합니다.

사용량은 첫 회는 4mg×2, 또는 6mg×2입니다. 졸림이 걱정되면 아침 4mg, 저녁 6mg으로 사용합니다.[1] 정제는 12.5mg이기 때문에, 이와 같은 극소량치료에는 Wintermin® 세립을 씁니다. 극소량이라서 약국에서는 젖당으로 부형시킵니다. 4mg, 6mg으로도 충분히 효과가 있을 때가 많지만, 충분하지 않으면 신중하게 증량합니다. 12.5mg 이상을 쓸 경우에는 정제를 사용합니다.

흥분, 폭언·폭력이 심하면 소량의 Valproate(Depakene®) 100~300mg을 병용하면 효과적입니다.

② 혈관치매에 억제계 약제를 쓰는 법

▶ stage 1

혈관치매(VD)에도 억간산이 유효합니다. 약한 항불안 작용이 있어서 특히 초조감이 심한 환자에게는 잘 듣습니다. 화를 잘 내는 증상이 가벼우면 억간산으로도 충분하지만, ATD보다 효과가 적으며 흥분이 있으면 처음부터 억간산이 아니라 Tiapride(Gramalil®)[stage 2]를 사용하는 쪽이 치료가 원활하고 효율적입니다.

▶ stage 2

VD의 초조, 흥분에 대한 일차선택은 Gramalil®입니다. 25mg×2로 효과가 있을 때도 많으며 장기간 유지가 가능합니다. 불안과 초조에도 효과를 보일 때가 있습니다. 소량이라면 억간산과 병용하는 것도 효과적입니다. 흥분의 급성기에는 일시적으로 50mg×3부터 사용합니다. 그리고 진정되면 50mg×2, 25mg×3으로 감량해 나갑니다.

▶ stage 3

Quetiapine(Seroquel®)은 VD에도 효과적입니다. 불면에도 효과가 있으므로 취침 전 1정(25mg), 혹은 반 정(12.5mg)으로 쓸 수 있습니다. 양성증상뿐만 아니라 무감동이나 불안과 같은 음성증상에도 효과를 볼 때가 있습니다. 추체외로증상의 부작용이 잘 생기지 않는 것도 쓰기 쉬운 점인데, 졸림 부작용이 강하게 생길 때도 있어서 첫 회 치료에는 부작용 발현에 충분한 주의를 기울일 필요가 있습니다.

▶ stage 4

ATD만큼은 많지 않지만 VD에서도 이따금 전두엽 증상이 전면적으로 나타나는 픽병 합병이 되는 경우가 있습니다. stage 2, 3으로도 무효하면 극소량의 Chlorpromazine(Wintermin®·Contomin®)을 사용합니다. 투여량은 ATD와 마찬가지로 첫 회는 4mg×2, 또는 6mg×2부터 시작합니다.

효과가 충분하지 않으면 증량하지만, VD의 초조와 흥분은 일시적인 경우가 많기 때문에, 진정시킬 수 있으면 빨리 감량하거나 중지합니다. 과진정에는 꼭 주의해야 합니다.

③ 레비소체치매에 억제계 약제의 사용법

▶ stage 1

레비소체치매(DLB)에 대한 억제계 약제의 일차선택은 억간산입니다. 억간산만으로 환시를 개선시키는 경우가 적지 않습니다. 첫 회는 2포, 효과가 충분하지 않으면 3포, 안정되면 다시 2포로 가감하면 좋습니다.

▶ stage 2

DLB의 망상이나 흥분에는 소량의 Tiapride(Gramalil®)로 유효할 때가 있지만, 환시에는 거의 효과가 없습니다. DLB에는 추체외로증상(파킨슨증)이나 졸림 등의 부작용이 잘 생기기 때문에, DLB라고 진단할 수 있으면 처음부터 Gramalil®은 쓰지 않는 것이 좋습니다.

▶ stage 3

레비소체치매(DLB)의 섬망에는 소량의 Quetiapine(Seroquel®)이 유효할 때가 있습니다. 추체외로증상의 부작용이 잘 생기지 않기 때문에 DLB와 같은 파킨슨증을 보이는 환자에게도 쓰기 쉬운 약제입니다. 그러나 각성 상태가 불량한 환자에게는 증상을 악화시킬 때가 있으므로 주의가 필요합니다.

▶ stage 4

고령인 DLB 환자는 경과 중에 픽병 합병을 보일 때가 많습니다. 80세 이상 고령자의 DLB에서는 픽병 합병이 되는 것을 전제로 치료합니다. 가벼운 초조와 망상이라면 억간산만으로도 대응할 수 있지만, 병기가 진행되면 Seroquel®로도 조절할 수 없습니다. 이때 Chlorpromazine(Wintermin®·Contomin®)이 필요합니다.

다만 DLB가 픽병 합병이 되는 것에 Wintermin®·Contomin®을 쓸 경우에는 극소량부터 사용하는 것이 필요합니다. 또한 DLB의 흥분이 변동될 때가 있으므로, 증상 변화에 맞춰 처방량을 증감할 필요가 있습니다. 시작 용량 4mg부터 최대 25mg 정도를 기준으로 치료하며, 증상 변화에 맞춰 감량하는 것이 좋습니다.

이 외에 전문의는 DLB에 Risperidone(Risperdal®)을 처방할 때가 있는데, 일차진료의사는 Risperdal®은 사용하지 않는 쪽이 좋습니다. 이유는 일반적으로 언급되는 것보다 부작용이 많기 때문입니다. 만약에 사용할 경우에는 증세가 있을 때 그때 그때 사용하는 것이 좋습니다.

또한 DLB의 흥분과 망상에는 소량의 Haloperidol(Serenace®)이 유효하지만 극소량치료가 필수이며, 사용에 익숙하지 않으면 조절하기 어려운 것 같습니다. 환시와 망상과 같은 DLB의 행동심리증상(BPSD)에는 억제계 약제가 아니라 치매치료제인 Rivastigmine(Exelon®·Rivastach®)이나 활성화계 약제인 Cilostazol(Pletaal®)만으로도 개선될 때가 많습니다. 환시는 소량의 Exelon®·Rivastach®와 Pletaal®, 억간산의 조합으로 대부분 치료할 수 있습니다.

④ 전두측두엽치매(픽병)에 억제계 약제의 사용법

전두측두엽치매(FTD: 픽병) 혹은 픽병 합병이 된 BPSD 치료의 기본은, 콜린에스테라제 억제제가 처방되어 있는 경우에는 일단 콜린에스테라제 억제제를 감량하거나 중지하는 것입니다. 그다음에 억제계 약제를 사용하는 것이 전제가 됩니다.

▶ stage 1

픽병의 극렬한 초조, 흥분에 억간산은 효과가 없지만, 화를 잘 내는 증상이 가볍거나 수집벽 같은 전두엽 증상에는 억간산이 유효할 때가 있습니다. 단 과도한 기대를 하지 않는 것이 좋습니다.

▶ stage 2

픽병의 흥분, 폭언 · 폭력에 Tiapride(Gramalil®)는 그다지 유효하지 않습니다. 다른 유형의 픽병 합병에는 유효할 때도 있습니다.

▶ stage 3

Quetiapine(Seroquel®)은 픽병의 양성증상에 효과적일 때가 있고, 비도덕적 행동을 개선시킬 때가 있습니다. 다만 Seroquel®에는 졸림 부작용이 있어 픽병 환자의 경우 경계심을 가져서 복용하지 않을 때가 많습니다. 픽병 환자의 인지기능은 좋을 때가 많아서, 가능한 한 부작용을 느끼지 않도록 치료할 필요가 있습니다. 이런 점에서 효과적인 것이 Chlorpromazine(Wintermin® · Contomin®)[stage 4] 극소량치료입니다.

▶ stage 4

FTD(픽병)의 억제계 약제에서 일차선택은 Wintermin® · Contomin®의 극소량치료입니다. 요령은 4mgx2, 6mgx2인 극소량으로 시작하여 픽병 환자에게 졸림과 같은 부작용을 느끼지 못하도록 합니다. 그렇게 급하지 않은 경우에는 이 정도의 소량으로 시작하고, 효과가 없으면 점차 증량합니다.

공격성과 같은 전두엽 증상이 심한 픽병 환자도 1일 10mg 이하의 Wintermin® · Contomin®으로 잘 조절할 수 있는 경우가 적지 않습니다. 효과가 충분하지 않으면 1일 50mg까지 증량하지만, 그래도 조절할 수 없는 경우에는 전문의에게 소개하는 것이 좋으리라 봅니다.

그 밖에 흥분, 폭언·폭력이 있으면 Valproate(Depakene®)를 100~600mg의 범위에서 병용해도 된다고 봅니다. 일시적으로 진정되었을 때에는 Risperdal®을 쓰면 유효할 때도 있습니다.

픽병의 수집벽 같은 집착, 비도덕적 행동 같은 탈억제 증상에 SSRI와 같은 항우울제가 유효할 때가 있습니다. 단 치료 성공률은 낮기 때문에 막연하게 처방하지 않는 쪽이 좋다고 봅니다.

문헌

1) 河野和彦: コウノメソッドでみる認知症診療. 日本医事新報社, 2012.

3 유형별 치료법

1 치매 진단의 실제

1) 5초면 알 수 있는 진단?

외래에 건망 환자가 진찰을 받으러 왔다고 가정해 봅시다. 유형을 진단하기 전에 생각할 것은 '눈앞에 있는 환자가 치매일까 아닐까' 하는 것입니다. 바쁜 외래라면 가능한 한 짧은 시간에 진단해야 합니다. 대학병원 같은 곳에 있는 정밀한 의료기기가 없으면 증상만으로 판단해야 하지만, CT나 MRI, 뇌혈류검사장치가 없어도 진단과 치료는 가능합니다.

진단 방식은 I장 '임상 간단진단'에서 설명했지만, 실은 가장 간단한 진단방법이 있습니다. 5초면 할 수 있습니다. 바로 나이를 묻는 것입니다.

'실례되지만, 연세가 어떻게 되세요?'

만약에 나이를 말하지 못하면 치매입니다.

가족이 있는 쪽을 돌아본다면 알츠하이머형 치매(ATD)일 가능성이 높습니다.

나이를 대답하지 못한 경우에는 아마도 중등도 이상의 치매입니다. 개정 하세가와식 간이지능평가척도(HDS-R)라면 대체로 15점 이하인 치매입니다.

ATD 환자는 나이를 대답하지 못하면 생년월일로 얼버무리거나 '나이는 별로 개의치 않아서'와 같은 변명을 합니다. 혈관치매(VD) 환자는 난감한 표정을 짓습니다. 레비소체치매(DLB) 환자는 애매하고 힘없는 표정을 보입니다. 전두측두엽치매(FTD: 픽병) 환자는 나이를 물으면 불쾌해 합니다. 경도인지장애(MCI) 환자는 물론 나이를 정확히 대답할 수 있습니다.

2) 환자가 의자에 앉기까지

환자가 진찰실에 들어오는 모습으로도 참고할 수 있습니다.

파킨슨과 유사하게 종종걸음으로 걷는다면 레비소체치매(DLB)일 가능성이 있습니다. 느릿한 동작이라면 혈관치매(VD)일지 모릅니다. 불쾌한 듯이 들어오면 전두측두엽치매(FTD: 픽병)일 가능성도 있습니다.

의자에 앉았을 때 몸이 옆으로 기울어지면 DLB입니다. 인사를 하고 말하는 투가 좋지 않으면 VD일지 모릅니다. 익숙해지면 환자가 진찰실에 들어와서 의자에 앉을 때까지의 시간에 대략 진단을 할 수 있습니다.

혼자서 내원했다면 어쩌면 단순 건망이거나 경도인지장애(MCI)일 겁니다. 가족이 데리고 내원하며 본인에게 병식이 없으면 치매일 가능성이 높습니다.

'임상 간단진단'의 수순은 일단 환자를 잘 관찰하는 것부터 시작됩니다. 그리고 한정된 시간이라도 이야기를 잘 듣는 것입니다.

가족에게 병력을 듣는 것은 중요합니다. 건망은 언제부터였는지, 어떤 생활장애가 있는지, 화를 잘 내는 증상은 없는지, 초조나 흥분, 피해망상은 없는지. 환시나 잠꼬대는 진료하는 쪽에서 묻지 않으면 얘기해 주지 않을 때가 많습니다.

가족에게 이야기를 듣는 동안 환자의 상태를 관찰하는 것도 중요합니다. 변명과 얼버무림이 많으면 알츠하이머형 치매(ATD)일 가능성이 높습니다. 멍해 있거나 눈을 감고 자는 듯하면 DLB일 수 있습니다. 못된 장난을 하거나 갑자기 화를 내면 픽병일 가능성이 있습니다.

3) 촉진으로 알 수 있는 레비소체치매

다음으로 중요한 것은 환자의 신체를 접촉하여 확인해 보는 것입니다. DLB가 의심되면 팔꿈치의 굳기(근육경직)를 확인합니다. 환자의 손목을 잡고 천천히 앞뒤로 움직여 봅니다. 단단하게 저항이 있으면 DLB 특유의 파킨슨증상일 가능성이 있습니다(29페이지 [그림8] '톱니바퀴현상' 참조).

지금까지의 진찰로 DLB와 FTD(픽병)는 감별해야 합니다.

4) 마지막으로 손가락모방검사, 시계그리기검사, 개정 하세가와식 간이지능평가척도를 한다

이 이후에 '간단진단'인 손가락모방검사, 시계그리기검사를 합니다.

시간이 없어도 가능한 한 개정 하세가와식 간이지능평가척도(HDSR)는 하는 쪽이 좋다고 생각합니다. 손가락모방검사와 시계그리기검사, HDS-R로 알츠하이머 진단을 합니다.

◎

대략적인 진단이 끝나면 치료를 시작합니다. 정확한 진단에 구애될 필요는 없습니다. 고령자의 치매는 여러 유형이 합병되어 있을 때가 많아서, 경과 도중에 바뀔 때가 많습니다.

중요한 것은 DLB 경향을 느꼈다면 약 처방량에 신경 쓸 것과, 픽병 경향을 느꼈다면 안이하게 콜린에스테라제 억제제를 처방하지 않고 행동심리증상(BPSD) 치료를 우선하는 것입니다.

2 알츠하이머형 치매의 치료

1) 기본적인 치료 개념

고령자의 ATD는 경과의 처음부터 마지막까지 ATD라고 할 수는 없습니다. 병기가 진행되면 DLB 합병이 되거나 픽병 합병이 될 때가 있습니다. 또한 병 초기부터 DLB 증상과 픽병 증상이 전면적으로 나타나는 경우도 많습니다(그림1). 일반 유형인 ATD와 구별하여 이 책에서는 이를 알기 쉽게 화를 잘 내는 유형인 ATD, DLB 유사 유형의 ATD라고 하겠습니다. 화를 잘 내는 유형의 ATD는 일반적으로 frontal variant라고 하는 것입니다. 이는 이른바 FTD(픽병), DLB가 아니라 ATD의 특징을 강하게 갖고 있습니다. 또한 DLB와 픽병 두 가지 증상을 함께 갖고 있는 유형도 있습니다. 이 책에서는 이를 DLB·픽병 유형의 ATD라고 하겠습니다.

이 항목에서는 유형별 치료를 소개하는데, 여기서는 [그림2]를 떠올리며 이해해 주십시오.

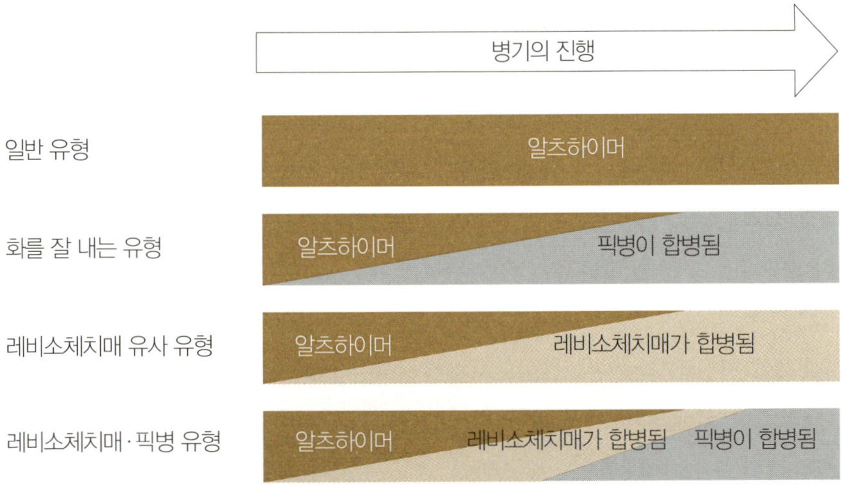
병기의 진행
일반 유형
알츠하이머
화를 잘 내는 유형
알츠하이머
픽병이 합병됨
레비소체치매 유사 유형
알츠하이머
레비소체치매가 합병됨
레비소체치매·픽병 유형
알츠하이머
레비소체치매가 합병됨
픽병이 합병됨

[그림1] 알츠하이머형 치매의 네 가지 유형

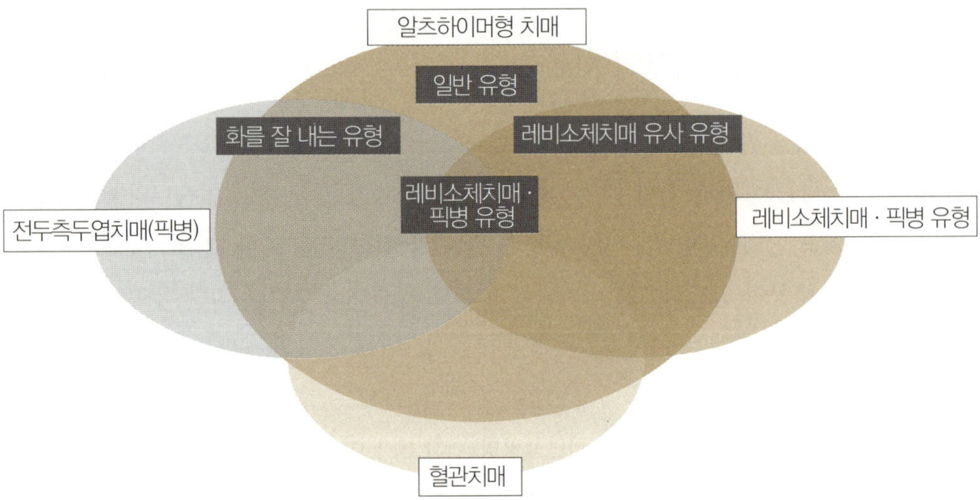

[그림2] 알츠하이머형 치매의 네 가지 유형과 다른 치매와의 관계

2) 알츠하이머형 치매의 치료제 사용법 (그림3)

① 유형에 따른 치료제 선택

▶ 일반 유형의 치료제 선택

일반 유형인 경우에는 세 가지 치매치료제(콜린에스테라제 억제제) 중 어떤 것을 사용해도 좋다고 보지만, 저는 Donepezil(Aricept®)이나 Galanthamine(Reminyl®)을 권합니다. Rivastigmine(Exelon®·Rivastach®)은 패치인 것이 단점입니다.

일반 유형인 경우, 조기발현 알츠하이머병이나 65세 이상이라도 비교적 나이가 많지 않고 건강한 환자는 규정량(상용량) 치료가 가능합니다.

▶ 화를 잘 내는 유형의 치료제 선택

화를 잘 내는 유형의 알츠하이머형 치매(ATD)인 경우에 Aricept®는 과감하게 소량으로 쓰거나 화를 잘 내는 증상이 적게 나타나는 Reminyl®이나 Exelon® ·Rivastach®를 씁니다. 단 Reminyl®이라 해도 드물게 흥분이 있으니 주의가 필요합니다.

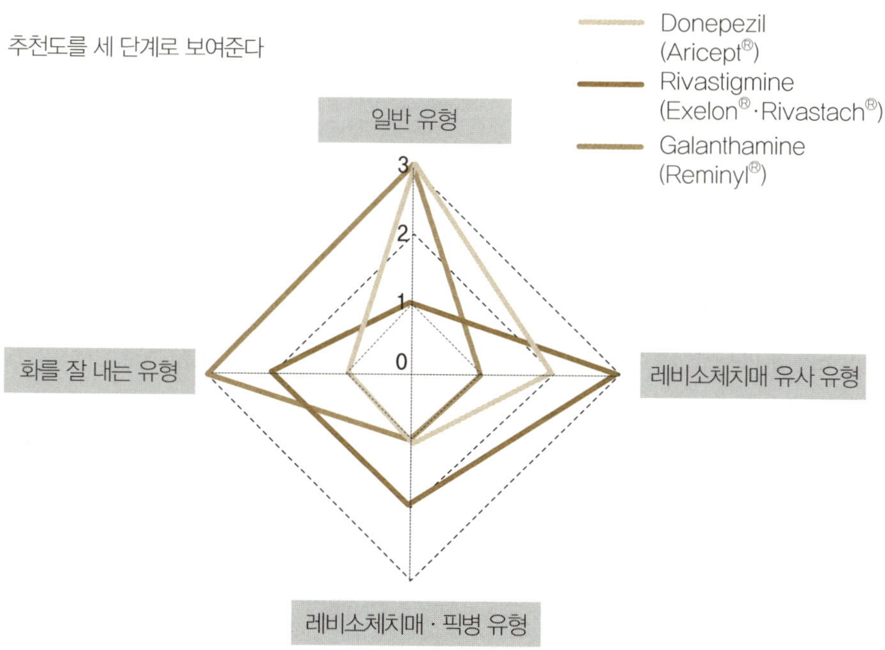

[그림3] 알츠하이머형 치매치료제(콜린에스테라제 억제제)의 선택: 추천 레이더 차트(radar chart)

▶ 레비소체치매 유사 유형의 치료제 선택

레비소체치매(DLB) 유사 유형인 알츠하이머형 치매(ATD)의 경우, 현저한 효과를 본 예가 많은 것은 Exelon®·Rivastach®입니다. DLB 유사 증상으로 고령자라면 저는 Exelon®·Rivastach®를 즐겨 씁니다. 이차선택은 Aricept®입니다.

▶ 레비소체치매·픽병 유형의 치료제 선택

DLB·픽병 유형인 ATD도 소량이 아니면 화를 잘 내게 되어서 투여량에 주의합니다. 효과라는 점에서는 Exelon®·Rivastach®를 추천합니다. 소량으로 효과를 볼 때가 있습니다.

◎

주의할 점은 일반 유형인 ATD 외에는 콜린에스테라제 억제제를 규정량으로 쓰기 힘들다는 점입니다. 화를 잘 내는 유형과 DLB·픽병 유형 ATD는 쉽게 흥분하고, DLB 유사 유형인 경우에 DLB 만큼은 아니지만 부작용이 잘 생겨서(약제감수성이 높을 때가 있음) 콜린에스테라제 억제제는 적절하게 조절해서 써야 합니다.

② 억제계 약제의 선택

화를 잘 내는 유형과 DLB·픽병 유형인 경우, 대부분의 증례에 억제계 약제가 필요합니다. 억제계 약제는 억간산(抑肝散)이나 Tiapride(Gramalil®), Quetiapine(Seroquel®) 등 비교적 약한 항정신병 약물[stage 1~3]부터 사용하지만, 그래도 조절할 수 없으면 극소량의 Chlorpromazine(Wintermin®)[stage 4]을 사용합니다. 억제계 약제는 필요 최소한으로 사용합니다.

③ Cilostazol의 병용

Cilostazol(Pletaal®)은 어떤 유형의 ATD에나 유효합니다. 경증뿐만 아니라 중증 ATD에도 효과를 기대할 수 있습니다. 다만 Pletaal®의 병용은 콜린에스테라제 억제제가 적정용량인 것이 전제조건입니다. 콜린에스테라제 억제제를 과량투여한 상태에서는 Pletaal®의 효과를 전혀 거둘 수 없습니다.

화를 잘 내는 유형인 ATD에 콜린에스테라제 억제제를 쓰기 힘든 경우, 저는 세 가지 콜린에스테라제 억제제 사용은 단념하고 Pletaal® 단독으로 치료할 때도 있습니다. Pletaal®로 인지기능의 유지를 기대하면서, 최소한의 억제계 약제(항정신병 약물)로 흥분성인 행동심리증상(BPSD)을 조절하는 치료전략입니다.

흥분성 BPSD가 있는 경우에 처음에는 Pletaal®과 억제계 약제로 치료를 시작하고, BPSD가 안정된 이후에 콜린에스테라제 억제제를 소량으로 시작하는 것도 좋다고 봅니다.

[그림4~7]은 치매치료제의 사용 증례입니다.

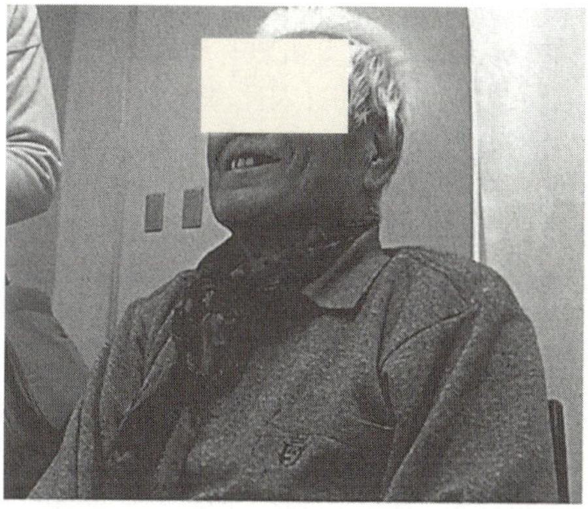

80세 남성, 알츠하이머형 치매(일반 유형).
다른 의원에서 Aricept® 5mg으로 치료. 화를 잘 냄. 흥분 있음. 칼을 갖고 이웃집에 가는 바람에 경찰 신세를 졌다. 우리 병원에서 진찰을 받을 때 HDS-R 점수는 9점. Aricept®를 2.5mg으로 감량하고 Gramalil® 25mg×2를 병용. 초조함이 없어지고 밝고 온화해졌다. 그 후 Aricept®를 0.75mg까지 감량. Gramalil®은 중지하기로 했다. 1년 경과한 뒤에도 HDS-R 점수는 10점 전후의 추이를 보인다. 매일 웃는 얼굴이 늘었다고 한다.

[그림4] Aricept® 감량으로 화를 잘 냄, 흥분이 개선된 증례

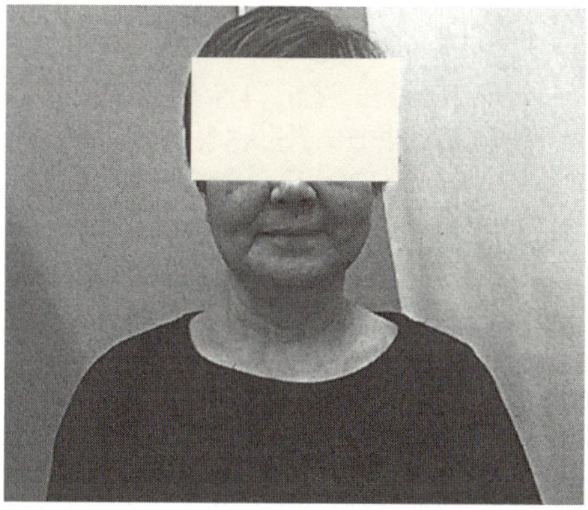

77세 여성, 알츠하이머형 치매(일반 유형).
다른 의원에서 Aricept® 10mg을 처방받고 초조, 흥분과 함께 심한 피해망상이 생겼다.
우리 병원에서 초진을 했을 때 HDS-R 점수는 14점. Aricept®를 5mg으로 감량하여 초조, 흥분뿐만 아니라 피해망상도 완전히 없어졌다.
감량하고 2년 뒤 HDS-R 점수도 14점이며 악화는 전혀 없다. 온화하다.

[그림5] Aricept® 10mg에서 5mg 감량으로 흥분·망상이 개선된 증례

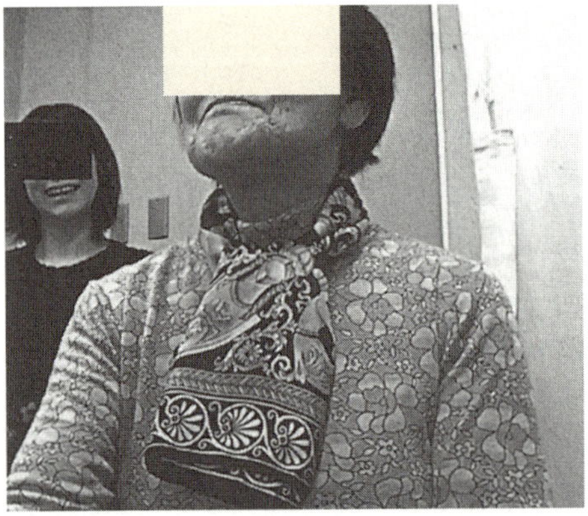

76세 여성, 알츠하이머형 치매(일반 유형).
Aricept® 10mg으로 화를 잘 내고 흥분하며, 남편에게 물건을 던지게 되었다. Aricept®를 5mg으로 줄이고 흥분은 없어졌다. HDS-R 점수는 12점에서 6개월 뒤 16점으로 개선.
그 후 Gramalil® 25mg×2를 병용하여 화를 잘 냄과 흥분은 완전히 없어졌다. 아울러 Pletaal® 100mg×2을 병용하기 시작. 1년 뒤에도 인지기능은 악화되지 않았고, 3년째인 현재도 HDS-R 점수는 16점으로 유지하고 있다. 최근에는 몇 년 동안 하지 않았던 요리도 하게 되었다고 한다.

[그림6] Aricept® 10mg에서 5mg 감량으로 화를 잘 냄·흥분이 개선되고, Gramalil®과 Pletaal® 병용으로 유지한 증례

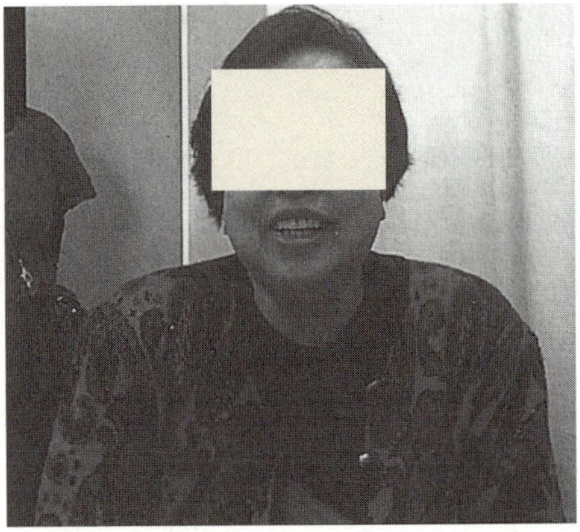

86세 여성, 알츠하이머형 치매(일반 유형).
다른 의원에서 Aricept® 5mg을 처방받고 화를 잘 내는 증상이 악화되고 피해망상이 늘었다.
우리 병원에서 초진을 할 때의 HDS-R 점수는 21점. Aricept®를 2.5mg으로 감량하고 Gramalil® 25mg×2 병용으로 치료를 시작. 6개월 뒤 HDS-R 점수는 22점. 그 후 Pletaal® 50mg×2 병용을 시작하고, 2년 뒤에는 HDS-R 점수가 24점으로 개선되었다. 3년째인 현재에도 여전히 건망은 많으며 가벼운 피해망상도 있지만, 문제가 되는 BPSD는 없다. 상당히 온화하고 웃는 얼굴일 때가 많으며 건강하게 지내고 있다.

[그림7] Aricept® 5mg에서 2.5mg으로 감량한 뒤 Gramalil®과 Pletaal® 병용으로 개선된 증례

column

약을 감량하여 행동심리증상을 치료할 수 있다

처음 치료를 시작할 때에는 행동심리증상(BPSD)이 두드러지지 않은 일반 유형인 알츠하이머형 치매(ATD)라도 1~2년이 경과한 뒤에 BPSD가 생길 때가 있습니다.

콜린에스테라제 억제제의 부작용인 BPSD의 양성증상이 생기면 감량만으로 개선됩니다. 또한 기력이 없어지고 무기력해지는 등 BPSD의 음성증상이 콜린에스테라제 억제제 치료 후에 나타난 경우에도 약을 줄이거나 중단하면 개선될 때가 있습니다.

콜린에스테라제 억제제가 과잉인 경우, 투여량을 줄여도 인지기능은 그다지 나빠지지 않습니다. 오히려 좋아질 때가 많습니다.

중요한 것은, 현재 있는 BPSD가 부작용이 아닌지 의심하는 것, 안이하게 항정신병 약물을 쓰지 않는 것입니다.

부작용이 있는 경우의 적정 감량은 약제 제조회사의 첨부문서 용법에도 기재된 것을 볼 수 있습니다. 또한 2016년 6월 1일부 후생노동성 국민건강보험중앙회의 사무연락 '선발의약품과 효능·효과의 차이가 있는 후발의약품의 취급에 대하여'에 의해 규정량 이하의 치료로 지불 기금의 사정(査定)을 받는 것이 없어졌습니다. 망설이지 말고 소량투여(=적정용량 처방)를 하도록 합니다. 그것이 환자를 위하는 일입니다.

치매를 치료할 수는 없습니다. 그러나 좋아지게 할 수는 있습니다. 수명을 늘릴 수는 없어도 간병 부담을 줄이고 행복한 시간을 가능한 한 늘릴 수는 있습니다.

치매치료에는 '웃는 얼굴'을 치료효과의 지표로 삼도록 합시다. 환자와 간병인의 웃는 얼굴입니다. 그러기 위해서는 환자에게 맞는 약을 적정 용량으로 처방하는 것이 필요합니다. 치매치료제를 적절하게 쓰면 인지기능은 최대한으로 개선되고 BPSD는 최소한이 됩니다.

3) 일반 유형인 알츠하이머형 치매의 치료

① 치매치료제의 사용법 (그림8)

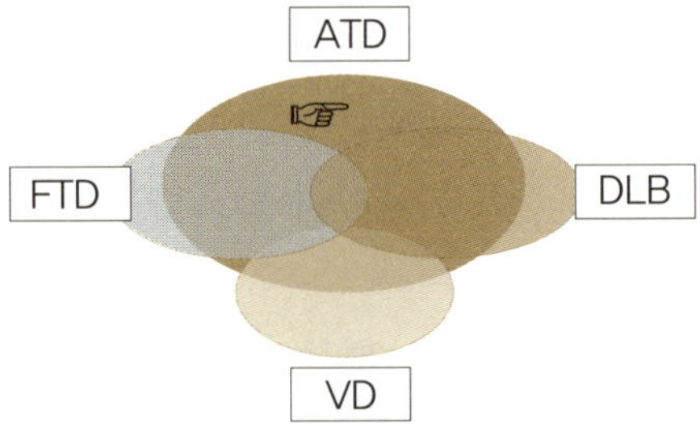

▶ Donepezil은 쓰기 쉽지만 부작용에 주의

Rivastigmine(Exelon®·Rivastach®)은 패치제, Galanthamine(Reminyl®)은 1일 2회 복용하는 약이라서 간병인이 없는 환경이나 약 관리를 할 수 없는 환자는 사용하기 힘들다고 생각합니다. 그런 점에서 가장 사용하기 편한 것은 Donepezil(Aricept®)입니다. 1일 1회 복용하면 되고 반감기가 길어서 주 1~2회 복용을 잊어버려도 큰 문제는 없습니다.

전두엽을 활성화하는 효과가 강력하다는 특징과 부작용이 잘 생기는 결점을 잘 이해해서 쓰면, Aricept®를 사용한 치료가 가장 좋은 방법이라 생각합니다.

'화를 잘 내는 증상이 없으면 Aricept®가 가장 좋다'라고 생각해도 되겠습니다.

고령자라면 Aricept® 2.5mg으로 유효할 때도 많고(그림9), 0.75mg으로도 치료할 수 있을 때가 있습니다. 규정량에 구애받지 않고 부작용이 생기지 않는 양으로 치료하는 것이 중요합니다.

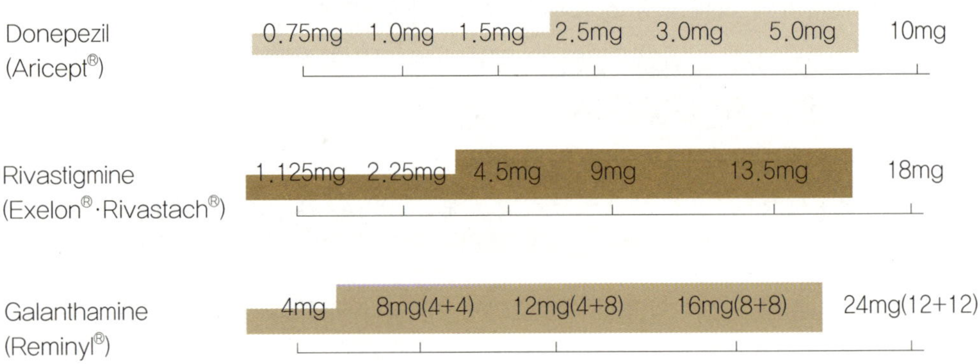

[그림8] 일반 유형인 알츠하이머형 치매치료제(콜린에스테라제 억제제)의 추천 사용량
그림에서 추천도를 띠의 폭으로 표시했다. 폭이 넓은 곳이 추천, 좁은 곳이 사용 가능한 범위.

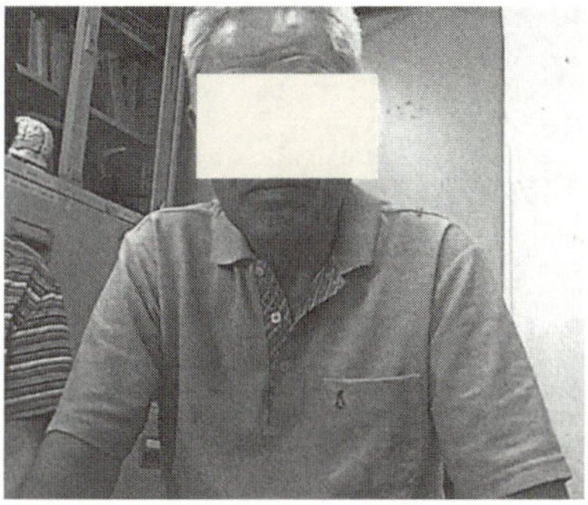

76세 남성, 알츠하이머형 치매(일반 유형).
몇 년 전부터 서서히 기억력이 안 좋아지고 의욕도 없어졌다. 초진 시 HDS-R 점수는 8점.
Aricept® 2.5mg으로 치료를 시작하고, 6개월 만에 HDS-R 점수는 11점으로 개선되었다. 의욕이 생기기 시작하고 아내를 거들어주게 되었다.
3년이 지난 지금도 Aricept® 2.5mg으로 치료하고 있다. HDS-R 점수는 12점 전후의 추이를 보이며 악화는 전혀 없다. 두드러진 BPSD는 없고 온화하게 지내고 있다.

[그림9] 소량의 Aricept®로 장기간 인지기능을 유지하고 있는 증례

▶ 장기 치료성적이 양호한 Galanthamine

만일 1일 2회 복약관리를 할 수 있으면 장기 효과를 기대할 수 있는 Galanthamine(Reminyl®)을 쓰기를 권합니다. Reminyl®의 경우에 치료를 시작한 직후에는 뚜렷한 효과가 나타나지 않아도 1~2년이 지나면 인지기능이 개선되는 예가 있습니다(그림10, 11).

▶ 고령자에게 좋은 Rivastigmine

Rivastigmine(Exelon®·Rivastach®)은 나이가 많지 않은 환자보다 기력이 없는 고령 환자에게 쓰는 것이 좋다고 생각합니다. 이유는 다리 힘을 강하게 하고 기력이 생기게 하며 식욕을 늘리는 작용 등, 일상생활기능(ADL)을 개선하는 작용이 있기 때문입니다.

▶ Memantine은 복용할 수 있는 용량으로 장기간 지속하는 것이 좋다

Memantine(Memary®)은 우울 증상과 무의욕 같은 무감동이 있는 환자에게는 활력을 빼앗을 때가 있어서 주의해야 하지만, 일반 유형인 알츠하이머형 치매(ATD)에서 비교적 기력이 있는 환자에게는 알맞습니다.

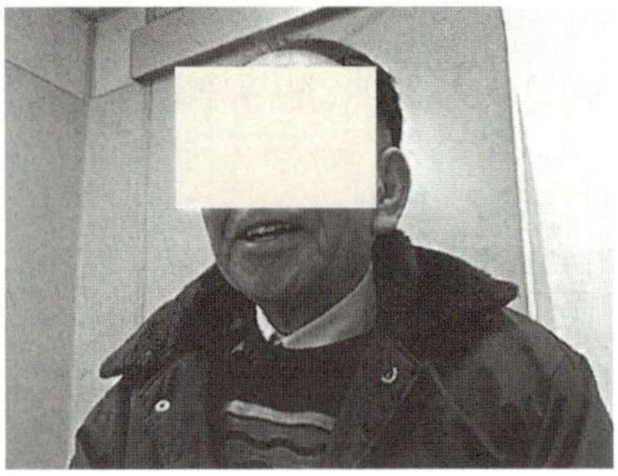

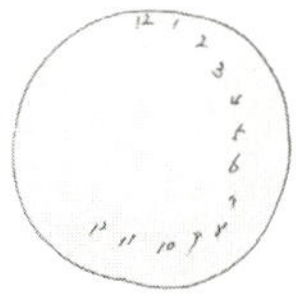

초진 시 시계그리기검사

76세 남성, 알츠하이머형 치매(일반 유형).

건망을 주소로 내원. 초진 시 HDS-R 점수는 18점이었다. Reminyl®로 치료를 시작했더니, 4개월 뒤 HDS-R 점수가 22점으로 개선되었다. 기억력이 너무나 좋아져서, 가족이 '아버지가 어떻게 되신 거예요?'라며 놀랐다고 한다.

5년째인 현재 건망은 거의 없다. 시계그리기는 정상이 되고 HDS-R 점수는 27점까지 개선되었다. 현재 처방은 Reminyl® 8mgx2, Symmetrel® 50mgx1(아침).

[그림10] Reminyl®로 인지기능이 서서히 개선된 증례①

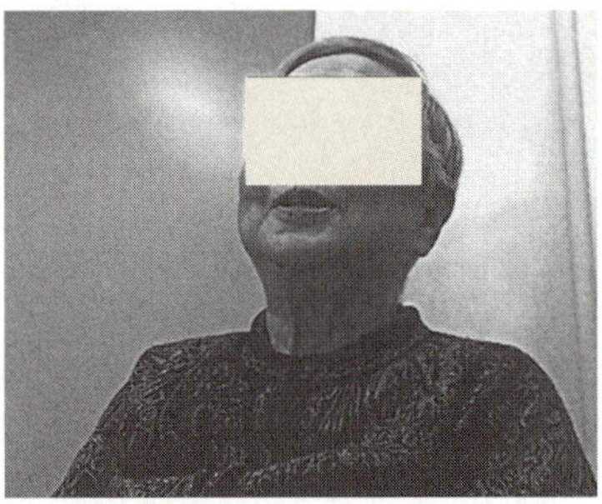

89세 여성, 알츠하이머형 치매(일반 유형).

건망과 화를 잘 냄, 중증 피해망상이 있다. 초진 시 HDS-R 점수는 8점. 화를 잘 내서 Reminyl® 4mgx1정으로 치료를 시작하고, 상태를 보면서 서서히 증량했다. 4mg+8mg(12mg)으로 유지.

3년이 지난 지금도 HDS-R 점수는 11점으로 악화는 없다. 건망은 있지만 두드러진 BPSD는 없다. 비관적인 말도 이따금 하지만, 웃는 얼굴이 눈에 띄고 평소에는 밝고 건강하게 지내고 있다.

[그림11] Reminyl®로 인지기능이 서서히 개선된 증례②

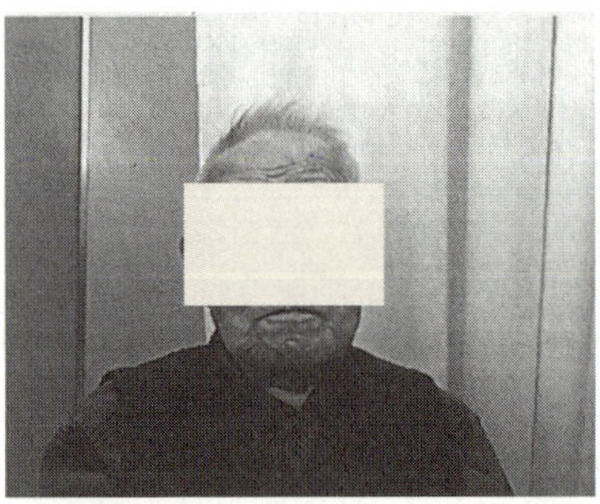

91세 남성, 알츠하이머형 치매(일반 유형).

신경원섬유매듭형 노년치매(SD-NFT)가 의심됨.

다른 의원에서 처방받은 Aricept® 5mg으로 초조와 흥분이 있다. 불수의운동(떨림)도 나타남.

우리 병원에서 진찰했을 때의 HDS-R 점수는 6점이었다. Aricept®를 중지하고 Pletaal® 50mg×2만으로 치료했다. Aricept®를 중지한 뒤에는 초조, 흥분이 없어졌다. 떨림도 소실. 건망은 심하지만 건강하게 보내고 있다. 1년 뒤, HDS-R 점수는 7점이며 인지기능은 유지하고 있다.

[그림12] Pletaal®만으로 인지기능을 유지할 수 있는 증례

▶ Cilostazol은 단독으로도 유효

일반 유형인 알츠하이머형 치매(ATD)에 Cilostazol(Pletaal®)은 단독으로도 유효합니다. 경증과 중증 모두 효과가 있습니다. 만약 어떠한 이유로 콜린에스테라제 억제제를 쓸 수 없는 경우에 저는 ATD를 Pletaal®만으로 치료합니다(그림12). 인지기능의 개선뿐만 아니라 ADL의 개선에도 Pletaal®은 콜린에스테라제 억제제에 못지않은 효과가 있습니다.

② 억제계 약제의 사용법

일반 유형인 ATD는 건망 증상이 위주이며, 비교적 행동심리증상(BPSD)이 두드러지지 않아서 억제계 약제는 그다지 쓰이지 않을 때가 많습니다. 만약에 콜린에스테라제 억제제를 시작한 뒤 화를 잘 내는 증상이나 흥분이 나타난 경우에는 당연히 처방량을 감량하면 개선됩니다. 가장 안 좋은 것은 콜린에스테라제 억제제를 감량하지 않은 채 BPSD의 양성증상을 항정신병 약물로 억제하려는 것입니다.

일반 유형인 경우, 화를 잘 냄 같은 BPSD의 양성증상에는 주로 억간산(抑肝散)이나 Tiapride(Gramalil®)[stage 1, 2], 또는 Quetiapine(Seroquel®)[stage 3]을 소량으로 쓰며 치료하는 것이 좋다고 생각합니다.

일반 유형인 ATD에 치료제를 쓸 때의 포인트

1. 콜린에스테라제 억제제는 세 가지 약제 중 어떤 것을 사용해도 된다
2. 쓰기 쉬운 것은 Aricept®이지만 부작용에 주의
3. 장기 치료성적은 Reminyl®이 가장 좋다
4. Exelon®·Rivastach®는 ADL을 높이고 고령자를 대상으로 한다
5. 효과가 있다고 생각되면 늘리지 않는다. 부족하다고 생각되면 늘린다. 너무 많다고 생각되면 반드시 감량한다
6. Memary®는 복용 가능한 양으로 장기간 계속한다
7. Pletaal®이 유효
8. 화를 잘 내는 증상에 억간산이나 Gramalil® 혹은 Seroquel®을 소량 쓴다

4) 레비소체치매 유사 유형인 알츠하이머형 치매의 치료

① 치매치료제의 사용법 (그림13)

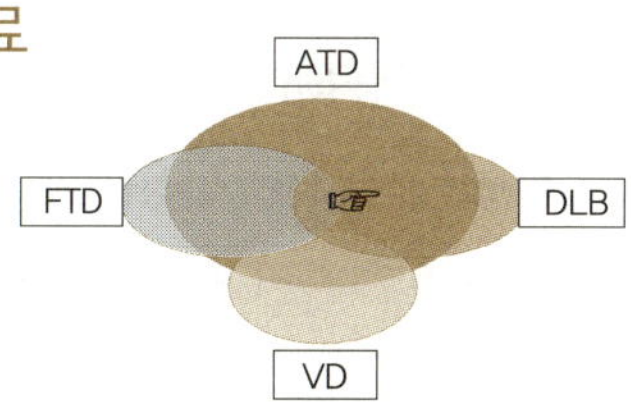

레비소체치매(DLB) 유사 유형인 ATD는 전형적인 DLB 소견은 없고 알츠하이머형 증상이 주로 나타나기

때문에 알츠하이머형 치매(ATD)라고 진단합니다.

순수한 레비소체치매(DLB)와 달리, 환시와 파킨슨증 모두 뚜렷하지는 않습니다. 언뜻 보기에 허약하고 보행도 느립니다. 표정이 없는 것도 특징입니다. DLB만큼은 아니지만 고령자에서는 몸통의 기울어짐도 나타납니다. 의욕이 없고 활기도 없는 것이 특징으로, 무감동을 보일 때도 있습니다.

완전히 DLB가 되면 DLB라고 진단할 수 있지만, 뚜렷하게 DLB 증상은 없기 때문에 DLB로 진단할 수도 없습니다. DLB 진단의 근거가 되는 MIBG myocardial scintigraphy를 하면 뚜렷한 증상이 없어도 처음부터 DLB라고 진단할 수 있는 증례도 있는 것 같습니다.

이와 같이 DLB 증상이 생기기 직전의 ATD 환자를 저는 '숨겨진 DLB'라고도 하는데, 이 DLB 유사 유형인 ATD는 사실 상당히 많습니다.

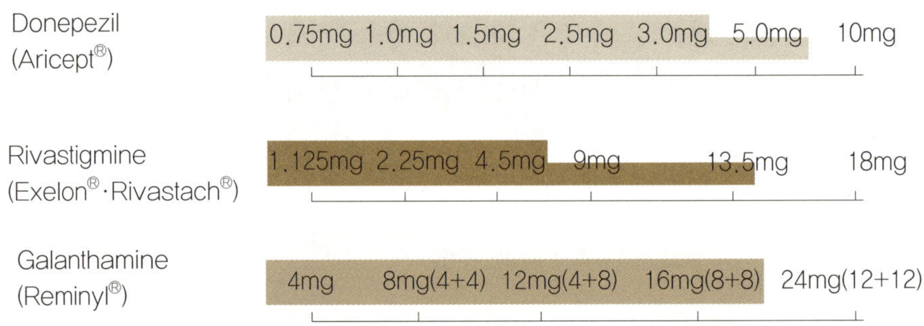

[그림13] 레비소체치매 유사 유형인 알츠하이머형 치매의 치료제(콜린에스테라제 억제제) 추천 사용량
그림에서 추천도를 띠의 폭으로 표시했다. 폭이 넓은 곳이 추천, 좁은 곳이 사용 가능한 범위.

▶ 레비소체치매 유사 유형은 약 부작용에 주의

DLB 유사 유형인 ATD에서 중요한 것은 콜린에스테라제 억제제의 부작용으로 인지기능과 전신 상태를 악화시킬 때가 있다는 점입니다. DLB 정도는 아니지만, 이 DLB 유사 유형인 ATD도 약제감수성이 강할 때가 있습니다. 당연하지만 약제 투여량에는 신중해야 합니다.

▶ 콜린에스테라제 억제제, 소량의 Rivastigmine으로 현저한 효과를 볼 때도 있음

한편으로 콜린에스테라제 억제제로 현저한 효과를 보는 경우가 있는 것도 이 DLB

유사 유형인 ATD의 특징인데, 특히 Rivastigmine(Exelon®·Rivastach®)으로는 놀라운 변화를 보일 때가 있습니다. DLB 유사 유형인 ATD는 DLB보다 진행이 느린 경우가 많고, 적정량의 콜린에스테라제 억제제로 치료하면 장기간 좋은 상태를 유지할 수 있을 때가 있습니다. Donepezil(Aricept®)이나 Exelon®·Rivastach®이면 소량으로 시작하고, 규정량 이하로 유지하는 쪽이 좋은 것 같습니다.

Galanthamine(Reminyl®)은 콜린 작용이 약한 것이 다행스럽고 부작용이라는 점에서는 안전하지만, 졸림이나 무감동의 악화가 잘 생기기 때문에 주의해야 합니다. Reminyl® 장기 치료례는 [그림14]와 같습니다.

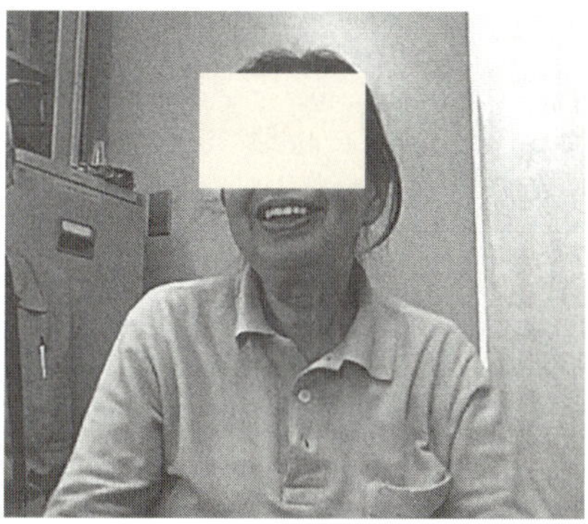

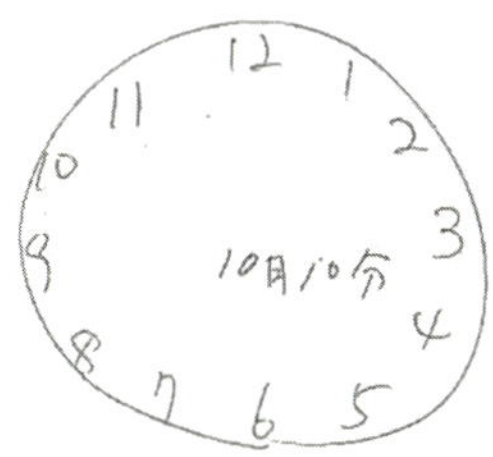

초진 시 시계그리기검사

77세 여성, 알츠하이머형 치매(레비소체치매 유사 유형).
초진 시 HDS-R 점수가 3점인 중증 치매. 허약하고 보행이 느림. 환시와 잠꼬대, 망상은 없었다. 파킨슨증도 없고, 임상적으로는 알츠하이머 증상뿐이었다. 레비소체치매 유사 유형인 알츠하이머형 치매라고 진단하여 Reminyl®로 치료를 시작. 1년 뒤 HDS-R 점수는 7점, 2년 뒤 HDS-R 점수는 9점까지 개선. 현재 4년째인데, 건망은 심하긴 하지만 BPSD는 없고 미소를 지으며 부부끼리 행복하게 살고 있다. 현재 처방은 Reminyl® 8mgx2뿐이다.

[그림14] Reminyl®로 장기간 치료할 수 있는 증례

▶ 콜린에스테라제 억제제를 감량하여 좋아질 때가 있다

만약 이미 콜린에스테라제 억제제를 규정량으로 치료하는데, 기력이 없고 식사를 못하며 걸을 수 없는 등의 신체 증상이 있는 경우, 콜린에스테라제 억제제 투여량을 절반으로 줄여 보십시오. 그것만으로 좋아질 가능성이 있습니다(그림15).

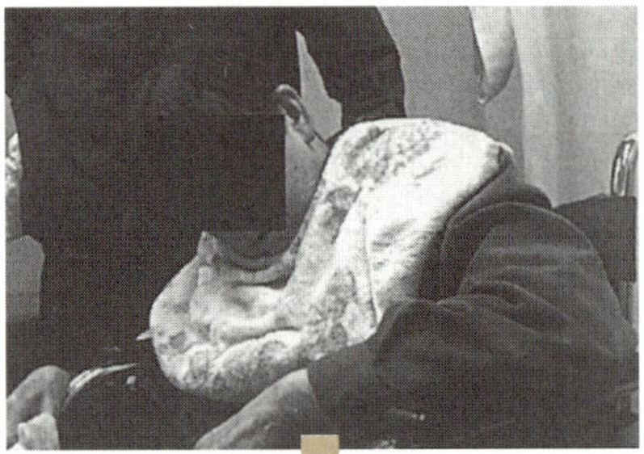

77세 여성, 알츠하이머형 치매(레비소체치매 유사 유형)

3년 전에 다른 의사에게 Aricept®로 치료를 받기 시작했다. 치료를 시작한 후 1년 전부터 서서히 걸을 수 없게 되었으며, 2개월 전에 5mg에서 10mg으로 증량했더니 일어설 수도 없게 되었고 식사도 못 하게 되었다. 우리 병원에서 진찰을 받을 때는 몽롱한 상태로 대화도 할 수 없었다. Aricept®를 5mg으로 감량했다.

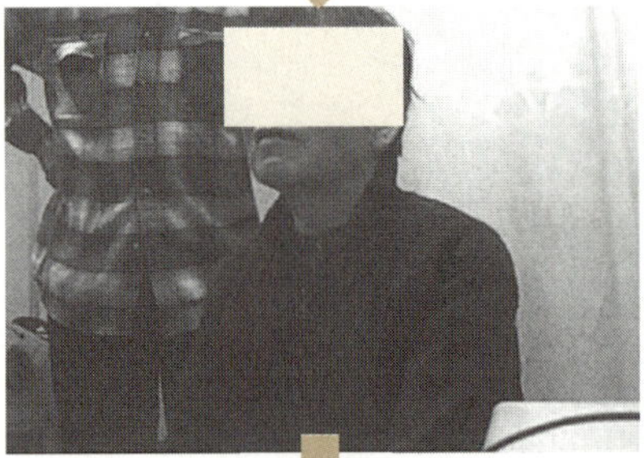

1개월 뒤 2회째 진찰. 머리가 개운해지고 식사와 간단한 대화도 가능해졌다. Aricept®를 2.5mg까지 더 감량했다.

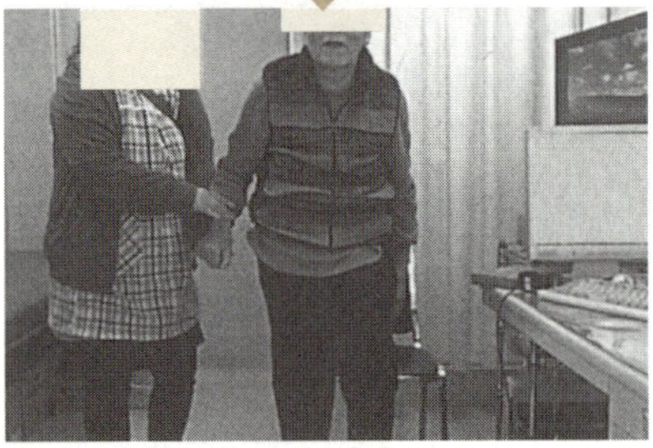

2개월 뒤에는 혼자서 걸을 수 있게 되었고 대화도 가능해졌다. 식욕도 생기고 혼자서 식사를 할 수 있게 되었으며, 웃는 얼굴을 보이게 되었다.

[그림15] Aricept® 과량투여로 식사를 할 수 없게 된 증례

▶ Memantine은 부작용에 주의

Memantine(Memary®)은 이 레비소체치매(DLB) 유사 유형인 알츠하이머형 치매(ATD)에는 상당히 쓰기 힘들고, 기력을 떨어뜨리거나 어지럼증, 휘청거림 등의 부작용이 강하게 나타날 때가 있습니다.

▶ Cilostazol(Pletaal®)이 잘 듣는다

Cilostazol(Pletaal®)은 DLB 유사 유형인 ATD에 잘 맞습니다. 병용과 단독 모두 치료할 수 있습니다(그림16). 적정량의 콜린에스테라제 억제제와 Pletaal®의 조합으로 장기 효과를 기대할 수 있습니다.

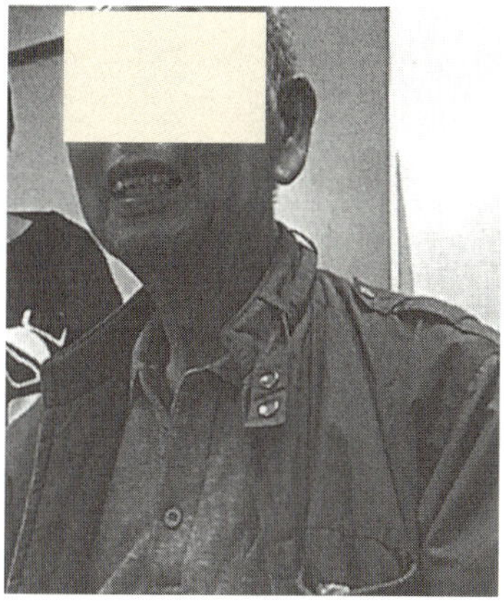

76세 남성, 알츠하이머형 치매(레비소체치매 유사 유형).
건망과 무감동으로 내원. 인공심장박동기 이식으로 다른 병원에 입원했을 때 섬망이 생겼고, Olanzapine(Zyprexa®)을 처방받아 걸을 수 없게 된 적이 있다고 했다.
내원 시 HDS-R 점수는 19점. 환시와 잠꼬대, 망상은 없었다. 파킨슨증은 없지만 보행이 느리고 동작은 완만했다. 임상증상은 알츠하이머형 치매.
레비소체치매 유사 유형인 알츠하이머형 치매라고 진단하고 Pletaal® 단독으로 치료를 시작했다. 6개월 뒤 HDS-R 점수는 22점. 1년 뒤에 25점으로 개선. 무감동도 개선되었다. 현재 2년째인데, 건망이 있긴 하지만 원만하게 생활할 수 있다. 뚜렷한 BPSD는 없다.

[그림16] Pletaal®만으로 인지기능을 유지할 수 있는 증례

② 억제계 약물 사용법

DLB 유사 유형인 ATD의 경우에 흥분과 망상 같은 행동심리증상(BPSD)의 양성 증상이 있을 때 [stage 1~3]의 억간산(抑肝散), Tiapride(Gramalil®), Quetiapine(Seroquel®) 등을 소량 쓰면 좋은 것 같습니다.

불면이 있으면 벤조디아제핀계 약제보다 취침 전에 억간산 1포나 Seroquel®을 소량(12.5mg 또는 25mg)으로 쓰면 좋다고 봅니다. 벤조디아제핀계 약물로 섬망이 잘 생기는 것도 이 유형입니다.

DLB 유사 유형인 ATD에 치료제를 사용할 때의 포인트

1. 특히 약 부작용에 주의
2. 콜린에스테라제 억제제로 현저한 효과를 볼 때가 있다
3. 소량의 Exelon®·Rivastach®로 현저한 효과를 볼 때가 많다
4. 콜린에스테라제 억제제를 감량하여 좋아질 때가 있다
5. Memary®의 사용에는 주의가 필요
6. Pletaal®이 잘 듣는다
7. 억제계 약제는 억간산, Gramalil®, Seroquel®을 소량으로 쓴다

5) 화를 잘 내는 유형인 알츠하이머형 치매의 치료

① 치매치료제의 사용법 (그림17)

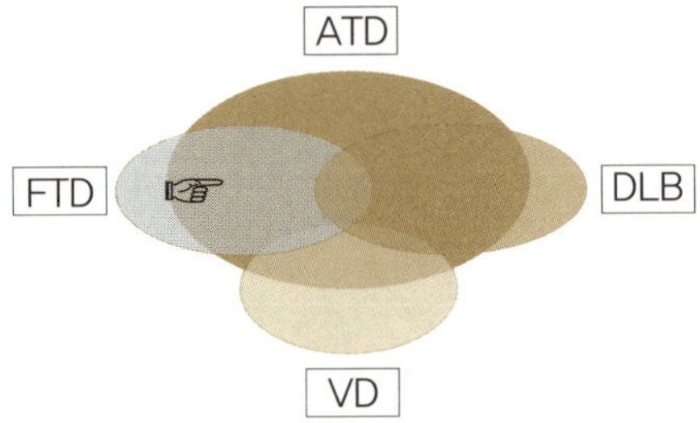

고령자의 알츠하이머형 치매(ATD)에서는 초기부터 건망보다 화를 잘 냄과 흥분, 폭언·폭력 등의 행동심리증상(BPSD), 전두엽 증상이 전면적으로 나타날 때가 적지 않습니다. 전두측두엽치매(FTD)인 픽병은 아니지만, 화를 잘 내고 제멋대로이며 증상은 픽병 경향을 보입니다. 이것이 이 책에서 말하는 화를 잘 내는 유형인 ATD입니다. 이 유형의 ATD에 콜린에스테라제 억제제를 사용할 경우에는 BPSD가 악화되지 않도록 세심한 주의가 필요합니다.

▶ 화를 잘 내는 유형의 일차선택은 Galanthamine, 이차선택은 Rivastigmine

화를 잘 내지 않게 만드는 것으로 가장 안심이 되는 약은 Galanthamine(Reminyl®)이며, 이어서 Rivastigmine(Exelon®·Rivastach®)은 상당히 쓰기 힘들지만 만일 사용할 경우에는 소량으로 시작합니다.

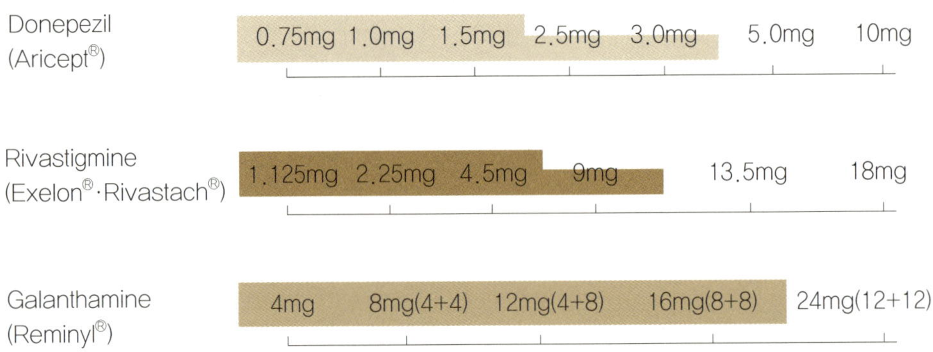

[그림17] 화를 잘 내는 유형인 알츠하이머형 치매의 치료제(콜린에스테라제 억제제) 추천 사용량
그림에서 추천도를 띠의 폭으로 표시했다. 폭이 넓은 곳이 추천, 좁은 곳이 사용 가능한 범위.

▶ 적정 용량의 Memantine 병용도 유효

화를 잘 내는 환자에게는 Memantine(Memary®)도 유효합니다. 다만 이따금 시작 용량인 5mg으로도 화를 잘 내는 증상이나 흥분이 악화될 때가 있으므로 주의가 필요합니다.

▶ Cilostazol의 선행 사용도 있다

ATD 환자가 화를 잘 내는 경우에 Cilostazol(Pletaal®)로 치료를 시작하는 것도 한 가지 방법입니다. Pletaal®에는 화를 잘 냄과 흥분과 같은 부작용이 없기 때문입니다.

▶ 콜린에스테라제 억제제는 소량으로

화를 잘 내는 유형인 ATD에서 중요한 것은, 콜린에스테라제 억제제는 과감하게 소량으로 써야 한다는 점입니다. 그리고 약으로 인한 BPSD의 발생을 피하고 향정신병 약물은 필요 최소한으로 쓰는 것입니다. 그렇게 하면 2~3년 장기간 동안 인지기능을 유지할 수 있습니다.

② 억제계 약물의 사용법

콜린에스테라제 억제제를 소량으로 사용하면 억제계 약물을 쓰지 않아도 화를 잘 냄과 망상 같은 BPSD의 양성증상이 진정되는 때가 있습니다. 특히 Exelon®·Rivastach®로는 망상이 개선될 경우가 있습니다. 그러나 대부분의 경우는 역시 억제계 약물이 필요합니다.

화를 잘 내는 유형인 ATD의 경우, 억간산(抑肝散)[stage 1]만으로는 너무나 부족한 경우가 많으며, 또한 억간산의 효과를 과신하여 막연하게 하루 3포 지속하는 것도 좋지 않습니다. 우선 Tiapride(Gramalil®)나 Quetiapine(Seroquel®)[stage 2, 3]을 쓰는데, 억간산과 Seroquel®은 항불안 작용도 있어서 억간산과 Gramalil® 또는 억간산과 Seroquel®의 병용을 시도해도 좋으리라 봅니다. 그래도 충분하지 않으면 Chlorpromazine(Wintermin®) 극소량치료를 고려합니다[stage 4].

또한 폭언 · 폭력 등의 BPSD가 있으면 Valproate(Depakene®)도 유효합니다. 졸림 증상이 생기는 단점이 있지만, 100~300mg까지를 기준으로 억제계 약물과 병용하여 치료합니다.

[그림18~22]에 화를 잘 내는 유형의 ATD 치료례를 올렸습니다.

화를 잘 내는 유형의 ATD에 치료제를 사용하는 포인트

1. 일차선택은 Reminyl®, 이차선택은 Exelon® · Rivastach®
2. Memary® 병용도 유효하지만 적정량 사용이 필요
3. Pletaal®을 먼저 쓰는 것도 좋은 방법
4. 콜린에스테라제 억제제는 과감하게 소량으로 쓴다
5. 억제계 약물은 억간산(抑肝散), Gramalil®, Seroquel®을 쓰지만, 그래도 충분하지 않으면 Wintermin®을 극소량 쓴다
6. 폭언 · 폭력에 Depakene®도 효과적

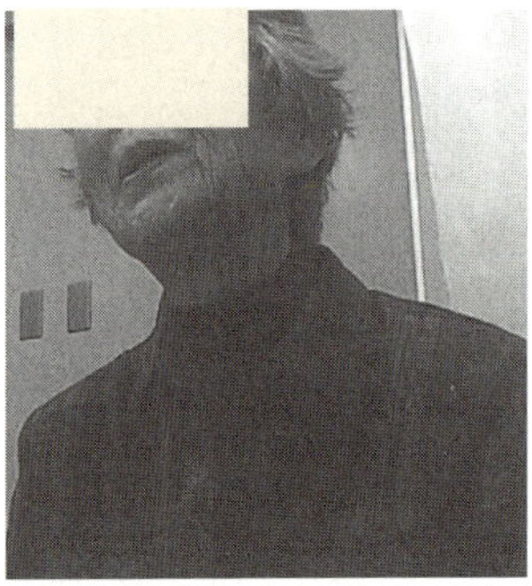

73세 여성, 알츠하이머 치매(화를 잘 내는 유형).
건망 외에 화를 잘 냄, 과민함(irritability)과 중증 피해망상이 있음. 초진 시 HDS-R 점수는 14점. 일단 Aricept® 0.75mg 단독으로 치료를 시작했다. 그러자 화를 잘 내는 증상과 망상 모두 없어지고 온화해졌다.
4년이 지난 뒤에도 Aricept®는 0.75mg 그대로 복용 중. 인지기능의 악화는 전혀 없고, 5년째 HDS-R 점수는 15점. 늘 웃는 얼굴이며 온화하다.

[그림18] Aricept® 극소량으로 장기 치료를 할 수 있는 증례

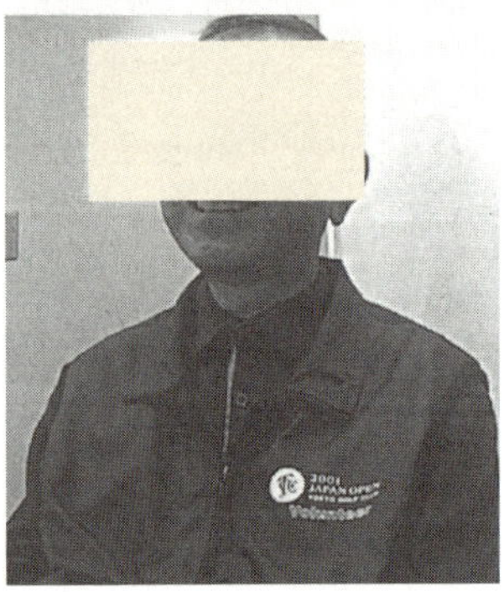

71세 남성, 알츠하이머형 치매(화를 잘 내는 유형).
건망으로 내원. 심한 초조함. 화를 잘 내는 증상 있음. Reminyl® 4mgx2와 억간산 2포로 치료를 시작. 그 후 Memary®와 Pletaal®을 추가. 건망이 개선되었고 화를 잘 내는 증상도 없어졌다.
3년 뒤 HDS-R 점수는 26점으로, 치료 전 21점에서 5점이 개선되었다. 4년째인 현재 처방은 Reminyl® 8mgx2, 억간산 2포, Memary® 15mg, Pletaal® 100mgx2이다.

[그림19] Reminyl®, Memary®, Pletaal® 병용으로 치료한 증례

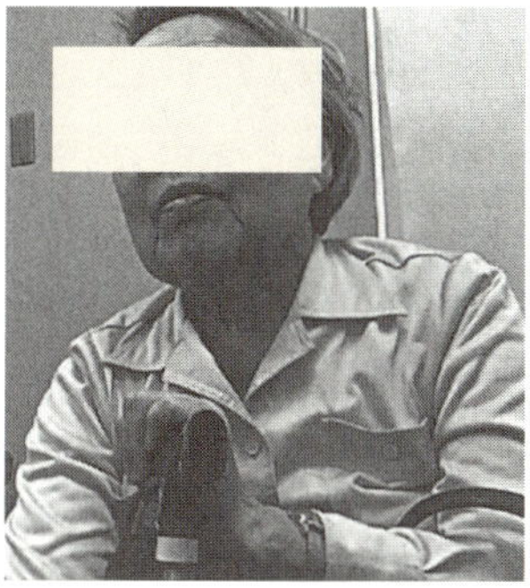

88세 여성, 알츠하이머형 치매(화를 잘 내는 유형).
3년 전에 다른 의사에게 Aricept® 3mg을 처방받았다가 흥분이 생겼다. 공격적으로 되어서 치료를 중지하고 있다. 우리 병원에서 초진을 했을 때의 HDS-R 점수는 14점. 화를 잘 냄, 흥분을 잘 함. Pletaal®과 Gramalil®로 치료를 시작했지만, Pletaal®의 부작용인 빈맥이 있었다. 25mgx2로 감량.
1년 뒤 HDS-R 점수는 15점으로 악화되지는 않았다. 그 후 Aricept® 0.75mg 병용을 시작했다. 건망은 많지만, 2년째인 현재까지 화를 잘 내는 증상 없이 평온하게 보내고 있다. HDS-R 점수도 15점 전후의 추이를 보이며 악화되지는 않고 있다.
현재 처방은 Aricept® 1mg, Pletaal® 25mgx2, Gramalil® 25mgx2이다.

[그림20] 소량의 Aricept®와 Pletaal®로 효과가 나타난 증례①

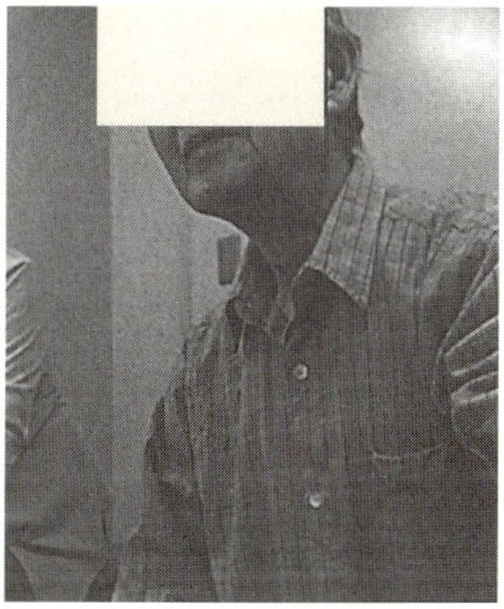

85세 남성, 알츠하이머형 치매(화를 잘 내는 유형).
건망으로 내원. HDS-R 점수는 14점. 알츠하이머형 치매로 진단받았다. Pletaal® 단독으로 치료를 시작. 1년 뒤 HDS-R 점수는 15점으로 변화 없음. Rivastach® 4.5mg을 시작했더니 화를 잘 냄과 폭력이 생겼다. 말다툼이 늘어서 Reminyl®로 변경했다. 6개월 뒤에는 HDS-R 점수가 23점까지 개선되었지만 소화기 증상 때문에 계속 복용하지 못하여 Aricept® 1mg으로 변경했다. 그러나 다시 화를 잘 내는 증상과 흥분이 나타나서 Aricept® 0.5mg까지 감량하자 그런대로 안정되었다. 2년 뒤의 HDS-R 점수는 21점으로 개선을 유지하고 있다. 현재 처방은 Aricept® 0.5mg 세립, Pletaal® 100mgx2, 억간산 1포(낮)이다.

[그림21] 소량의 Aricept®와 Pletaal®로 효과를 본 증례②

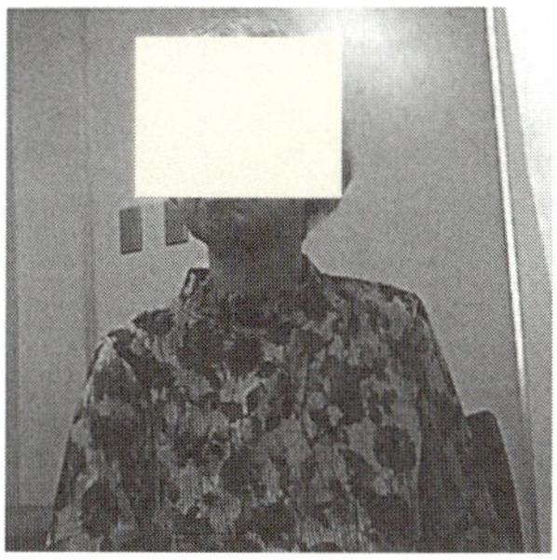

83세 여성, 알츠하이머형 치매(화를 잘 내는 유형).
건망으로 내원. 탈억제 증상과 흥분이 있음. HDS-R 점수 26점. 화를 잘 내는 유형인 알츠하이머형 치매라고 진단하여 Pletaal®로 치료를 시작. 1년 뒤에도 별다른 변화가 없는 추이를 보이고 있었지만(HDS-R 점수 25점), 입원을 계기로 치매가 단숨에 악화되었다. 망상과 화를 잘 내는 증상이 심해졌고 HDS-R 점수도 15점으로 저하되었다.3년째인 현재, Pletaal® 100mgx2, Reminyl® 4mgx2, Gramalil® 25mgx2로 치료하고 있다. 건망이 있긴 하지만 두드러진 BPSD는 없고, 상당히 온화하게 생활하고 있다.

[그림22] Pletaal®과 소량의 Reminyl®로 효과를 본 증례

6) 레비소체치매 · 픽병 유형인 알츠하이머형 치매의 치료

① 치매치료제의 사용법 (그림23)

▶ 약제과민성이 있을 가능성을 고려

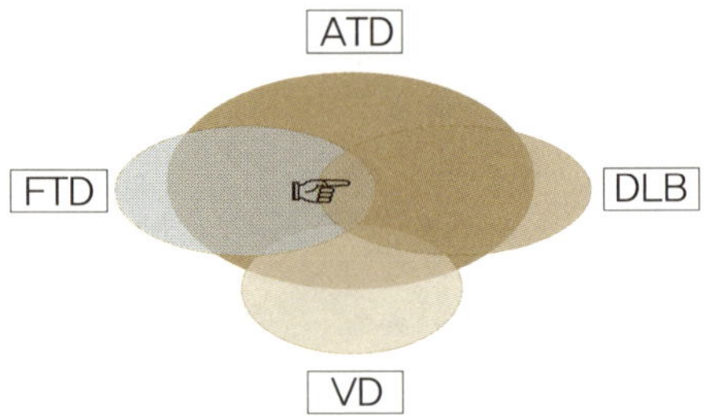

레비소체치매(DLB) · 픽병 유형인 알츠하이머형 치매(ATD)는 DLB처럼 허약하고 약제과민성이 있으면서 픽병처럼 흥분과 초조, 때로는 폭언과 폭력이 있는 것이 특징입니다.

DLB · 픽병 유형의 ATD와 DLB에 픽병이 합병된 것은 실제로 구별할 수 없는 경우가 많고, 특히 고령자에서 치매의 병기가 진행되는 경우에 두 가지는 같다고 생각되는 쪽이 좋을 듯합니다. 고령자 시설이나 요양형 병동에서 가장 많이 볼 수 있는 치매가 이 유형입니다.

DLB · 픽병 유형의 ATD 치료는 약제과민성이 있을 가능성을 고려하면서 화를 잘 내는 유형과 동일한 치료를 합니다.

간병하기 어려운 화를 잘 내는 증상이나 흥분이 있다면 무리하게 콜린에스테라제 억제제를 쓰지 않고 행동심리증상(BPSD)을 먼저 치료합니다. 콜린에스테라제 억제제를 쓰는 것만이 치매치료는 아닙니다. 환자를 온화하게 만들고 간병을 하기 쉽게 만드는 것도 치매치료입니다.

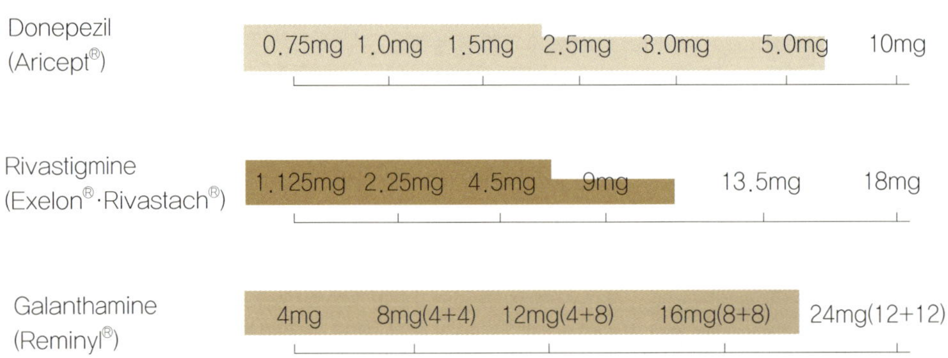

[그림23] 레비소체치매 · 픽병 유형의 알츠하이머형 치매의 치료제(콜린에스테라제 억제제) 추천 사용량
그림에서 추천도를 띠의 폭으로 표시했다. 폭이 넓은 곳이 추천, 좁은 곳이 사용 가능한 범위.

▶ 일차선택은 Galanthamine. Rivastigmine은 소량으로도 현저한 효과를 보는 예가 있음

DLB·픽병 유형도 화를 잘 내지 않게 되고 잘 흥분하지 않게 하는 점에서 가장 안심이 되는 것이 Galanthamine(Reminyl®)인데, 효과라는 관점에서 권하고 싶은 것은 Rivastigmine(Exelon®·Rivastach®)입니다. 소량의 Exelon®·Rivastach®로 현저한 효과를 볼 때가 많으며, Exelon® ·Rivastach® 2.25mg의 양으로도 현저한 효과를 보고 각성을 하여 가족이 놀랄 때가 있습니다.

Donepezil(Aricept®)이라면 시작 용량 0.75mg이나 1.0mg으로, Reminyl®로도 시작 용량 4mgx2로 기력이 생기고 일상생활기능(ADL)의 개선을 보일 때가 많습니다. 물론 픽병 합병이 되기 때문에 이 용량으로도 흥분할 때가 있습니다.

▶ Donepezil은 극소량으로

DLB와 픽병의 성격을 함께 갖고 있는 이 유형에 Aricept®는 상당히 쓰기 힘들지만, 비용 측면에서 유리하고 또 하루 한 번 내복이면 되기 때문에 저는 0.75mg부터 시작하며, 대부분은 1.5mg 이하, 최대로도 2.5mg으로 유지하도록 합니다. 과량이 되면 분명 흥분하거나 흥분, 착란이 지나쳐서 각성 수준을 떨어뜨립니다. 또한 몇 개월이 지나 식사를 할 수 없게 되고 걸을 수 없게 됩니다. 이는 Exelon® ·Rivastach®도 마찬가지입니다. 약의 과량투여로 인한 흥분을 절대로 Risperidone(Risperdal®)이나 Haloperidol (Serenace®)과 같은 항정신병 약물로 진정시키면 안 됩니다. DLB·픽병 유형이며 고령인 환자는 순식간에 누워 지내게 되고 폐렴에 걸립니다. 이 책에서 추천하는 [stage 1~4] 이외의 향정신병 약물은 전문의가 아니라면 적절하고 세심한 사용이 필요합니다. 픽병 증상에 Memantine(Memary®)이 쓰일 때가 많다고 보는데, 만일 이 유형에 쓴다면 5mg으로 시작하여 천천히 증량하고, 무리가 되지 않는 용량으로 복용시키는 것이 좋을 것 같습니다.

▶ Cilostazol도 어느 정도 유효

DLB ·픽병 유형의 ATD에도 Cilostazol(Pletaal®)은 어느 정도 유효합니다. 그러나 고령자의 DLB ·픽병 유형은 병기(뇌의 변성)가 이미 진행되고 있는 증례가 많고, 같은 고령자라도 DLB 유사 유형만큼의 효과는 없습니다. 그러나 현저한 효과를 보는 예가 적긴 하지만 인지기능과 각성도를 어느 정도 개선시킬 수 있는 경우도 있어서 Pletaal®을 사용하는 의의는 있다고 생각합니다(그림24).

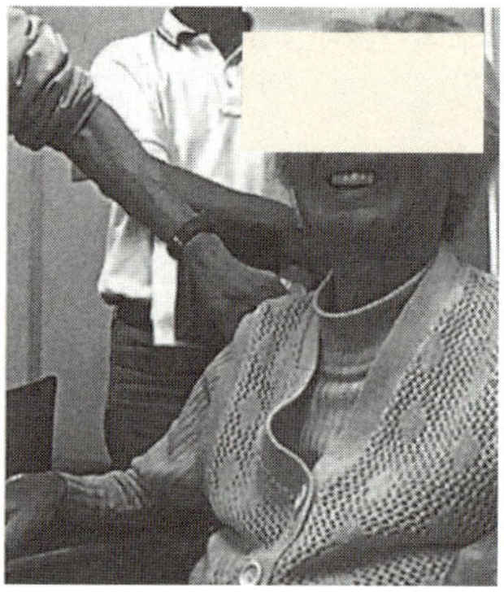

97세 여성, 알츠하이머형 치매(레비소체치매·픽병 유형).
예전보다 건망이 있다. 초진 시 HDS-R 점수는 0점(검사할 수 없음). 소통성이 불량하고, 화를 잘 내며 흥분을 잘 함. 보행장애는 있지만 파킨슨증은 없었다. 임상증상은 알츠하이머형 치매로 레비소체치매·픽병 유형이라 진단.
Rivastach® 2.25mg을 처방했더니, 처방한 직후부터 초조와 흥분, 폭력적 행동이 생겼다. Rivastach®를 1.125mg으로 감량했더니 소통성이 좋아지고 간병도 편해졌다.
1년 뒤인 현재도 악화는 없다. 현재 처방은 Rivastach® 1.125mg, 억간산 1포(저녁), Pletaal® 35mgx2. Pletaal®은 50mg이며, 빈맥이 있어서 세립으로 35mgx2로 감량하여 계속 처방하고 있다. 최근에는 웃는 얼굴을 보이게 되었다.

[그림24] Rivastach® 1.125mg과 소량의 Pletaal® 병용으로 치료한 증례

② 억제계 약물의 사용법

억제계 약물은 우선 [stage 1~3], 즉 억간산(抑肝散), Tiapride(Gramalil®), Quetiapine(Seroquel®)까지 고려합니다. 순수한 픽병에 Gramalil®은 효과가 없지만, ATD가 바탕에 있는 경우에는 Gramalil®로도 유효할 때가 있습니다.

우선 BPSD의 양성증상의 조절을 목적으로 [stage 1, 2] (억간산, Gramalil®)로 효과가 없으면 [stage 3](Seroquel®)를 시도합니다. 그래도 조절이 어려우면 [stage 4](Wintermin® 세립)를 시도하는데, 중요한 것은 극소량을 쓰는 것입니다. Wintermin® 세립 4mg과 6mg은 효과가 완전히 다르기 때문에 상당히 세심한 조제가 필요합니다. 어떤 약물을 사용하더라도 과진정에는 충분히 주의해야 합니다.

레비소체치매·픽병 유형의 ATD에 치료제를 사용할 때의 포인트

1. 일차선택은 Reminyl®
2. Exelon®·Rivastach®는 소량으로 현저한 효과를 볼 때가 있다
3. Aricept®는 극소량으로 치료한다
4. Pletaal®의 효과도 기대할 수 있다
5. 억제계 약물은 필요 최소한으로 사용한다. 과진정에 주의

3 혈관치매의 치료

1) 기본적인 치료 개념

I장 '임상 간단진단'에서도 설명했지만, 저는 알츠하이머형 치매(ATD)와 혈관치매(VD)를 엄밀하게 구별하지 않아도 된다고 생각합니다. 그 이유는, 두 가지는 합병례가 많고 실제로는 감별이 곤란한 점, 또 치료방법에 큰 차이가 없기 때문입니다(그림25).

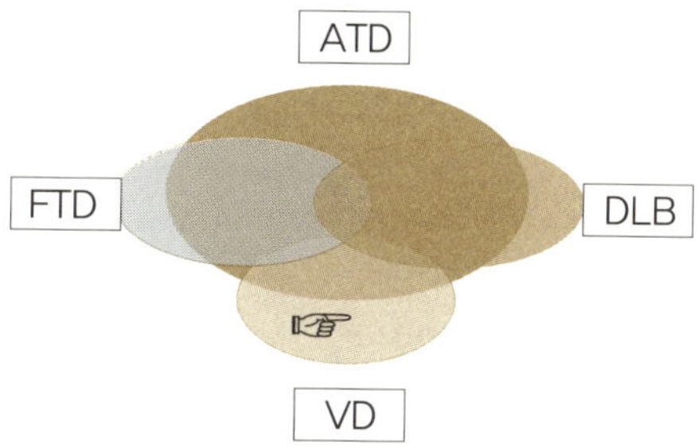

고령자의 VD에서는 ATD 정도는 아니지만 뇌내 아세틸콜린(Ach)이 저하되어 있어서, 이 저하된 Ach을 치료제(콜린에스테라제 억제제)로 조금만 보충해 주는 것이 좋습니다. 여기서 주의해야 할 것은, 순수한 VD일수록 콜린에스테라제 억제제는 조금밖에 효과가 없다는 치료 감각입니다. VD는 Ach이 크게 저하되어 있는 ATD와 다르기 때문에, '60점이면 좋다고 본다'라는 생각으로 치료하면 잘 됩니다. 100점을 목표로 하면 과량투여로 실패할 확률이 높습니다.

VD에 콜린에스테라제 억제제를 사용하는 의미는, 기억력을 좋게 한다기보다 전두엽을 활성화시켜 뇌를 조금 활동적으로 만들 뿐일지도 모릅니다. 그러나 뇌를 조금 활성화시키는 것만으로 기억력이 좋아지게 되고 일상생활기능(ADL)도 개선됩니다.

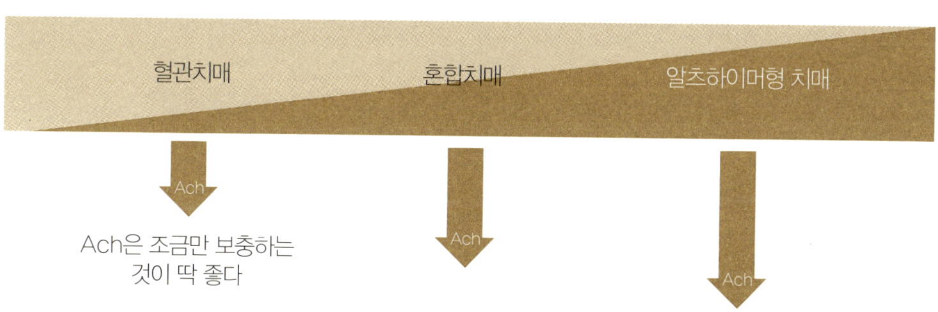

[그림25] 혈관치매의 치료 개념
Ach: 아세틸콜린

2) 혈관치매에 치료제를 쓰는 법 (그림26)

① Galanthamine이 일차선택

혈관치매(VD)의 일차선택은 Galanthamine(Reminyl®)입니다. VD 환자는 아세틸콜린(Ach)이 그다지 저하되어 있지 않은 경우가 많고, 또 고령일수록 도파민이나 세로토닌 이외의 신경전달물질도 저하되어 있습니다. VD에 증후성 파킨슨증(symptomatic parkinsonism)과 우울 증상이 많은 것도 그 때문입니다. Reminyl®은 Ach의 작용은 약하지만, 기타 신경전달물질도 늘리는 작용(APL 작용)이 있어서 안성맞춤입니다. Reminyl®의 치료례는 [그림27, 28]과 같습니다.

VD에서도 각성이 불량하거나 멍하면 Rivastigmine(Exelon®·Rivastach®) 쪽이 더 효과가 있습니다.

② 60점의 치료 효과를 목표로 한다

VD는 알츠하이머형 치매(ATD)와 레비소체치매(DLB)와 달리 콜린에스테라제 억제제에 전혀 반응이 없는 경우가 많고, Exelon®·Rivastach® 18mg이나 Donepezil (Aricept®) 10mg을 사용해도 꿈쩍도 안 할 때가 있습니다. 이와 같은 경우에는 규정 최대용량으로 치료해도 되지만, 조금 생기를 띠어도 그 후 몇 개월이 지나 인지기능이 급격하게 악화될 때가 있으므로 주의가 필요합니다.

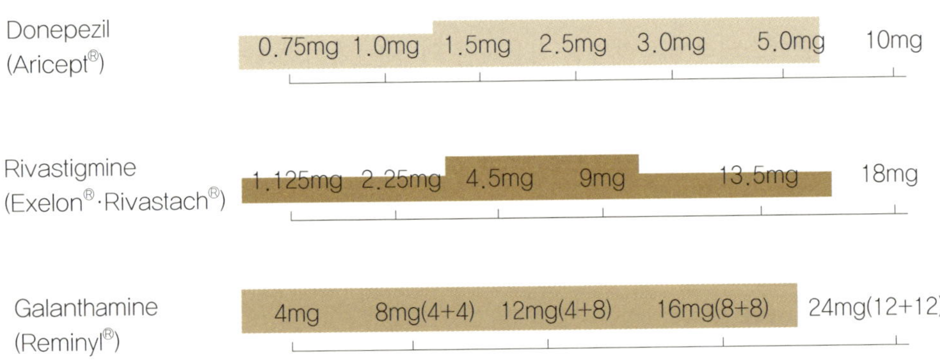

[그림26] 혈관치매에 쓰는 치료제(콜린에스테라제 억제제)의 추천 사용량
추천도를 그림에서 띠의 폭으로 표시했다. 폭이 넓은 곳이 추천, 좁은 곳이 사용 가능한 범위.

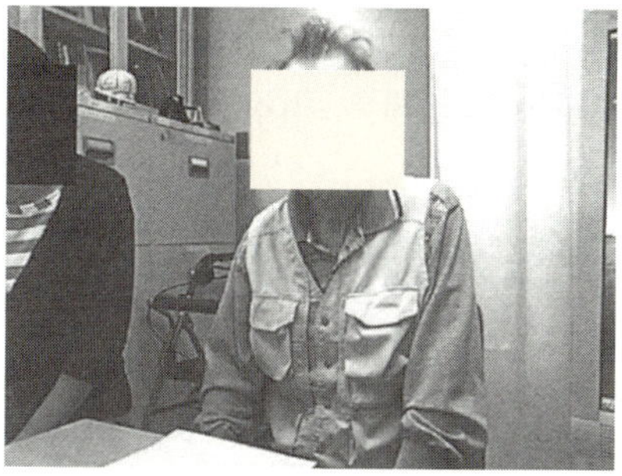

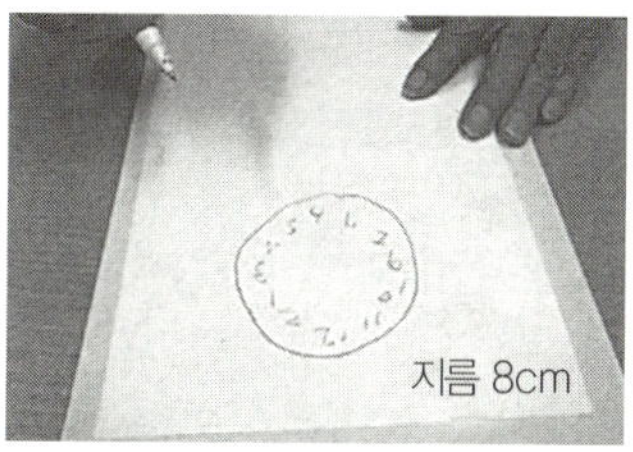

82세 남성, 혈관치매.

이전부터 건망은 있었지만, 최근 2개월 사이에 갑자기 심해졌다. 병식은 있다. 화를 잘 내는 증상은 없다. 인격은 정상. 이전부터 보행장애가 있고, 보행기로 겨우 걷지만 동작이 완만하고 구음장애가 있어서 말하는 게 좋지 않다. 최근에 실금을 보였다고 한다.
초진 시 HDS-R 점수는 19점. 손가락모방은 정상. 시계그리기도 거의 정상. 혈관치매라고 진단했다
Reminyl® 4mgx1로 치료를 시작. 치료를 시작한 뒤 한동안은 변화가 없었지만, 서서히 건망이 줄어들고 스스로 화장실에 갈 수 있게 되었다. 실금은 없어졌다.
그 후 Reminyl® 4mgx2로 증량. 6개월 뒤 HDS-R 점수는 21점으로 개선되었다.

[그림27] 소량의 Reminyl®로 효과를 본 증례①

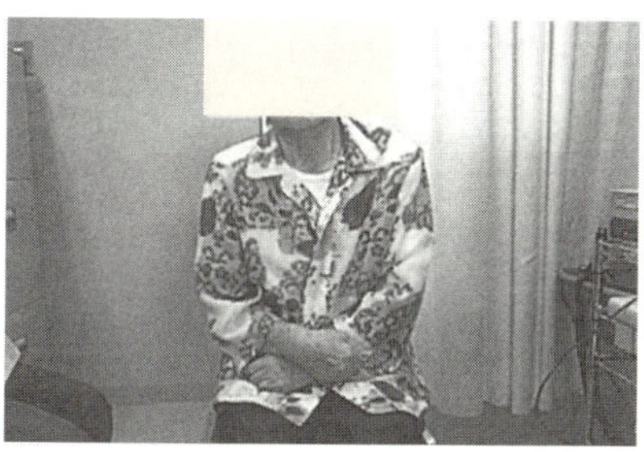

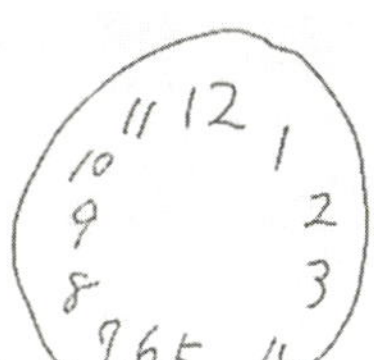

지름 5cm

초진 시 시계그리기검사

87세, 여성, 혈관치매.

이전부터 건망이 있었지만, 1개월 전부터 갑자기 상태가 이상해지고, 전등을 끄는 것을 잊었으며, 수돗물을 틀어 놓은 채로 놔두게 되었다. 변기물도 내리지 않았다. 옷은 벗은 채로 있고, 열쇠를 채우지 않는다고 했다. 표정은 어둡고 웃지 않게 되었다. 의욕이 없고 집에 틀어박혀 있는 경향이 있다. 동작은 약간 완만하고, 파킨슨증은 없다.
우리 병원에서 초진 시 HDS-R 점수는 20점(지연회상 4점). 손가락모방은 그런 대로 가능. 시계그리기는 거의 정상. 혈관치매라고 진단하여 Reminyl® 4mgx2를 처방했다. 독거노인인데, 약은 다른 집 가족이 아침저녁으로 복용시키도록 했다.
2개월 뒤, HDS-R 점수는 24점(지연회상 4점)으로 개선.
6개월 뒤, HDS-R 점수도 23점(지연회상 4점)이었다. 소등을 잊는 것과 물을 계속 틀어 놓는 증상은 없어지고, 일상생활에서 곤란한 일은 줄어들었다.
표정도 밝고 자주 웃게 되었으며, 원래 할머니의 모습으로 돌아왔다고 한다. 3년 뒤인 현재도 혼자 거주하는 중. Reminyl®은 4mgx2로 계속 복용하는 중.

[그림28] 소량의 Reminyl®로 효과를 본 증례②

또한 혈관치매(VD)라도 화를 잘 냄과 흥분, 파킨슨증 등의 부작용이 나타나는 경우는 적지 않아서, 효과가 없다고 하여 콜린에스테라제 억제제를 최대량으로 치료하면 오히려 환자의 상태를 악화시키는 경우가 있습니다.

1일 2회 복약관리를 할 수 없으면 Reminyl®을 1일 1회로 처방할 때도 있습니다. 또한 1일 1회 복용하면 되는 Aricept®를 적정 용량으로 처방할 때도 있습니다.

③ Cilostazol도 효과가 있다

인지기능의 개선이라고 하면 콜린에스테라제 억제제를 사용할 것이 아니라 Cilostazol(Pletaal®)로 VD를 치료하는 것이 좋은 방법입니다. 제 경험으로는 VD에는 Reminyl®과 Pletaal® 조합이 가장 친화성이 높고, 적정 용량의 Reminyl®과 Pletaal®을 병용하면 3~4년 동안 장기 인지기능의 유지효과를 기대할 수 있습니다.

VD에 대한 Pletaal®의 단독치료 효과는 레비소체치매(DLB)와 알츠하이머형 치매(ATD)보다 떨어지지만, 때때로 놀라운 효과를 보이는 증례를 경험할 때가 있습니다. ATD와의 차이는 1년 이상의 장기 효과가 떨어지는 점인데, 50mg×2를 100mg×2로 증량하여 한 번 저하된 인지기능이 다시 향상될 때가 있습니다. 항혈소판제인 Pletaal®은 뇌경색의 재발 예방에 쓰는 약이라서, 인지기능도 회복하면 정말로 일석이조가 됩니다.

VD에 Pletaal®을 쓸 때, 100mg×2로 쓰는 쪽이 50mg×2로 치료하는 것보다 분명히 효과적이며 ATD보다 용량 의존적입니다.

다만 65세 미만의 나이가 많지 않은 사람에서 몇 번이나 뇌경색이 반복된 증례, 85세 이상인 고령자에서 여러 번 뇌경색이 반복된 증례에서는 Pletaal®의 효과를 좀처럼 거두지 못합니다. 이유는 명확하지 않은데, 앞서 설명(195페이지)한 대로 동맥경화가 너무 강하면 Pletaal®의 효과를 충분히 거두지 못할지도 모릅니다.

Pletaal®의 치료례는 [그림29~32]와 같습니다.

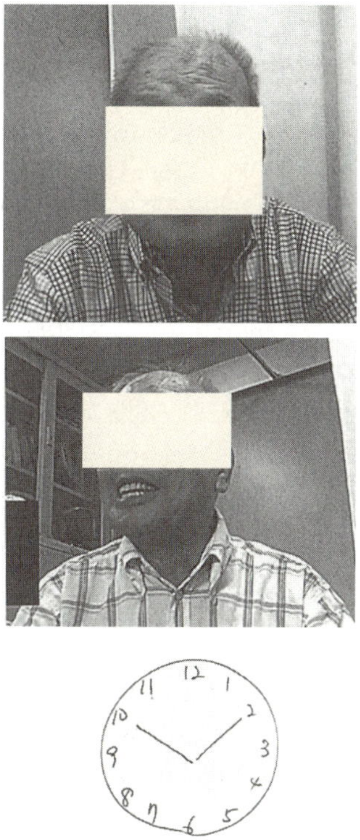

79세 남성, 혈관치매.

1년 전부터 건망이 심해졌다. 최근에는 대소변실금이 생겼다고 한다. 초진 시 HDS-R 점수는 9점(지연회상 2점). 감정이 없고 별로 말을 하지 않는다. 병식은 있다. 동작은 완만하다. 언어장애가 있고 파킨슨증, 환시, 망상, 잠꼬대는 없다. 시계 그리기는 거의 정상. 혈관치매라고 진단하여 Pletaal® 50mg ×2을 처방.

1개월 뒤, 부인과의 이야기에서 '대소변실금이 없어졌습니다', '말을 걸면 바로 반응이 오게 되었습니다'라고 했다. HDS-R 점수도 19점(지연회상 4점)으로 10점 개선되었으며, 본인은 '머리가 왠지 트인 느낌입니다'라고 말했다.

그리고 6개월 뒤에는 23점(지연회상 5점)으로 개선.

1년 뒤, HDS-R 점수 18점(지연회상 4점)으로 약간 떨어져서 Pletaal®을 100mgx2로 증량했다. 그러자 1년 반 뒤에 다시 23점(지연회상 6점)으로 개선되었다.

4년째인 현재도 Pletaal®만으로 치료하고 있다. BPSD는 없음. 힘들어하는 생활장애는 없다.

[그림29] Pletaal®만으로 치료할 수 있었던 증례①

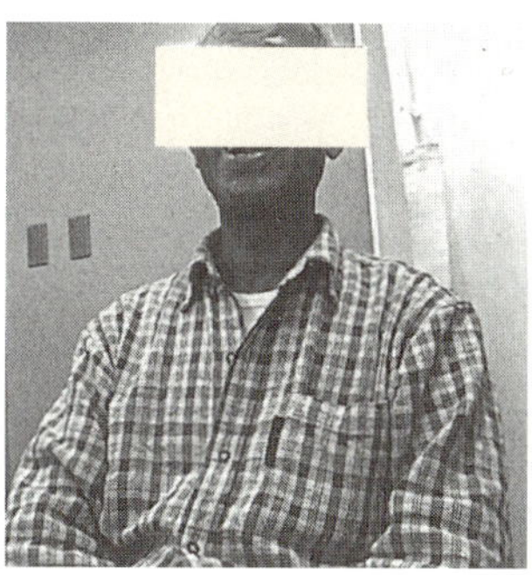

76세 남성, 혈관치매.

건망 증상을 주소로 내원. 기명력(記銘力)은 불량하고 의욕이 없지만 화를 잘 내는 증상은 없음. 문제가 되는 BPSD는 나타나지 않음. 어느 정도의 병식이 있다. 손가락모방은 정상. 시계그리기도 정상. MRI에서는 대뇌백질에 열공경색(lacunar infarction)이 다수 확인되었다. HDS-R 점수는 21점. 혈관치매라고 진단하여 Pletaal® 50mg×2를 처방했다.

2개월 뒤에 HDS-R 점수는 27점으로 개선. 2년이 지난 현재도 Pletaal® 50mg×2만으로 HDS-R 점수 24점을 유지하고 있다.

이전에는 집안에만 있을 뿐 아무것도 하려고 하지 않았다고 했지만, 최근에는 밝아지고 아내를 돕는 등 적극적인 모습으로 변하게 되었다고 한다. '주의력이 생겼습니다'라고 했다.

[그림30] Pletaal®만으로 치료할 수 있었던 증례②

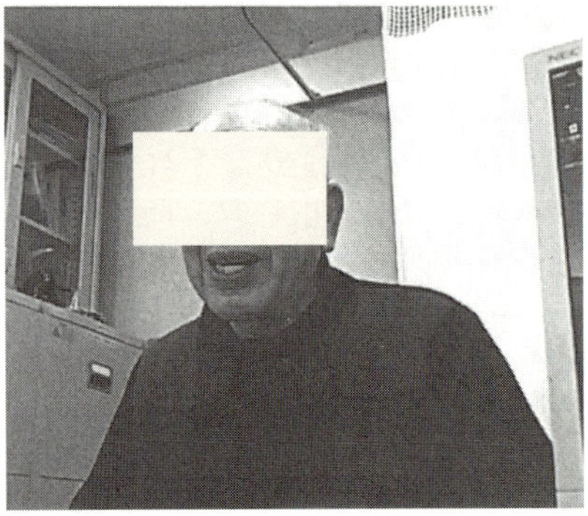

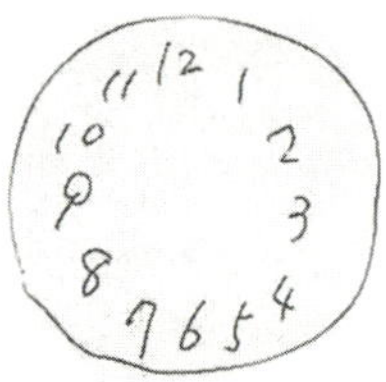

지름 7cm

74세 남성, 혈관치매.

최근 건망이 많다고 하여 내원. 동작은 약간 완만하다. 가벼운 언어장애가 있음. 화를 잘 냄, 망상, 파킨슨증은 없음. 초진 시 HDS-R 점수는 16점(지연회상 6점). 손가락모방, 시계그리기는 정상. 혈관치매라고 진단하여 Pletaal® 50mg×2로 치료를 시작했다.

6개월 뒤 HDS-R 점수는 15점(지연회상 3점)으로 거의 변화가 없었다. 1년 뒤에는 18점(지연회상 3점)으로 약간 개선. Reminyl® 4mgx2 병용을 시작하고 1년 반 뒤에는 20점(지연회상 5점)으로 개선.

그 후 Pletaal®을 100mgx2로 증량했더니, 2년 반 뒤에는 HDS-R가 21점(지연회상 6점)으로 개선되었다. 일상생활에서 특별히 힘들어 하는 것은 없다고 한다. 이후의 처방은 Reminyl® 8mgx2, Pletaal® 100mgx2이다.

[그림31] Pletaal®과 Reminyl® 병용이 유효했던 증례

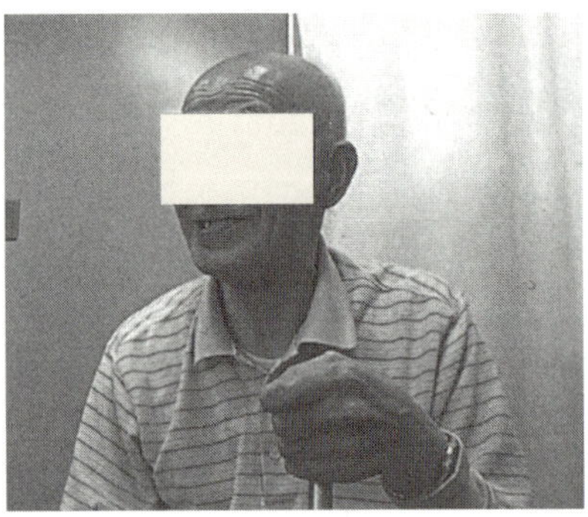

73세 남성, 혈관치매.

1년 전부터 건망을 주소로 내원. 화를 잘 냄, 흥분 증상 없음. 환시도 없음.

초진 시 HDS-R 점수는 19점. Pletaal® 50mg×2로 두통이 생겨서 중지하고 Rivastach® 4.5mg으로 치료했다. 1년 뒤에 HDS-R 점수는 24점으로 개선되었지만, 이후 6개월 뒤에는 15점으로 악화되어서 Pletaal®을 25mg×2로 재개했다. 6개월 뒤에 50mg×2로 증량했지만 두통은 없었다.

치료 3년째의 HDS-R 점수는 23점으로 유지할 수 있었다. 처방은 Rivastach® 9mg, Pletaal® 50mg×2.

[그림32] 소량의 Rivastach®와 Pletaal® 병용이 유효했던 증례

3) 혈관치매에 억제계 약제를 쓰는 법

① Tiapride와 억간산(抑肝散)이 효과적

혈관치매(VD)의 흥분계 행동심리증상(BPSD)에 효과적인 것은 Tiapride(Gramalil®)[stage 2]와 억간산[stage 1]입니다. 특히 Gramalil®은 초조와 흥분에 효과가 있고, 25mg×2, 50mg×2 사이의 용량에서 효과를 봅니다.

억간산은 불안한 경우와 초조함이 심한 경우에는 어느 정도 유효하지만, 초조와 흥분을 진정시킬 정도의 효과는 없습니다.

Gramalil®은 50mg×3(1일 150mg)까지 사용할 수 있지만, 부작용을 고려하면 150mg은 일시적인 사용에 그치는 것이 좋습니다.

Gramalil®과 억간산의 병용은 효과적이며, 이 두 가지를 병용하면 대부분의 VD에 나타나는 흥분은 치료할 수 있습니다.

Gramalil®로 진정이 충분하지 않으면 Quetiapine(Seroquel®)[stage 3]을 12.5mg×2(1일량 25mg)부터 사용합니다. Chlorpromazine(Wintermin®·Contomin®)[stage 4]이 필요한 경우는 거의 없지만, 꼭 필요한 경우에는 4mg, 6mg 정도의 극소량으로 시작합니다. 또한 일시적인 초조라면 Risperidone(Risperdal®)을 증상이 있을 때마다 그때 그때 prn으로 사용합니다. 폭언·폭력적인 행동이 있으면 소량의 Valproate(Depakene®)가 유효합니다. VD의 경우 1일 100~300mg 정도로 사용합니다. Memantine(Memary®)도 VD의 흥분과 초조에 어느 정도 유효하지만, 어지럼증이나 휘청거림 등의 부작용이 많아서 사용에는 주의가 필요합니다.

② 콜린에스테라제 억제제는 음성증상에도 유효

VD의 경우, 임상적으로 문제가 되는 것은 의욕저하와 우울 증상 같은 음성증상입니다. VD의 음성증상에도 콜린에스테라제 억제제는 유효합니다. 음성증상에 가장 효과가 있는 것은 Rivastigmine(Exelon®·Rivastach®)이며, 의욕저하 같은 음성증상과 초조·흥분 같은 양성증상을 함께 치료할 수 있습니다. 다음으로 유효한 것이 Donepezil(Aricept®)인데, 전두엽 활성화로 인한 화를 잘 내는 증상의 악화에 주의합니다.

③ 우울 증상, 의욕저하에는 Nicergoline, Amantadine도 효과적

콜린에스테라제 억제제 이외에는 Nicergoline(Sermion®)이나 Amantadine(Symmetrel®)이 VD의 음성증상에 어느 정도 효과적입니다.

Sermion®은 의욕저하와 우울 증상에 유효합니다. Symmetrel®은 의욕저하, 우울 증상 외에 자발성 저하에도 유효합니다. 단 Symmetrel®은 부작용으로 환각이 있으니 주의가 필요합니다.

혈관치매(VD)에 치료제를 사용할 때의 포인트

1. 60점의 치료 효과를 목표로 하는 것이 요령
2. Reminyl®이 일차선택
3. Pletaal®도 효과적
4. 억제계 약제는 Gramalil®과 억간산(抑肝散)을 쓴다
5. 음성증상에도 콜린에스테라제 억제제는 유효
6. 우울 증상, 의욕저하에는 Sermion®, Symmetrel®도 효과적

column

뇌혈류의 저하가 치매를 악화시킨다

혈관치매란 무엇일까?

혈관치매(VD)는 뇌경색 기왕력이 있는 것이 조건은 아닙니다. 또한 뇌경색 기왕력이 있다고 해서 VD라고 할 수는 없습니다. 알츠하이머형 치매(ATD)와 VD는 명확히 구별할 수 있는 것이 아니며, 두 가지의 경계는 없다고 해도 무방합니다. 즉 고령자에게는 두 가지가 병존합니다(그림1).

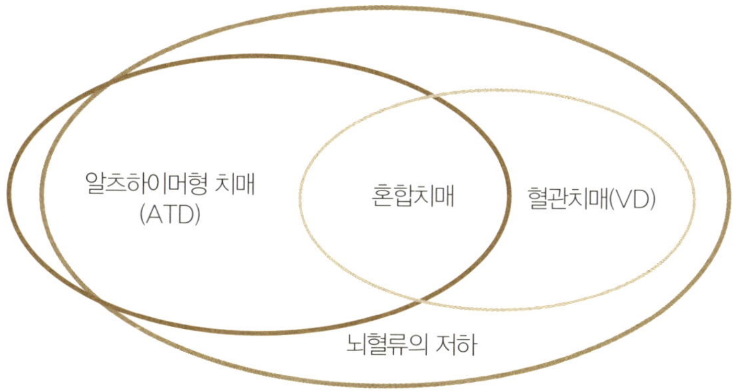

[그림1] 고령자의 알츠하이머형 치매와 혈관치매의 관계

VD는 뇌경색이 있음이 치매의 원인이 되는 증례, 뇌혈류 저하가 원인이 되는 증례가 있다고 생각하는 쪽이 좋다고 봅니다. VD를 이해하는 데는 크게 나누어 다음의 두 가지 유형이 있다고 생각하면 이해하기 쉬울 겁니다(그림2).

① 뇌경색이 치매의 원인이 되는 유형(뇌경색 유형)
② 뇌혈류 저하가 치매의 원인이 되는 유형(뇌순환장애 유형)

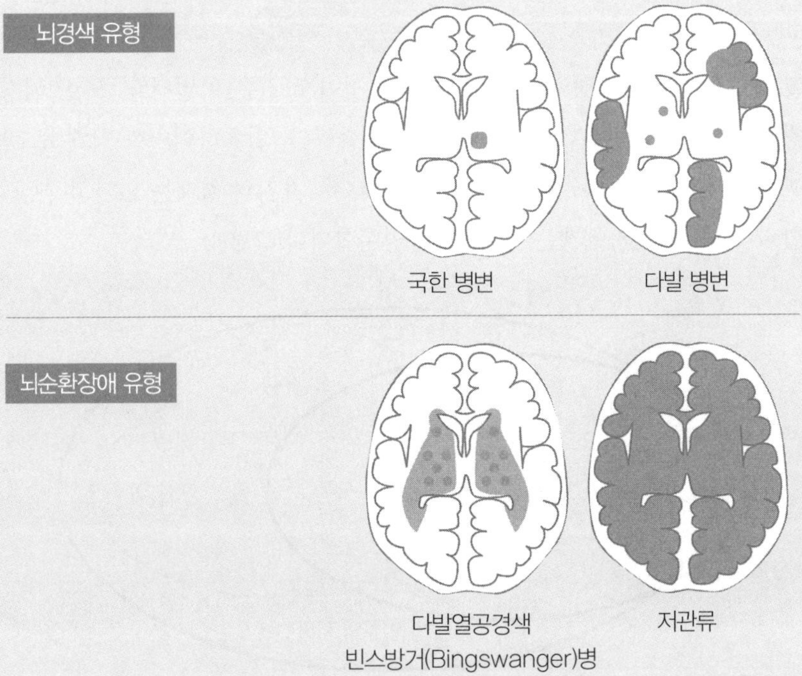

[그림2] 혈관치매의 두 가지 유형

① 뇌경색 유형

해마와 시상, 뇌간, 전뇌 기저부(basal forebrain) 등 인지기능에 관한 중요한 부위에 뇌경색이 생기면(국한 병변), 그것만으로 치매에 걸리는 경우가 있지만 빈도는 비교적 드뭅니다.

또한 대뇌에 비교적 큰 뇌경색이 생겨도 그것만으로는 치매에 걸리지 않습니다. 대뇌의 경우, 뇌경색 병변의 용적이 50mL 정도까지라면 치매에 걸리는 경우는 드물며, 여러 번의 뇌경색이 있고 병변의 용적이 100mL 이상이 되면 치매에 걸릴 가능성이 높아집니다(다발뇌경색). 뇌경색 유형은 고차뇌기능에 직접 관계되는 부위의 장애로 인해 기억장애와 의욕저하 등의 증상이 나타나는 유형입니다.

② 뇌순환장애 유형

다발열공경색이나 Binswanger병(진행성 피질하 뇌혈관성 뇌병증)으로 인한 치매는 소혈관성 치매라고 하는데, 뇌혈류의 만성적인 저하가 주요 원인이 됩니다. 또한 동맥경화로 인해 뇌 전체의 혈류가 저하되는 것(저관류)도 치매의 원인이 됩니다.

고령자의 알츠하이머형 치매(ATD)는 뇌경색뿐만 아니라 뇌혈류 저하가 합병되어 있는 경우가 많고, ATD라도 급격하게 증상이 악화되거나 계단형으로 진행하는 경우가 있습니다. 또한 혈관치매(VD)라도 꼭 계단형으로 악화되는 것은 아니고, 완만하고 느리게 진행되는 경우도 있습니다.

대략적으로 말하면, 절반 이상의 증례에서 ATD를 비롯한 치매의 악화에 뇌의 순환저하(저관류)가 관여한다고 생각할 수 있습니다.

고령자는 고혈압인 쪽이 낫다

저는 고령자의 치매는 상당힌 비율로 이 뇌순환장애가 관계되지 않나 생각합니다. 뇌순환장애는 대뇌 전체의 위축에도 관여하고, 뇌간 등 의식중추의 혈류가 저하되면 각성 수준도 저하됩니다. 저는 뇌혈류를 확보하는 것이 고령자의 치매 진행을 막는 한 가지 수단이 되지 않을까 싶습니다.

임상적으로는 85세 이상의 고령자에서는 VD뿐만 아니라 ATD도 혈압을 높게 유지하는 것이 필요하고, 고혈압의 치료목표 역시 수축기혈압 140mmHg도 좋다고 생각합니다. 실제로 저는 수축기혈압이 120mmHg 이하에서는 치매가 악화되는 증례를 많이 경험합니다.

80세 이상의 고령자에서는 막연하게 혈압강하 치료를 할 것이 아니라, 오히려 혈압약을 중단하는 것이 치매의 예방 혹은 치료가 되는 것은 아닐까요? 특히 85세 이상의 고령자에서는 뇌순환을 확보하기 위해 혈압을 높게 유도하는 것이 필요하겠습니다. 고혈압 치료가 치매의 예방이 되는 것은 장년기에서 70대 노령기까지 해당된다고 봅니다.

4 레비소체치매의 치료

1) 레비소체치매의 두 가지 유형

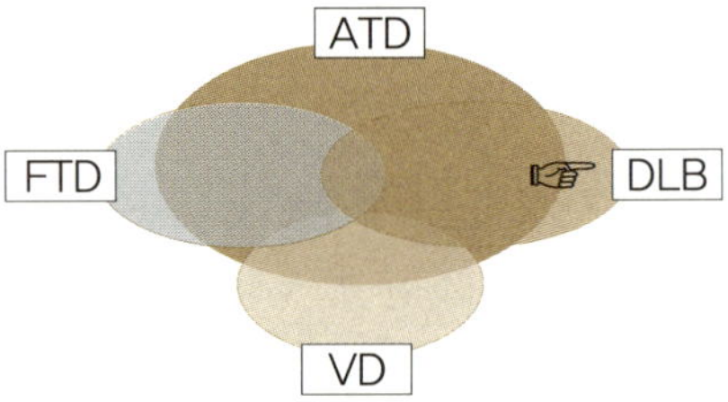

레비소체치매(DLB)에는 두 가지 유형이 있습니다.

① 순수형

발병 연령이 40대로 나이가 많지 않고 뇌내 알츠하이머 병변이 없는 것이 특징으로, 기억장애보다 환시와 망상 같은 행동심리증상(BPSD)과 파킨슨증이 초발증상으로 나타나는 것이 특징입니다.

② 일반형

고령자에게 많은 DLB이며, 뇌내 레비소체 병변뿐만 아니라 알츠하이머형 치매(ATD) 병변이 있는 것이 알려져 있습니다. 건망 등 기억장애가 초발증상으로 많은 것이 특징입니다. DLB의 수는 압도적으로 일반형이 많은데, 우리가 진찰하는 것은 대부분이 일반형입니다.

2) 레비소체질환으로서 레비소체치매와 파킨슨병 (그림33)

DLB와 파킨슨병(PD)은 동일한 레비소체질환입니다.

I장 '임상 간단진단'에서도 설명했지만, 뇌간만 침범을 받은 것이 PD이며, DLB는 해마와 편도체 등 대뇌 변연계를 포함하여 대뇌피질 전체에 레비소체가 확인됩니다.

DLB의 신경 증상은 대뇌피질뿐만 아니라 대뇌 변연계와 뇌간의 기능저하가 관계된다고 생각되며, 이것이 환시와 우울 증상, 심한 경우에는 의식장애의 원인이 됩니다.

PD와 마찬가지로 흑질 등 운동에 관한 신경핵도 레비소체의 침범을 받기 때문에 DLB에서는 파킨슨증을 보일 때가 있습니다.

ATD와 DLB, DLB의 순수형과 일반형, 그리고 PD. 이것들의 차이를 알기 힘든 것 같아서, 제가 갖고 있는 이미지를 소개하겠습니다(그림34).

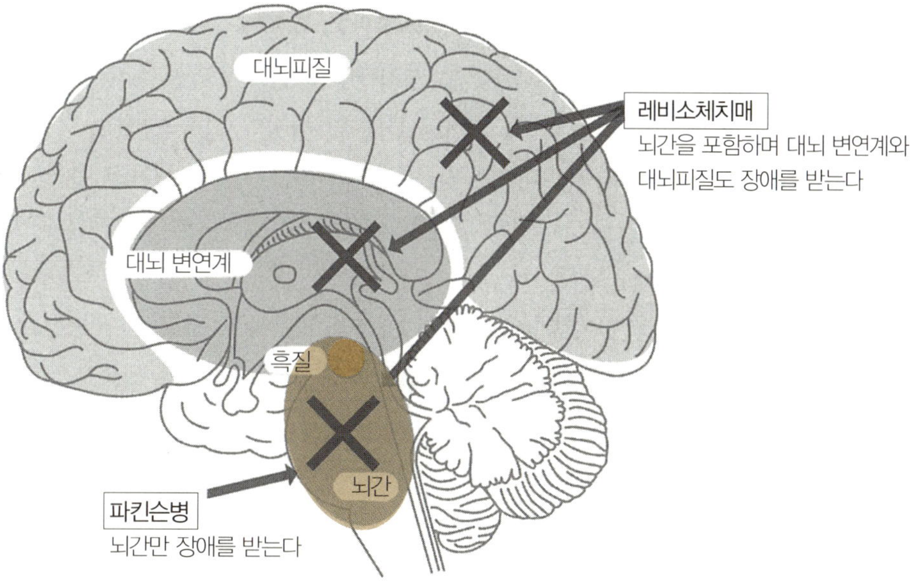

[그림33] 레비소체치매와 파킨슨병의 차이

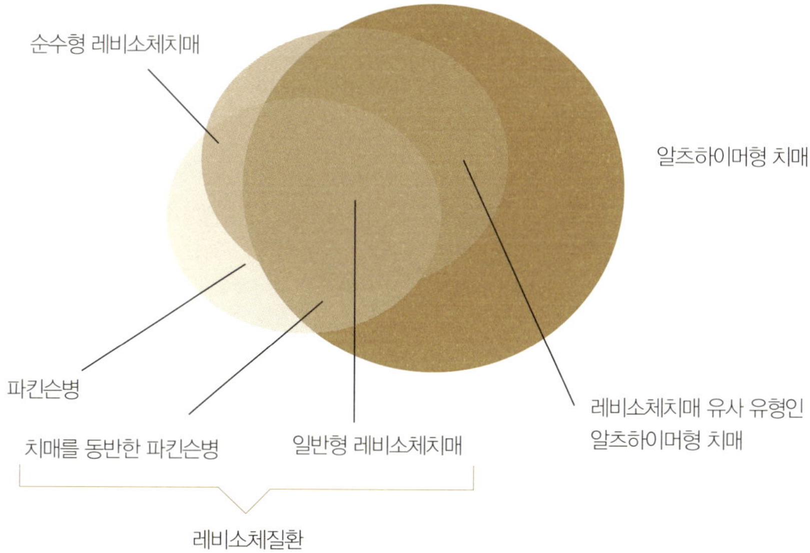

[그림34] 레비소체질환과 알츠하이머형 치매와의 관계

3) 알츠하이머형 치매와 레비소체질환

알츠하이머형 치매(ATD)와 레비소체질환은 겹치며(질환으로서 병존), 두 가지의 특징을 갖고 있는 것이 일반형 레비소체치매(DLB), 그리고 ATD의 외측에 있는 것이 순수형 DLB입니다. 또한 병 초기에 DLB의 특징이 없는 치매는 치매를 동반하는 파킨슨병(PDD)이라고 이해하면 됩니다. 이 책에서 말하는 DLB 유사(경향) 유형인 ATD는 DLB의 가장자리(경계부분)에 있다고 생각합니다. 가장자리에 있기 때문에 DLB의 증상이 없습니다.

실제로 이 질환은 이행형이 많으며 영상검사를 해도 명확히 구별할 수 없습니다. PDD는 파킨슨증이 선행하는 것이 DLB와의 차이인데, 임상적으로는 두 가지의 구별은 어려울 때가 있습니다.

우리가 진료하는 DLB는 거의 모두 일반형 DLB라서, 그 치료법을 알면 충분하다고 봅니다. 치료제로 현저한 효과를 거둘 때가 많으므로 치매치료에 '치료하는 기쁨'을 맛볼 수 있습니다.

column 레비소체치매의 환시 – 인터뷰하듯 환시를 듣다

DLB의 특징적인 증상 중 하나가 환시입니다. ATD와 혈관치매(VD)에도 환시가 없는 것은 아니지만, DLB의 환시는 정말로 사실적인 환시이며 진단의 결정적인 수단이 됩니다.

'환시'는 간단히 말하면 실제로 없는 것이 보이는 것으로, 집안에 모르는 사람이나 아이가 있다는 식의 현상을 말합니다. 동물일 때도 있고, 곤충이나 뱀이 보일 때도 있습니다. 또한 벽의 얼룩이나 커튼 주름 등 실제로 있는 것을 사람이나 동물, 곤충 등 다른 것으로 잘못 보는 '착시'도 많이 나타납니다.

진찰실에서 중요한 것은, 가족과 간병인에게 환시 유무의 정보를 얻고 본인으로부터 구체적인 환시 내용을 듣는 것입니다. 환시가 있음은 진찰하는 쪽에서 묻지 않으면 알 수 없는 경우가 있습니다. 가족이 환자의 얘기를 부정하는 일이 많아서, 환자 본인도 자진해서 환시 얘기를 해 주지 않습니다.

의사에게 필요한 것은 마치 인터뷰를 하듯이 이야기를 잘 듣는 것입니다. '그런 것이 있을 리 없다'라고 부정할 것이 아니라, 이야기를 잘 나누며 환자의 이야기를 듣는(들어서 알아내는) 것이 필요합니다.

'환시'라는 이미지를 파악하기 위해, 제 증례로 환시를 듣는 상황을 다음과 같이 재현해 보겠습니다.

아이가 집에 놀러 오는 환시 : 83세 여성 (그림1)

가족의 이야기로는, 2개월 전부터 집안에 아이가 있다고 말했다는 것입니다. 나이에 맞는 건망은 있지만 치매를 치료한 적은 없습니다.

– 아이가 집에 와요? 매일요?
매일은 아냐.
– 여자아이요?
여자아이는 대여섯 명. 남자아이도 그 정도랄까?
– 전부 열 명쯤?
그렇지. 남자아이 쪽이 활발하고, 집에 돌아가는 것도 여자아이보다 느리고.

– 몇 살 정도 애들이에요?
초등학생 정도지.
– 집안에서 뭐 해요?
공부지. 남자아이들은 활기차지만, 여자아이들은 조용해요.
– 아이들은 어떤 모습을 하고 있어요?
위에는 제복을 입고 있어요.
– 집에는 몇 시 정도에 가나요?
저녁 4시 전후 정도.
– 몇 시간 정도 있다가 돌아가나요?
1시간이나 2시간 정도.
– 집에서 어느 방에 있어요?
마루요. 넓은 테이블이 있는데, 거기서 공부를 해요.
– 언제쯤부터 왔나요?
글쎄요. 벌써 4년 정도 되었지요.
– 감사합니다. 고생하셨습니다. 여러 가지를 들었네요.
아니에요. 여러 가지를 들어주셔서 저도 좋았어요(웃음).

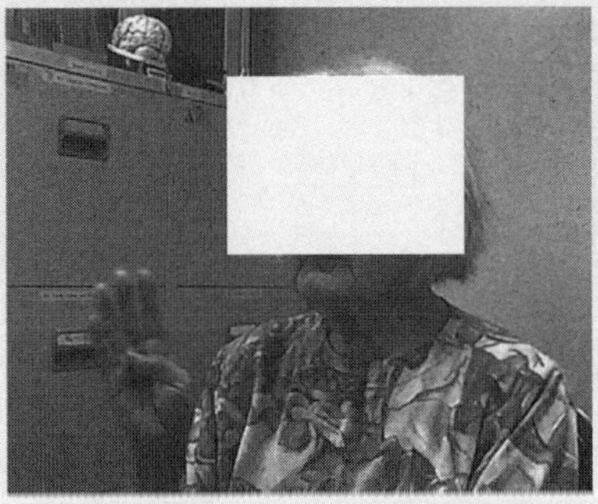

[그림1] 레비소체치매의 환시①: 아이가 집에 놀러 오는 환시

Rivastach® 4.5mg을 처방

2주 뒤

– 아이들은 아직도 오나요?
이제 커서 집에는 안 와요.
– 안 온다고요?
이제 안 오네요(웃음).
(이후에 환시는 없어졌습니다)

집에 낚시꾼이 오는 환시: 75세 남성 (그림2)

부인의 말씀에 의하면, 6개월 전부터 매일 저녁이 되면 집 연못에 많은 사람들이 낚시를 하러 온다는 말을 듣게 되었다고 한다. 이전 의사에게 2년 전부터 Donepezil(Aricept®) 5mg을 처방받고 있다.

– 몇 명 정도 집에 낚시를 하러 오나요?

많이.

– 열 명 정도?

그룹이라 할까, 세 명이나 네 명. 그런 그룹으로.

– 열 명 이상?

열 명 이상.

– 스무 명은 안 되고요?

스무 명까지는 안 돼.

– 남자만요? 아니면 여자도?

여자, 할아버지, 할머니도 있죠.

– 할아버지도 낚시를 해요?

그럼. 물고기들이 이렇게 큰데.

(물고기의 크기를 나타냄)

– 그건 어떤 물고기예요?

시장에서 별로 보이지 않을 법한.

– 도미 같은 거?

그렇지, 도미. 검은 것.

– 다른 사람들도 잘 잡나요?

꽤 잘 잡지.

– 그럼 매일? 매일 낚시를 하러 와요?

그렇지, 매일.

– 시간은 몇 시 정도예요?

아침 일찍 하지. 4시나 6시 무렵부터 시작해서 12시 무렵까지 하지.

몇 시에 와서 몇 시에 끝나는지 특별히 정해진 건 없는 것 같아.

– 아침부터요?

그럼, 아침부터. 정말 귀찮아.

– 담장 밖에서 낚시를 해요, 안에서 해요?

그러니까 담장 안에서. 의자에 앉아서 이렇게 하지(낚싯대를 던지는 행동).

– 낚시를 하시나요, 그걸 보고 계시나요?

그러니까 문틈으로 봐, 이렇게(엿보는 모습).

– 보고 계세요?

아, 또 잡았다고 하네(웃음).

– 집안에는(사람들이) 들어오지 않고요?

들어오면 난감하지(웃음). 담장 위에 기다랗게 늘어서 있어. 배에서 낚시하는 사람도. 두 명 정도 타고(부인 말씀에 의하면, 실제로는 2m 정도의 작은 연못이라고 합니다). 선생님도 한번 와서 보면 좋아.

– 네, 감사합니다.

Rivastach® 4.5mg을 처방. Aricept®는 중지.

2주 뒤

– 오전에 집 연못에서 낚시를 하는 사람이 있다고 들었는데요.

요새 3~4일은 보이지 않는데. 있네. 열 명 정도는 있구만.

(아직 낚시꾼은 있는 것 같습니다).

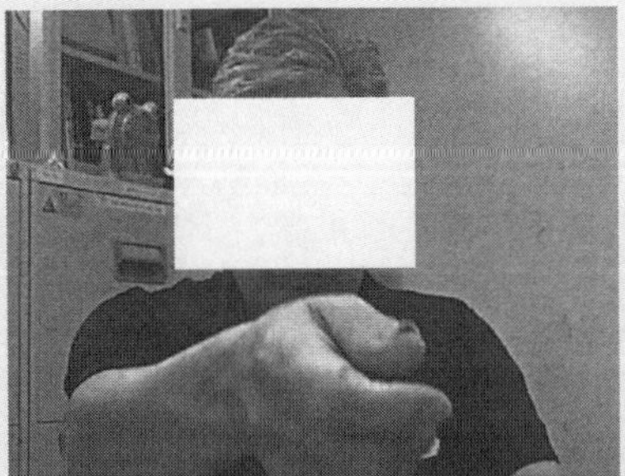

[그림2] 레비소체치매의 환시②: 집에 낚시꾼이 오는 환시: 낚싯대를 던지는 행동

Rivastach® 9mg으로 변경

1개월 뒤

– 오전 얘기인데, 집에서 낚시를 하는 사람 이야기를 들었는데요, 최근에는 어떤가요?

요즘은 없고, 안 보이네.

– 네? 없어요? 없어졌어요?

응. 없어졌어(약간 쓸쓸한 듯).

– 다른 사람은 안 와요? 낚시꾼 말고.

정말 없는 거 같아. 전혀 없어.

– 아, 그럼 좋네요. 조용해졌네요.

조용해졌지, 그렇지(웃음).

– 부인의 말씀 –

전에는 밤중에 집을 나가서 낮에 돌아오기도 했는데.

– 밤중에 집을 나갔어요?

지금은 그것도 없어졌어요.

– 밤에는 주무시나요?

네. 잘 자요. (환시는 없어지고 밤중에 하던 배회도 없어졌습니다)

4) 레비소체치매의 기본적인 치료 개념

① 치료효과를 잘 거두는 레비소체치매

레비소체치매(DLB)는 치료 효과를 가장 잘 거두는 치매입니다. Rivastigmine(Exelon®·Rivastach®)이 잘 듣고 Cilostazol(Pletaal®)도 효과가 있습니다.

Exelon®과 Rivastach®로 60% 이상, Pletaal®로도 60% 이상에서 환시를 없앨 수 있습니다. Exelon®이나 Rivastach®와 Pletaal®을 병용하고, 여기에 억간산(抑肝散)을 병용하면 초발 DLB의 경우 거의 100% 환시를 없앨 수 있습니다. 물론 인지기능도 개선됩니다.

다만 Exelon® ·Rivastach®를 저용량(소량)으로 쓰는 것이 중요한 요령입니다.

② 저용량으로 얻을 수 있는 Rivastigmine®의 각성작용

Rivastigmine(Exelon® ·Rivastach®)이 레비소체치매(DLB)의 환시를 없애는 것은 어쩌면 그 각성 작용에 의한 것입니다. DLB는 의식장애를 동반하는 치매이며, 동일한 레비소체질환이라도 이 점이 치매를 동반하는 파킨슨병(PDD)과의 차이입니다(그림35). 뇌내 아세틸콜린(Ach)이 저하되어 있는 것은 DLB와 PDD 모두 동일하지만, Ach 작동성 신경의 장애부위가 다르지 않을까, 즉 DLB에서는 각성중추의 Ach가 우위로 저하되어 있는 것은 아닐까 싶습니다.

Exelon® ·Rivastach®의 각성 작용은 저용량으로 거둘 수 있습니다. 구체적으로는 1.125~9mg입니다. 이 이상의 용량인 13.5mg이나 18mg으로는 뇌내 신경전달물질의 균형이 망가지고 치료에 실패합니다.

Exelon® ·Rivastach®를 붙이면 이따금 졸림이나 무감동이 생길 때가 있는데, 그것은 도파민 등 다른 신경전달물질이 상대적으로 저하되기 때문입니다. 이에 관해 Ach이 저하되지 않은 건강한 사람에게 붙이면 졸릴 때가 있습니다.

③ 부작용이 잘 생기는 레비소체치매에 Donepezil의 사용

DLB가 적응질환인 약은 일본에서 Donepezil(Aricept®)뿐이지만, 유감스럽게도 Aricept®로는 DLB 환자의 약 30%밖에 치료할 수 없습니다. 그것도 극소량의 Aricept®를 잘 쓴다는 전제이며, 환시도 완전히 없애지 못하고 대부분은 경감되는 정도입니다.

[그림35] 파킨슨병과 레비소체치매: 의식의 각성 수준 차이

Aricept®를 5mg, 10mg의 규정량으로 사용할 경우에 알츠하이머형 치매(ATD)의 환시라면 경감되지만, 이 역시 유효한 것은 전체의 10% 정도입니다. DLB는 Aricept®의 부작용으로 운동장애가 생깁니다.

◎

DLB는 DLB 유사 유형인 ATD를 포함하여 상당히 많은 치매입니다. 올바르게 치료하면 반드시 호전시킬 수 있습니다. 따라서 치매 진단에서 DLB를 놓치지 않는 것이 치매 전체의 치료 성공률을 높이는 비결입니다.

5) 레비소체치매에 치료제를 쓰는 법 (그림36)

① 일차선택은 Rivastigmine

DLB 치료의 일차선택은 Rivastigmine(Exelon® ·Rivastach®)입니다. 이는 일반형 DLB와 순수형 DLB 모두 동일합니다.

Exelon® ·Rivastach®에는 DLB의 인지기능 개선, 환시, 망상, 우울 증상 등을 좋게 하는 것 외에 보행을 개선시키는 효과가 있습니다. 다리 힘을 강하게 하는 이미지입니다. 이는 콜린에스테라제 억제제 중에서도 Exelon® ·Rivastach® 특유의 작용입니다.

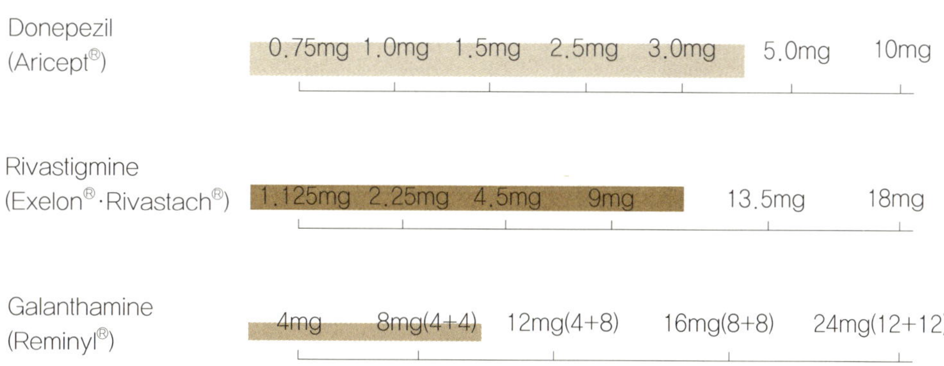

[그림36] 레비소체치매에 치료제(콜린에스테라제 억제제)의 추천 사용량
그림에서 추천도를 띠의 폭으로 표시했다. 폭이 넓은 곳이 추천, 좁은 곳이 사용 가능한 범위.
규정량의 Donepezil은 나이가 많지 않은 건강한 환자가 아니면 쓰지 못한다.
레비소체치매에 Rivastigmine, Galanthamine을 쓰는 경우는 보험적용 병명이 알츠하이머형 치매일 필요가 있다.

② 약제과민성에 주의

시작 용량은 중증도와 연령을 고려하여 1.125~4.5mg이지만, 증례에 따라서는 4.5mg으로도 과량투여가 됩니다. 식욕부진뿐만 아니라 기력이 없어지고 걸을 수 없게 됩니다.

유지량은 1.125~9mg까지입니다. 과량투여가 되면 몸을 잘 움직이지 못하게 되고 식사를 섭취하지 못하게 됩니다. Ⅲ장 '치매치료제를 잘 쓰는 법'에서 설명했는데, Donepezil(Aricept®)은 물론이고 Exelon® · Rivastach® 역시 과량투여를 하면 움직이지 못하게 됩니다. 소량이면 보행장애가 개선되지만, 반대로 과량이 되면 보행곤란이 됩니다. 13.5mg 이상이면 주의를 요합니다. 환시는 없어져도 걸을 수 없게 되면 모든 것을 잃게 됩니다(그림37).

Exelon® · Rivastach®는 패치제라서, 저용량으로도 피부 증상 때문에 계속 붙이지 못할 때가 있습니다. 그런 경우 이차선택은 Aricept®인데, Aricept®를 쓸 경우에는 0.75mg이나 1mg으로 시작하며 0.75~3mg의 범위에서 유지해야 합니다. 이 이상의 투여량이 되면 고령의 레비소체치매(DLB)에서는 불수의운동이 생기고 몸도 굳어서 움직이지 못하게 됩니다. 5mg 이상을 쓸 수 있는 것은 대체로 나이가 많지 않은 환자입니다.

치료가 잘 되지 않는 경우에는 시작 용량부터 과량투여가 되는 것이 원인입니다. 나이가 많지 않은 사람의 DLB라면 시작 용량이 Exelon®·Rivastach®는 4.5mg, Aricept®는 3mg으로도 괜찮지만, 고령자의 DLB인 경우에는 과반수에서 실패합니다.

③ Galanthamine은 적합하지 않다

Galanthamine(Reminyl®)은 각성 작용이 약하기 때문에 DLB에는 적합하지 않습니다. 치료 효과가 전혀 없는 것은 아니지만, 치료 성공률이 매우 낮고 부작용도 많이 나타납니다.

저는 현재 DLB라고 밝혀진 경우에는 Reminyl®은 쓰지 않지만, 과거에 환시가 없어진 증례도 경험했습니다. 그러나 유효율은 좋지 않고 Exelon®·Rivastach®와 같이 잘 듣는 약이 있는 이상 사용할 이유는 없습니다. Reminyl®은 어디까지나 삼차선택 약제입니다.

DLB가 잘 치료되지 않으면 콜린에스테라제 억제제의 처방량을 줄여 보십시오. 고령자, 중증례, 저체중자일수록 소량투여를 해야 합니다.

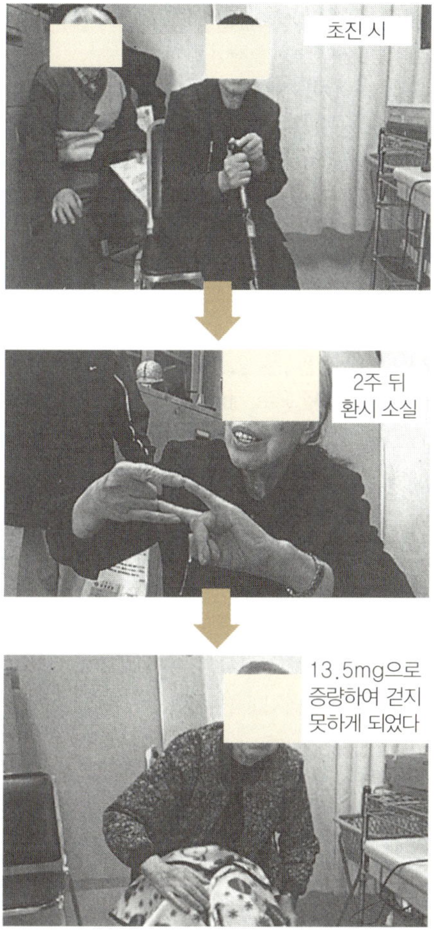

82세 여성, 레비소체치매.
77세 때부터 집에 고양이 등이 보인다고 하는 환시가 있다. 옷을 입은 4세 정도의 아이와 모르는 남자가 자기 침대에서 자고 있다고 한다. 80세 무렵부터 보행장애가 생겼고 잘 넘어지게 되었다. 노래를 부르듯 밤중에 큰 소리를 낸다.
우리 병원에서 초진을 했을 때 HDS-R 점수는 22점. 보행은 곤란.
Rivastach® 2.25mg으로 치료를 시작하고 2주 뒤에는 환시가 없어졌다. 잠꼬대도 없어졌다. 그러나 여전히 다리 힘은 약해서 Rivastach®를 4.5mg으로 했더니 걸을 수 있게 되었다. 9mg으로 증량하고 3개월 뒤에 HDS-R 점수는 24점으로 개선되었다.
4개월 뒤에 13.5mg으로 증량했더니 다음 날부터 다리 힘이 약해지고 갑자기 걷지 못하게 되었다. 사전에 지시한 대로 가족이 가위로 절반으로 잘라서 6.75mg으로 감량했더니 다음 날에는 다시 걸을 수 있게 되었다.
이전에는 꿈을 자주 꿨지만, 최근에는 전혀 꾸지 않는다고 했다. 처방은 Rivastach® 9mg만으로 계속 치료하는 중.

[그림37] Rivastach® 2.25mg으로 환시가 없어지고, 13.5mg으로 보행이 곤란해진 증례

④ Cilostazol이 유효

Exelon®·Rivastach®와 마찬가지로 유효한 것이 Cilostazol(Pletaal®)로, 환시를 없애고 인지기능을 개선시킵니다. 저는 수많은 DLB를 Pletaal®만으로 치료하고 있는데, 순수형과 일반형 모두 잘 듣습니다. Exelon®·Rivastach®와 병용하면 거의 완벽하게 치료할 수 있습니다. Pletaal® 치료례는 [그림38~41]과 같습니다.

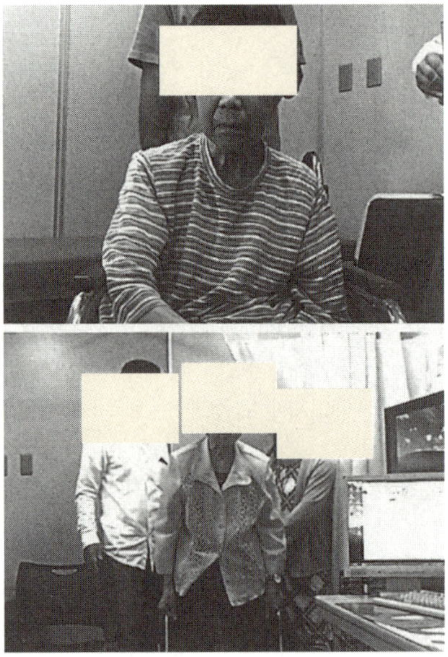

80세 여성. 레비소체치매(일반형)

1개월 전부터 환시 있음. 휠체어로 내원.
집안에 아기, 고양이, 쥐 등이 있다고 했다. 내원 시 HDS-R 점수는 15점. 환시 외에 파킨슨증이 있고 보행장애도 있으며, 간병이 없으면 기립도 곤란한 상태.
Pletaal® 50mg×2와 Dopacol® 25mgx2, 억간산(抑肝散) 2포로 치료를 시작했다. 2주 뒤에 환시는 약간 줄었지만 완전히 없어지지는 않았다. Rivastach®를 추가했더니 다음 날부터 환시는 거의 완전히 없어지고 2일 뒤부터 보행도 가능해졌다.
2년이 지난 지금도 환시는 없고, 붙잡고 걷기는 가능. HDS-R 점수도 20점으로 개선. 현재 처방은 Rivastach® 4.5mg, Pletaal® 100mgx2, 억간산 1포(저녁), Dopacol® 25mgx3.

[그림38] Pletaal®과 소량의 Rivastach®로 장기치료 중인 증례

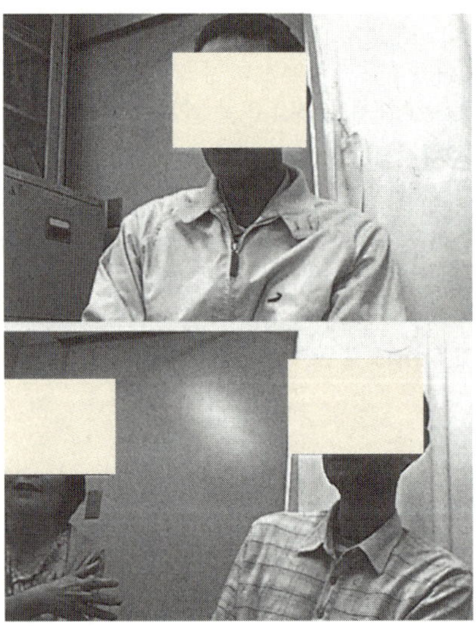

66세 남성, 레비소체치매(순수형)

55세 무렵부터 밤중에 누군가와 이야기하는 듯한 큰소리로 잠꼬대를 했다. 최근 몇 년간 기력이 없고 무슨 일이든 할 의욕이 없어졌다. 최근 밤중에 돌아다니며 열려 있는 창문을 열심히 잠그려 한다. 또한 아내의 옷을 입는 이상한 행동이 있었다.
우리 병원에서 초진을 했을 때 HDS-R 점수는 15점. 뚜렷한 환시는 없었다. 파킨슨증 없음.
Pletaal® 50mg×2로 치료를 시작하고 3주 뒤에 재진. '머리가 맑아졌다'라고 말했다. 아내의 얘기로는 '대화를 일상적으로 하게 되었다'라고 했다. 기명력(記銘力)은 3주 만에 개선되었고, HDS-R 점수는 28점이 되었다.
이후 Pletaal®만으로 치료. 100mg으로는 두통이 있어서 50mg×2로 했다.
HDS-R 점수는 1년 뒤 26점. 2년 뒤에는 24점. 환시와 잠꼬대는 지금도 없고 생활장애도 없다. 3년째인 현재 처방도 Pletaal® 50mg×2뿐이다.

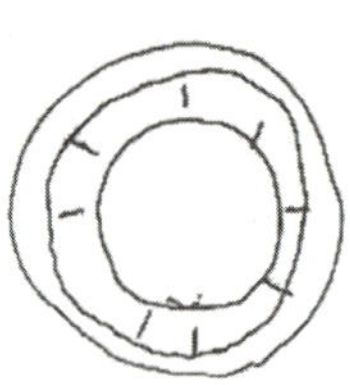

초진 시
시계그리기검사

[그림39] Pletaal®만으로 HDS-R 점수가 13점이 개선된 순수형 증례

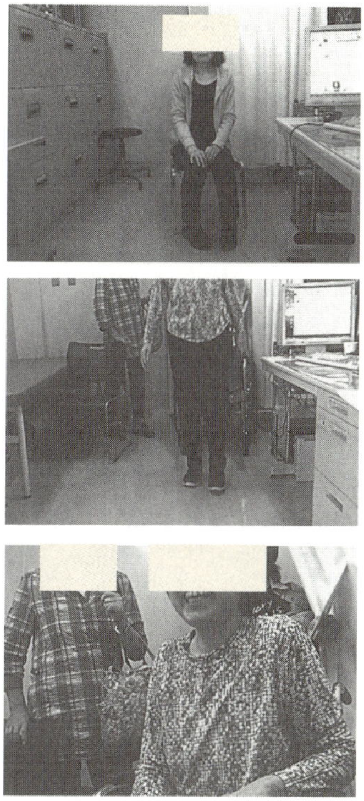

56세 여성, 레비소체치매(순수형)

45세 무렵부터 우울 증상이 있다. 집안일을 못하게 되었다. 우울증이라 생각되었지만 서서히 기명력이 저하되고, 1년 전부터 보행장애가 생겼다. 대학병원에서 다양한 검사를 했다. MIBG myocardial scintigraphy에서 집적 저하가 있다고 했지만, 진단에 이르지는 못하여 우리 병원에서 진찰받았다.

우리 병원에 내원했을 때 HDS-R 점수는 24점. 수축기혈압 90mmHg. 보행은 매우 불안정했다. 환시는 뚜렷하지 않지만, 증상으로 레비소체치매라고 진단하여 Rivastach®, Pletaal®, Levodopa로 치료를 시작했다.

한동안 보행을 할 수 없었지만, 1년이 지나 증상은 서서히 개선되었다. 2년이 지나 그럭저럭 혼자 걸을 수 있게 되었다. 인지기능도 서서히 개선.

3년째인 현재 HDS-R 점수는 28점으로 회복되어 있다. 우울 증상도 개선되고 웃는 얼굴이 많다.

현재 처방은 Rivastach® 9mg, Pletaal® 100mg x2, Dopacol® 50mgx3.

[그림40] Rivastach® 소량과 Pletaal®로 치료한 순수형 증례

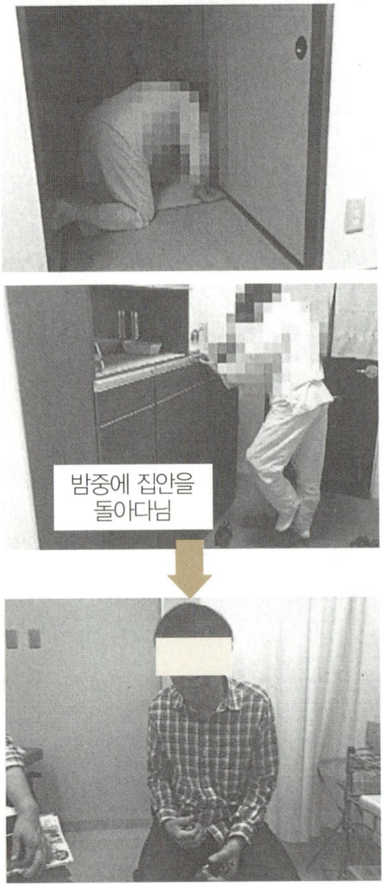

62세 남성, 레비소체치매(순수형)

50세 무렵부터 업무 실수가 늘어서 퇴직. 당시부터 뚜렷한 잠꼬대가 있었다. 1년 전부터 전갈, 나방 유충, 호박벌, 아이 등이 보이는 환시와 기억장애 악화가 있다. 6개월 전부터 밤중에 집안을 돌아다니는 몽유병 환자 같은 증상이 있었다. 몇 군데 의료기관에서 치료를 받았지만 개선되지 않았고, 우리 병원에 내원했을 때에는 Rozerem®과 Rivotril®을 처방받고 있었다. 경미한 보행장애, 수축기혈압 70mmHg 이하의 이상저혈압이 있었다. 초진 시 HDS-R 점수는 19점.

레비소체치매 및 렘수면행동장애라고 진단. Pletaal®과 억간산 2포를 처방. 환시는 개선되고, 렘수면행동장애는 소실되었다. Rivastach® 4.5mg을 추가했더니, 2개월 뒤에 환시는 완전히 사라지고 보행도 개선.

1년 뒤에는 환시와 렘수면행동장애도 없어졌다. HDS-R 점수는 19점 그대로이지만, 가족의 이야기로는 정신적으로 안정되어 생활장애는 현격하게 개선되었다고 한다. 혈압은 지금도 낮다.

3년째인 현재 처방은 Rivastach® 9mg, Pletaal® 100mgx2, 억간산 2포, Dops® 100mgx2.

[그림41] Pletaal®로 환시와 렘수면행동장애가 개선된 순수형 증례

6) 레비소체치매에 억제계 약제를 쓰는 법

레비소체치매(DLB)에서 억제계 약제의 일차선택은 억간산(抑肝散)[stage 1]입니다. 이차선택은 Quetiapine(Seroquel®)[stage 3] 소량입니다. '간단치료'에서는 원칙적으로 이것만으로 치료합니다. Tiapride(Gramalil®)[stage 2]는 운동장애의 부작용이 나타날 때가 많아서 사용하지 않습니다.

억간산에는 DLB의 환시와 망상을 개선시키는 효과가 있다고 알려져 있습니다. 억간산만으로는 환시를 완전히 없애지 못할 때가 많지만, 초발 증례 시에 Rivastigmine(Exelon®·Rivastach®) 혹은 Cilostazol(Pletaal®)과 병용하면 거의 모든 예에서 환시를 없앨 수 있습니다.

Seroquel®을 쓰는 것은 망상이나 초조 같은 BPSD의 양성증상이 강할 때인데, Exelon® ·Rivastach®나 Pletaal®로는 환시뿐만 아니라 망상도 좋아지게 할 때가 대부분이라서, 저는 그다지 사용하지 않습니다.

DLB에 Chlorpromazine(Wintermin®·Contomin®)[stage 4]을 쓰는 것은 픽병이 합병된 경우입니다. DLB에 픽병이 합병되는 것은 상당히 많으며, 고령자의 DLB는 병기가 진행되면 으레 픽병과 합병됩니다. 픽병과 합병된 경우에는 어쩔 수 없이 극소량의 Wintermin®이나 Contomin®이 필요할 때가 있습니다(그림42).

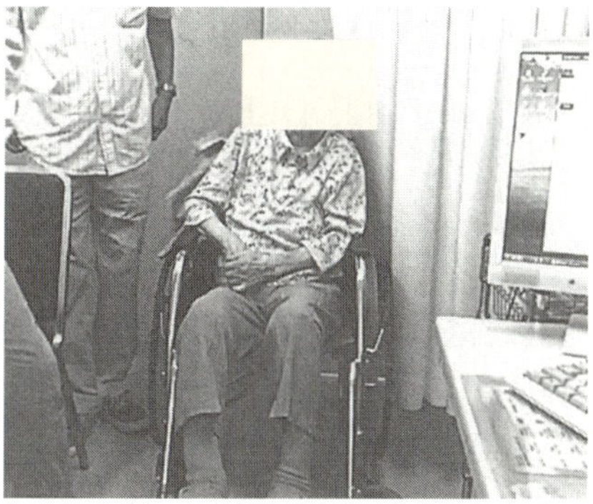

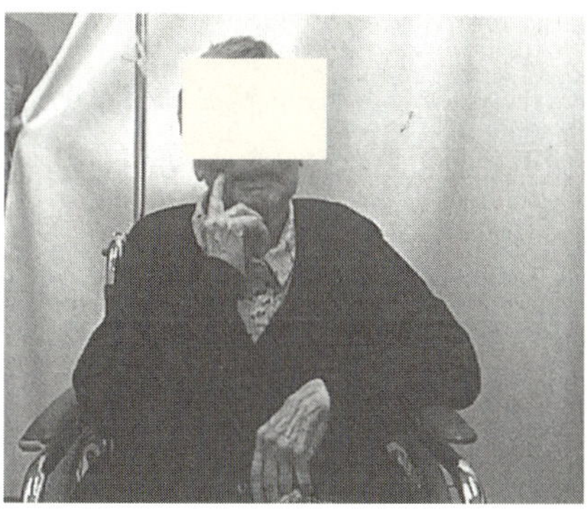

91세 여성, 레비소체치매에 픽병이 합병됨

10년 전부터 건망이 있다. 2년 전부터 인근 의사에게 Aricept® 5mg을 처방. 흥분, 도둑맞았다는 망상이 있으며, 몇 년 전부터 밤중에 큰 소리로 누군가와 대화를 하는 듯한 잠꼬대를 했다. 최근 집안에 사람이 있다는 환시가 생겼다. 초조와 흥분이 있다. 비도덕적인 행동이 많고, 방에 침을 뱉기도 했다.

우리 병원에서 초진 시 HDS-R 점수는 0점(시행불능).

보행은 못 하고, 몸을 뒤치는 것도 어려운 상태였다.

Aricept®를 절반(2.5mg)으로 줄이고 Pletaal®을 처방했다. 화를 잘 내는 증상과 피해망상은 개선되었지만 환시와 잠꼬대는 좋아지지 않아서 Rivastach®로 변경했더니, 이후 환시와 밤중에 큰 소리를 내는 것은 없어졌다.

그러나 탈억제 증상은 개선되지 않았고, 시설에서 옆 사람에게 음료를 들이붓는 행동이 계속되었다. Wintermin® 4mg을 병용하기 시작했더니 얌전해지고 비도덕적인 행동도 진정되었다. 현재도 보행은 곤란하며 HDS-R 점수는 0점(시행불능) 그대로이지만, 간병은 상당히 편해졌다.

현재 처방은 Rivastach® 4.5mg, Pletaal® 50mg× 2, Wintermin® 4mgx1(아침), 억간산 1포(취침 전).

[그림42] 레비소체치매에 픽병이 합병이 된 것을 극소량의 Wintermin®으로 치료한 증례

7) 레비소체치매의 파킨슨증 치료 (표1, 2)

① 레비소체치매는 파킨슨병 치료제로 쉽게 악화

레비소체치매(DLB)는 대부분 근육경직과 운동불능 등의 파킨슨증도 합병됩니다. 구체적으로는 '종종걸음', '잘 넘어짐', '딱딱한 동작' 등의 증상이 약 절반에서 나타납니다. 이러한 증상을 호전시키는 것이 Levodopa(L-dopa) 제제와 같은 파킨슨병(PD) 치료제입니다. 진찰실에서는 보행 상태와 주관절을 움직이는 톱니바퀴 같은 근경축(톱니바퀴현상, cogwheel rigidity)을 확인해야 합니다.

주의해야 할 것은, DLB는 약제과민성 때문에 PD 치료제로 쉽게 악화된다는 점입니다. PD와 동일한 도파민(DOA)작용제를 사용하면 DOA 과잉이 되어 환시 같은 증상이 악화됩니다. 임상적으로 이는 상당히 많이 경험합니다. DLB의 운동장애는 PD처럼 약 효과가 나지 않다 보니 과량투여를 하게 됩니다.

또한 DLB에 과량의 콜린에스테라제 억제제를 쓰면 아세틸콜린(Ach)이 과도하게 증가하여 흥분하거나 DOA가 부족하여 파킨슨증이 악화됩니다. 과량의 콜린에스테라제 억제제 사용은 간단하게 걷지 못하게 만듭니다. 이 역시 임상에서는 상당히 많이 볼 수 있는 부작용입니다.

② Levodopa제제를 소량사용

DLB의 치료에는 약의 미세한 균형 잡힌 처방이 필요합니다. 파킨슨증이 있다고 해서 PD 치료방법을 그대로 적용시키면 안 됩니다. Levodopa 제제와 도파민작용제를 충분히 효과가 날 정도로 쓰는 것이 아니라, 조금 부족할 정도의 양(low-dose)으로 치료해야 합니다.

제 경험으로는 DLB의 파킨슨증을 DOA작용제만으로 치료하기는 곤란하고, 전문의가 아니면 Levodopa · Carbidopa(Menesit®) 등의 Levodopa 제제를 중심으로 치료하는 것이 좋다고 봅니다. 사용량은 1일 50~300mg으로 PD보다 적은 양입니다.

또한 항콜린제, Amantadine(Symmetrel®) 등은 증례에 따라서는 쓸 수 있지만, 부작용도 많아서 일차진료에서 사용하는 것은 피하는 쪽이 좋다고 봅니다. Selegiline(FP) 등의 PD 치료제도 DLB의 증상을 악화시킬 때가 많으므로 피하는 쪽이 좋습니다.

[표1] (간단치료) 레비소체치매의 운동장애 치료: 추천 파킨슨병 치료제

Levodopa	단일제제	Levodopa	Dopaston® Dopasol®
	복합제제	Levodopa Benserazide	Madopar® Neodopasol® EC-Doparl®
		Levodopa Carbidopa	Menesit® Neodpaston® Dopacol®
도파민 작용제	비맥각알칼로이드계	Pramipexole Ropinirole Talipexole Rotigotine	BI · Sifrol® ReQuip® Domin® Neupro patch®
	맥각알칼로이드계	Bromocriptin Pergolide Cabergoline	Parlodel® Permax® Cabaser®
항콜린제		Trihexyphenidyl	Artane®
도파민방출촉진제		Amantadine	Symmetrel®
노르에피네프린 전구약물		Droxidopa	Dops®
MAO-B억제제		Selegiline	FP®
COMT억제제		Entacapone	Comtan®
도파민활성화제		Zonisamide	Trerief®

: 추천 : 병용하여 쓸 수 있다

8) 레비소체치매의 우울 증상 치료 (표2)

SSRI와 SNRI 등 비교적 약한 약을 써도 오히려 악화될 때가 많고 효과를 거두는 예는 드뭅니다. 우울 증상은 Rivastigmine(Exelon®·Rivastach®)이나 Cilostazol(Pletaal®)로 개선될 때가 많으며, 저는 항우울제를 쓸 기회가 없습니다. 쓰려고 한다면 작용이 가장 약한 Sertraline(Zoloft®) 정도입니다.

9) 레비소체치매의 혈압저하에 대한 대응 (표2)

DLB 환자는 병기가 진행되면 혈압이 내려갑니다. 고령자에서는 몇 년 전까지 수축기혈압이 140mmHg 이상이며 혈압약을 복용하고 있는데도, DLB에 걸리면 혈압

이 서서히 내려가고 때때로 100mmHg 이하가 될 때가 있습니다.

이는 레비소체 변성이 자율신경에도 미치기 때문에 생기는 현상으로, 순수형 레비소체치매(DLB)와 고령자의 일반형 DLB에서 모두 생깁니다. 제가 경과 관찰 중인 환자에서는 안정 시 수축기혈압이 60mmHg인 분도 계십니다.

나이가 많지 않은 환자라면 혈압이 60mmHg이라도 아무렇지 않지만, 고령자는 뇌혈류 순환이 불량하기 때문에 DLB 합병으로 인한 혈압저하가 생기면 실신할 때가 있습니다. 고령자시설 입소자로 식후에 의식을 잃고 뇌졸중이 아닐까 싶어 구급차로 이송되는 분이 있는데, 내원했을 때는 혈압이 110mmHg이었어도 구급대가 도착했을 때와 시설 직원이 직후 혈압을 측정했을 때는 90mmHg인 경우가 자주 있습니다. 실신의 원인은 저혈압 발작인 셈입니다. 뇌, 특히 뇌간의 혈류가 불량해져서 의식을 잃는 것입니다. 뇌허혈이 생기면 반사적으로 혈압이 오르기 때문에, 병원에 도착했을 때에는 혈압이 정상으로 돌아와 있습니다.

[표2] (간단치료) 레비소체치매의 증상별 추천 치료제

<table>
<tr><th>증상</th><th colspan="3">추천약</th><th>사용 가능</th></tr>
<tr><td>인지장애</td><td rowspan="5">Rivastigmine
(Exelon®·
Rivastach®)
[콜린에스테라제
억제제]</td><td rowspan="4">Cilostazol
(Pletaal®)</td><td></td><td></td></tr>
<tr><td>환시·망상</td><td rowspan="2">억간산(抑肝散)</td><td>Quetiapine(Seroquel®)
Haloperidol(Serenace®)</td></tr>
<tr><td>렘수면
행동장애</td><td>Clonazepam(Rivotril®)</td></tr>
<tr><td>우울 증상</td><td></td><td>항우울제</td></tr>
<tr><td>파킨슨증상
(보행장애)</td><td></td><td>Levodopa제제</td><td></td></tr>
<tr><td>자율신경
증상
(혈압저하)</td><td></td><td></td><td>Droxidopa
(Dops®)</td><td></td></tr>
<tr><td>픽병 증상</td><td></td><td></td><td>Chlorpromazine
(Wintermin® 소량)</td><td>Quetiapine(Seroquel®)</td></tr>
</table>

고령자에게는 막연하게 혈압약이 처방되는 증례가 자주 있습니다. 고령자에서 DLB로 진단된 경우, 또한 기력이 없는 고령자로 최근 혈압이 내려간 경우에는 혈압약을 중지해야 합니다.

실신이 생기는 것은 식후, 목욕 후, 배뇨 이후가 많은 것 같습니다. 미연에 실신을 예방하기 위해서는 이와 같을 때 본인이 멍하지 않은지 간병인이 주의하고, 가능하면 혈압을 측정합니다. 혈압이 낮으면 눕히는 식의 대응만으로도 괜찮습니다. 10분이면 기분이 좋아지고 생기를 띱니다.

DLB의 저혈압에는 Droxidopa(Dops®)가 어느 정도는 유효합니다. 소량으로 시작합니다.

DLB 치료제를 사용할 때의 포인트

1. 약제과민성에 주의
2. 치료의 일차선택은 Exelon®·Rivastach®. 소량으로 환시가 없어진다
3. Pletaal®도 효과적
4. 억간산(抑肝散)이 효과적. 환시를 개선시킬 때도 있다
5. 파킨슨증에는 Levodopa 제제를 소량으로 쓴다
6. 혈압이 낮으면 Dops®가 유효할 때가 있다

column

레비소체치매에 대한 글루타티온 정맥주사치료의 효과

레비소체치매의 운동장애에 유효

글루타티온(glutathione) 정맥주사는 원래 옛날부터 간질환과 임신고혈압(임신중독증) 등에 쓰이는 약제인데, 파킨슨병(PD)의 운동장애에도 유효한 것이 밝혀지고 있습니다(351페이지 'column' 참조). 다만 보험적용량(400mg)보다 많은 양을 사용하기 때문에, 대부분의 시설에서는 비보험 치료가 됩니다.

이 글루타티온 정맥주사치료는 레비소체치매(DLB)의 운동장애에도 유효하고, 정맥주사를 종료한 직후에 효과를 확인할 수 있습니다.[1)]

[그림1]은 우리 병원에서 시행한 치료 성적입니다. 환자 본인과 가족에게 승낙을 받아서 글루타티온 1,200mg을 생리식염수 100mL (또는 50mL)에 녹여서 약 15분간 정맥으로 투여하고, 종료 15분 뒤에 효과를 판정했습니다. 전혀 걷지 못했던 증례가 세 걸음을 걸을 수 있게 된 경우는 '현저한 효과', 보행이 개선된 경우는 '유효', 뚜렷한 개선이 없는 경우는 '무효'라고 판정했습니다.

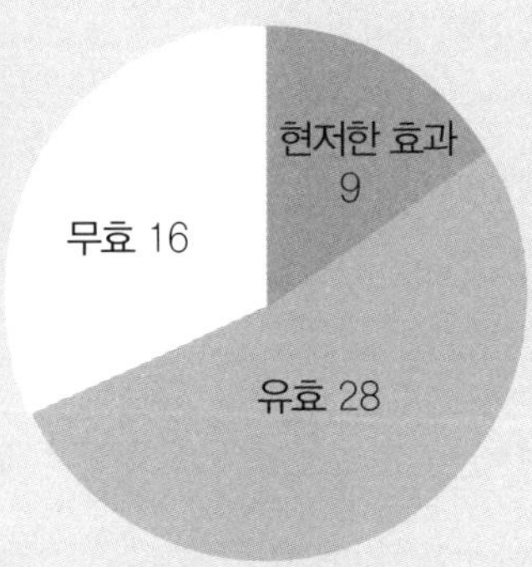

대상: 보행장애를 보이는 레비소체치매 환자 53례
방법: 글루타티온 1,200mg+생리식염수 100mL을 15분간 정맥투여하고, 직후 보행장애의 변화를 객관적으로 평가했다.

[그림1] 레비소체치매에 대한 글루타티온 정맥주사치료의 효과

글루타티온 정맥주사치료는 [그림1]과 같이 한 번의 치료로 70%에 가까운 환자에서 효과를 보였습니다. 보행 개선에 대해서는 객관적·주관적으로 모두 뚜렷하며, 대부분의 환자는 '다리가 가벼워졌다'라든가 '몸이 가벼워졌다'라고 표현합니다. 우리 병원에서는 글루타티온 정맥주사를 무료로 할 때도 있고, 이 치료는 글루타티온을 1,200mg으로 국한시켜 시행했는데, 효과가 없더라도 글루타티온을 증량하면 효과가 있을 때가 많은 것 같습니다. 1,600mg이나 2,000mg와 같이 양을 늘리면 유효율은 더 올라갑니다. 또한 Citicoline이나 송아지 혈액추출물(Solcoseryl®)을 보태면 효과가 높아집니다.[1] 부작용은 특별히 없는 것으로 알려져 있는데, 저 역시 지금까지 400례 이상의 치료 경험을 거쳐 부작용은 한 건도 경험하지 않았습니다.

파킨슨병의 치료와 진단 목적으로도 실시

우리 병원에서는 PD에도 글루타티온 정맥주사치료를 합니다. 그러나 PD인 경우, 효과가 없는 증례는 증량을 해도 전혀 효과를 거두지 못하는 경우가 있어서, 저는 PD보다 DLB 쪽이 글루타티온 정맥주사의 효과를 거둘 수 있지 않나 생각합니다.

문제는 효과의 지속시간이 짧습니다. 대부분 하루, 길어야 며칠이면 효과가 없어집니다. 그 때문에 글루타티온 정맥주사만으로 PD를 치료할 수는 없습니다. 다만 장기간 계속하여 PD의 운동장애가 서서히 개선되는 경우는 있습니다.

최근에 우리 병원 외래에서는 치료보다 진단 목적으로 시행하는 일이 많아졌습니다. 글루타티온 정맥주사가 뚜렷한 효과가 있으면, 보행장애는 뇌혈관장애나 정형외과적인 원인이 아니라 신경전달물질의 부족이 원인일 것이라고 진단할 수 있습니다.

운동장애에 대한 글루타티온 정맥주사의 효과 메커니즘에 대해서는 잘 알려져 있지 않습니다. 유효례는 정맥주사 직후에 '기분이 좋아졌다', 그리고 굳은 표정이 없어지고 웃는 얼굴이 된 것으로, 어쩌면 글루타티온이 도파민(DoA), 그리고 세로토닌(Ser) 같은 신경전달물질을 활성화시키는 것으로 예상됩니다. 실제로 글루타티온 정맥주사는 나이가 많지 않은 '우울증'에는 전혀 효과가 없는 것 같아서, 저는 '마음이 원인인 우울증'과 '뇌가 원인인 우울증'의 감별도 가능하지 않을까 생각합니다.

레비소체치매와 고령자의 구조수단에

글루타티온 정맥주사의 효과는 극적입니다. 잘 쓰면 구급병원에서도 급성기 병원의 중요한 치료수단이 됩니다. 너무나 효과가 있어서, 작용시간이 짧은 것이 단점임에도 사용하지 않을 이유가 없습니다. 중증인 레비소체치매(DLB)에서는 구조수단이 되고, 구급병원에서는 수많은 질환, 폐렴 등의 내과적 질환에도 고령자의 구조수단이 됩니다. 현재는 외래보다 병동 쪽에서 중요한 치료수단이 되고 있습니다(351페이지 'column' 참조).

글루타티온 정맥주사 치료 증례는 [그림2~4]와 같습니다.

문헌

1) 河野和彦: コウノメソッド流臨床認知症学. 日本医事新報社. 2015.

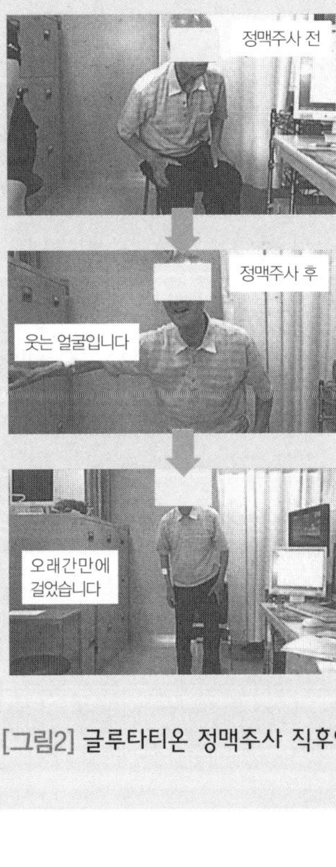

79세 남성, 레비소체치매

1년 전부터 보행장애가 생겼다. 서서히 다리 힘이 약해지고, 화장실에도 기어서 가게 되었다. 최근에는 화장실에 앉으면 일어서지 못하게 되었다.
초진 시에는 거의 걷지 못했고 휠체어로 내원했다. 집안에 낯선 남자가 보이는 환시가 있다. HDS-R 점수는 19점. 혈압 98/60mmHg.
레비소체치매라고 진단하고 글루타티온 정맥주사(1,200mg)를 했다. 정맥주사를 종료한 지 15분 뒤에는 걸을 수 있게 되었고, 굳은 표정이었지만 웃는 얼굴도 보이게 되었다. 본인의 이야기로는 '몸이 가벼워진 느낌이 든다'고 했다. Rivastach® 4.5mg을 처방. 정맥주사의 효과는 하루. 2주에 한 번 정도 글루타티온 정맥주사를 하고, 이후 그럭저럭 보행기능을 유지한다. 2개월 뒤의 HDS-R 점수는 27점으로 개선.

[그림2] 글루타티온 정맥주사 직후에 걸을 수 있게 된 증례①

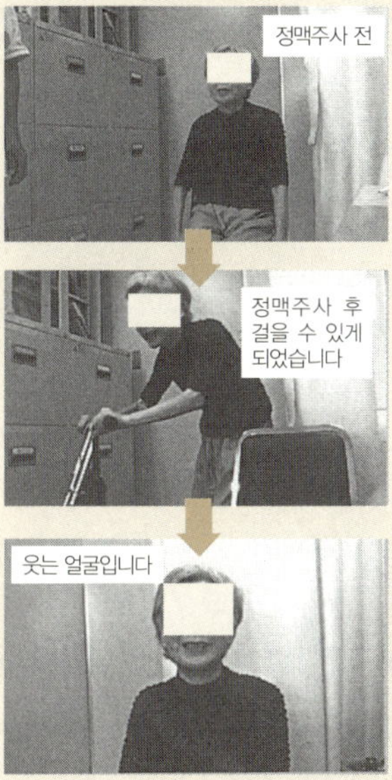

79세 여성, 파킨슨병(PDD 의심)

5년 전부터 보행장애가 생겼다. 3년 전부터 전문의에게 파킨슨병 치료를 받고 있다. 처방은 Neodopaston® 100mgx3, Symmetrel® 50mgx3. 서서히 걸을 수 없게 되었고, 최근에는 침대에서 일어나는 것도 혼자서 곤란한 상태. 환시와 잠꼬대는 없음. 내원 시 HDS-R 점수는 23점. 글루타티온 정맥주사(1,200mg)를 했더니, 정맥주사를 한 지 5분 뒤에 보행기로 걸을 수 있게 되었다. 웃는 얼굴을 보였다.

Symmetrel®은 중지하였으며, Neodopaston® 100mgx3은 변경하지 않고 Rivastigmine® 4.5mg을 처방했다.

정맥주사의 효과는 1~2일이지만 2년이 지난 지금도 부정기적으로 글루타티온 정맥주사를 하고 있으며, 보행기로 그럭저럭 걸을 수 있다.

[그림3] 글루타티온 정맥주사 직후에 걸을 수 있게 된 증례②

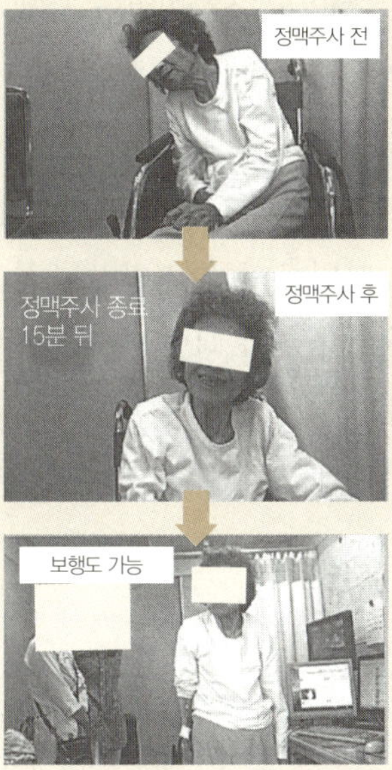

83세 여성, 레비소체치매

시내 병원에서 치료를 받고 있다. 중증 인지장애와 망상을 주소로 내원. 소통성 불량.

HDS-R 점수는 0점. 보행불능. 연하장애가 있으며 음식을 섭취하지 못한다.

중증 레비소체치매라고 진단했다. 글루타티온 정맥주사(1,200mg)를 했다. 정맥주사 종료 15분 뒤에 보행이 가능해지고, 또 웃는 얼굴을 보이게 되었다.

Rivastigmine® 1.125mg으로 치료를 시작했다. 정맥주사 효과는 약 2일이지만, 집에서도 걸을 수 있게 되었고 식사도 할 수 있게 되었다.

2개월 뒤 Rivastigmine®을 2.25mg으로 증량했더니, 오히려 식사를 하지 못하게 되어서 다시 1.125mg으로 감량했다. 이후 1.125mg 그대로 치료를 계속하는 중. 현재 2년째인데, 소통성도 양호하고 웃는 얼굴도 보인다. 붙잡고 걷기도 가능. 현재 처방은 Rivastigmine® 세립 25mgx2.

[그림4] 글루타티온 정맥주사로 호전된 중증 레비소체치매 증례

5 전두측두엽치매(픽병)의 치료

1) 전두측두엽치매(픽병)의 두 가지 유형과 증상

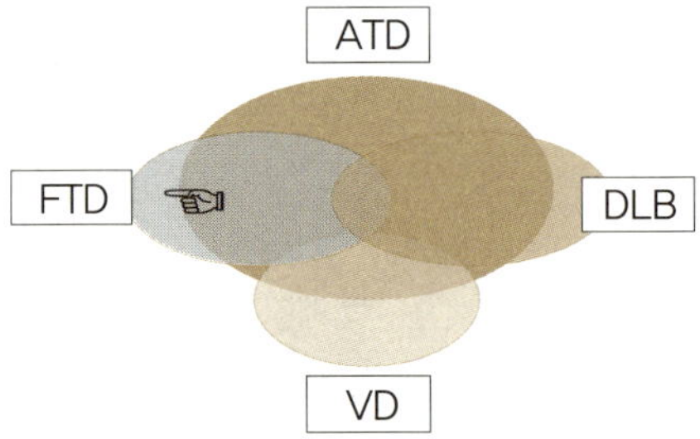

이 책에서는 전두측두엽치매(FTD: 픽병)를 레비소체치매(DLB)와 마찬가지로 순수형와 일반형으로 나누겠습니다. 본래는 이처럼 나누지 않지만, 치료를 전제로 생각할 경우에 이해하기 쉽기 때문에 이와 같은 유형으로 나눕니다.

① 순수형

발병 연령이 40~50대로 나이가 많지 않고, 초기에는 기억력 저하가 거의 나타나지 않습니다. 특징으로는 탈억제 증상 등 성격변화, 동일한 것을 반복하기(상동행동) 등 행동이상이 있으며 전형적인 픽병입니다.

② 일반형

고령자에서 심한 픽병 증상을 보이는 유형으로, 대부분이 알츠하이머형 치매(ATD)와 DLB의 합병례입니다. 다른 치매가 병존하고 있어서 처음부터 기억력 저하가 있습니다.

순수형과 다른 점은, 발병 연령이 다르다는 것과 초기부터 어느 정도 기억장애가 있다는 점입니다. 그러나 탈억제 증상과 화를 잘 냄, 과민성 등 특징적인 증상은 순수형과 완전히 똑같습니다. 도둑질 같은 비도덕적 행동이 보일 때도 있으며, 성적인 문제행동과 상동행동, 폭식이나 이식증도 나타납니다.

비전문의가 순수형 픽병을 만날 일은 드물지만, 고령자를 중심으로 한 일반형 픽병은 드물지 않습니다. 일차진료의사도 자주 만납니다.

③ 픽병의 증상

픽병의 특징적인 증상은 제멋대로 함, 유치함입니다. 좀이 쑤시고 참지 못하며, 걸핏하면 마음이 바뀌는 증상을 보입니다. 그리고 화를 잘 내며 사소한 것에 격앙됩니다. 건방지고 방만하며 제멋대로입니다.

매일 같은 시간에 같은 코스를 몇 번이나 산보하는 상동행동이 있습니다. ATD처럼 길을 잃어서 미아가 되는 일은 없습니다. 공간인지는 유지하고 있기 때문입니다.

그러나 제멋대로 다니기 때문에 때로는 집에 돌아오지 못합니다. ATD는 길을 몰라서 미아가 되지만, 픽병은 제멋대로 다녀서 미아가 됩니다. 그 때문에 사고로 이어집니다.

이러한 증상은 순수형과 일반형 모두 동일하게 나타납니다. 양치질과 목욕을 하지 않으며, 미용실에 안 가게 되고, 정리정돈을 안 하며 수집벽 이른바 쓰레기 천지로 만드는(그림43) 등의 증상은 픽병 뿐만 아니라 ATD에서도 전두엽 기능이 장애를 받는다는 것을 보여주는 증례입니다.

단것을 좋아하는 등 섭식행동의 이상은 ATD에서도 나타나지만, 과식이나 이식증 등의 이상은 픽병의 특징입니다.

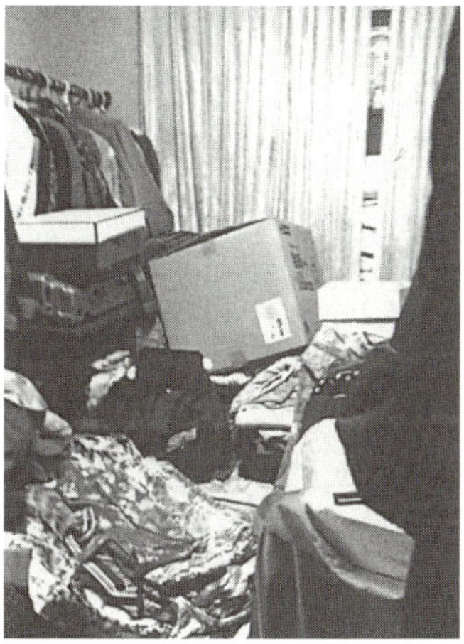

75세 여성, 픽병(일반형)
몇 년 전부터 물건을 정리하지 않게 되고, 통신판매로 물건을 대량으로 구입하여 물건이 방에 넘쳐나게 되었다.
유통기한이 있는 것을 썩게 하는 등 식품 관리를 하지 못한다.
단것을 좋아하여 주스를 몇 병이나 마시고 과자를 좋아한다.
화를 잘 내고 흥분 있음.
기억력 저하는 보이지 않는다. 여우와 비둘기의 손가락모방도 가능. HDS-R 점수는 26점(지연회상 4점).

[그림43] 픽병의 증상: 방 내부가 쓰레기 천지인 상태

2) 전두측두엽치매(픽병)의 기본적인 치료 개념

① Donepezil은 쓰지 않는다

FTD(픽병) 치료의 기본은 Donepezil(Aricept®)을 쓰지 않는 것입니다. 이는 ATD에 픽병이 합병된 것, DLB에 픽병이 합병된 것과 동일한데, 전두엽 활성화 작용이 강한 Aricept®를 픽병에 처방하면 틀림없이 화를 잘 내는 증상이 악화되고 흥분을 하게 됩니다. Aricept®는 1mg, 2mg 정도의 극소량으로도 침착성이 없어져서 간병이 곤란해집니다.

또한 반대로 다른 의사에게 이미 Aricept®를 처방받고 있는 경우, Aricept®를 중지

하는 것만으로 흥분성 증상이 개선됩니다.

② 흥분계 행동심리증상부터 조절

순수형 픽병의 치료는 일차진료의사에게는 대체로 곤혹스럽습니다(그림44). 나이가 많지 않은 픽병은 증상이 심한 경우가 많고 가족도 대응에 애를 먹기 때문에, 일단 약을 복용시키는 것조차도 곤란합니다. 진정에도 항정신병 약물을 잘 쓸 필요가 있습니다. 나이가 많지 않은 픽병의 치료는 전문의에게 맡기는 쪽이 좋다고 봅니다.

다행스럽게도 일반적으로 우리 의사들이 경험하는 것은 비교적 고령인 일반형 픽병입니다. 일반형 픽병은 일차진료의사도 그런대로 치료할 수 있습니다.

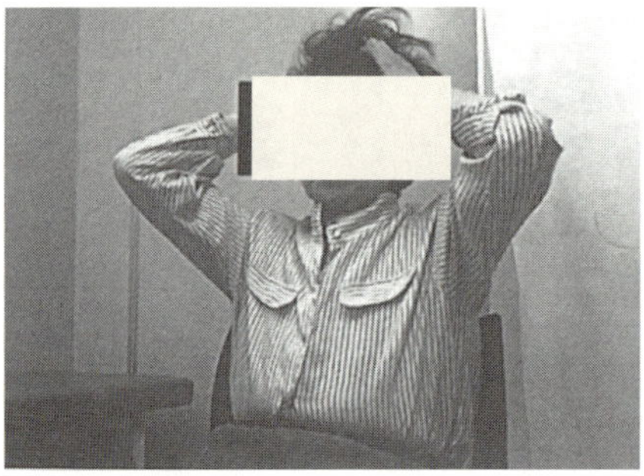

바로 흥분한다.

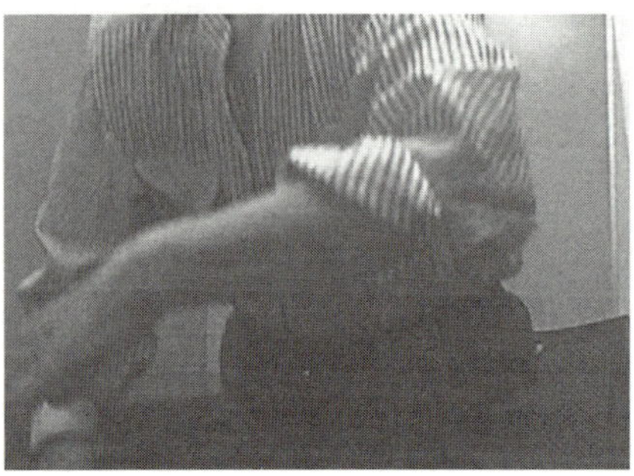

나이를 질문한 것만으로 의사를 때리려고 덤빈다.

70세 여성(발병은 55세 무렵), 픽병(순수형)

10년 이상 전부터 남편이 뭔가 말하면 바로 화를 내고, 엄청난 힘으로 덤벼들게 되었다. 하루 종일 덧문과 커튼을 닫고 지낸다. 정리도 하지 않아서 집안은 황폐하게 방치되어 이른바 쓰레기 천지 상태가 되어 있다. 바로 흥분을 해서 남편은 주의를 줄 수 없다. 집안일은 하지 않고 같은 것을 반복한다. 쓰레기 버리는 날이 아닌데도 쓰레기를 내놓는다.

초진 시 HDS-R는 할 수 없었다. 나이를 질문한 것만으로 의사를 때리려고 덤볐다. 지나친 장난을 한다. 진찰실에서 노래를 부른다. 앞서 말한 증상을 토대로 픽병이라 진단했다. 환자가 경계를 하면 약을 복용하지 않아서 Wintermin® 세립 4mgx1(저녁)부터 시작하며 점차 증량했다.

Contomin® 12.5mgx3으로 했더니 다소 얌전해졌다. Reminyl® 4mgx1(저녁)을 추가했지만 구역 때문인지 환자가 경계를 하는 바람에 복용시키지 못하여 Pletaal® 25mgx2를 추가. 어쩌다가 흥분하기도 하지만 그럭저럭 간병을 할 수 있다.

4년째인 현재 처방은 Contomin® 25mgx2, Pletaal® 25mgx2.

[그림44] Contomin®과 Pletaal®로 치료한 순수형 증례

기본적인 치료 개념은 기억력 개선을 시도하는 것이 아니라, 일단 양성증상과 흥분계의 행동심리증상(BPSD)부터 조절하는 것입니다.

3) 전두측두엽치매(픽병)에 치료제를 쓰는 법 (그림45)

① Galanthamine 소량치료가 일차선택

픽병에 쓸 수 있는 콜린에스테라제 억제제는 전두엽 활성화 작용이 약한 Galanthamine(Reminyl®)인데, 4mg×1로도 흥분할 때가 있어서 치료는 간단하지 않습니다. 처음에는 1주 정도 짧은 일수로 상태를 보고, 만일 4mg×1 혹은 4mg×2로 증상 악화가 없으면 치료를 계속합니다. 그리고 단계적으로 무리하게 증량할 게 아니라, 설령 소량이라도 복용이 가능한 양으로 유지합니다(그림46).

극소량의 Rivastigmine(Exelon®·Rivastach®)도 쓸 수 있는 경우가 있는데, 잘 치료할 수 있는 경우는 비교적 드뭅니다. 사용할 경우에는 많아야 4.5mg까지입니다.

② Cilostazol이 유효한 경우도

저는 인지기능의 유지·개선을 기대할 경우에는 Cilostazol(Pletaal®)을 씁니다. 두통과 심계항진, 번열 등의 증상이 일단 생기지 않는 극소량인 25mg×2(세립을 사용)부터 시작합니다. 부작용이 있으면 픽병 환자는 경계를 하여 약을 복용하지 않게 되기 때문입니다. 두통이나 심계항진 같은 부작용이 절대 생기지 않는 양으로 시작하는 것이 요령입니다.

순수형 픽병에 대한 Pletaal®의 효과는 분명하지 않지만, 고령자라면 인지기능을 유지할 수 있을 때가 있습니다.

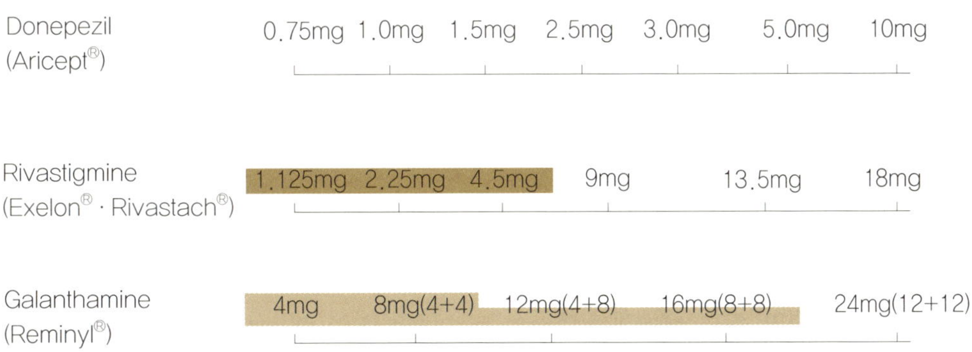

[그림45] 전두측두엽치매(픽병)에 치료제(콜린에스테라제 억제제)의 추천 사용량
그림에서 추천도를 띠의 폭으로 표시했다. 폭이 넓은 곳이 추천, 좁은 곳이 사용 가능한 범위.

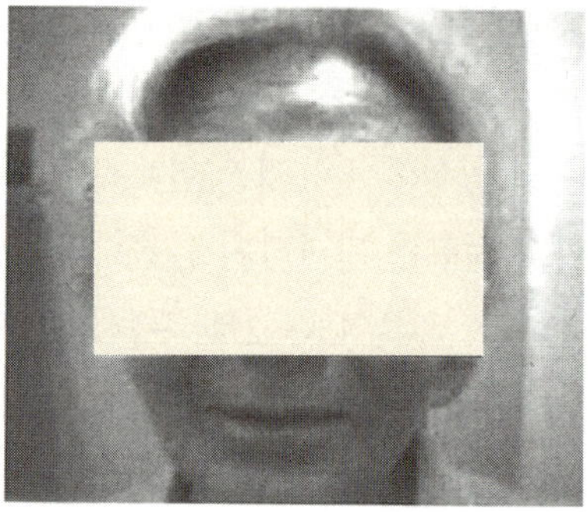

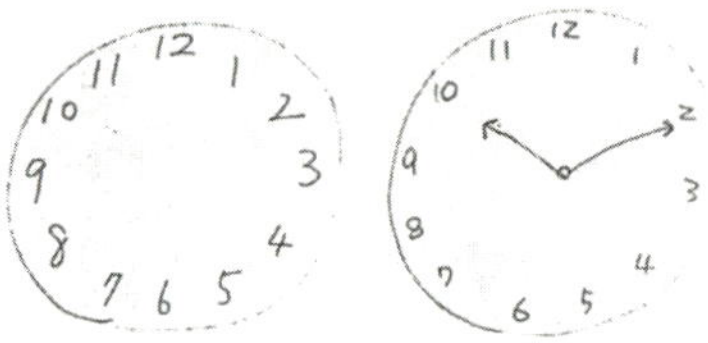

초진 시 시계그리기검사

81세 여성. 픽병(일반형)

이전부터 화를 잘 내고 과민성이 있다. 무슨 일이 있으면 불같이 화를 낸다. 행동을 나무라면 '이 자식아!'라며 큰소리를 내며 흥분한다. 수집벽이 있고 비닐봉지 등 물건을 모아 둔다. 청소와 정리를 하지 못하고, 이른바 쓰레기 천지 상태가 되어 있다. 또한 상당한 돈을 쓰며 비싼 옷과 내의를 구입한다. 통신판매로 완전히 똑같은 전기제품(라디오)을 다섯 개나 구입했다. 단것을 좋아하고, 찾는 물건은 많지만 기명력(記銘力)은 그렇게 나쁘지 않다.

초진 시 HDS-R 점수는 28점(지연회상 6점). 손가락모방, 시계그리기검사 정상. 환시와 잠꼬대는 없음.

억간산 2포를 처방했더니 화를 잘 내는 증상이 개선되었다. Gramalil® 50mg×2를 추가한 뒤 쓸데없는 돈을 쓰지 않게 되었고 방을 정리하게 되었다. SSRI는 효과가 없었다. 그 후 Reminyl®을 4mgx1로 추가했더니 기명력도 개선되었다. 1년 뒤 HDS-R 점수는 29점(지연회상 6점).

억간산 1포(아침), Gramalil® 50mg×2, Reminyl® 4mgx2로 치료를 계속.

[그림46] Gramalil®과 억간산(抑肝散), 소량의 Reminyl®로 치료할 수 있었던 증례

③ Memantine 유효례도

사용법이 조금 어렵지만, 픽병에 Memantine(Memary®)이 유효할 때가 있습니다. 시작 용량인 5mg으로 흥분하는 경우가 있으므로 주의가 필요합니다. 15~20mg으로 진정시킬 수 있는 경우가 있습니다. 그러나 Memary®에 뇌신경세포 보호효과가 있다고 하더라도 과잉투여가 되면 오히려 인지기능을 악화시키게 되므로 주의가 필요합니다.

4) 전두측두엽치매(픽병)에 억제계 약제의 사용법

① Quetiapine의 부작용에 주의

경미한 픽병인 경우, 흥분계의 행동심리증상(BPSD)에 억간산[stage 1]도 효과를 보일 때가 있습니다. 흥분과 초조에는 효과가 없더라도 가벼운 화를 잘 내는 증상이나 수집벽, 간병 저항이 있으면 억간산으로 대응할 수 있을 때가 있습니다.

일반형 픽병에서 알츠하이머형 치매(ATD)와 합병이 있으면 Tiapride(Gramalil®) [stage 2]도 유효할 때가 있습니다.

또한 Quetiapine(Seroquel®)[stage 3]도 픽병에 유효할 때가 있습니다(그림47). 하지만 Seroquel®의 결점은 잠이 오는 것으로, 그 때문에 복용하지 않는 경우가 있습니다. 그러나 고령자의 픽병에서는 Seroquel®만으로 잘 치료할 수 있는 경우도 있어서 시도해 보면 좋으리라 봅니다.

부작용이 적은 Seroquel®이지만, 만약에 50mg, 75mg으로 효과가 충분하지 않으면 주저하지 말고 Chlorpromazine(Wintermin®·Contomin®) 극소량치료[stage 4]를 합니다. 실제로는 Seroquel®을 100mg 이상의 양으로 써도 되는 경우도 있지만, 효과 예측이 어려워서 일차진료의사에게는 그다지 권하지 않습니다.

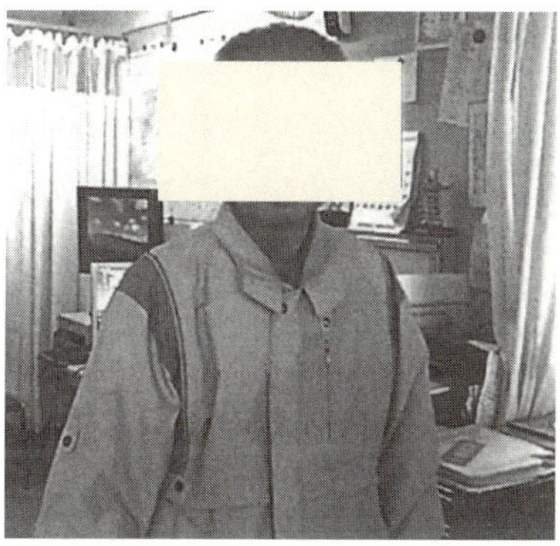

80세 남성, 픽병(일반형)

이전부터 건망이 있었는데, 4년 전부터 화를 잘 내는 증상이 생겼고 바로 흥분을 한다. 본인 멋대로 하는 행동이 늘고, 장소를 가리지 않고 담배를 피우며, 남의 물건을 훔치는 행동이 있다.

과자처럼 단것을 좋아하고 사탕을 발견하면 맛을 보며 주스를 몇 병이나 마신다. 전날에는 비누를 먹었다. 매일 산보를 하러 가지만 길을 잃지는 않는다.

HDS-R 점수는 초진을 할 때부터 0점. 손가락모방, 시계그리기검사는 시행할 수 없었음. 알츠하이머형 치매가 바탕에 있는 픽병이라 진단. 간기능장애가 있어 Wintermin®은 쓰지 않고 Gramalil® 50mg×2와 억간산 2포, Seroquel® 25mg(취침 전)으로 치료를 시작. 초조와 흥분은 약간 진정되었지만, 남의 물건을 훔치고 멋대로 남의 음식을 먹으며 폭언을 하는 것은 개선되지 않아서 소량의 Depakene®을 추가했지만 보행이 불안정해져서 중지했다. Memary®를 추가했더니 5mg으로 흥분하고 10mg으로 졸림이 생기며 넘어지게 되어 중지했다. 그 후 Seroquel®을 25mgx3으로 증량하여 그럭저럭 간병을 할 수 있는 수준으로 안정되었다.

4년이 지나 Reminyl® 4mgx1(아침)을 추가했고, 스스로 화장실에 갈 수 있게 되었다. Reminyl® 4mgx2로는 약간 흥분 기미가 되어서 4mgx1로 돌아왔다. 이후에는 Seroquel® 25mgx3, 억간산 2포, Reminyl® 4mgx1(아침)로 치료.

[그림47] Seroquel®과 억간산, 소량의 Reminyl®로 치료할 수 있었던 증례

② 픽병의 행동심리증상에는 Chlorpromazine 극소량치료

픽병의 흥분계 BPSD에 대한 가장 좋은 치료방법은 Wintermin® · Contomin®의 극소량치료[stage 4]입니다(그림48). 이는 일차진료의사에게도 권할 수 있습니다.

앞서 설명한 대로, Wintermin® · Contomin®의 시작 용량은 4mg, 6mg으로 극소량이며, 상태를 보고 꼭 알맞은 양까지 증량합니다. 제형은 12.5mg(Contomin®)부터라서 이 이상의 용량에는 세립(Wintermin®)을 사용합니다.

긴급성이 있으면 Contomin® 12.5mg 정제를 쓰고, 1일 용량 50mg 이하로 치료를 시작합니다. 순수형 픽병에서는 50mg으로도 치료하기 곤란할 때가 있어서 더 증량을 하거나 다른 약제를 병용하는 경우가 있지만, 일반형 픽병이라면 대개 50mg 이하로 치료할 수 있습니다. 과진정이 나타나며 효과가 지나치다고 생각하면 바로 감량하는 것이 중요합니다.

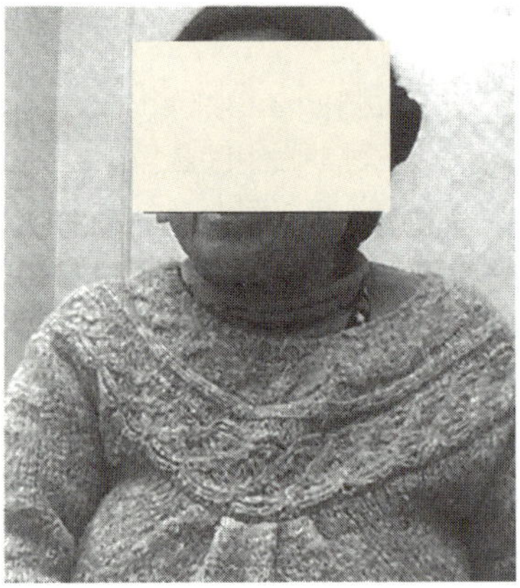

82세 여성, 픽병(일반형)

10년 이상 전부터 건망이 있다. 화를 잘 내고 과민성이 생겼다. 뭔가 말하면 바로 화를 내게 되었다.

3년 전부터 요리는 안 하고, 동거하는 자식이 사준 것을 먹고 있다. 집은 이른바 쓰레기 천지 상태. 인근 주택에 쓰레기를 버리고 마트에서 물건을 훔치기도 하여 경찰에 잡히기도 했다.

초진 시 HDS-R 점수는 19점(지연회상 3점). 손가락모방검사 불가. 시계그리기검사는 서투름. 알츠하이머형 치매가 바탕인 픽병으로 진단. Pletaal® 50mg×2, Gramalil® 25mgx2로 치료를 시작.

2개월 뒤 HDS-R 점수는 22점으로 개선되었다. 그때까지 같은 것을 몇 번이나 물었지만, 말한 것을 기억하고 있어서 되묻지 않게 되었다.

그 후 1년 뒤에 또 물건을 훔쳐서 잡혔다. 그때까지 자식이 약을 관리했지만, 기억력이 회복되었다며 약을 중단했다. HDS-R 점수도 17점으로 저하되었다. Pletaal®을 다시 시작했다. 화를 잘 냄과 과민성이 상당히 심해서 Wintermin® 4mgx2를 시작했고, 이후에는 온화해졌다.

3년째인 현재 처방은 Pletaal® 100mgx2, Reminyl® 4mgx2, Wintermin® 4mgx2.

[그림48] Pletaal®과 Reminyl®, 극소량의 Wintermin®으로 치료할 수 있었던 증례

③ Valproate 병용도 효과적

흥분과 초조에 폭언 · 폭력이 가중된 경우에는 Valproate(Depakene®)를 병용하는 것도 효과적입니다. 결점은 졸림입니다. 100~600mg으로 사용하지만, 일반형 픽병인 경우에는 300mg 이하로도 효과를 보일 때가 있습니다(그림49).

Depakene® 서방정(R정)은 제형이 커서 복용을 싫어하는 경우가 많기 때문에, 저는 보통정(1정 100mg)을 자주 씁니다.

Depakene®으로 인한 진정은 레비소체치매(DLB) 이외에는 유형을 불문하고 유효하며 비교적 부작용이 적어서 일차진료의사도 쓰기 쉽다고 봅니다. 다만 과진정에는 주의가 필요하고, 효과가 과도하면 반드시 감량합니다.

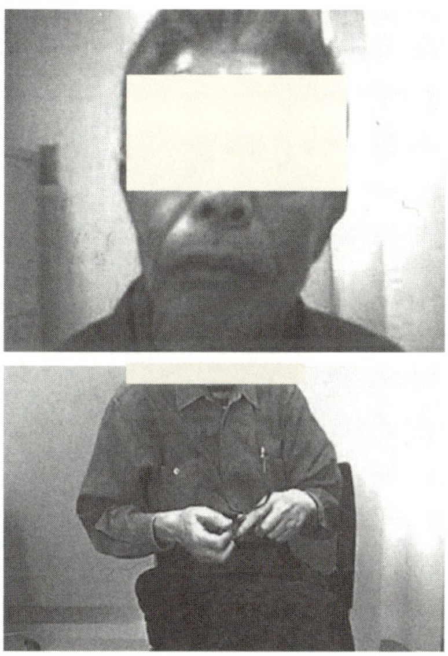

지나치게 장난을 치고, 말하는 것을 듣지 않는다. 다리를 꼬고 앉아 있는 모습을 보인다.

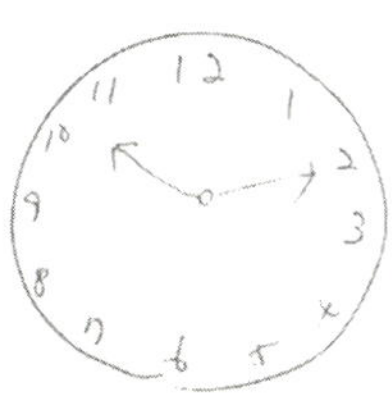

초진 시 시계그리기검사

71세 남성, 픽병(일반형)

10년 이상 전부터 화를 잘 냄, 과민성이 있었다. 초등학생인 손주가 올라타서 진지하게 화낸 적이 있었던 모양이다. 매일 아침 7시에 기상하고, 9시에 산보를 나가서 11시에 귀가한다. 길을 잃지는 않는다. 점심식사는 항상 12시에 하며, 오후에는 2시부터 오전과 같은 코스로 산보를 한다.

설탕을 먹고 잼을 핥아 먹으며, 손주의 과자를 먹고, 과자를 숨기면 집안에 있는 음식을 찾으며, 밥솥의 밥을 주걱으로 먹고, 남의 물건을 훔치는 등의 행동이 있다.

초진 시 HDS-R는 할 수 없었다. 무엇을 물어도 말도 안 되는 소리를 한다. 지나친 장난을 친다. 픽병이라 진단하여 Contomin® 12.5mgx2와 Reminyl® 4mgx1로 치료를 시작하고, 이후 약간 안정되었다.

그 후 Memary®를 추가했더니 20mg으로 어지럼증과 보행장애가 생겨서 10mg으로 감량했다. Rivastach®와 SSRI는 효과가 없었다. Reminyl®로 대화가 약간 보통 수준이 되었고 효과를 약간 보였는데, 8mgx2까지 증량했더니 변실금이 생겨 4mgx2로 줄였다.

Depakene®을 소량으로 추가했다. 200mgx3으로 폭언 · 폭력이 그럭저럭 없어졌다.

현재 처방은 Reminyl® 4mgx1(아침), Memary® 10mgx1(아침), Pletaal® 100mgx2, Depakene® 100mgx3, Contomin® 12.5mg(취침 전).

[그림49] Reminyl®, Depakene®, Pletaal®, Contomin®으로 치료할 수 있었던 증례

FTD(픽병)에 치료제를 사용할 때의 포인트

1. Aricept®는 쓰지 않는다
2. 나이가 많지 않은 픽병 치료는 아주 곤란
3. 기억력보다 BPSD 치료를 우선한다
4. 콜린에스테라제 억제제는 Reminyl® 소량 사용
5. Pletaal®도 어느 정도 효과적
6. 억제계 약제는 Wintermin® · Contomin®(극소량으로)이 일차선택

column

뇌수술 후 지연성으로 발병한 치매

지주막하출혈 수술 이후의 치매

수많은 치매 환자를 진료하다 보면 지주막하출혈 후 지연성으로 치매에 걸리는 증례를 경험합니다(빈도는 몇 %). 발병은 대체로 지주막하출혈이 있은 지 약 2년 뒤이며, 증상은 알츠하이머형 치매(ATD)와 아주 비슷합니다.

수술 이후부터 인지기능의 장애가 있는 경우는 후유증이지만, 지연성 치매인 경우에는 수술 후 거의 정상이었는데 약 2년이 지난 뒤 인지기능이 악화되는 것으로, 기명력장애와 수행기능장애가 동시에 나타나게 됩니다(그림1).

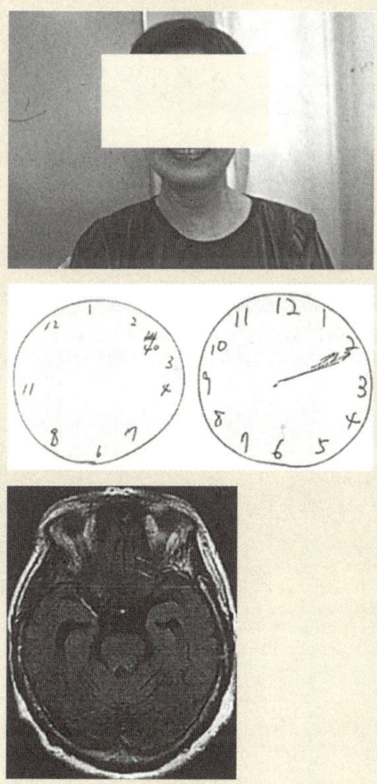

측두엽, 해마의 위축은 경미함

75세 여성, 지주막하출혈 수술 후 2년이 지나 발생한 치매

70세 때 지주막하출혈(우측 내경동맥류 파열)로 개두 클리핑수술, 정상압수두증 때문에 뇌실-복강단락술(V-P shunt)을 하고 있다. 큰 합병증 없이 순조로운 경과였지만, 2년이 지나 서서히 기명력 저하가 두드러졌다. 화를 잘 내는 증상이 가벼우며 피해망상이 있고, 의욕이 없으며 무슨 일이든 무관심하고 집안일도 못하게 되어 우리 병원에 진찰을 받으러 왔다.

초진 시 HDS-R는 점수는 12점(지연회상 5점). 손가락모방 불가, 시계그리기 불량. 동작은 완만함. Rivastach® 4.5mg을 처방한 뒤 바로 화장을 하게 되었고 스스로 미용실에 갈 수 있게 되었다. 3개월 뒤 HDS-R는 19점(지연회상 6점)으로 개선되었다. 그 후 다시 인지기능의 저하가 있어서 Pletaal®을 추가했고, 8개월 뒤에는 HDS-R 21점(지연회상 6점)으로 개선되었다. Pletaal® 50mgx1로도 두통이 있어서 25mgx2로 계속 치료했다. 2년이 지나 건망은 있지만, 화를 잘 내는 증상과 망상은 개선되었으며 평온하게 지내고 있다.

현재 처방은 Rivastach® 4.5mg, Pletaal®세립 25mgx2, Gramalil® 25mg(아침).

[그림1] 지주막하출혈 수술 후 3년이 지나 발병한 치매 증례

전교통동맥류 파열 이후에는 관통가지(perforating branch)의 장애로 때로는 수술 후 인지장애가 나타나지만, 지주막하출혈 후 지연성으로 발생한 치매는 내경동맥류와 중대뇌동맥류에서 모두 동일하게 나타나며 파열 부위에는 관계가 없는 것 같습니다. 출혈로 인한 뇌손상의 정도, 뇌혈관 연축으로 인한 뇌경색의 존재도 그다지 관계가 없습니다.

지주막하출혈로부터 약 2년 뒤에 지연성으로 발생하는 치매는 비교적 나이가 많지 않은 환자에게 많으며, 수술 시 연령이 74세 이하, 특히 60대 증례가 많은 것 같습니다.

원인은 불명이지만 단락수술(shunt operation) 시행 유무와 무관하게 발병하는 것으로 볼 때 수두증은 무관한 것 같습니다. 단락술에 대해서는 뇌내 아밀로이드 배출에 도움이 되는 것은 아닐까, ATD의 예방이 되는 것은 아닐까 하는 기대가 있지만, 지주막하출혈 이후만 국한해서 말하면 그러한 효과는 없는 것 같습니다.

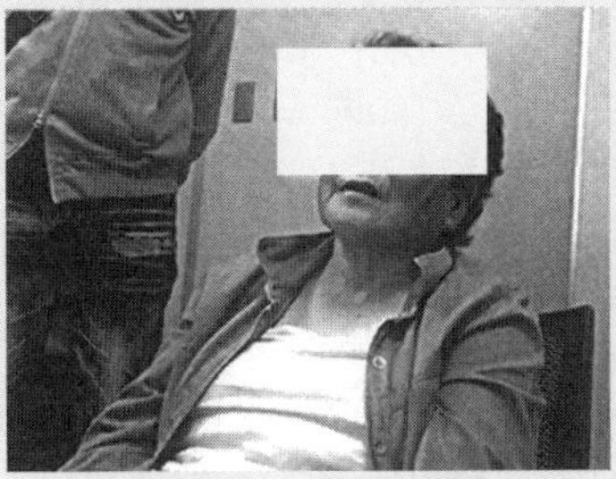

76세 여성, 미파열동맥류 수술 후 픽병

5년 전에 안검하수로 발생한 우측 미파열동맥류에 우회술을 이용한 근치수술을 했다. 수술 후 경과는 양호했다. 3년 전부터 말이 많아지고 화를 잘 내는 증상이 생겼다. 감자를 대량으로 구매하는 등 무계획한 구매가 두드러졌다. 쓸데없는 말을 한다. 아이 등 누구에게나 말을 거는 등 장소를 가리지 않는 언행이 눈에 띄며, 단것을 좋아하여 아마낫토(일본 과자: 옮긴이 주)를 다량으로 먹게 되었다. 피해망상도 보였고, 바로 흥분하며 초조해져서 내원했다.

내원 시 HDS-R 점수는 25점(지연회상 4점). 상당히 긴장이 고조되어 있고, 진찰 중에는 의사의 설명을 듣지 않고 계속 떠든다. 변명과 자기주장이 많다. 환시, 잠꼬대, 파킨슨증 없음.

픽병이라고 진단했다. 극소량의 Wintermin®으로 고조된 긴장을 조절할 수 있었다. 현재 처방은 Wintermin® 4mgx2, Pletaal® 세립 25mgx2.

[그림2] 미파열동맥류 수술 후 지연성으로 나타난 픽병 증례①

뇌동맥류 수술 후 지연성으로 발병하는 픽병 (그림2, 3)

뇌동맥류 수술 후 몇 년이 지나 지연성으로 픽병이 발생하는 경우가 있습니다. 이는 지주막하출혈 후 파열동맥류 수술뿐만 아니라, 미파열동맥류 수술 후에도 나타납니다. 게다가 동맥류 수술 부위와 관계없이 나타납니다(빈도는 동일하게 몇 %). 개두 클리핑수술 후 대부분 약 2년이 지나 발병합니다. 화를 잘 냄과 흥분, 말이 많으며 심한 긴장, 장소를 가리지 않는 언행, 비도덕적인 행동 등은 정말로 픽병 같고, 가족은 간병에 상당히 어려움을 겪게 됩니다.

이 수술 후 픽병은 개두술을 한 뒤에 나타나고, 혈관 내 치료로는 나타나지 않습니다. 이것으로 수술 침습이 어떠한 영향을 미치는 것으로 생각됩니다.

우리 병원의 환자만 보았을 때, 수술을 받은 시설은 다양하고 기술적인 차이는 그다지 관계가 없는 것 같습니다.

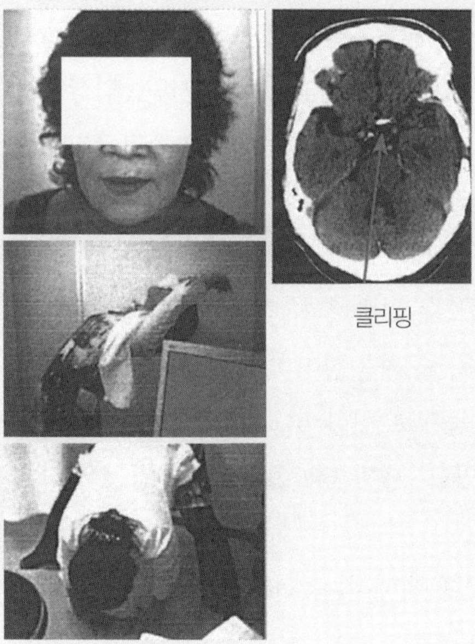

76세 여성, 미파열동맥류 수술 후 픽병

6년 전에 우연히 발견된 뇌동맥류(전교통동맥류) 수술(좌측 개두)을 받았다.

3년 뒤부터 침착함이 없어지고 장소를 가리지 않는 언행을 보이며 건망이 두드러졌다.

우리 병원에서 초진 시 HDS-R 점수는 17점(지연회상 0점). 손가락모방, 시계그리기는 거의 정상. 병식 없음. 침착하지 않고 진찰 중에 계속 떠들었다. '체조를 하고 있어요'라며 진찰실에서 체조를 시작했다. '이나 바우어(피겨스케이팅 선수: 옮긴이 주)를 좋아해서 늘 연습해요'라며 몸을 젖혔다. 탈억제 행동이 두드러지고, 남이 말하는 것에 귀를 기울이지 않았다. Gramalil® 50mgx2, Pletaal® 50mgx2로 화를 잘 내는 증상과 탈억제 행동은 진정되었지만, 말이 많은 것은 지금도 변함없다.

[그림3] 미파열동맥류 수술 후 지연성으로 생긴 픽병 증례②

지연성으로 치매가 생기는 원인은?

지주막하출혈 후 치매나 수술 후 픽병은 일부 의사가 느낄 뿐이지 그 존재가 거의 알려져 있지 않은 것 같습니다.

CT나 MRI 영상을 자세히 검토해도 전두엽과 측두엽의 변화는 일정하지 않고, 뇌경색과 어느 정도 뇌위축성 변화는 있어도 발병한 증례와 발병하지 않은 증례에서 형태적으로 차이를 발견할 수 없었습니다.

① 지주막하출혈 수술 이후의 치매에 공통적인 영상 소견

지주막하출혈 수술 이후의 치매에 공통적인 것은, 영상에서 백질의 허혈 소견 등 아무리 봐도 뇌순환이 저하되어 있는 듯한 소견이 있다는 것입니다. 지주막하출혈이 생기면 뇌혈관의 혈관벽에 염증이 생기고 협착성 변화가 생깁니다. 이것이 뇌혈관 연축입니다. 어느 일정 수준 이상의 허혈이 되면 뇌경색이 되는데, 뇌경색에 빠지지는 않더라도 그 후 만성적인 뇌순환부전이 생깁니다. 이것으로 뇌 전체 혹은 국소 뇌혈류의 저하가 치매를 유발할 가능성이 있습니다.

뇌혈류가 관계되는 것이라면 혈관치매(VD)라고 생각해도 되지만, 임상증상은 정말로 알츠하이머형 치매(ATD)이기 때문에 뇌혈류저하가 관계된 ATD(혼합치매)라고 생각하는 쪽이 좋지 않을까 싶습니다.

② 출혈로 인한 지연성 장애?

또한 출혈로 인한 지연성 장애도 생각할 수 있습니다. 적혈구(혈액)가 해마와 같은 뇌의 중요한 부위에 어떠한 악영향을 줄 가능성이 있습니다. 뇌좌상 이후 인지장애는 흔히 경험합니다. 머리 타박 등으로 인한 비교적 경미한 두개내 출혈로도 지연성으로 치매를 초래할 때가 있고, 혈관 밖으로 나온 혈액이 뇌장애의 원인이 될 가능성이 있습니다.

미파열동맥류 수술 이후 픽병이 되는 것에 대해서는, 전두엽 장애보다 측좌핵 등 전뇌 기저부의 장애가 관계될 수 있습니다.

뇌하수체 근방에 있는 전뇌 기저부는 수술 중에 혈액이 스며드는 부위입니다. 수술 후 픽병은 미파열 중대뇌동맥류 수술로도 생깁니다. 중대뇌동맥류 수술은 전뇌 기저부에서는 떨어져 있는 부위라서, 어쩌면 스며든 혈액이 미세한 뇌혈관에 악영향을 주고 측좌핵 등의 신경핵에 어떠한 악영향을 주고 있는지도 모르겠습니다.

수술 후 발생하는 치매치료는?

① 지주막하출혈 수술 이후의 치매

지주막하출혈 수술 이후의 치매에도 콜린에스테라제 억제제가 어느 정도는 유효합니다. 저는 인지기능이 급속히 악화될 경우에는 Rivastigmine(Exelon®·Rivastach®)을 쓰고, 비교적 완만하고 느린 경우에는 Galanthamine(Reminyl®)을 씁니다.

인지기능의 개선에 가장 효과적인 것은 Cilostazol(Pletaal®)로, 저는 Pletaal®을 콜린에스테라제 억제제와 병용 혹은 단독으로 자주 씁니다. Pletaal®은 대부분 소량으로도 효과적입니다. 또한 뇌순환을 고려하여 그다지 혈압을 과도하게 내리지 않도록 합니다.

② 뇌동맥류 수술 후 픽병

파열/미파열 뇌동맥류 수술 이후에 픽병에 걸린 것은 치매인 픽병 치료와 동일합니다. 화를 잘 냄과 긴장 고조 등 흥분계의 행동심리증상(BPSD)은 억제계 약제로 조절합니다. 그리고 인지기능의 개선에 관해, 저는 거의 모든 예에 Pletaal®을 씁니다. 소량의 Reminyl®도 유효합니다.

◎

뇌영상검사가 빈번하게 이루어지고 미파열 뇌동맥류가 허다하게 발견되는 시대가 되었습니다. 그러나 수술이 성공하고 뇌동맥류를 완벽하게 치료할 수 있어도 치매에 걸리면 환자를 위하는 것이 되지 않습니다. 삶의 질(QOL)은 크게 저하됩니다.

신경외과의사는 수술이 끝나면 전부 끝난 게 아니라, 수술 후 치매 발병이 지연성으로 생길 수 있음을 꼭 알고 외래에서 신중하게 추적관찰을 했으면 합니다. 그리고 치매가 발병했을 때의 대응에 대해서도 알았으면 좋겠습니다.

column

특발정상압수두증의 치료에 대하여

'낫는 치매'라고 하여 텔레비전 등 매스컴에서도 자주 거론되는 특발정상압수두증(idiopathic normal pressure hydrocephalus)인데, 진단과 치료에 대해 제 생각을 적어보고자 합니다. 치매 환자를 많이 진찰하는 신경외과의사의 의견입니다.

정상압수두증의 증상

정상압수두증이란 뇌 내부와 척수 외측을 흐르는 척수액이 고이고, 뇌실이라고 하는 뇌내 척수액 풀장이 확대되며 주위의 뇌를 압박해서 건망과 보행장애, 배뇨문제(요실금) 등의 증상이 나타나는 질환입니다.

정상압수두증은 지주막하출혈 등에서 자주 나타나는데, 그중에서 원인을 모르는 것을 '특발정상압수두증'이라 합니다. 고령자의 치매 중에는 몇 %를 차지한다고 합니다.

건망 증상은 주로 기억장애와 의욕저하입니다. 멍하며 반응이 느려지기도 할 때가 있습니다. 알츠하이머형 치매(ATD)처럼 화를 잘 내거나 망상 같은 증상은 별로 없습니다.

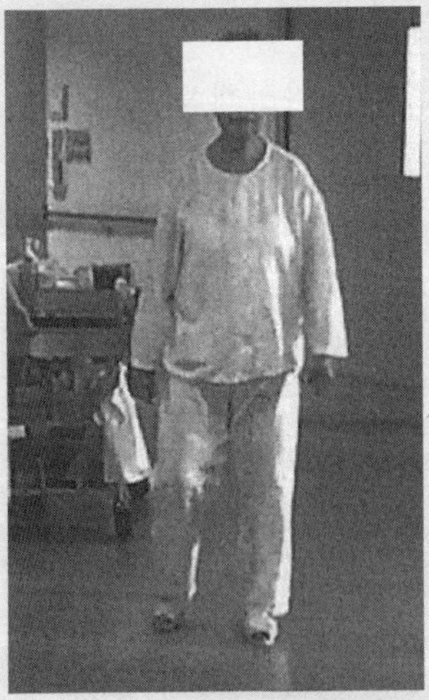

[그림1] 특발정상압수두증의 보행
보폭이 약간 넓고 발을 끌듯이 걷거나 느리게 종종걸음으로 걷는다.

보행장애는 보폭(발의 간격)이 약간 넓고 발을 끌듯이 걷거나 종종걸음으로 걷습니다(그림1).

배뇨문제는 요실금으로 소변을 지리는 일이 나타납니다.

진단과 치료방법

진단은 CT나 MRI 같은 영상검사로 용이하지만, 수술 적응을 결정하기 위해서는 뇌척수액 배액검사(CSF tap test)를 합니다. 이는 허리에 주삿바늘을 찔러서(요추천자) 뇌척수액을 30mL 정도 제거하여, 앞서 말한 증상이 개선되는지 여부를 확인하는 검사입니다(그림2). 검사 전후의 평가를 하기 위해 1~3일 정도 입원을 필요로 합니다. 이 배액검사로 결과가 확인되면 단락수술을 고려합니다.

단락수술에는 머리와 뱃속을 가는 관으로 잇는 뇌실-복강단락술(V-P shunt)과 허리 부분의 척수강과 뱃속을 가는 관으로 잇는 요추-복강단락술(L-P shunt)이 있습니다. 단락술은 과잉으로 고인 수액을 복강으로 보내서 뇌척수압을 낮추어 건망증상과 보행, 배뇨문제를 개선시킵니다.

단락수술에 의한 개선 효과는 보행장애가 90%, 건망이 50%, 배뇨문제가 60% 정도입니다. 증례에 따라서는 극적으로 개선될 때도 있습니다.

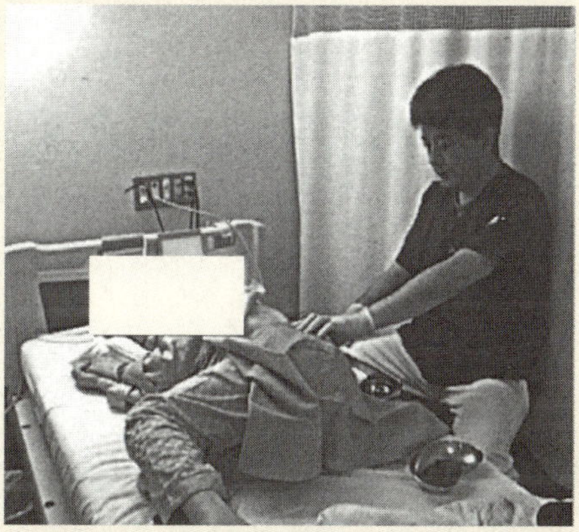

[그림2] 뇌척수액 배액검사
국소마취로 요추천자를 하여 뇌척수액을 30mL 정도 배출시키고, 보행장애와 건망, 배뇨 문제 등의 증상 개선을 본다.

적지 않은 단락수술의 문제점

좋은 점만 있는 것 같지만, 사실 대부분의 신경외과의사는 이 단락수술에 적극적이지 않습니다. 치매에 대한 이해가 부족한 것도 있지만, 합병증도 적지 않기 때문입니다. 합병증 때문에 베테랑 신경외과의사일수록 단락수술에 소극적이며, 특발정상압수두증의 치료가 신경외과 중에서도 메이저가 되지 않는 원인 중 한 가지가 됩니다.

① 단락수술 후 과잉배액

단락수술 이후에 자주 경험하는 것이 경막하혈종(subdural hematoma)입니다. 이는 척수액을 과도하게 흘려보내서 생기는 합병증으로 과잉배액(overdrainage)이라 합니다. 과잉배액을 되도록 적게 하기 위해 20년 이상 전부터 압력 가변식 밸브와 과다유출 방지장치가 쓰이게 되었지만, 그래도 과잉배액은 많이 경험합니다.

단락수술의 가장 큰 문제점은 감염과 폐쇄, L-P 단락술 후 허리와 다리의 통증보다 이 과잉배액입니다. 저는 단락장치의 직렬법(두 개의 장치를 직렬로 연결)과 anti-siphon device(과다유출 방지장치) 사용법 등을 여러 가지로 연구했는데, 이 과잉배액의 문제를 극복할 수 없는 증례를 많이 경험했습니다.

흔히 수술 전과 수술 후 뇌실의 크기를 CT나 MRI로 보이는 것을 통해 눈으로 보지만, 제가 생각하기에 수술 직후에 뇌실이 축소된다는 것은 정상압수두증에서는 상당한 과잉배액입니다. 뇌척수액을 과하게 뽑아낸 것입니다. 위축된 고령자의 뇌는 compliance가 낮은(뇌의 유연성이 없다) 경우가 많고, 쉽게 과도한 뇌척수압이 되고 맙니다.

저는 약 30년 전부터 수많은 단락수술을 해왔지만, 몇 번이나 이 문제에 직면하여 식은땀도 흘렸습니다. 과잉배액은 V-P 단락술뿐만 아니라 L-P 단락술에서도 생길 때가 있습니다. 튜브가 척수경막을 관통하는 곳에서 누출이 생기기 때문입니다.

② 단락장치의 문제점

단락장치를 한번 설치하면 매일 100mL 이상의 수액이 뇌척수강에서 복강으로 지속적으로 배출됩니다. 뇌척수강 용량은 150mL밖에 되지 않는데 100mL

이상의 뇌척수액이 배출되는 것입니다. 압력 가변식 밸브로 가능한 한 흘러나가지 않도록 최대압으로 설정해도 100mL 이상의 뇌척수액이 흘러나갑니다. 이에 비해 특발성 정상압수두증이라는 병태는 하루에 10mL 혹은 20mL 정도의 뇌척수액이 줄어드는 것만으로 치료에는 충분합니다. 이 괴리에 문제가 있습니다.

저는 이 문제를 해결하려면 압력 가변식이 아니라 정량식 밸브를 사용하는 것 밖에 없다고 생각하여, 새로운 아이디어를 갖고(상세한 설계도를 그리며) 어느 제조회사의 미국 본사 책임자와 이야기도 나누었지만 반응은 뭔가 좀 부족했습니다. 서양에서는 제조회사도 포함하여 고령자의 특발정상압수두증에 대한 이해가 별로 없는 것 같습니다. 지금 상황에서는 기존의 압력 가변식 밸브를 사용하는 것밖에 없습니다.

단락수술로 좋아지지 않은 경우의 약물치료

특발정상압수두증 환자에게는 알츠하이머형 치매(ATD)와 레비소체치매(DLB) 등 퇴행성 치매가 합병되는 환자가 많습니다. 그 때문에 모처럼 단락수술을 해도 건망뿐만 아니라 보행장애도 그다지 좋아지지 않을 때도 있습니다.

단락수술을 해도 효과가 없는 경우에는 Rivastigmine(Exelon® ·Rivastach®)이 상당히 효과적입니다. 역시 중요한 것은 소량으로 쓰는 것으로, 시작은 2.25mg 이나 4.5mg, 유지량은 많아야 9mg까지입니다. 특발정상압수두증 환자에서도 과량투여로 보행곤란이 됩니다. 저는 거의 4.5mg으로 유지합니다. 서맥성 부정맥이나 중증 심부전만 없으면 쓸 수 있습니다.

다른 콜린에스테라제 억제제가 아니라 Exelon® ·Rivastach®를 사용하는 이유는 보행도 개선시키기 때문입니다. 인지기능의 개선 역시 특발정상압수두증에서는 Exelon®·Rivastach®가 가장 뛰어납니다.

또한 어떠한 이유로 특발정상압수두증이라 진단받아도 단락수술을 할 수 없는 경우(수술 부적응례), 뇌척수액 배액검사조차 할 수 없을 때에도 Exelon®·Rivastach®는 유효합니다.

V장

치매의 간단치료

– 병동편 –

급성기 병동의 섬망과 치매치료

1 급성기 병동 의사야말로 치매를 배워야 한다

1) 급성기 병동의 현황

대학병원이든 시내 구급병원이든, 지금의 병원은 고령 입원환자가 넘칩니다.

수도권 근교에 있는 우리 병원에는 입원환자의 과반수가 고령자로, 75세 이상인 분도 많이 있습니다. 신경외과에 입원하는 뇌졸중 환자는 거의 전원이 고령자입니다. 내과 입원환자는 폐렴 등 70세 이상의 고령자가 대부분을 차지하고, 정형외과는 넘어짐·골절 등 80세 이상인 고령자가 대부분입니다. 그리고 일반외과에서는 90세에도 대장암 수술을 하는 시대입니다.

이런 현재 상황은 급성기 병동이라면 어느 병원이나 마찬가지라고 생각합니다. 그리고 공통된 고민은, 입원환자의 섬망과 치매 이환(입원 후 인지기능의 저하)입니다. 그중에는 입원 전부터 치매인 분도 계십니다. 치매를 많이 진료하는 급성기 의사인 제가 보기에, 입원해 있는 환자의 절반이 치매와 그 예비군입니다. 이런 현 상황도 어쩌면 전국 어느 병원이나 마찬가지일 것입니다.

입원환자의 치매는 급성기 치료를 정말로 곤란하게 만듭니다. 수액관을 직접 제거하고, 배출관을 당기거나 소변줄 빼기, 그리고 침상에서 내려오려고 하여 낙상을 입거나 넘어져서 머리 다치기.

이런 난감한 행동을 억제하기 위해 손발을 구속하는 억제대가 당연한 듯 쓰이고, 진정시키기 위한 약제가 투여됩니다.

벤조디아제핀계 수면제는 치매와 섬망을 유발하며, 항정신병 약물은 잘못 사용하면 치매를 악화시키고 때로는 생명 위험에 빠지게 할 때도 있습니다.

섬망과 치매 이환은 입원기간을 연장시켜 자택 복귀를 곤란하게 만듭니다. 이는 급성기 병동을 포함하여 모든 병원의 고민이라 봅니다.

2) 입원환자의 섬망과 치매화에 어떻게 대응할까

이런 현황을 타개하려면 급성기 병동 의사도 치매에 대한 이해와 대응을 익혀야 합니다. 수술만 하고 정맥주사 지시를 내리기만 할 것이 아니라, 의사가 섬망과 치매의 최소한 치료 지식을 익혀야 합니다. 초조와 폭력적 행동, 배회를 간호사에게 맡길 것이 아니라, 제대로 된 대응을 할 수 있게 되는 것이지요. 모든 것을 의료 담당자에게 맡기기 때문에 모든 것이 피폐해집니다.

이는 의료의 전문화, 세분화라는 시대의 흐름으로 보면 역행하는 생각인데, 섬망과 치매에 대해서도 정신과 등의 전문가가 대응한다는 이상적인 의료는 대학병원과 같은 대규모 병원이라면 몰라도 일반병원에서는 비현실적입니다. 어느 병원이나 정신과의사와 신경과의사가 있는 것은 아닙니다. 오히려 있는 쪽이 드물 것입니다.

그 때문에 내과의사든 외과의사든, 또 정형외과의사든지 본인의 환자는 본인이 좋아지게 하고 악화시키지 않으며 남에게 맡기지 않겠다는 생각이 필요합니다.

물론 대부분의 의사들은 섬망과 치매에 관한 훈련은 쌓지 않았고, 바쁜 진료로 기회도 없을 것입니다. 전문서로 차분하게 배울 시간도 없을 것입니다. 그렇기 때문에 이 장을 썼습니다. 이 장에 쓰여 있는 것만 기억해 주시면 모든 것은 아니라도 병동 환자의 섬망과 치매, 그리고 치매에 걸린 것도 거의 치료할 수 있습니다.

치료는 상당히 '간단'합니다. 섬망에 대한 교과서와 전문서적보다 간단하고 가능한 한 이해하기 쉽게 썼으니 부디 시작해 주십시오.

2 섬망이란 무엇일까

뇌가 혼란한 상태로, 그 원인은 대부분 의식장애입니다.

노화와 뇌혈류의 저하 등으로 뇌기능이 저하되는 중에, 감염질환이나 탈수 등의 신체적인 부하가 가해지거나 입원이나 수술 등의 스트레스가 관계되어 뇌가 정상으로 작동하지 않게 된 상태입니다.

좁은 의미의 섬망은 급성으로 발생하며 초조와 흥분 등 마치 정신병 같은 증상이 나타나는 것인데, 섬망은 주의장애와 불면만 있는 경우도 있고, 환시와 망상, 착각 등 치매와 동일한 증상으로 발생할 때도 있습니다. 또한 기억장애와 지남력장애 등 치매와 완전히 동일한 증상을 보일 때도 있습니다.

섬망과 치매의 차이는, 섬망은 몇 시간~며칠 경과로 발생하는 것에 비해 치매는 몇 개월 단위의 경과로 서서히 나타납니다. 그러나 현실적으로는 입원 전부터 흥분 같은 행동심리증상(BPSD)이 있으면 분명하지만, 건망이 있더라도 가족과 간병인은 '나이에 부합하는 증상'이라 생각하여 치매라고 인식하지 않는 증례도 많으며, 입원 후에 증상이 뚜렷해지는 경우에는 두 가지를 구별하기가 곤란합니다. 또한 입원 후 섬망에서 진짜 치매가 되거나 입원 후 가벼운 치매에서 중증 치매가 되는 증례도 많아서 감별은 간단하지 않습니다.

그러나 어렵게 생각할 필요는 없습니다. 섬망과 치매의 치료방법은 어느 정도 공통적입니다. 섬망과 치매의 정확한 구별은 할 수 없어도 기본을 파악하면 치료는 '간단'합니다.

1) 섬망은 의식장애다

의식수준과 인지장애로 섬망과 치매의 관계를 설명한 것이 [그림1]입니다.

간단하게 말하면, 치매는 의식수준보다 뇌의 인지기능이 저하된 상태이지만, 섬망은 주로 의식(각성)수준이 떨어져서 뇌기능이 저하된 상태입니다.

여기서 주의하셨으면 하는 것은, 치매 중에서 레비소체치매(DLB) 혹은 알츠하이머형 치매(ATD)에서도 DLB 유사(경향) 환자(숨겨진 레비소체치매)는 입원 후에 단숨에 증상이 악화될 때가 많다는 것입니다.

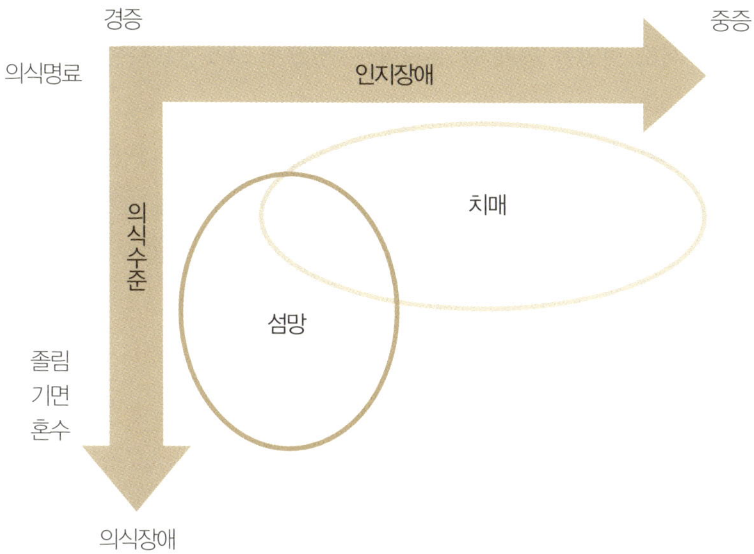

[그림1] 섬망과 치매의 관계
섬망과 치매의 관계를 의식수준과 인지장애의 정도로 그림으로 표시했다.
치매는 의식수준보다 인지장애 때문에 뇌기능이 저하된 상태이지만, 섬망은 주로 각성수준이 떨어져서 뇌기능이 저하된 상태이다.

DLB는 의식장애를 동반하는 치매로, 입원 후 DLB의 증상 악화는 섬망과 구별할 수 없을 때가 있습니다. DLB 혹은 '숨겨진 DLB'는 고령자에게는 상당한 확률로 있으니 주의가 필요합니다.

저는 입원 시 이 DLB 환자 혹은 환자의 DLB 경향성을 놓치지 않는 것이 섬망 예방의 요점이라 생각합니다.

DLB의 진단법은 I장 '임상 간단진단'에 썼는데, 고령자에서 기력이 없고, 걷게 하면 종종걸음으로 걸으며, 의자에 앉게 하면 옆으로 기울어지는 것이 특징입니다.

또한 고령자인 경우, 뇌순환기능이 저하되어 있어서 뇌혈류가 저하되는 야간에 이상한 행동을 하게 될 때가 있습니다. 이른바 '야간섬망'입니다. 이는 혈관치매(VD)뿐만 아니라 고령자에서는 ATD에서도 잘 생깁니다.

의식수준이 떨어지는 원인은 다양합니다. 우선 주목했으면 하는 것은 저혈압입니다. 동맥경화가 심하고 혈류가 저하되어 있는 고령자에서는 수축기혈압이 110mmHg에서도 본인에게는 저혈압일 때가 있습니다. 따라서 고령자의 입원 후 섬망을 예방하는 방법 중 한 가지는 혈압을 너무 내리지 않는 것입니다. 수축기혈압 140mmHg에서도 혈압을 높게 잘 유지할 수 있으면 그것만으로 섬망 발생은 억제할 수 있습니다.

섬망은 발열 등의 신체질환이 유발요인이 될 때도 있으며, 다양한 약제, 때로는 수술마취가 원인일 때도 있습니다. 위장약인 Famotidine(Gaster®)으로 섬망이 생길 때도 있습니다. 또한 수술 후 빈혈, 저산소, 그리고 출혈을 동반한 저혈압이 유발요인이 될 때도 많습니다.

2) 과활동형 섬망과 저활동형 섬망 (표1)

① 과활동형 섬망

일반적으로 섬망이라 하면 화를 잘 내게 되거나 흥분하는 상태를 떠올릴 것 같습니다. 기억력이 악화되거나 여기가 어디인지 알지 못하게 되는 지남력장애가 생기면 '치매에 걸렸다'라고 생각할지 모릅니다. 수액관을 뽑아내면 '불안함'을 느낄 것입니다. 환각이 생기면 '○○씨가 이상해졌다!'라며 병동 담당자가 당황할 것입니다. 이러한 흥분계 증상은 치매의 행동심리증상(BPSD)의 양성증상과 동일합니다. 다른 점이라면, 섬망에서는 갑작스럽게 발생한다는 것입니다. 기존 치매의 악화도 있어서 엄밀하게는 구별할 수 없고 뇌의 메커니즘을 고려하면 본질은 같지만, 일시적인 증상이라서 잘 치료하면 바로 좋아집니다.

이러한 흥분계 섬망을 '과활동형 섬망'이라 합니다.

[표1] 섬망의 분류

과활동형 섬망	초조, 흥분, 환각(특히 환시), 망상, 불면 등
저활동형 섬망	무기력, 무감동, 무표정, 식욕저하, 졸림 등
혼합형 섬망	과활동형과 저활동형 증상이 혼재

② 저활동형 섬망

한편 기력이 없고 낮에도 졸리거나 식사도 못하게 되는 등 입원 후 기력과 의욕이 없어지는 섬망도 있습니다. 이것이 '저활동형 섬망' 입니다. 언뜻 보기에 우울 상태로 보일 때가 많아서 '우울증?'이라 생각될지 모르고, 과활동형 섬망과는 정반대 증상이라서 섬망이라고는 생각하지 못할 수도 있습니다.

이 저활동형 섬망 역시 치매의 BPSD의 음성증상과 동일합니다. 치매와 달리 입원 환자의 섬망인 경우에는 과활동형 섬망보다 이 저활동형 섬망으로 고생하는 일이 상당히 많습니다. 왜냐면 기력이 없어지고 식사를 할 수 없게 되면 퇴원시킬 수 없기 때문입니다.

③ 혼합형 섬망

과활동형 섬망과 저활동형 섬망을 오가며 증상이 혼재된 섬망도 있습니다. 이를 '혼합형 섬망'이라 합니다.

3 섬망의 치료

섬망은 일단 신체질환을 치료하는 것이 중요한데, 아울러 방의 밝기와 소리, 신체구속 등 다양한 환경요인에도 주의를 기울여야 합니다. 물론 담당자의 케어도 중요하지만, 의사를 포함한 많은 의료진들은 케어만으로는 어떻게 할 수 없다는 것을 잘 알고 있습니다.

케어와 대처방법 등은 전문 교과서를 보도록 하고, 이 책에서는 약물치료를 전제로 한 치료방법만 설명하겠습니다.

다음에 나올 치료법은 근거는 없고 가이드라인도 전혀 따르지 않는, 우리 병원에서만 하는 방법입니다. 경험적인 치료방법이지만 상당히 효과적이니 꼭 참고해 주십시오.

1) 새로운 섬망 치료의 개념

섬망은 의식(각성)수준이 저하되어서 뇌기능이 저하된 상태라고 설명했는데(그림1), '과활동형 섬망', '저활동형 섬망'과 의식수준의 관계를 조금 자세히 설명했으면 합니다. 이 책의 치료는 어쩌면 어디에도 없는 완전히 새로운 발상을 바탕으로 한 치료방법이지만, 이 치료를 이해하기 위해 필요한 지식입니다.

① 의식수준과 섬망의 관계

[그림2]는 의식수준과 섬망의 관계입니다. 이해하기 쉽게 말하면, 저활동형 섬망은 의식수준이 조금 저하된 상태, 과활동형 섬망은 의식수준이 저활동형 섬망보다 더

떨어진 상태입니다. 대략적인 기준을 Japan Coma Scale[JCS[1] (3-3-9도 방식)]로 표현하면, 대개 I[1-3(한 자릿수)]인 수준, 경증인 의식장애입니다.

의식이 명료한 상태라면 불안뿐이지만, 의식수준이 약간 떨어지면 우울증상이 나타나게 되고, 의식수준이 더 떨어지면 apathy(무감동·무의욕)가 됩니다. 여기까지가 저활동형 섬망입니다.

이 이상으로 의식수준이 떨어지면 망상이 나타나고, 주위 환경을 이해하지 못하게 되어 초조가 되거나, 억제되면 폭력적인 행동을 보이게 됩니다. 의식수준이 더 떨어지면 환각, 특히 환시가 나타나게 됩니다.

실제로 레비소체치매(DLB) 등의 치매가 혼재되어 간단하지 않지만, 대략적인 이미지로 말하면 [그림2]와 같습니다.

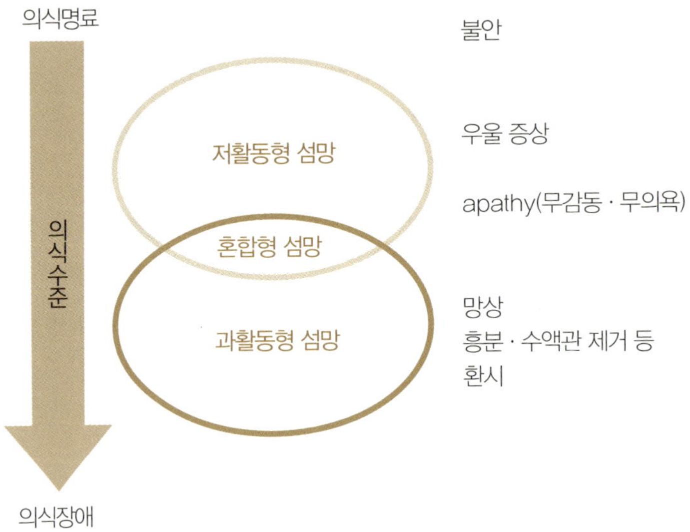

[그림2] 의식수준과 섬망의 관계

1) JCS는 372쪽을 참조—옮긴이.

② 벤조디아제핀계 약물과 항정신병 약물

수면제와 Etizolam(Depas®) 등의 벤조디아제핀계 약물이 섬망이나 치매를 잘 유발하는 것은 각성도와 의식수준을 떨어뜨리기 때문입니다.

벤조디아제핀은 감마아미노부티르산(GABA)이라는 뇌 억제계 신경전달물질의 작용을 강화하고 뇌기능을 억제시키는 방향으로 작용합니다. 그러므로 항불안 작용과 진정, 최면 작용, 근이완 작용, 항경련 작용이 있는데, 문제가 되는 것은 뇌 전체의 기능을 억제한다는 것입니다.

이에 비해 항정신병 약물은 선조체 등의 기저핵이나 중뇌 등 뇌간에서의 도파민 작용을 약화시켜 대뇌를 억제시키지만, 뇌 전체의 기능을 억제시키지 않습니다. 주로 도파민에 관계되는 뇌활동만 억제합니다. 이것이 두 약물의 차이입니다.

벤조디아제핀계 약물로 유명한 것은 항불안제인 Depas®와 Triazolam(Halcyon®) 등의 수면제입니다. 이 약물이 섬망의 원인이 되는 것은 뇌 전체의 활동을 억제하기 때문입니다. 각성도를 떨어뜨리기 때문에 섬망을 유발합니다(그림3).

건강한 분이라면 대부분 문제가 없겠지만, 치매 예비군인 고령자와 고령인 입원환자에서는 벤조디아제핀계 약물로 섬망이 잘 생기게 됩니다.

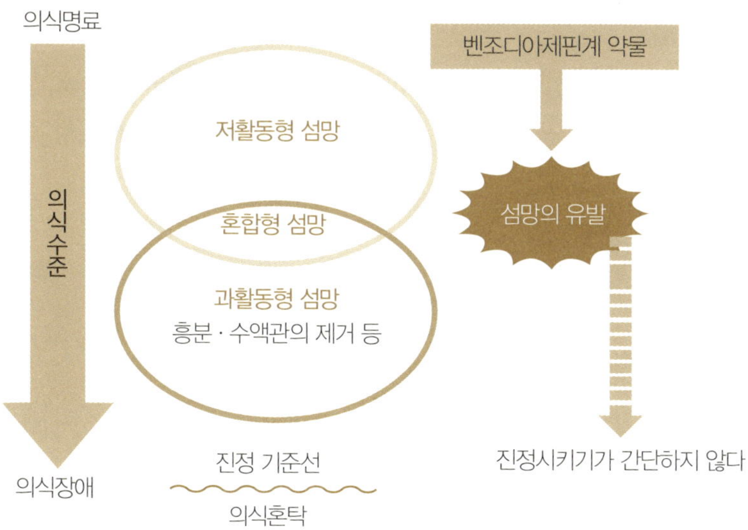

[그림3] 벤조디아제핀계 약물이 섬망을 유발하는 이유

또한 섬망은 아니지만, 입원 시 초조와 흥분을 보이게 된 환자가 실은 Donepezil (Aricept®)을 복용하고 있는 경우가 있습니다. 이와 같은 경우에는 Aricept®를 중지해 주십시오. 3일째에는 거짓말처럼 얌전해집니다. 아세틸콜린의 보충이 필요하다고 생각되면 Rivastigmine(Exelon®·Rivastach®) 4.5mg을 Aricept® 중지 후 3일째부터 붙이기 시작해 주십시오.

③ 각성시키는 섬망 치료

억제계 약물을 사용하여 섬망을 진정시킬 경우, 의식수준으로 말하면 의식혼탁의 수준까지 의식을 내릴 필요가 있습니다(그림3).

벤조디아제핀계 약물로 의식혼탁 수준까지 각성도를 내리기는 간단하지 않습니다. 가벼운 섬망이면 얌전해지겠지만, 어중간하게 각성도를 떨어뜨리면 반대로 흥분할 때가 있습니다(모순반응, paradoxical reaction).

벤조디아제핀계 약물보다 효과적인 것은 항정신병 약물을 적절하게 쓰는 것입니다. 그러나 여기까지 이 책을 읽으신 분은 눈치 채지 않으셨을까요? 진정시키는 것만이 섬망의 치료 방법은 아닙니다. 각성시키면 됩니다.

진정시키는 치료는 다양한 위험을 동반합니다. 환자의 일상생활기능(ADL) 수준을 낮추고 때로는 치매가 악화되며 폐렴 합병율도 증가합니다. 또한 입원환자의 사망률 상승으로도 이어집니다.

이 책의 섬망 치료에서 주역이 되는 것은 치매치료제인 Exelon®·Rivastach®입니다. 치매치료제인 Exelon®·Rivastach®로 저활동형 섬망뿐만 아니라 과활동형 섬망도 치료할 수 있습니다(그림4, 5).

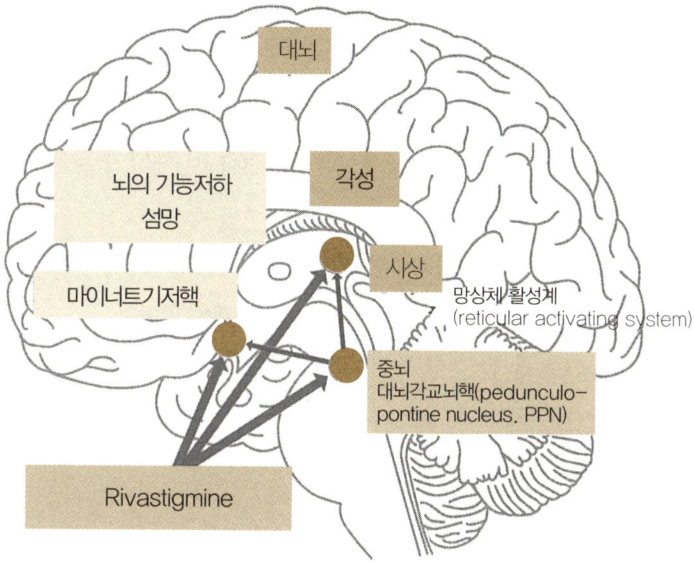

[그림4] 새로운 섬망 치료: Rivastigmine(Exelon® · Rivastach®)으로 뇌를 각성시킨다

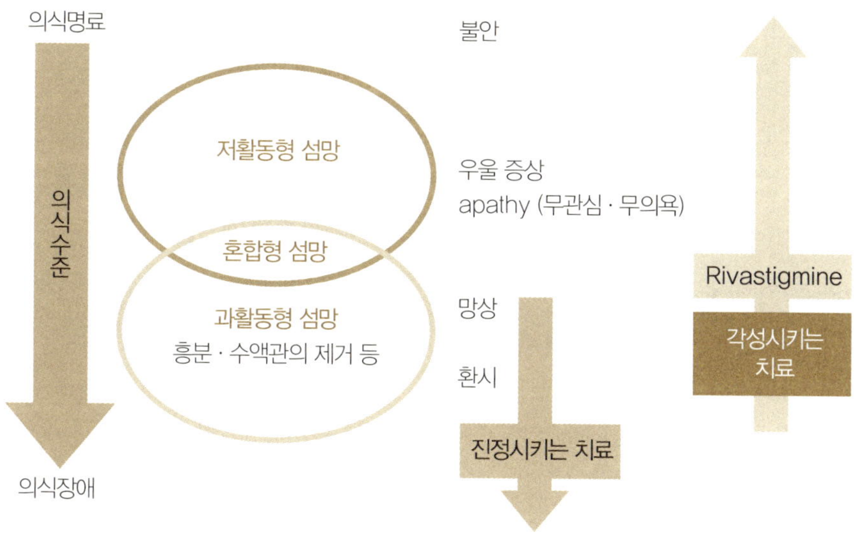

[그림5] 새로운 섬망 치료 개념

2) 과활동형 섬망의 치료

급성기 병동에서 흥분하는 섬망에 대한 일반적인 치료법입니다. 이미지로는 망연자실한 환자가 Rivastigmine(Exelon®·Rivastach®)으로 정신을 차리는 느낌입니다. 항정신병 약물을 써서 진정시키는 것보다 훨씬 안전하고, 게다가 효과적입니다.

① 과활동형 섬망의 치료법

Exelon®·Rivastach® 4.5mg(저체중인 사람에게는 2.25mg)을 붙입니다. 가장 작은 패치는 4.5mg인데, 가위로 잘라서 사용해도 전혀 문제없습니다.

시기는 발병 후 가능한 한 빠른 쪽이 효과적입니다. 효과는 40분~1시간 정도에 나타납니다. 치료기간은 일반적으로 1~2일에 1~2매인데, 재발이 예상되면 3일 이상 사용합니다.

② 과활동형 섬망의 치료상 주의점

▶ 효과가 잘 나타나는 경우, 잘 나타나지 않는 경우

과활동형 섬망의 초조, 흥분이라면 Exelon®·Rivastach®만으로 효과가 있지만, 원래 있는 치매의 행동심리증상(BPSD)이라면 효과를 보이지 않습니다. 오히려 전두엽이 활성화되어 침착함이 없어지는 등 증상이 악화될 때가 있습니다. 그런 경우에는 패치를 떼어 냅니다.

가족으로부터 얻는 정보가 없으면 치매의 BPSD인지, 입원 후 발생한 섬망인지 판단할 수 없을 때가 있습니다. 원래 화를 잘 내고 쉽게 흥분하는 치매 환자였다면 Exelon®·Rivastach®로 진정 효과를 거두지 못합니다. 효과가 있는 것은 전날 혹은 바로 조금 전까지 있던 초조와 흥분이 일반적이며, 얌전했던 환자가 갑자기 안절부절못하는 경우입니다. 따라서 입원할 때 가족에게 정보를 얻는 것이 상당히 중요합니다.

치료 성공률은 약 60%이지만, 의식수준의 저하를 원인으로 하는 이른바 순수한 섬망이라면 이것만으로 치료할 수 없습니다.

▶ 섬망 치료에 9mg 이상은 쓰지 않는다

이 책에서 소개하는 치료량을 꼭 지켜 주십시오. 섬망에 대한 Exelon®·Rivastach®의 가장 적절한 용량은 4.5mg입니다. 부작용뿐만 아니라, 오히려 초조해지는 등 역효과가 날 때도 있으므로 섬망 치료에 9mg을 쓰면 안 됩니다. 알츠하이머형 치매(ATD)에서 Exelon®·Rivastach®의 규정량은 18mg인데, 섬망 치료에서는 절대 18mg

을 붙이면 안 됩니다. 입원환자는 전신 상태가 불량한 경우가 많고, 18mg을 쓰면 위중한 부작용이 생길 때가 있습니다.

순환기계 합병증이 있으면 소량이라도 증상을 악화시킬 때가 있으므로 사용을 피해 주십시오. 기타 콜린에스테라제 억제제와 마찬가지로 서맥을 악화시키므로 동기능부전증후군(sick sinus syndrome) 환자에게는 금기입니다. 또한 심부전을 악화시킬 때도 있습니다. 만약에 위험이 있는 경우에는 소량으로 단기간 사용하는 것이 중요합니다.

또한 구토는 흡인폐렴의 원인이 되기 때문에, 구토 가능성이 있으면 극소량을 사용하는 등 신중을 기하십시오. 원래 구역이 있으면 사용을 피합니다.

해외에서는 내복약인 Rivastigmine을 이용한 섬망 치료시험이 중지되어 있는데, 어쩌면 이러한 부작용이 중단의 원인이 되었다고 생각됩니다.

가장 중요한 것은 사용량입니다. 뜻밖의 부작용을 회피하기 위해 반드시 소량으로 사용합니다.

섬망에 대한 치료례는 [그림6~8]과 같습니다.

③ 효과가 충분하지 않은 경우

Exelon®·Rivastach®만으로 효과가 충분하지 않으면 다음 약제를 병용합니다.

▶ Citicoline 주사

Citicoline(Nicholin®H)은 뇌를 활성화시키는 약제(뇌대사개선제)로, 옛날부터 뇌졸중과 머리 외상 후 의식장애에 쓰였습니다. 유감스럽게도 급성기 뇌졸중에 대한 효과는 충분하지 않고 현재는 거의 쓰이는 일은 없어졌지만 섬망에는 효과가 있습니다.

치료는 Nicholin®H 500~1,000mg을 생리식염수 100(또는 50)mL에 녹여서 15분 정도로 정맥주사를 합니다. 천천히 정맥주사를 하거나 근육주사로 해도 상관없습니다. 1,000mg으로는 때때로 흥분으로 기울어질 때가 있지만 조금 지나면 진정됩니다. 저체중자와 85세 이상인 고령자에서는 효과가 과도할 때가 있으므로 처음에는 500mg으로 치료하는 쪽이 좋을 것입니다. 뒤에 설명하겠지만 Nicholin®H 주사는 저활동형 섬망에도 효과가 있습니다.

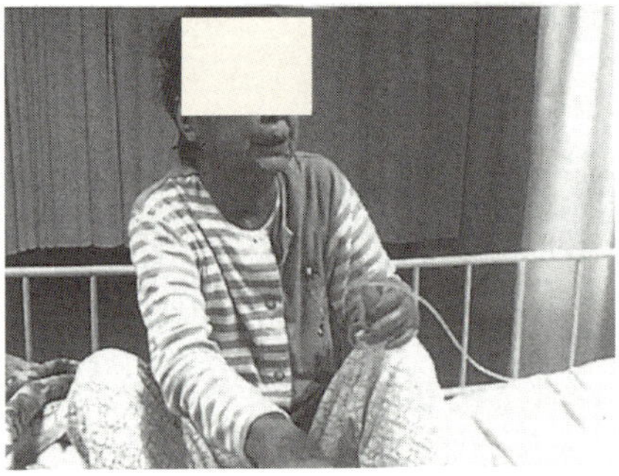

발열로 입원한 만성 신부전 환자. 저녁까지는 보통 상태였지만 밤이 되어 갑자기 싹 바뀌었다. 정맥주사를 빼고 침대에서 내려오려고 한다

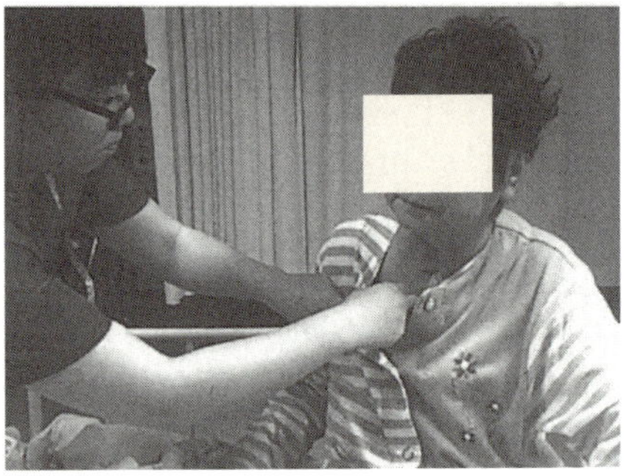

3시간 정도 초조와 흥분이 지속되어서 이대로는 위험하다고 판단. Rivastach® 4.5mg을 붙였다.

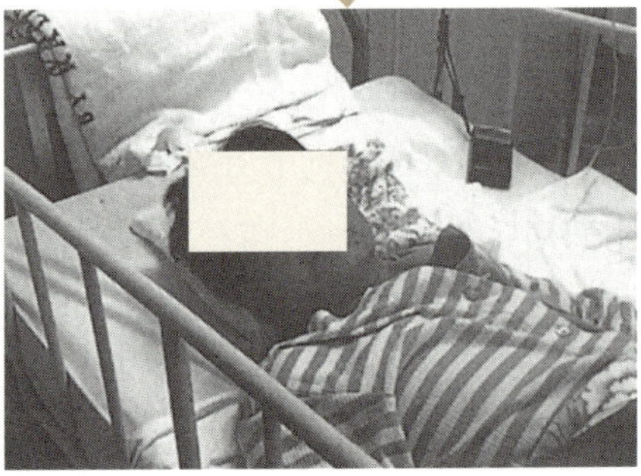

효과는 40분 뒤부터 나타났다. 얌전해지고 제정신으로 돌아온 느낌이었다. 수면제와 진정제 모두 쓰지 않고 잠들었다.

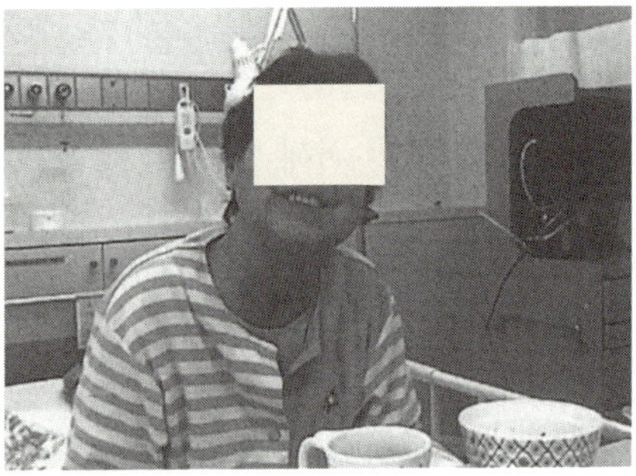

다음 날 아침 원래 상태로 완전히 돌아와 있다. 그 후 순조롭게 경과하여 자택으로 퇴원했다. 처방한 것은 Rivastach® 4.5mg 1매뿐.

[그림6] 섬망에 대한 Rivastach® 치료①
75세 여성, 갑자기 '아버지가 마중 나오셔서 집에 가겠다'라는 말을 꺼낸 내과 환자 예.

▶ 억제계 약제의 병용

Exelon®·Rivastach®를 붙이고 1시간이 경과해도 전혀 효과가 나타나지 않으면 항정신병 약물의 사용을 검토합니다. 치매의 BPSD 치료와 동일한데, 치매와 다른 점은 항정신병 약물의 사용은 1일~며칠로 일시적으로 그치는 점입니다.

경구섭취가 가능하면 Exelon®·Rivastach® 4.5mg을 붙이면서 Tiapride(Gramalil®) 25mg×1~3(최대 50mg×3까지)를 사용합니다. 효과가 충분하지 않으면 Quetiapine (Seroquel®) 25mg×1~3을 씁니다(당뇨병에는 금기).

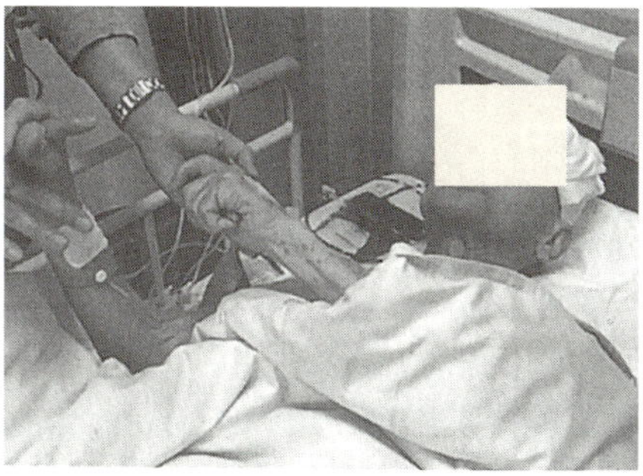

만성 경막하혈종 수술 환자. 수술 전에는 얌전했지만 수술 후 밤이 되어 갑자기 날뛰기 시작했다. 갑자기 포악해져 간호사에게 SOS를 받았다.

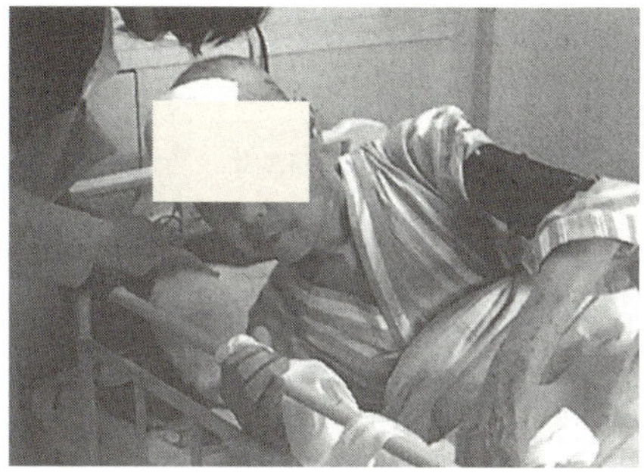

한동안 얘기해서 설득했지만, 정맥주사를 직접 빼고 중요한 배출관을 당겨서 상당히 위험한 상태가 되었다.

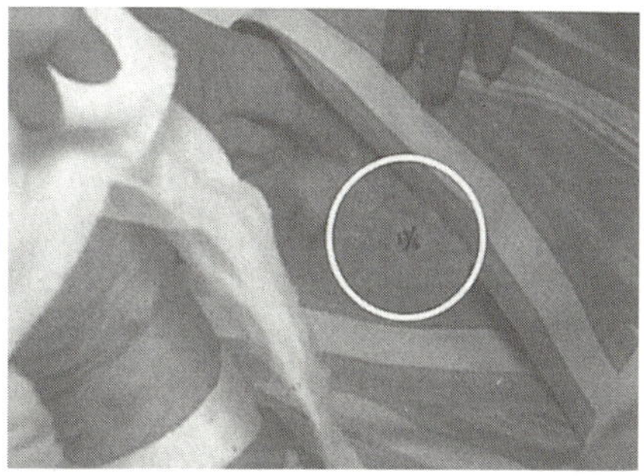

전흉부에 Rivastach® 4.5mg을 붙임.

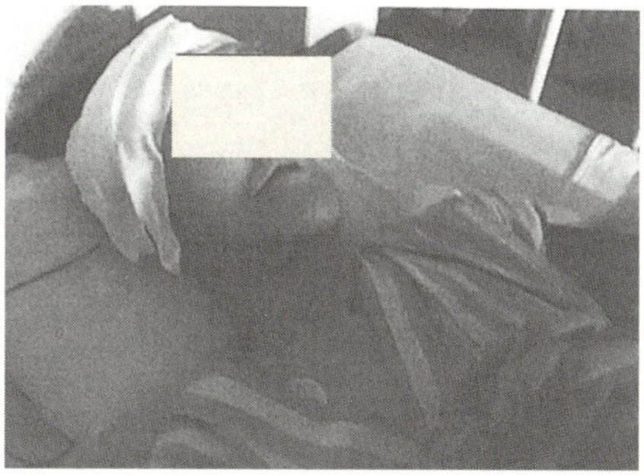

효과는 45분 뒤부터 나타났다. 장시간 날뛰던 것이 갑자기 얌전해졌다. 1시간 뒤에는 잠들었다. 다음 날 이후에 섬망은 생기지 않았다.

[그림7] 섬망에 대한 Rivastach® 치료②

79세 남성, 수술 후 야간에 갑자기 흥분하게 된 신경외과 환자 예.

항정신병 약물 사용에 익숙하지 않은 경우에도 이 두 가지 약물을 단기간 사용한다면 부작용을 걱정할 것은 없습니다. 다만 과진정이 된 경우에는 바로 감량해 주십시오.

그래도 효과가 나타나지 않으면 Risperidone(Risperdal®)과 Haloperidol(Serenace®)의 사용을 고려하지만, 우리 병원에서는 섬망에 Exelon®·Rivastach®를 쓰게 된 2013년 이후로는 Risperdal®과 Serenace®를 쓰는 일이 없어졌습니다.

[그림9]에 과활동형 섬망의 치료를 정리했습니다.

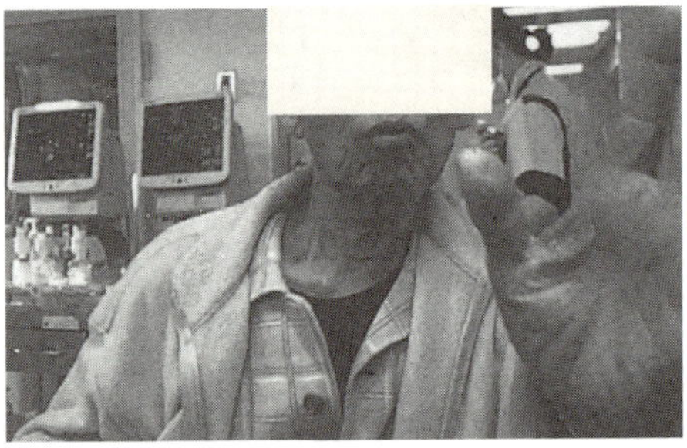

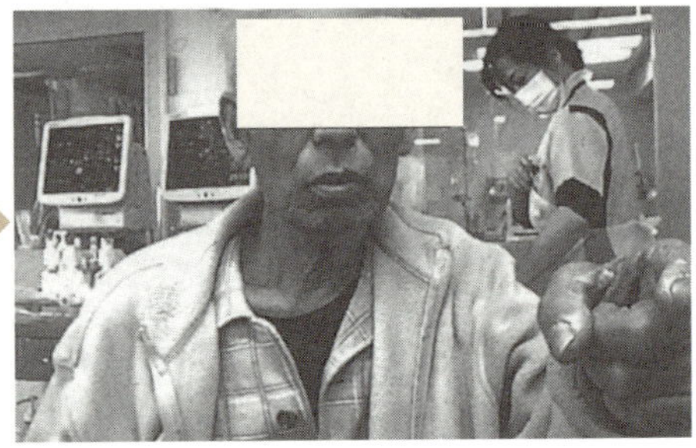

췌장암 환자. 입원 3일째. 입원 후 아무런 문제가 없었지만, 2일째 밤부터 상태가 이상해졌다. 침착함이 없어지고 짐을 꾸리며 '집에 갈래!'라고 말했다. 흥분하여 잠을 전혀 못 잤다고 했다. 간호사가 '오늘은 검사가 있어요'라고 말하자, '빨리 끝내! 끝나면 바로 갈 거야!'라며 정맥주사도 못하게 하고 모든 것을 거부.

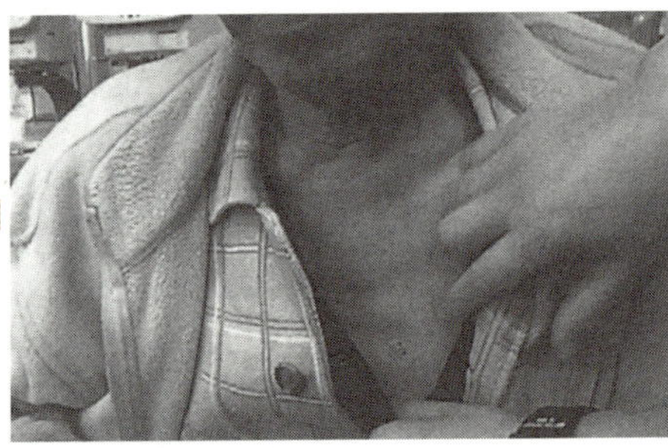

가족의 양해를 얻어 Rivastach® 4.5mg을 붙임.

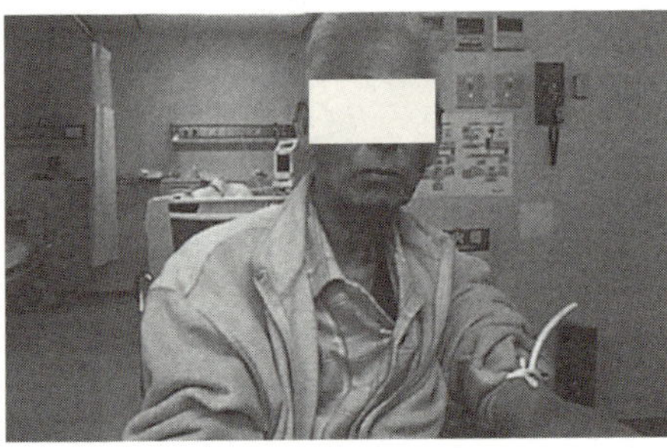

1시간 뒤 안정된 상태로 돌아왔다. 거부했던 정맥주사도 문제없이 함. 그 후에는 초조함도 없고, Rivastach® 패치를 7일간 붙이고 종료했다.

[그림8] **섬망에 대한 Rivastach® 치료③**

75세 남성, 입원 3일째 밤에 갑자기 초조해진 외과 환자 예.

알츠하이머형 치매치료제 Rivastigmine(Exelon®·Rivastach®)	➡	4.5mg으로 치료 (저체중인 사람은 2.25mg)

포인트

치료기간은 원칙적으로 1~2일. 재발이 예상되면 3일 이상 사용한다.

효과가 충분하지 않으면

① Citicoline(Nicholin®H) 500mg~1,000mg+생리식염수 50mL(또는 100mL) 15분간 주입

② Tiapride(Gramalil®) 25mgx1~25mgx3(최대 50mgx3)

③ Quetiapine(Seroquel®) 25mgx1~25mgx3(당뇨병에는 금기)

Risperidone(Risperdal®)과 Haloperidol(Serenace®)이 필요한 경우는 거의 없다.

[그림9] 과활동형 섬망에 Rivastigmine(Exelon®·Rivastach®) 치료

④ 흥분 시 대응에 대하여

섬망 치료가 성공하려면 초기 대응이 중요합니다. 초조와 흥분이 나타났다고 해서 바로 환자의 손발을 억제할 게 아니라 일단 이야기를 잘 들어주십시오. 환자의 정면에서 얼굴을 잘 보고 눈을 맞추며, 가능하면 웃는 얼굴로 이야기를 듣는 것이 중요합니다. 무리하게 웃을 필요는 없지만 상냥하게 대해 주십시오.

말투는 느긋하고 침착한 목소리로 말합니다. 결코 큰 소리를 내거나 꾸짖지 않도록 해 주십시오. 많은 사람이 둘러싸면 오히려 흥분하는 일이 있으니 많아야 두 명 정도로 대응합니다. 불안을 조장하기 때문에 손목은 되도록 잡지 않고 몸을 다정하게 접촉하도록 합니다.

Exelon®·Rivastach®를 붙이면 대부분 1시간 이내에 안정되므로, 그동안에 환자에게 뭔가 고통은 없는지, 불안해질 때는 없는지 관찰하고, 만약에 원인이 되는 것(유발인자)이 있으면 되도록 그 원인을 제거합니다. 정맥주사를 고통스러워하면, 가능할 경우 일시적으로 수액관을 빼도 되겠습니다.

column

환시로 발생한 섬망 치료

과활동형 섬망이 환시로 시작되는 경우의 치료법을 해설하겠습니다. 환시(환각)의 원인은 약제성인 경우도 있지만, 고령자인 경우에는 원래 레비소체치매(DLB)인 환자가 입원한 뒤 환시로 발생하는 증례가 많다는 것을 알아두도록 합시다. 입원 후에 갑자기 이상해지면 가족은 상당히 놀랍니다.

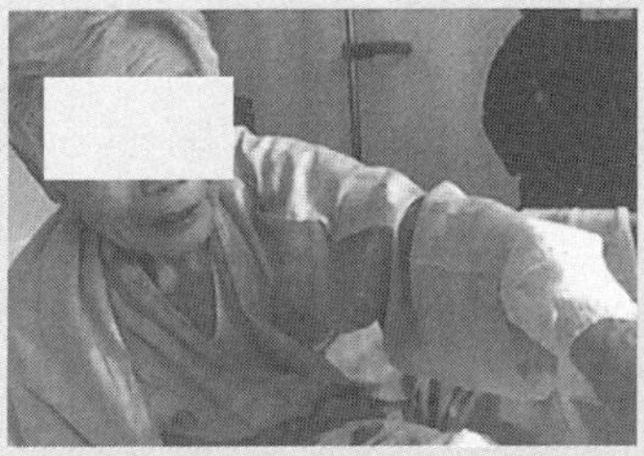

원래 치매 증상은 없는 환자. 가벼운 열공경색으로 입원했다.
입원 후 한동안 순조로웠지만, 입원한 지 1주 뒤에 갑자기 '저기 창문 쪽에 새끼 고양이가 있다'라고 말을 꺼냈다.

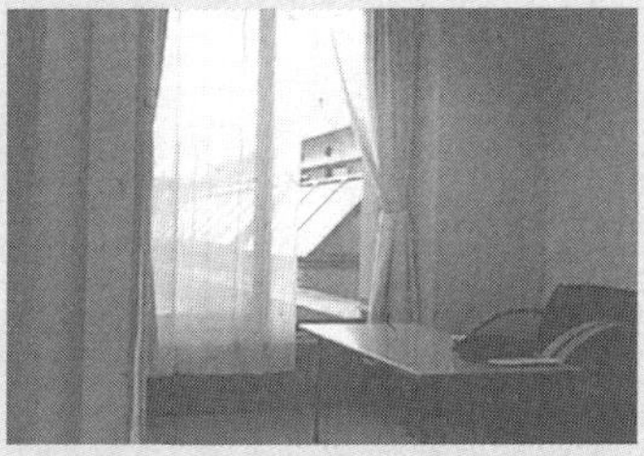

바람에 흔들리는 커튼이 고양이처럼 보이는 것일까, 창문 쪽에 '새끼 고양이가 우글우글 있다'라고 말하지만, 새끼 고양이는 없다. 병문안을 온 가족이 갑작스러운 변화에 놀란다.

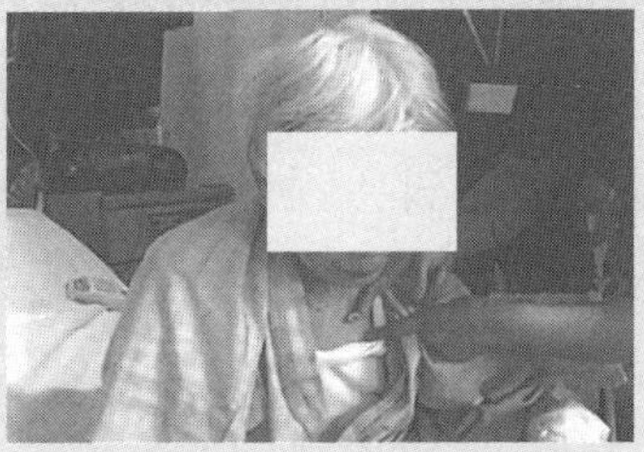

환시로 인해 섬망이 생겼다고 판단하여, 가족의 양해를 얻어서 Rivastach®를 붙였다. 체중이 39kg 이하라서 2.25mg으로 했다.

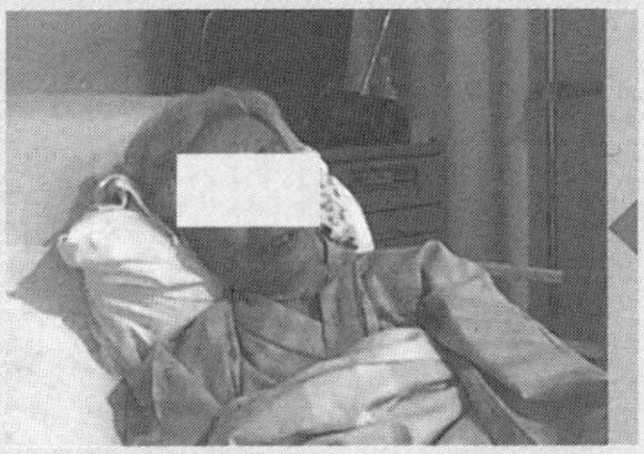

1시간 뒤 '고양이는 있어요?'라고 물었더니, '이제 없어'라고 말했다. 그 후에도 1주 동안 2.25mg을 붙였는데, 이후에 고양이는 보이지 않았다. 본인도 '커튼이 고양이로 보였는지 몰라'라며 환시임을 기억한다. 그 후 무사히 퇴원했다.

[그림1] 환시로 발생한 섬망에 Rivastach®로 치료한 증례
85세 여성, 갑작스레 '저기에 새끼 고양이가 있다'라고 말을 꺼낸 환자 예

Rivastigmine(Exelon®·Rivastach®)을 쓰면 간단하게 치료할 수 있으니(그림1) 일찍 환시를 없애도록 합시다.

환시로 발생하는 섬망은 Exelon®·Rivastach®만으로 거의 치료할 수 있습니다. 4.5mg(저체중인 사람에게는 2.25mg)을 붙입니다(그림2).

효과는 40분~1시간 정도면 나타납니다. 붙인 지 1시간 뒤에 다시 얘기를 들어보십시오. 아마도 환시는 개선되어 있을 겁니다. 발생 직후라면 80% 이상의 증례에서 환시를 없앨 수 있습니다.

치료 기간은 1주 또는 그 이상입니다. 과활동형 섬망의 치료보다 치료기간을 길게 했는데, 환시는 DLB가 원인인 경우가 많아서 일단 환시가 없어져도 나중에 재발하는 일이 있기 때문입니다. 초기 DLB인 경우, 한번 환시가 없어지면 2.25mg으로도 예방 효과가 있습니다.

주의점은 과량투여입니다. 체중이 40kg 이상이라도 오히려 기력이 없어지고 식욕이 없어지거나 다리 힘이 약해지는 등의 부작용이 나타나면 가위로 잘라서 2.25mg으로 감량해 주십시오. 환시로 증상이 발생한 환자는 DLB이며, 약제감수성이 강한 경우가 많기 때문입니다.

Exelon®·Rivastach®만으로 효과가 충분하지 않으면 다음에 나오는 것을 병용하는데, 효과가 없는 경우는 거의 없어 실제로 병용할 일은 드뭅니다.

알츠하이머형 치매치료제 Rivastigmine(Exelon®·Rivastach®)	➡	4.5mg으로 치료 (저체중인 사람은 2.25mg)

포인트

레비소체치매가 있으면 재발이 많으므로 치료는 1주 이상 하는 쪽이 좋다. 한번 환시가 없어지면 2.25mg으로도 효과가 있다.

효과가 충분하지 않으면

① Citicoline(Nicholin®H) 500mg~1,000mg+생리식염수 50mL(또는 100mL) 15분간 주입

② Cilostazol(Pletaal®) 50mg×2

③ 억간산(抑肝散) 1포~2포(최대 3포)

망상이나 초조가 나타나면 Quetiapine(Seroquel®) 같은 항정신병 약물을 사용하지만, 필요한 경우는 드물다.

[그림2] 환시로 발생한 섬망에 Rivastigmine(Exelon®·Rivastach®)으로 치료

① Citicoline

섬망과 마찬가지로 Citicoline(Nicholin®H)이 효과적입니다. 500~1,000mg을 생리식염수 100(또는 50)mL에 녹여서 10~15분 정도 주입합니다. 고령자의 환시에는 500mg으로도 효과를 보일 때가 있습니다.

② Cilostazol

Cilostazol(Pletaal®)도 환시에 효과적입니다. 단독으로도 효과적이지만, 효과가 나타나는 데는 며칠~2주 정도 걸리므로 빠른 효과를 기대하려면 Exelon®·Rivastach®와 병용합니다.

③ 억제계 약제의 병용

망상이나 이명을 보일 경우, Exelon®·Rivastach®로 효과가 충분하지 않으면 Quetiapine(Seroquel®) 12.5mg×1~25mg×2를 병용합니다(당뇨병에는 금기).

환시만 있으면 억간산만으로도 어느 정도 효과가 있습니다. 초기라면 1~2포로도 유효할 때가 많지만, 만약에 효과가 충분하지 않아서 3포를 쓸 경우에는 일시적으로 사용합니다.

3) 섬망의 예방적 치료와 입원환자의 치매화 예방

① 섬망·치매화 예방에 효과적인 Rivastigmine (그림10, 11)

Rivastigmine(Exelon®·Rivastach®)이 가장 유효한 것이 섬망의 예방입니다. 섬망이 발생하기 전에 예방적으로 사용하는 것이 가장 효과적입니다.

섬망이 발생하기 전에 미리 예상하기는 곤란하다고 보지만, 75세 이상의 고령자에서는 상당히 높은 확률로 섬망이 생기기 때문에 우리 병원에서는 '그런 낌새'가 있으면 패치를 붙입니다. 수많은 환자를 늘 보아서 익숙해지면 고령자의 섬망이 생길 것을 예상할 수 있습니다. 제가 담당하는 신경외과 병동에서는 Exelon®·Rivastach®를 쓰게 된 현재로서는 섬망 발생이 없습니다. 특히 고령자로 종종걸음으로 걷는 레비소체치매(DLB)와 유사한 환자에게는 예방적 치료가 효과적입니다.

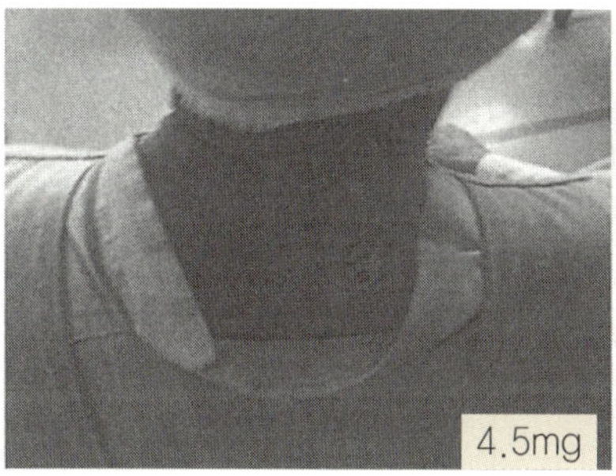

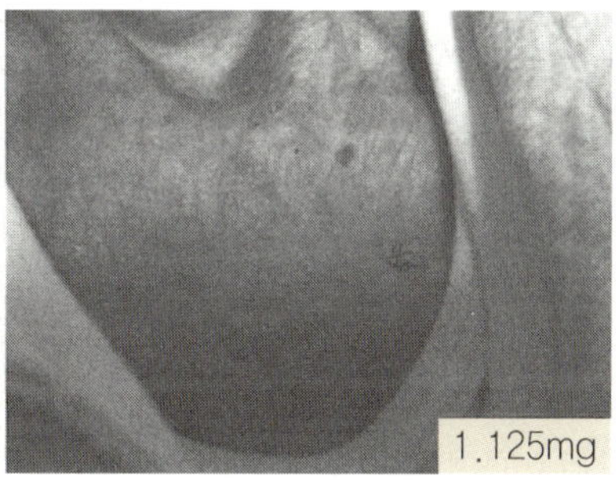

붙이는 부위는 어디든 상관없다. 붙인 것을 확인하기 쉬운 곳은 전흉부와 후두부, 배부인데, 팔이나 발에 붙여도 전혀 문제없다.
1.125mg이나 2.25mg은 작아서 떨어질 때가 있고, 그런 경우에는 새로운 패치를 다시 붙인다. 잘못 붙이는 것을 예방하기 위해 가늘게 쓸 수 있는 유성 펜으로 날짜를 써두면 좋다.

[그림10] 섬망 · 치매화의 예방적 치료: Rivastigmine(Exelon® · Rivastach®) 붙이기

알츠하이머형 치매치료제 Rivastigmine(Exelon® ·Rivastach®) → 2.25mg 혹은 4.5mg으로 치료 (75세 이상의 고령자는 2.25mg으로 시작)

포인트

고령이며 저체중인 사람의 경우에는 2.25mg으로도 과량투여가 될 수 있으니 1.125mg부터 시작하는 것이 좋다. 증량은 신중하게 한다.
치료는 입원 중에 하지만, ADL의 개선을 보이면 퇴원 후에도 계속해도 된다.
출혈 등의 위험이 없으면 Cilostazol(Pletaal®)도 효과적이며 50mg×2로 시작한다.

[그림11] 섬망의 예방적 치료와 치매화 예방: Rivastigmine(Exelon® · Rivastach®)으로 치료

또한 급성기 병동에서 입원환자의 섬망과 마찬가지로 문제가 되는 것은, 환자의 입원 후 치매화(인지기능이 떨어짐)입니다. 그러나 Exelon®·Rivastach®를 쓰면 입원 환자의 치매화를 예방할 수 있습니다.

치매라고 진단되지 않은 환자에게 치매치료제를 쓰는 데는 저항이 있을 수 있지만, 치매가 되지 않게 하는 것은 병원뿐만 아니라 환자, 그리고 환자의 간병인에게도 크나큰 장점이 있습니다. 치매가 되어 가장 곤란한 것은 가족과 간병인입니다. 간병인을 위해서도 환자를 치매가 되지 않도록 관리합시다.

② 섬망 · 치매의 예방 방법

섬망의 예방에는 2.25mg 또는 4.5mg을 붙입니다. 75세 이상의 고령자라면 2.25mg으로도 충분할 때가 많고, 부족하다고 생각되면 4.5mg으로 증량합니다. 또한 예방일 경우에 저체중자는 1.125mg으로 시작하는 것이 무난합니다. 과량투여가 되면 일단 식욕이 없어집니다.

치매화가 예상되는 경우도 마찬가지입니다. 치료는 입원 중에 하는데, 고령자에서 패치를 붙인 뒤 일상생활기능(ADL) 수준이 향상되어 상태가 양호하면 퇴원 후에도 계속해도 된다고 생각합니다.

③ Cilostazol도 섬망 · 치매화 예방에 유효

만일 출혈계의 위험이 없으면 Cilostazol(Pletaal®)도 섬망 · 치매화 예방에 효과적입니다. 그러나 예방적 치료는 Exelon®·Rivastach®만으로 효과를 보는 경우가 대부분이고, 사용할 수 없는 증례를 제외하면 Pletaal®이 필요할 일은 거의 없습니다.

④ 섬망 · 치매화의 예방 치료상 주의점

▶ Rivastigmine을 사용할 때 주의점

앞서 말한 대로 고령으로 체력이 없는 환자에서는 4.5mg도 과량투여가 될 때가 있습니다. 그런 경우에는 1.125mg 혹은 2.25mg을 붙입니다.

치매의 예방은 섬망 치료보다 장기간이 되는 경우가 많으므로 부작용에는 더 주의해 주십시오. 만일 경과 중에 식욕이 저하되거나 기력이 없어지는 등 컨디션이 떨어지면 가위로 패치를 잘라서 절반으로 감량해 주십시오. 4.5mg이라면 2.25mg, 2.25mg이라면 1.125mg이 됩니다. 고령자 치매화의 예방적 치료에는 4.5mg 이하로 사용한다고 생각해 주십시오. 9mg 이상이 필요한 경우는 거의 없습니다.

현재 우리 병원에서는 75세 이상의 고령자에게는 첫 4~6일 정도는 2.25mg으로 치료를 시작합니다. 그리고 이상이 없으면 4.5mg으로 증량하지만, 2.25mg으로도 효과를 느끼면 그대로 2.25mg으로 유지합니다. 2.25mg으로도 효과가 나타나는 증례는 전체의 20% 정도입니다.

그리고 앞서 말한 대로 서맥성 부정맥이나 심부전이 있는 환자에게 사용하는 것은 주의가 필요합니다. 중증인 경우에는 사용을 피해 주십시오.

▶ Cilostazol을 사용할 때 주의점

Cilostazol(Pletaal®)에는 맥박수를 올리는 효과가 있어서 서맥이 문제가 되는 환자에게는 알맞을 때가 있습니다. 다만 Pletaal®에도 심부전을 악화시키는 부작용이 있으므로 주의가 필요합니다.

저는 치매화 예방 목적으로 사용할 경우에는 50mg×2로 치료합니다. 만일 효과가 충분하지 않으면 100mg×2로 증량하지만, 치매와 달리 섬망 예방이 목적이라면 50mg×2로도 충분할 때가 많은 것 같습니다. 50mg×2로도 심계항진 등의 부작용이 있으면 중지하지만, 가능하면 세립을 사용하여 25mg×2로 치료를 계속합니다. 부작용이 있는 환자는 반응자(responder)인 경우가 많고, 25mg×2로도 효과가 나타날 때가 많기 때문입니다.

4) 수술 후 섬망의 예방 (그림12, 13)

수술 후 섬망 예방에 대해 설명하겠습니다. Rivastigmine(Exelon®·Rivastach®)만으로도 충분한 효과를 보지만 Citicoline(Nicholin®H)을 쓰면 더욱 유효합니다.

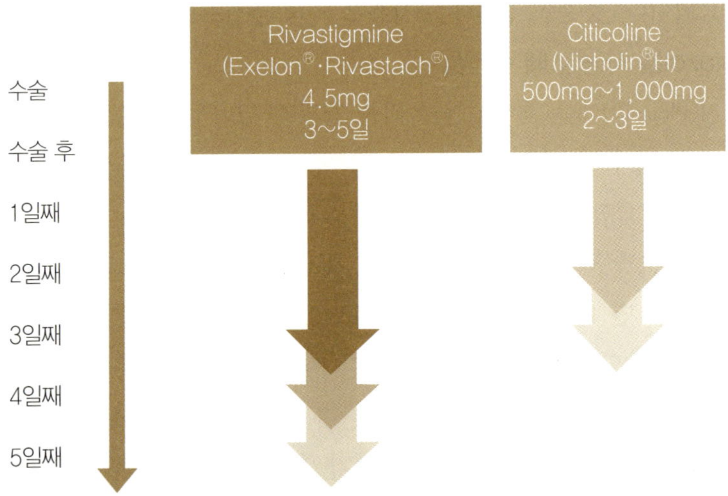

[그림12] 수술 후 섬망의 예방: Rivastigmine(Exelon®·Rivastach®)과 Citicoline(Nicholin®H)의 사용

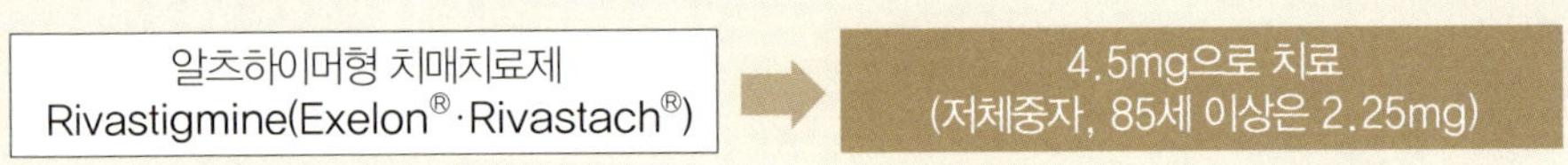

알츠하이머형 치매치료제
Rivastigmine(Exelon®·Rivastach®)
4.5mg으로 치료
(저체중자, 85세 이상은 2.25mg)

포인트

치료는 수술 후 3~5일간 한다.
구역과 같은 이상을 보이면 바로 떼어낸다.
과거에 섬망 기왕력이 있는 등 위험이 높은 경우에는 Citicoline(Nicholin®H)을 병용한다.
Nicholin®H 500mg~1,000mg+생리식염수 50mL(또는 100mL) 15분간 주입. 수술 후 2~3일간 한다.

[그림13] 수술 후 섬망에 Rivastigmine(Exelon®·Rivastach®)으로 예방

① 수술 후 섬망 예방법

외과수술 후 섬망 예방에는 수술 후, 마취에서 각성한 뒤 Exelon®·Rivastach® 4.5mg을 붙입니다. 사용기간은 3~5일입니다.

과거에 섬망 기왕력이 있는 등 위험이 높은 경우에는 Nicholin®H 주사 500~1,000mg도 병용합니다. Nicholin®H는 주사로, 생리식염수 100(또는 50)mL에 녹여서 15분 정도 주입합니다. 사용기간은 2~3일이면 충분합니다.

Exelon®·Rivastach®는 수술 전부터 시작해도 상관없지만, 부작용을 회피하기 위해 수술 중에는 중단하는 쪽이 무난합니다. 저체중자 혹은 85세 이상의 고령자는 2.25mg을 붙입니다. 이것만으로 수술 후 섬망을 예방할 수 있습니다.

② 수술 후 섬망의 예방상 주의점

효과를 기대하여 9mg 이상을 붙이면 안 됩니다. 부작용으로 환자 상태를 악화시킬 위험이 높아집니다. 전신 상태가 불량한 환자에게는 신중하게 사용하고, 중증인 서맥이나 심부전이 있는 환자에게는 사용을 삼가십시오. 어떠한 이상이 나타났을 때는 바로 패치를 떼어냅니다.

특히 구역에는 주의가 필요하며, 붙인 직후에 구역이 생기면 바로 떼어내어 대처합니다. 구토는 흡인폐렴의 원인이 되기 때문입니다.

5) 저활동형 섬망의 치료

입원환자 중에는 기력이 없고 잠만 자며 식사도 섭취하지 못하게 되는 고령자가 있습니다. 섬망이라고 하면 흥분하는 증상만을 떠올리지만, 사실 과활동형과 마찬가지로 이러한 저활동형 섬망도 많습니다.

저활동형 섬망도 뇌활동의 저하(가벼운 의식장애)인 경우가 많고, Rivastigmine(Exelon®Rivastach®)으로 각성시켜서 증상을 개선시킬 수 있습니다.

다만 뇌의 활성화는 아세틸콜린신경만이 담당하는 것은 아닙니다. 도파민과 세로토닌도 관계됩니다. 그래서 Exelon®·Rivastach®만으로 효과가 나타나지 않으면 글루타티온 정맥주사를 병용합니다.

① 저활동형 섬망의 치료 방법

Exelon®·Rivastach®는 4.5mg(저체중자는 2.25mg)을 붙입니다(그림14).

1~2일 관찰하여 Exelon®·Rivastach®만으로 효과가 충분하지 않으면 글루타티온 정맥주사(1,000mg~1,600mg)를 합니다.

일반적으로는 1~2일이면 효과가 나타납니다. 치료 성공률은 Exelon®·Rivastach® 만으로 약 60%, 글루타티온 정맥주사를 병용하면 80%입니다. 만약에 글루타티온 정맥주사를 병용해도 효과가 충분하지 않으면 Citicoline(Nicholin®H) 500mg~1,000mg을 병용합니다.

알츠하이머형 치매치료제 Rivastigmine(Exelon®·Rivastach®)	➡	4.5mg으로 치료 (저체중자는 2.25mg)

포인트

치료기간은 원칙적으로 며칠~1주 정도지만, 계속하는 쪽이 좋을 때도 있다.

효과가 충분하지 않으면

① 글루타티온 1,000mg~1,600mg+생리식염수 50mL(또는 100mL) 15분간 주입.

② Citicoline(Nicholin®H) 500mg ~1,000mg을 글루타티온 정맥주사에 병용.

[그림14] 저활동형 섬망에 Rivastigmine(Exelon® · Rivastach®)으로 치료

치료기간은 며칠~1주 정도이지만, 기력이 없고 먹지 못하는 환자가 기력이 생기고 식사를 할 수 있게 되면 글루타티온 정맥주사는 중지합니다.

Exelon®·Rivastach®는 효과가 나타난 뒤에도 4.5mg 혹은 2.25mg으로 입원 중 계속 하는 쪽이 좋은 것 같습니다.

② 저활동형 섬망의 치료상 주의점

다른 치료도 마찬가지이지만, Exelon®·Rivastach®의 시작 용량은 꼭 4.5mg 이하로 합니다. 또한 효과가 없다고 해서 바로 바로 9mg으로 증량하는 것은 피해 주십시오. 만일 9mg으로 증량할 경우에는 적어도 2~3주 이상의 간격을 마련하도록 합니다. 9mg으로는 효과가 적고, 13.5mg 이상의 용량으로 비로소 효과가 나타나는 경우가 전혀 없는 것은 아니지만 권하지 않습니다. 가장 중요한 것은 중대한 부작용을 회피하는 것이며, 안전이 제일입니다.

저활동형 섬망에 대한 글루타티온 정맥주사는 1,000~1,200mg 정도로 시작하고, 효과가 충분하지 않으면 1,600mg까지 증량하는 것이 좋다고 봅니다. 글루타티온 정맥주사의 부작용은 특별히 없습니다.

기타 치료방법으로 저는 지금까지 저활동형 섬망 환자에게 Nicergoline(Sermion®)이나 Amantadine(Symmetrel®), Droxidopa(Dops®), Sulpiride(Dogmatyl®), 또한 항우울제, 그리고 Donepezil(Aricept®) 등을 사용해 왔는데, 효과가 없을 때가 많고 현재는 Symmetrel® 이외에는 그다지 사용하지 않습니다. 모든 증례에 효과가 없는 것은 아니므로 시도해 보는 것은 나쁘지는 않다고 보지만, 주의해야 할 것은 이러한 약제에는 다양한 부작용이 있으며 오히려 환자의 활력을 빼앗을 때가 있다는 점입니다. 특히 Dogmatyl®은 주의가 필요합니다. 사용할 경우에는 부작용에 주의하고, 막연하게 사용하지 않는 것이 중요합니다.

Rivastigmine과 글루타티온 정맥주사의 병용 치료 증례는 [그림15]와 같습니다.

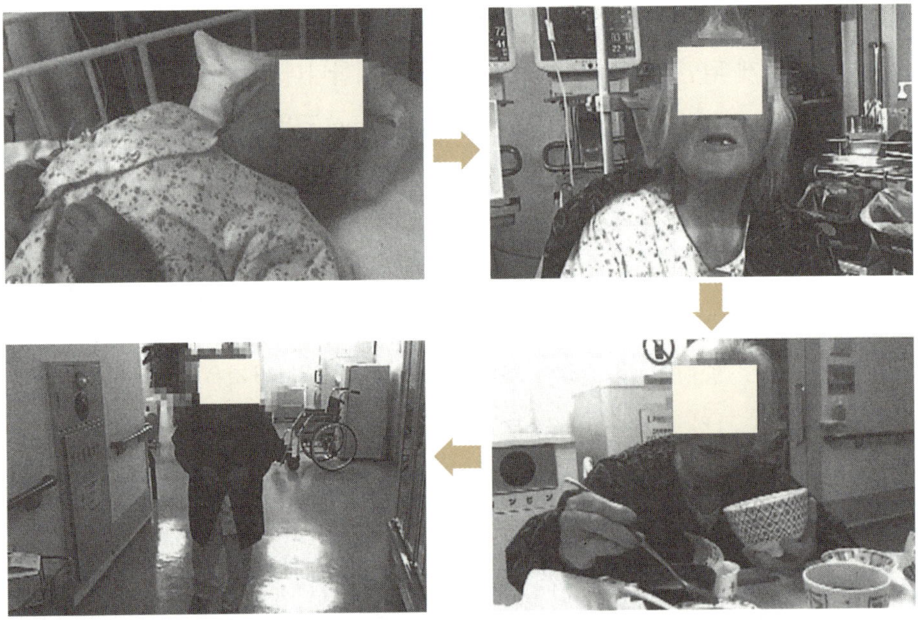

95세 여성, 노화·불사용 장애. 교통사고로 정형외과에 입원. 침상 안정으로 지냈더니 1주 만에 전혀 걷지 못하게 되고 식사를 못하게 되어서 위루영양을 검토하게 되었다. Rivastach® 2.25mg을 붙였더니 소통성은 좋아졌지만 식사는 하지 못했다.
글루타티온 정맥주사(1,000mg)를 했더니, 직후부터 기력이 생기고 다음 날에는 식사를 할 수 있게 되었으며 3일째에는 걸을 수 있게 되었다. 정맥주사는 1주 만에 종료. 무사히 자택으로 퇴원했다.

[그림15] Rivastach®와 글루타티온 정맥주사의 병용치료 증례

column

글루타티온 정맥주사치료에 대하여

걷지 못하는 환자가 걸을 수 있게 된다.
먹지 못하는 환자가 먹을 수 있게 된다.

파킨슨병에 대한 글루타티온 치료

글루타티온은 체내 주요 항산화물질이며 해독물질입니다. 뇌에서 다양한 유해물질로부터 뇌를 지키는 역할을 담당합니다. 파킨슨병(PD) 환자의 뇌 안에는 이 중요한 물질인 글루타티온이 감소되어 있어서, 1996년 이탈리아의 사사리(Sassari)대학 팀이 PD 환자 9명에게 글루타티온 600mg 정맥주사를 1일 2회 30일간 투여했더니 모든 예에서 효과가 나타났으며 운동기능의 42%가 개선되었다고 보고했습니다.[1)]

미국에서는 펄뮤터(Perlmutter) 등이 남플로리다 대학에서 글루타티온요법의 임상시험을 했습니다. 펄뮤터 등에 의하면, PD에 대한 글루타티온의 효과는 80~90%였다고 했습니다. 일반적으로 내복으로는 효과가 없다고 하며, 글루타티온 주사제로만 효과가 있습니다.

PD에 대한 글루타티온 정맥주사치료를 일본에 처음으로 소개한 야나기사와 아쓰오(柳澤厚生) 선생에 의하면, 글루타티온 정맥주사만으로 PD를 치료할 수 있었던 예도 있다고 합니다.

PD에 대한 글루타티온의 작용기전은 아직 밝혀지지 않습니다. 펄뮤터 등에 의하면, 글루타티온이 자유라디칼 제거제(free radical scavanger)로 작용하고 도파민수용체의 감수성을 높이기 때문이 아닐까 생각합니다.

일본에서 글루타티온 치료

일본에서는 허가외 치료가 되기 때문에 글루타티온 정맥주사치료를 하는 시설이 적은 것이 현실이고, 또한 오래된 약이기 때문에 제약회사에는 적용 확대의 장점이 없으며 임상시험이 이루어진 적도 없습니다.

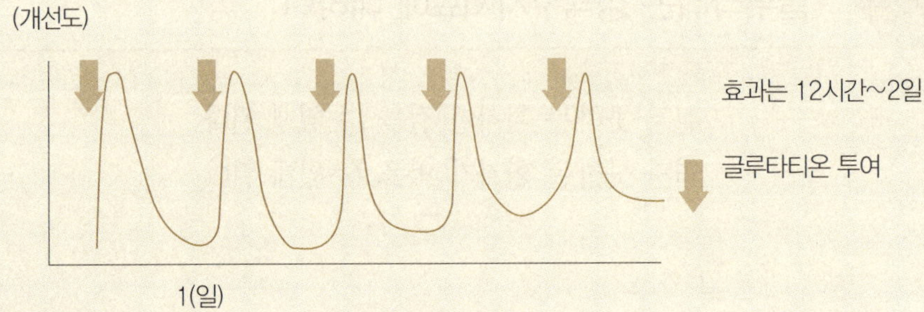

글루타티온 주사 1,000mg(5A)~2,000mg(10A)을 생리식염수 100(또는 50)mL에 녹여서 15분 정도 정맥주사로 투여한다. 규정량의 몇 배~10배가 되지만 부작용은 특별히 나타나지 않는다. 효과는 정맥주사 종료 직후부터 나타나며, 현저한 효과를 본 예에서는 걷지 못하던 환자가 직후에 걸을 수 있게 되는 등 뚜렷한 운동장애 개선이 나타난다.
작용시간이 짧고 파킨슨병이나 레비소체치매에 대한 효과는 일시적이지만, 반복해서 치료하여 서서히 개선될 때가 있다.

[그림1] 글루타티온 정맥주사치료 방법

글루타티온은 일본에서는 40년 이상 전부터 만성 간질환과 약물중독, 임신고혈압 등의 치료에 쓰여 왔습니다. 1앰플 200mg에 1,000원 이하, 후발의약품이면 500원 이하로 저렴합니다. 그러나 허가외 질환의 치료에는 보험진료로 쓸 수 없습니다. 이 때문에 우리 병원에서는 지금으로서는 무료로 하고 있으며, 1회 1,000~2,000mg의 범위에서 치료하고 있습니다(그림1).

치료를 시작한 처음에 1,200mg 한 번으로 치료한 파킨슨병(PD) 8례에 대한 치료성적은 5례에서 유효한 결과였습니다. 레비소체치매(DLB)에는 앞서 말한 대로(300페이지) PD 이상으로 유효한 것 같습니다.

펄뮤터 등은 PD의 우울 증상의 개선도 보였다고 보고하는데, 제 경험으로도 PD, DLB에 글루타티온 정맥주사를 한 환자는 정맥주사 직후에 표정이 밝아지고 웃는 얼굴을 보일 때도 있습니다. 글루타티온이 도파민(DOA)수용체뿐만 아니라 세로토닌(Ser)수용체에도 작용할 가능성이 있는 것 같습니다.

PD 치료제의 감량에 사용

글루타티온은 대사가 빠르고 유효례에서도 효과는 1일~며칠로 일시적입니다. PD에 효과가 없다는 보고는 글루타티온의 효과가 일시적인 것이 이유라고 생각되지만, 1주에 1, 2회 혹은 월 1, 2회 정맥주사를 계속하여 서서히 장기 효과를 보일 때가 있습니다.

또한 반복해서 글루타티온 정맥주사를 하여 PD치료제를 감량할 수 있게 되는 경우가 적지 않고, 저는 현재 오로지 PD치료제의 개수와 양을 줄일 것을 목적으로 글루타티온 정맥주사를 하고 있습니다. 이는 PD 환자의 대부분이 다중 약물요법, 과량투여의 폐해로 악화되어 있기 때문입니다.

고령자에게는 대부분 효과가 있다

작용 시간이 짧으며 효과가 일시적인 것이 글루타티온 정맥주사치료의 단점이지만, 한 번의 치료로도 기력이 없는 고령자에게는 상당히 효과적입니다. 글루타티온 정맥주사는 PD와 DLB가 아니라도 고령자에게는 대체로 효과가 있습니다.

가령 정상 노화라도 불사용 장애를 동반하는 환자와 입원으로 일상생활기능(ADL) 수준이 떨어진 환자를 건강하게 만들 수도 있습니다. 걷지 못하던 환자가 글루타티온 정맥주사만으로 걸을 수 있게 된 경우도 있습니다.

즉 고령자에서는 아세틸콜린(Ach)뿐만 아니라 DOA와 Ser 등 뇌내 모든 신경전달물질이 감소되어 있으므로, 신경전달을 활성화시킬 수 있으면 의식뿐만 아니라 기분부터 운동장애까지 개선됩니다.

Rivastigmine과 글루타티온 정맥주사의 병용

Ach을 늘려서 각성시키는 것이 Rivastigmine(Exelon®·Rivastach®)의 작용인데, 모든 환자를 생기가 돌게 만들 수는 없습니다. 그러나 글루타티온 정맥주사를 병용하면 상당한 확률로 고령 환자의 신경전달을 활성화시킬 수 있습니다.

즉 Exelon®·Rivastach®로 각성시킬 수 있더라도 기분이 좋아지지 않으면 기력이 생기지 않고 식사를 하지 않으므로, 각성시키는 것만으로는 안 됩니다.

기력이 없는 고령 환자에게 글루타티온 정맥주사를 하면 표정이 밝아지고 식사를 하게 됩니다. 그리고 운동능력이 향상됩니다. Exelon®·Rivastach®에도 다리 힘을 강화하는 작용이 있으므로 두 가지를 병용하면 운동장애가 개선되고 ADL이 개선됩니다. 식사를 할 수 있고 게다가 움직일 수 있게 되면 입원기간을 단축시킬 수 있습니다.

이 책의 섬망 치료는 뇌내 아세틸콜린(Ach), 도파민(DOA), 세로토닌(Ser)을 활성화시키면 된다는 완전히 새로운 발상입니다. Exelon®·Rivastach®, 혹은 Citicoline(Nicholin®H)과 병용하여 Ach을 활성화시키고, 글루타티온 정맥주사로 DOA와 Ser를 활성화시킵니다(그림2).

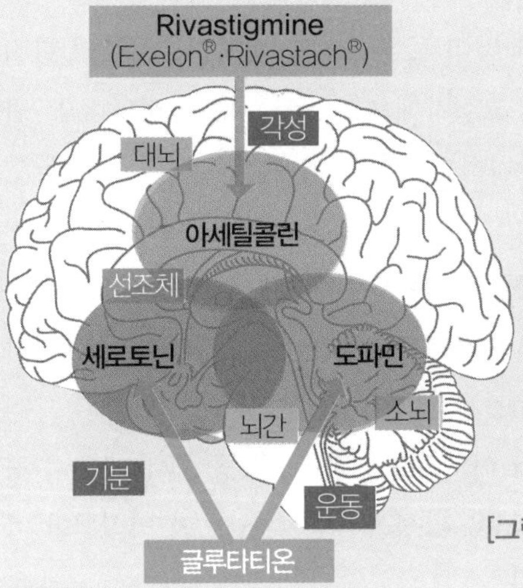

[그림2] Rivastigmine(Exelon®·Rivastach®)과 글루타티온 정맥주사의 효과 이미지

글루타티온 정맥주사치료의 시행방법 (그림3)

글루타티온 정맥주사치료의 효과는 다양하며 증례에 따라 상당히 차이는 있지만, 1,000mg 이상으로 치료하면 대부분의 증례에서 기력이 생기고 걸을 수 있게 되며 연하(삼킴)가 좋아지는 등 어떠한 효과가 나타납니다.

표준적으로는 1,200mg(1일 1회)을 생리식염수 100(혹은 50)mL에 녹여서 15분 정도로 정맥주사를 하면 된다고 봅니다. 1,200mg으로는 효과가 없더라도

1,400mg, 1,600mg이면 효과를 볼 때도 있습니다. 반대로 1,000mg, 800mg으로 효과를 볼 때도 있습니다. 일단 기준이 1,200mg(200mg×6A)이라는 것입니다.

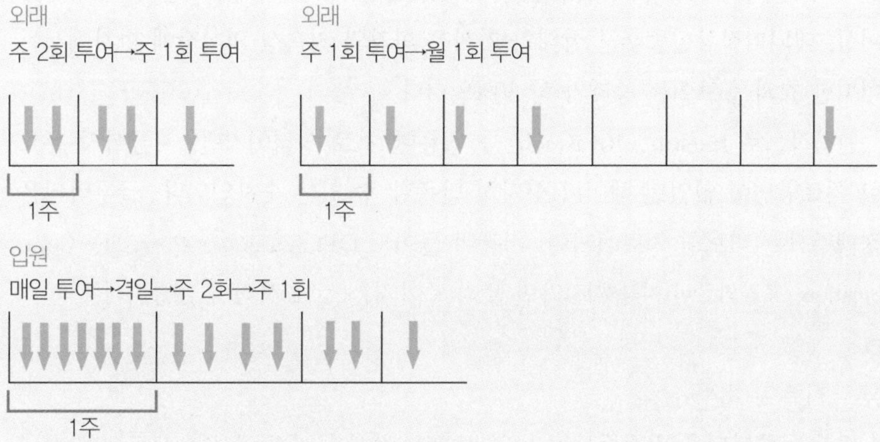

일반적으로는 1,200mg(6A)~1,600mg(8A)을, 외래인 경우에는 주 1~2회에서 월 1회 정도 하지만, 입원환자인 경우에는 1일 1회로 매일 한다.
효과가 없어도 글루타티온을 증량하면 효과가 나타날 때가 있다.
레비소체치매, 저활동형 섬망이나 지속적 의식장애 등에는 Citicoline(Nicholin®H) 500mg~1,000mg도 병용한다.

[그림3] **외래 · 입원치료에서 글루타티온 정맥주사치료를 하는 방법**

외래에서는 주 1, 2회~월 1회 정도의 횟수로 주사치료를 하지만, 입원환자에게는 매일 주사치료를 하여 식사를 할 수 있고 ADL이 개선된 단계에서 종료합니다. 저활동형 섬망인 경우는 효과 발현이 빠르기 때문에, 대부분의 증례가 2~3회로 치료를 마칠 수 있습니다.

우리 병원에서는 중증 자리보전한 환자에게도 치료를 시도합니다. 대뇌피질상실증후군(apallic syndrome) 상태에 가까운 중증 환자나 지속성 의식장애 환자인 경우에 몇 주 동안은 매일 정맥주사를 하고, 그 후에는 격일 혹은 3일에 한 번과 같이 횟수를 줄입니다.

의식장애가 없는 경우라면 꼼짝도 못하는 85세 이상의 고령자라도 글루타티온 정맥주사로 기력이 생기고 식사를 할 수 있게 되는 경우가 적지 않습니다.

글루타티온 정맥주사의 유효율

우리 병원의 입원환자에서 글루타티온 정맥주사의 유효율은 저활동형 섬망인 경우에 거의 100%, 기력이 없는 고령 환자가 식사를 하게 되는 증례가 80% 이상, 대뇌피질상실증후군 상태와 가까운 환자와 지속성 의식장애 환자에서는 어떠한 효과를 보이는 증례가 약 30%입니다.

원칙적으로 Exelon®·Rivastach®를 병용한 치료 성적이지만, 지금까지 유효한 치료방법이 없었던 셈이니 상당히 만족할 수 있는 숫자입니다. 글루타티온 정맥주사는 비보험 치료이지만, 비용이 들어도 DPC(Diagnosis Procedure Combination, 포괄의료비 지불제도)라면 빨리 좋아지는 것에 장점이 있습니다.

운동기능의 개선 (그림4)

또한 글루타티온 정맥주사는 뇌의 장애로 인해 굳어진 근육을 부드럽게 합니다. 이 역시 뇌내 도파민(DOA)이 관계된다고 보는데, 자리보전하고 있는 환자의 관절 구축을 부드럽게 해서 관절가동역(ROM)이 악화된 환자의 재활에도 유효합니다. 어깨와 팔꿈치 관절이 부드러워지면 수저를 입에 가져갈 수 있게 됩니다. 손발의 관절이 부드러워지는 것만으로 환자 본인과 재활 담당자의 동기부여도 올라갑니다.

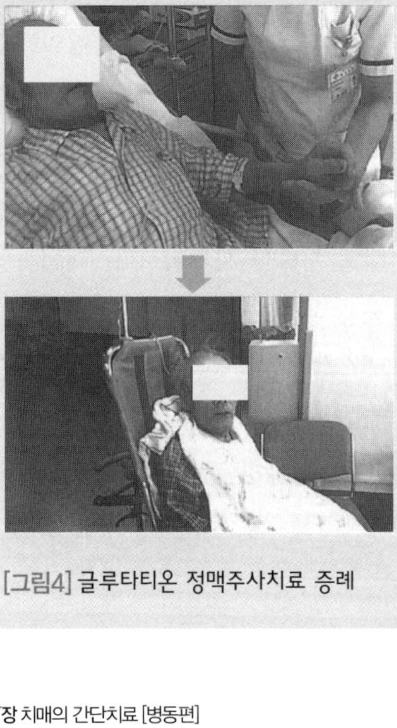

84세 남성, 폐렴 후 불사용 장애로 6개월이 경과. 연하불능 상태이다. 관절 구축을 보이고 재활도 곤란. 휠체어에도 태울 수 없는 상태였다.
글루타티온 정맥주사를 했더니 관절 구축이 없어지고 음식을 경구섭취할 수 있게 되었다. 또한 고관절이 부드러워져서 굴곡할 수 있게 되었고, 휠체어에도 탈 수 있게 되었다.

[그림4] 글루타티온 정맥주사치료 증례

운동기능이 개선되어 연하장애도 개선시킵니다. Exelon®·Rivastach® 만으로도 연하기능을 개선시켜서 입 안에 음식을 머금고 있는 일이 줄어들었지만, 글루타티온 정맥주사를 추가로 병용하면 상당한 확률로 연하를 할 수 있게 됩니다(그림5). 지금까지 고생했던 연하훈련의 노력이 '무엇이었을까'라는 생각을 할 겁니다.

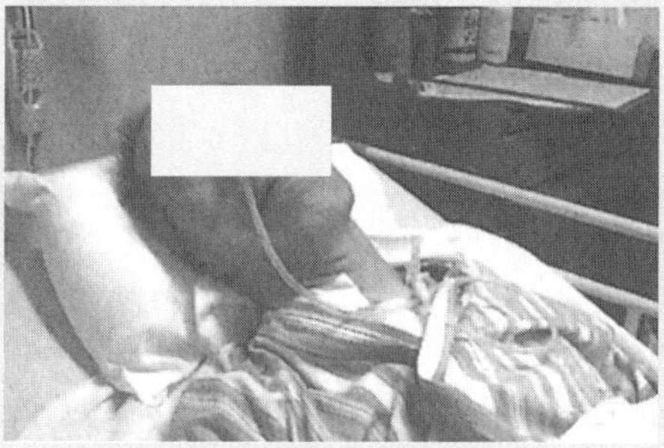

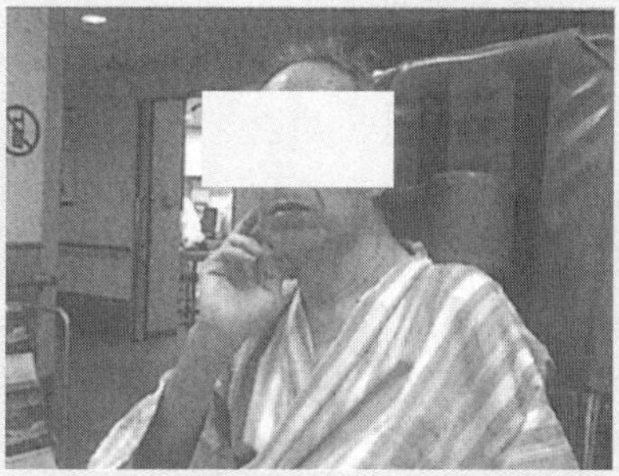

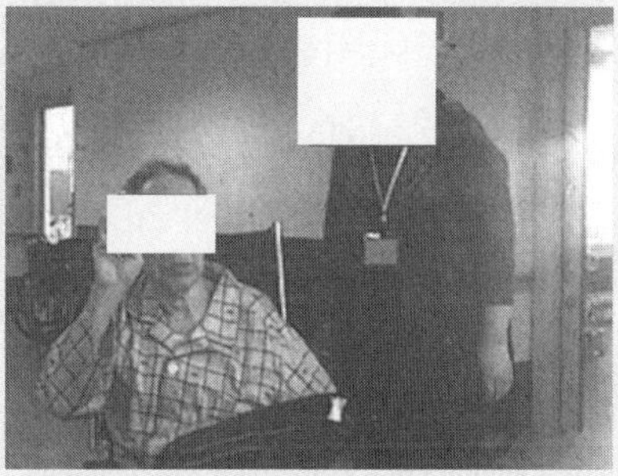

65세 남성, 뇌경색 후유증으로 정형외과수술 후에 폐렴 후 불사용 장애.
원래 뇌경색 후유증으로 보행장애를 보인다. 대퇴골 경부골절 수술 후 폐렴에 걸렸고 중증이 되었다. 겨우 목숨을 건지긴 했지만 중증 불사용 장애가 되었다. 식사를 섭취하지 못해서 경관영양을 했다. 위루영양을 검토했지만 Rivastach® 4.5mg과 글루타티온 정맥주사치료(1,600mg)로 의식장애와 연하장애가 개선되고, 다시 경구로 식사를 할 수 있게 되어서 퇴원할 수 있었다.

[그림5] Rivastach® 4.5mg+글루타티온 정맥주사치료 증례

글루타티온 정맥주사의 효과가 없는 경우

물론 글루타티온 정맥주사의 효과가 없는 증례도 있습니다. Exelon®·Rivastach®도 그렇지만, 효과가 없는 것은 뇌내에 다수 열공경색이 있는 증례입니다. 뇌동맥경화가 매우 심하고 뇌순환이 심하게 장애를 받은 증례에는 효과가 없는 것 같습니다. 마찬가지로 혈관파킨슨증(vascular parkinsonism)에도 그다지 효과가 없습니다.

연하장애도 거짓연수마비(pseudobulbar palsy), 연수마비(뇌간장애)가 원인인 경우에는 글루타티온 정맥주사의 효과를 보이지 않습니다. 또한 뇌경색의 운동마비는 좋아지지 않습니다. 이는 Exelon®·Rivastach®도 마찬가지로 마비는 좋아지지 않습니다.

다만 뇌혈관장애가 원인인 경우에도 고령자는 신경전달물질이 저하되어 있을 때가 많으므로, 현저한 효과를 보지 않아도 어느 정도 효과는 기대할 수 있습니다. 글루타티온 정맥주사, Exelon®·Rivastach®를 쓸 때에는 이 점을 이해해서 치료하시면 되리라 생각합니다.

고령자가 많은 구급병원에 유효

이상과 같이 글루타티온 정맥주사치료는 많은 고령자가 있는 구급병원에 상당히 유용한 치료법입니다. 현재 저는 파킨슨병(PD)과 레비소체치매(DLB)보다 외래에서는 중증 치매 환자의 치료수단, 구급과 내과적 질환인 고령자의 치료수단으로서, 급성기 병동에서는 섬망뿐만 아니라 다양한 질환으로 기력이 없는 고령 환자에게 사용하고 있습니다.

글루타티온 정맥주사의 치료 성공률은 매우 높고, 게다가 부작용이 없어서 상당히 유효한 치료입니다. 보험적용 문제는 있지만 장점이 많으니 꼭 시도해 보셨으면 합니다.

또한 병원뿐만 아니라 방문 진료에서도 연하를 할 수 있게 되어, 글루타티온 정맥주사는 상당히 유효한 치료수단이 된다고 봅니다.

문헌

1) Sechi G, et al: Reduced intravenous glutathione in the treatment of early Parkinson's disease. Prog Neuropsychopharmacol Biol Psychiatry. 1996;20(7):1159-70.

6) Rivastigmine을 사용한 지속성 의식장애의 치료

① 지속성 의식장애에 Rivastigmine을 사용 (그림16~18)

Rivastigmine(Exelon®·Rivastach®)을 사용한 지속성 의식장애의 치료는 저의 치료 경험이지 합의(consensus)를 얻은 것은 아닙니다. 그 점에 유의해서 시도해 보셨으면 합니다.

지속성 의식장애의 치료는 뇌경색이나 뇌출혈과 같은 뇌졸중 이후의 의식장애가 위주가 아닐까 싶습니다. 뇌간과 시상 등 의식에 관한 중추가 파괴적으로 손상을 받지 않으면 효과를 기대할 수 있지만, 중증 머리 외상의 의식장애인 경우에는 이러한 중추가 파괴적으로 장애를 받은 증례가 많아서 Exelon®·Rivastach®의 효과를 보이는 증례는 그다지 많지 않습니다.

또한 개선을 기대할 수 있는 것은 의식(각성)이며, 뇌졸중 이후의 운동마비와 실어증 등 고차뇌기능장애는 개선되지 않으니 가족에게 설명을 할 때도 오해가 없도록 전달해 주십시오.

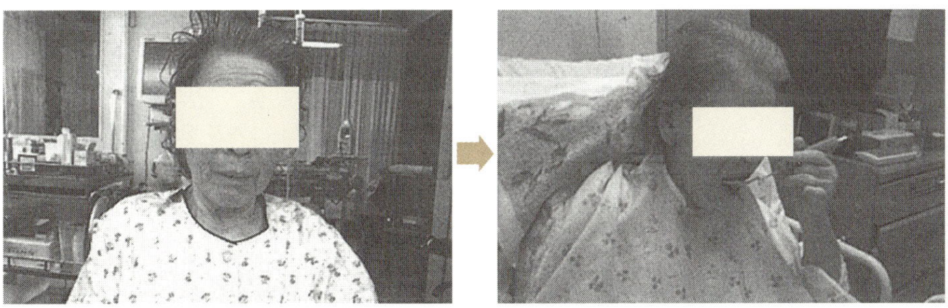

[그림16] 뇌졸중 이후 지속성 의식장애에 대한 Rivastach®의 효과: ① 경구섭취가 가능해진 증례
82세 여성, 뇌경색 후 의식장애(발병 3개월).
뇌경색 후유증으로 각성이 불량하고, 경관영양으로 폐렴이 반복되어서 중심정맥 영양관리로 하고 있다. Rivastach® 4.5mg을 붙인 직후부터 각성 상태가 좋아지고 소통성도 개선. 서서히 섭식 훈련이 가능해지고, 1개월 뒤에는 자력으로 식사를 할 수 있게 되었다.

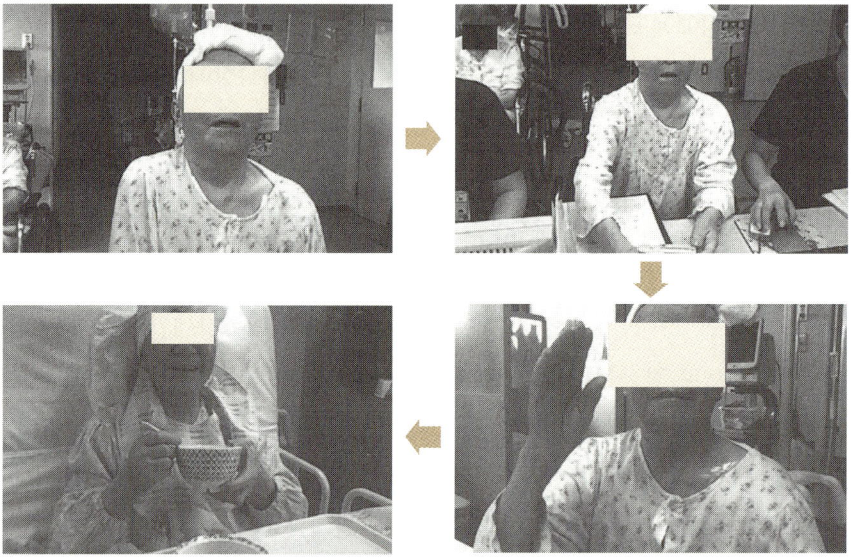

[그림17] **뇌졸중 후 지속성 의식장애에 대한 Rivastach®의 효과: ② 경구섭취, 보행이 가능해진 증례**

79세 여성, 지주막하출혈(우측 중대뇌동맥류 파열 수술 후) 후 지속성 의식장애.

발병 후 1개월 이상 의식장애가 지속되고 중심정맥 영양관리였지만, Rivastach® 4.5mg 패치를 붙이고 나서 1시간 뒤에는 표정에 변화를 보이고, 탁자에 있는 물건에 흥미를 갖게 되었다. 다음 날에는 '오른손을 들어 보세요'라는 간단한 지시에 응하게 되었고, 3일째에는 이름을 말할 수 있게 되었다. 그 후 경구섭취를 할 수 있게 되었고, 6일째에는 스스로 식사를 할 수 있게 되었다. 1개월 뒤에 걸어서 퇴원하고 Rivastach®는 중지했지만, 그 후에도 의식상태는 양호하고 ADL도 유지되었다.

알츠하이머형 치매치료제
Rivastigmine(Exelon®·Rivastach®) → 4.5mg으로 치료

포인트

효과를 기대하고 9mg 이상으로 시작하면 안 된다. 증량할 경우에는 2주 이상의 간격을 둔다.
구역, 구토로 인한 폐렴 합병에 주의한다.

효과가 충분하지 않으면

Citicoline(Nicholin®H) 주사 500mg~1,000mg을 정맥주사로 투여한다.
글루타티온 주사 1,600mg 이상+생리식염수 50mL(또는 100mL) 15분간 주입한다.

[그림18] **뇌졸중 이후 지속성 의식장애에 Rivastigmine(Exelon®·Rivastach®) 치료**

② 뇌졸중의 급성기에는 효과를 보이지 않는다

Exelon®·Rivastach®는 뇌졸중의 급성기, 즉 뇌부종이 있는 시기에는 효과를 보이지 않습니다. 중증 뇌졸중이면 발병 후 1개월이 이에 해당합니다. 이른 단계부터 치료해도 효과는 없습니다. 급성기에는 전신상태가 불량한 경우가 많고, 뜻밖의 부작용을 회피하기 위해서도 기준으로서 1개월이 지난 시기, 의식장애가 지속되는 경우에 치료를 해 주십시오.

효과의 정도는 다양하지만, 의식상태가 불량하고 자리보전하고 있는 환자, 이른바 식물상태 환자라도 의사소통성을 회복시킬 때가 있고 식사를 할 수 있게 되는 경우도 있습니다. 경증에서의 유효율은 약 60%인데, 중증례를 포함한 전체 유효율은 약 30%입니다.

③ 지속성 의식장애의 치료법

급성기가 지나도 의식장애가 지속되는 경우에 4.5mg을 1일 1회 붙입니다. 효과를 보이면 1~2일에 변화가 나타납니다. 4.5mg으로 효과가 나타나지 않는다고 해서 갑자기 9mg으로 증량하지 말고, 가능하면 1개월, 적어도 2주 간격을 설정하여 증량해 주십시오. 만일 9mg으로 전혀 효과가 없으면 13.5mg 이상으로 증량해도 효과는 기대할 수 없습니다. 치료는 9mg까지로 해 주십시오.

효과가 충분하지 않은 경우에는 Citicoline(Nicholin®H) 병용이 유효할 때가 있습니다. Nicholin®H는 500~1,000mg을 1일 1회 정맥주사로 투여합니다. Nicholin®H는 급성기 뇌졸중에는 거의 효과를 보이지 않지만, 만성기에는 Exelon®·Rivastach® 병용이 유효할 때가 있습니다.

또한 Exelon®H ·Rivastach®로 각성한 뒤, 이후에 좀 더 기력을 찾게 하고 싶으면 글루타티온 정맥주사치료 병용이 유효할 때가 있습니다. 글루타티온을 1,600mg 이상 쓰고 Nicholin®H 1,000mg과 함께 매일 정맥주사합니다. 기준이 되는 치료 기간은 2주인데, 2주 이상 해도 상관없습니다.

효과가 나타나면 Exelon®·Rivastach®는 그대로 계속합니다. Nicholin®H, 글루타티온 정맥주사는 2~3일에 한 번 하는 식으로 점차 줄여 나갑니다.

④ 지속성 의식장애의 치료상 주의점

의식장애를 보이는 중증 환자에게는 부작용에 대한 세심한 주의가 필요합니다. 서맥성 부정맥과 심부전에는 충분히 주의해 주십시오.

치료 중에 폐렴이 합병된 경우에는 Exelon®·Rivastach®를 절반으로 줄이거나 일시 중지해 주십시오. 의식장애 환자에서는 구역과 구토(역류로 인한 흡인)를 모를 때가 많기 때문입니다.

섬망도 마찬가지인데, Exelon®·Rivastach®는 알츠하이머형 치매치료제이며 허가 외 사용이 되기 때문에 병명과 윤리적인 면을 배려해 주십시오.

지속성 의식장애에 결정적인 방법이 되는 좋은 치료수단은 없습니다. 그러나 섬망 치료도 그렇지만, Exelon®·Rivastach®는 몇 증례에 써 보면 놀라운 회복을 보이는 증례를 경험하리라 생각합니다. 제 경험만이 근거이며 앞으로 본격적인 연구를 기대하는데, Exelon®·Rivastach®는 매우 유효하니 속는 셈 치고 꼭 붙여보십시오.

◎

앞서 설명한 Exelon®·Rivastach®와 글루타티온 정맥주사치료는 급성기 병동에서는 상당히 유용한 방법입니다. 보험적용이 되지 않아서 비용이 문제가 된다고 보지만, DPC(포괄의료비 지불제도)라면 환자의 회복을 빠르게 하며, 쓸데없는 약을 쓰지 않고 입원기간을 단축시킬 수 있는 장점이 있습니다. 또한 외래와 재택진료에서도 이러한 사용법을 잘 알아 두면 상당히 도움이 되는 상황이 있지 않을까 싶습니다.

Exelon®·Rivastach®와 글루타티온 정맥주사 모두 즉효성이며, 섬망과 의식장애뿐만 아니라 기력이 없는 고령자를 치료하는 데도 유효합니다. 급성기 병동의 의사를 비롯하여 많은 선생님들께서 이 치료를 꼭 시도해 주셨으면 합니다.

저자 후기

'신경외과의사인데 왜 치매를 진찰하느냐'라는 질문을 자주 받을 때가 있습니다. 마지막으로 저에 대해 조금 말씀을 드리겠습니다.

신경외과의사의 주요 업무는 수술입니다. 저 역시 젊었을 때 수술의 신이라 불리는 후쿠시마 다카노리(福島孝德) 선생 밑에서 일한 적도 있고, '세 끼 식사보다 수술이 좋은' 신경외과의사입니다.

수술을 너무 좋아해서 직접 수술기기 개발도 수차례 했습니다. 신경외과의사라면 모두 사용하는 CODMAN의 Bipolar Forceps(응고절개장치)에서 물이 나오는 부분의 구조는 옛날에 제가 개발하고 특허를 취득한 것입니다. 히라카와식 두개저용 골겸자와 뇌 주걱(spatula)을 고정하는 J-arm(후지타 의과기기) 등은 20년 이상 스테디셀러가 되어 있습니다.

원래 그 정도로 수술을 좋아하지만, 사실 그만큼 좋아하는 것이 외래입니다. 젊었을 적부터 할아버지, 할머니들과 얘기하는 것을 좋아했고, 너무 주저리주저리 얘기를 해서 외래 스승님께 주의를 자주 받았습니다.

신경외과 외래에도 치매 환자는 이따금 옵니다. 제가 노인들과 얘기하는 것을 좋아하다 보니 다른 선생님보다는 많이 진찰했을 것입니다. 그러나 당시의 치료는 지금 말하는 BPSD 치료가 위주였고, 진료에 그다지 즐거움을 찾지 못했습니다.

그 후 미야자키(宮崎)에 있는 병원에서 일할 때, 정신과 선생님에게 항정신병 약물 사용법을 배웠습니다. 그 선생님은 저보다 나이가 한 살 많고 상당히 독특한 분이었는데, 치료가 절묘하고 초조와 흥분을 진정시키는 솜씨는 마치 마법 같았습니다. 그리고 나서 치매치료에 흥미가 솟아나고, 날뛰는 할아버지를 과진정으로 만들지 않고 평온하게 만들거나, 망상이 심한 할머니를 잘 안정시키기도 하여 가족에게 감사하다는 말을 들으며 치료의 참맛을 알게 되었습니다.

그 선생님의 치료는 당시 제게는 마법과 같은 것이었는데, 사실 마법이 아니라 결국 항정신병 약물의 선택과 처방 조정이 절묘했습니다. 어떤 약을 선택할지는 지식만이 아니라 감이 필요하고, 처방 조정에는 요령이 필요합니다. 특히 신경에 관한 약은 그렇습니다. 감과 요령을 기르는 데 중요한 것은 환자를 잘 진찰하는 것, 호전시키는 데는 상식에 구애되지 않는 것이라고 배웠습니다.

대학에서 파견을 보내어 이케부쿠로 병원에 부임한 것이 1998년의 일입니다. 그 다음 해에 Donepezil이 발매되었습니다. 그리고 본문에도 쓴 것처럼, Donepezil은 유용하기도 하지만 위험한 면도 있는 양날의 칼임을 일찌감치 실감했습니다.

그래서 되살린 것이 미야자키에서 했던 치료였습니다. 처음에는 환자를 좀처럼 호전시키지 못하여 고생했지만, 처방을 연구하며 서서히 치료 효과가 올라가게 되었습니다.

우리 병원에는 '건망 외래'는 없고, 간판에는 신경외과 표시밖에 없습니다. 그래도 인근 선생님들에게 소개와 입소문으로 환자는 서서히 늘어나고, 응급의료를 하면서 매일 몇 십 명이나 되는 치매 환자를 진찰하게 되었습니다. 꽤 힘들었지만 당시에는 지역에 치매를 진료하는 의료기관이 없어서, 마지못해 한다는 것이 솔직한 심정이었습니다.

그런 제가 치매치료에 빠져들게 된 것은 2011년에 Rivastigmine의 등장이 계기였습니다. 외래에서 놀랄 법한 현저한 효과를 본 예를 경험하고 병동에서는 의식장애가 좋아지는 증례를 경험하며, Rivastigmine은 사용하기에 따라 '마법의 약'이 되는 것을 알게 되었습니다.

그러고 나서 치매치료에 제 나름의 연구를 더욱 거듭했습니다. Rivastigmine이 섬망에도 유효하고, Donepezil과 Galanthamine 모두 사용하기에 따라 근거 이상의 효과를 발휘하며, 또한 Cilostazol도 치매에 상당히 효과가 있음을 알게 되었습니다. 그리고 지금에 이르렀습니다.

이 책을 읽으신 후 여러분은 어떻게 생각하실까요?

Rivastigmine을 알츠하이머형 치매 이외의 환자에게 쓰는 것, Pletaal을 치매 환자에게 사용하는 것은 허가외 사용이 되지만, 항정신병 약물과 같이 엄밀하게 말하면 허가외 약물이 다양한 질환에 쓰이는 것이 현실입니다.

이 책의 치료법은 가이드라인을 따르지 않고, 허가외 사용은 언뜻 보면 비상식적이라 생각될지 모릅니다. 또한 영상진단이 없는 치매 진단은 부족하게 느낄 수 있습니다. 그러나 실제 임상에서는 이 책이 많은 선생님들에게 도움이 되리라 믿습니다.

선생님이 계신 곳에 내원하는 치매 환자가 조금이라도 좋아지기를 기도합니다.

마지막으로…….

'마법의 약'이라고 하면 여가수 마쓰토야 유미(松任谷由實). 중학생 때부터 듣고 있습니다. 스키를 타게 된 것도 영화 〈나를 스키장에 데려다 줘〉의 세계를 동경했기 때문입니다.

추가로 말씀드리면, 저는 오래된 팬클럽 회원이고, 제가 매년 나에바(苗場) 콘서트에 다니는 것은 아무도 모르고 여기서만 하는 얘기입니다.

히라카와 와타루(平川亘)

찾아보기

영문

라

마

바

자

차

Japan Coma Scale(JCS)

III. 자극을 해도 각성하지 않는 상태(세 자리 점수로 표현)

(deep coma, coma, semicoma)

300. 통증 자극에 전혀 반응하지 않음

200. 통증 자극에 약간 손발을 움직이거나 얼굴을 찡그린다

100. 통증 자극에 대해 떨쳐 내는 듯한 동작을 한다

II. 자극하면 각성하는 상태(두 자리 점수로 표현)

(stupor, lethargy, hypersomnia, somnolence, drowsiness)

30. 통증 자극을 가하면서 반복해서 부르면 겨우 눈을 뜬다

20. 큰 소리를 내거나 또는 몸을 흔들면 눈을 뜬다

10. 일반적으로 불러도 쉽게 눈을 뜬다

I. 자극하지 않아도 각성해 있는 상태(한 자리 점수로 표현)

(delirium, confusion, senselessness)

3. 자기 이름, 생년월일을 말하지 못한다

2. 지남력장애가 있다

1. 의식이 명료하다고 할 수는 없다

※ R: Restlessness(안절부절증), I : Incontinence(실금), A : Apallic state 또는 Akinetic mutism
가령 30R 또는 30안절부절증, 20I 또는 20실금이라 표현한다.
(太田富雄, 和賀志郎, 半田肇, 외. 급성기 의식장애의 새로운 grading과 표현법.
(이른바 3-3-9도 방식) 제3회 뇌졸중 외과연구회 강연집 1975; pp61-69)

치매의 간단진단과 치료 〈정리〉

	픽병 (전두측두엽치매)	알츠하이머형 치매 (ATD)	혈관치매 (VD)	레비소체치매 (DLB)
진단	화를 잘 냄·흥분·폭력 (갑자기 화를 냄) 탈억제 증상(제멋대로 한다) 비도덕적·허물없다·건방짐·방만·자기 멋대로·의자에 앉지 않음 훔치기·도벽 길을 헤매지 않음·시계를 그릴 수 있음 자택이 이른바 「쓰레기 천지」 상태 같은 것을 반복·상동행동 (매일 같은 코스를 산보하기 등) 치료 거부(약을 복용하지 않음)·말이 통하지 않음 * 아래의 전두엽 증상은 다른 유형에서도 공통적 단것을 좋아함·무엇이든 먹는다·과식 미용실에 안 가게 되었다 양치질을 하지 않는다·목욕을 하지 않는다 불필요한 물건을 모은다(수집벽)	기억장애가 심하다(특히 최근 기억) 길을 헤맨다(낮에 배회) 변명이나 얼버무림·돌아보기현상 묘하게 명랑하다 의심이 깊을 때가 있다(피해망상) 가끔 화를 잘 낸다·때때로 의욕저하가 있다 요리를 못한다·물건이 줄어든다 냄비를 태운다 같은 물건을 사온다 병식이 없다·쉽게 울지 않는다 물건 둔 것을 잊어버림·물건 찾기 차 운전이 서툴러진다 「시계그리기검사」로 진단 「손가락모방검사」로 진단 CT, MRI 소견은 불확실하다(참고 정도)	기억장애가 심해도 인격이나 판단력은 유지되어 있을 때가 많다(lacunar dementia) 야간에 배회·섬망(밤에 싹 바뀜!) 주야역전(한밤중에 활동) 변명하지 않음·돌아보기현상 없음 모르면 난감한 얼굴을 한다 묘하게 어두움·음침함·의욕 없음 늘 같은 표정·경직된 표정 바로 운다(감정실금) 피해망상은 비교적 적다 갑자기 화낼 때도 있다 구음장애·작은 목소리 마비보행(비틀거리며 걸음) 손가락모방 가능·시계를 그릴 수 있음	생생한 환시가 특징 기억장애는 가벼울 때도 있다 망상·우울 증상·허약 밤에 큰 소리·잠꼬대 낮에 졸림 답답함·연하장애 파킨슨병과 유사한 보행장애 종종걸음·잘 넘어짐 몸이 경직(톱니바퀴현상)·근경축 앉은 자세에서 몸이 기울어짐 어느 새인가 저혈압(실신) 약제과민성 있음 변비·빈뇨 인지기능의 변동 있음
치료	Aricept®로 반드시 악화! 일차선택은 Wintermin® 극소량 4mg 세립~12.5mg/day부터 시작 (10~50mg/day로 치료, 최고 75mg/day) Gramalil®·억간산(抑肝散)은 잘 듣지 않는다 Seroquel®이 유효할 때가 있다 Reminyl® 소량 OK(4~8mg/day) Rivastach®·Exelon® 극소량 가능(4.5mg 이하) Pletaal®을 쓸 수 있을 때도 있다 BPSD에 Memary®도 가능 탈억제 증상, 비도덕적 태도, 상동행동에 유효할 때 있음 다만 5mg으로도 흥분이 있음(주의) 폭언·폭력에 Depakene® 소량	치료제는 적정량(소량투여)로 (고령자는 절반용량으로 시작, 유지도 절반용량이 기준) Aricept®5mg으로 화를 잘 냄의 악화 있음 Pletaal®도 효과적(50mg x 2로 시작) Rivastach®·Exelon®도 소량이 양호 (고령자는 9mg까지) Reminyl®은 원칙적으로 8+8mg(16mg)까지 (4+4mg, 4+8mg도 OK) 무리 없는 양으로 오래 복용시킨다 Gramalil®이 효과적 25~100mg/day 억간산(抑肝散)·Seroquel® 소량도 효과적 폭언 · 폭력에 Depakene® 소량	치료제는 잘 듣지 않지만, 소량을 사용하여 60점을 목표로 한다! (80점, 100점을 목표로 하면 실패한다) 일차선택은 Reminyl® Rivastach®·Exelon®은 소량이 양호! (9mg까지) Aricept®는 화를 잘 냄에 주의, 장기적으로는 소량투여가 좋다! (0.75~5mg) Pletaal®도 효과적! (가능하면 100mg x 2까지 증량) Sermion®·Symmetrel®로 건강하게! Gramalil®이 효과적 억간산(抑肝散)·Seroquel® 소량도 효과적 (Seroquel®은 수면제로도 쓸 수 있다) 고령자는 혈압을 낮추지 않는 쪽이 좋다	Pletaal®이 유효하다! (50mg x 2) 두근거림·두통이 있으면 25mg x 2에서 점차 증량 Aricept®5mg으로 악화! 10mg 금함! 걸을 수 없게 됨 · 흡인이 생김 (폐렴) Rivastach®·Exelon®이 일차선택! (1.25mg부터, 최대 9mg까지) 100점 효과를 기대할 수 있다! 고칠 수 있다! 항정신병 약물로 인한 악화에 주의! 파킨슨병 치료제로 더 악화되기도! 보행장애에는 소량의 L-dopa제를 쓴다 억간산(抑肝散)으로 환시를 줄임·없앰 항우울제 금함! Seroquel®은 단기간 사용으로. Risperdal®은 되도록 쓰지 않는다 BPSD에 Memary®는 위험!!
	DLB와의 합병도 많다	픽병·DLB와의 합병도 많다	ATD와의 합병이 많다(혼합형)	픽병과의 합병이 있다 ATD와의 합병도 많다

붉은 글자: 주의 파란 글자: 특히 주의

(간단진단과 치료로 하는) 치매 약물의 적절한 사용

	픽병 (전두측두엽치매)	알츠하이머형 치매 (ATD)	혈관치매 (VD)	레비소체치 (DLB)
치매치료제	Aricept®는 쓰지 않는다 Rivastach·Exelon® 극소량 2.25~4.5mg까지 Reminyl® 소량 4mg x 1~4mg x 2 Memary® 5~20mg	Aricept® 5mg까지 Rivastach® · Exelon® 4.5~13.5mg까지 Reminyl® 4mg x 1~8mg x 2 Memary® 5~15mg	Aricept® 5mg까지 Rivastach®·Exelon® 4.5~9mg까지 Reminyl® 4mg x 1~8mg x 2 Memary® 5~15mg	Aricept® 극소량부터 0.75mg(세립)~3mg Rivastach® · Exelon® 소량 1.125~9mg까지 Reminyl® 4mg x 1~4mg x 2 Memary®는 쓰지 않음
활성화계약제	Pletaal® 25mg(세립) x 2~100mg x 2 ※50mg 미만은 세립을 쓴다 위화감을 주지 않도록 소량으로 시작한다	Pletaal® 50mg x 2~100mg x 2 부작용이 있으면 25mg(세립) x 2부터 점차 증량한다 Sermion®/Symmetrel®	Pletaal® 50mg x 2~100mg x 2 가능하면 100mg x 2까지 증량 Sermion® /Symmetrel®	Pletaal® 25mg(세립) x 2~100mg x 2 부작용이 있으면 25mg(세립) x 2부터 점차 증량한다 Sermion®/Symmetrel®
억제계약제	Wintermin® 극소량 4mg x 2, 6mg x 2부터(세립) Contomin®정 12.5~50mg Seroquel® 12.5mg x 1~25mg x 3 억간산(抑肝散) 2~3포 Gramalil® 25mg x 2~50mg x 3	Gramalil® 25mg x 1~50mg x 3 억간산(抑肝散) 1~3포(기본은 2포 bid) Seroquel® 소량 12.5mg x 1~25mg® x 3 Wintermin® 극소량 4mg x 2, 6mgx2부터(세립)	Gramalil® 25mg x 1~50mg x 3 억간산(抑肝散) 1~3포(기본은 2포 bid) Seroquel® 소량 12.5mg x 1~25mg x 3 Wintermin® 극소량 4mg x 2, 6mg x 2부터(세립)	억간산(抑肝散) 1 x 3포(기본은 2포 bid) Seroquel® 극소량 12.5mg x 1~ Gramalil®(ATD 합병례에) Wintermin® 극소량 (픽병 합병에 사용)
기타	Risperdal® 일시적인 사용 Depakene® 100~600mg	Depakene® 100~300mg	Depakene® 100~300mg	Serenace® 극소량 Depakene® 소량(픽병 합병에)

글자의 크기는 권장 순서를 보여준다. **붉은 글자**: 일차선택 **파란 글자**: 주의 녹색 글자 : 「간단치료」 이외의 사용할 수 있는